புரட்சிகர மருத்துவர்கள்

உடல்நலப் பராமரிப்பு பற்றிய
உலகத்தின் எண்ணக்கருத்தை வெனிசுலாவும்
கியூபாவும் மாற்றி வருவது எப்படி

ஸ்டீவ் புரோவர்

தமிழில்
கு.வி. கிருஷ்ணமூர்த்தி

மீள்பார்வை
அடையாளம் பதிப்புக்குழு

அடையாளம்

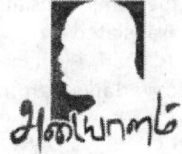

முதல் பதிப்பு 2021
© ஸ்டீவ் புரோவர்
© தமிழ் மொழிபெயர்ப்பு: அடையாளம்
வெளியீடு: அடையாளம், 1205/1, கருப்பூர் சாலை, புத்தாநத்தம் 621310, திருச்சி மாவட்டம், இந்தியா. தொலைபேசி: 04332 273444
நூல் வடிவம்: த பாபிரஸ், அச்சாக்கம்: அடையாளம் பிரஸ், இந்தியா
ISBN 978 81 7720 232 8
விலை: ₹ 300

Puratchikara maruthuvarkal is the Tamil translation of *Revolutionary Doctors* in English by Steve Brouwer, Translated by K.V. Krishnamurthy, Published by Adaiyaalam, 1205/1 Karupur Road, Puthanatham 621310, Trichy Dist., Tamilnadu, India, email: info@adaiyaalam.net

பொருளடக்கம்

	நன்றி	v
1	புரட்சிகர மருத்துவர்கள் எங்கிருந்து வருகிறார்கள்?	1
2	தோழமையும் பன்னாட்டுவாதமும்	13
3	இரண்டு, மூன்று... ஒரு நூறாயிரம் சே குவேராக்களை உருவாக்குதல்	40
4	புரட்சிகர கியூபாவில் மருத்துவம்	60
5	பர்ரியோ அடென்ட்ரோ	85
6	பர்ரியோ அடென்ட்ரோவின் சாட்சியம்	114
7	வெனிசுலாவிற்கான புதிய மருத்துவர்கள்	137
8	சமுதாய மருத்துவத்தை நாள்தோறும் கட்டமைத்தல்	163
9	கடந்த காலத்துடன் முரண்படும் புரட்சிகர மருத்துவம்	195
10	கருத்துகளின் போரும் நம்முடைய அமெரிக்காவுக்கான போரும்	225

11	கருத்துகள் மீதான போர்: அமெரிக்காவின் எதிர்-கிளர்ச்சிப் பிரச்சாரம்	262
12	மருத்துவம் பார், புரட்சி செய்	280
	குறிப்புகள்	302

நன்றி

நான் செப்டம்பர் 2007இல் வெனிசுலாவுக்குச் சென்றதன் நோக்கம் புரட்சிகர மருத்துவம் செய்வது எப்படி என்பது பற்றிய நூலை எழுதுவதற்காக அல்ல. பொலிவாரிய புரட்சியில் நன்கு பங்கேற்பதன் மூலம் கிராம மக்கள், குறிப்பாக மாண்டே கார்மெலோ மக்கள் தங்களுடைய வாழ்க்கையை எவ்வாறு மாற்றியமைத்துக்கொண்டு வருகின்றனர் என்பதைப் பற்றி எழுதுவதற்காகவே நான் அந்த மலைக் கிராமத்தில் வசிக்கச் சென்றேன். இந்தப் புரட்சியின் ஒவ்வொரு முக்கியக் கூறின் மீதும், கியூபா புரட்சியோடு அதற்கிருந்த தொடர்பின் மீதும் மட்டுமே என்னுடைய கவனத்தைச் செலுத்தினேன். ஆயினும் மாண்டே கார்மெலோ கிராமத்தில் இருந்த என்னுடைய அண்டைப் பகுதி மக்களின் வாழ்க்கையைப் பற்றியும் நான் நன்கு அறிந்து கொண்டேன். அங்கு தங்கியிருந்த ஒன்பது மாதங்களில் இந்தக் கிராம மக்கள் எனக்கும் என்னுடைய மகன்களுக்கும் அன்பாகவும், ஆதரவாகவும், நட்புணர்வுடனும் இருந்தனர். இந்தச் சிறிய கிராமம் அதனுடைய கூட்டுணர்வாலும், தோழமையாலும், சோதனைசார் வேளாண்மையாலும், அடிதட்டு ஆர்வலர்களின் அமைப்பாக்கத் திறனாலும் வெனிசுலா முழுவதும் பிரபலமடையத் தொடங்கியது. இந்தக் கிராமம் பற்றி ஒரு தனி நூல் எழுதுவதற்கு உண்மையிலேயே போதுமான அளவு அடிப்படையான விஷயங்கள் இருந்தன. நான் மாண்டே கார்மெலோ பற்றியும் எழுதுவேன். இதற்கிடையில், நான் 2007-2008ஆம் ஆண்டில் எழுதிய வலைப்பூ (ப்ளாக்) கட்டுரைகளை வாசகர்கள் www.venezuelanotes.blogspot.com என்னும் வலைத் தளத்தில் காணலாம்.

நான் நன்றிகூற கடமைப்பட்டவர்களில் ஒவ்வொருவரின் பெயரையும் என்னால் இங்கு பட்டியலிட முடியவில்லை. எனினும், என்னுடைய சிறப்பான நன்றியை காடி கார்சியா, ஓமர் கார்சியா குடும்பத்திற்கும் அபிகெய்ல் கார்சியா, கேப்ரியல் கார்சியா குடும்பத் திற்கும் அவர்களுடைய பெரிய குடும்ப உறுப்பினர்களான

சாண்டினே, லுஸ் மரினா, போலில்லா, கார்மென் அலிசியா, ஹெக்டர், அலெக்சிஸ், ஆர்டூரோ, சீசர், சேவியர், மெய்ரா போன்றோருக்கும் தெரிவித்துக்கொள்கிறேன். இவர்கள் எங்களுக்கு விருந்தோம்பல், நெருங்கிய நட்புறவு, வாழ்வதற்கான இடம் போன்றவற்றைக் கொடுத்தார்கள். கிராம வாழ்க்கை, வேளாண்மை, சுற்றியுள்ள அழகான இயற்கை உலகம் போன்றவற்றைப் பற்றிய தம்முடைய ஆழ்ந்த, மதிப்புமிக்க அறிவையும் எங்களுடன் இவர்கள் பகிர்ந்து கொண்டார்கள்.

மாண்டே கார்மெலோ, சனாரே பகுதிகளைச் சேர்ந்த மருத்துவ மாணவர்களுக்கும் மருத்துவர்களுக்கும் நான் குறிப்பாகக் கடமைப் பட்டிருக்கிறேன். தங்களுடைய மருத்துவமனைகளிலும் வகுப்பறை களிலும் என்னுடைய நேரத்தைச் செலவிடுவதற்கு அனுமதித்ததோடு, தங்களுடைய வாழ்க்கையையும் விருப்பங்களையும் நான் அறிந்து கொள்ள உதவினர். அவர்களுடைய முதல் பெயர்களை மட்டுமே நான் குறிப்பிட்டுள்ளேன். ஏனெனில் அவர்கள் ஒவ்வொருவருடைய கடைசி பெயரை நான் சரியாகக் குறித்துக்கொள்ளவில்லை. மேரியெலா, மிலீனா, எடிசன், யோனாஸ், அரேலிஸ், ஐரிஸ், எய்னி, இனெஜ், ஒடாலிஸ், லூய்சா, அன்டோனியோ, மகாலி, வானெசா, டில்பெக்ஸ், ஜோஸ், ஹிலாரியோ, ரேசானா, மிலெய்டி, கரினா, யுவான், ஜோஸ் அன்டோனியோ ஆகியோர் முக்கியமானவர்கள். சூரினாம் மருத்துவ மாணவர்களான ஜார்கோ, இசபெல், மெரிடித், பர்ரியோ அடென்ட்ரோவின் அருகமை (வாக்-இன்) மருத்துவ மையங்களிலும் நோயறிதல் மையங்களிலும் பணிபுரியும் மருத்துவர் களான டொமாசா, பார்பரா, எடிடா, ரவுல், ஃபிராங்க்ஸ் (இதே பெயரில் இருவர்), அலினா, ஹம்பெர்ட்டோ ஆகியோரின் உதவியும் குறிப்பிடத்தக்கது.

என்னுடைய இரண்டு வடஅமெரிக்க நண்பர்களான லிசா சுல்லிவன், சார்லி ஹார்டி ஆகிய இருவருக்கும் என்னுடைய மனமார்ந்த நன்றியைத் தெரிவித்துக்கொள்கிறேன். இவர்கள் வெனிசுலாவின் கரகாஸ், பார்குவிசிமெட்டோ நகரங்களின் ஏழைகள் வாழும் பகுதிகளில் மக்களுடனே பல ஆண்டுகள் வாழ்ந்தவர்கள்; தம்முடைய பெரும்பான்மையான நேரங்களை இந்த ஏழைகளுடன் சேர்ந்து பணியாற்றி தங்களுடைய காலத்தைச் செலவழித்தவர்கள். வெனிசுலா மக்கள் பலர் என்னுடன் நண்பர்கள் ஆவதற்கும் தொடர்புப்படுத்துவதற்கும் இவர்களுடைய

அறிமுகப்படுத்தல்கள் மிகவும் உதவின. மேலும், வெனிசுலாவிற்கு நான் சென்ற பல சமயங்களில் இவர்களின் உதவி இன்றியமையாததாக இருந்திருக்கிறது. அருகிலுள்ள சனாரே நகரின் ஐந்து ஆசிரியர் நண்பர்களான ஹனாரியோ, இர்லாண்டா, ரூபென், கோயா, லூயி ஆகியோர் சாவேஸ் அரசு நிறுவனங்களுக்கு முன்பிருந்த முற்போக் கான புரட்சிகர உள்ளூர்க் கல்விமுறை, அரசியல், மதம், சமுதாயப் பண்பாடு போன்றவற்றை எனக்கு அறிமுகப்படுத்தினர். அப்பகுதி வரலாறு மட்டுமின்றி நாட்டுப்புறக் கலை பற்றி எனக்கு நன்கு அறிவுறுத்திய மாண்டே கார்மெலோ கிராமத்தின் அதிகாரபூர்வமற்ற மானிடவியல் வல்லுநர்களும் கவிஞர்களுமான இரண்டு மொராக்கியர் களுக்கும் எனது நன்றிகள். மார்செலாவும் அன்டோனியோவும் எனக்குக் கரகாஸின் முதல் வழிகாட்டிகளாகத் திகழ்ந்தனர். இவர்கள் இருவரும் இந்த நகரத்தின் ஏழ்மையான பகுதிகள் பற்றியும் இதர பகுதிகள் பற்றியும் ஒரு நல்ல அறிமுகத்தைக் கொடுத்தனர். வெனிசுலாவில் எனக்கு உதவிய இதர மதிப்புமிக்க நண்பர்களில் மரியோ, ரோசா இலினா, பேப்லோ, லெடிஸ், டேவிட், பிச்சி, மையா, ஜேசிட்டோ, அருட்தந்தை மரியோ கிரிப்போ ஆகியோர் மிகவும் முக்கியமானவர்கள்.

கியூபாவின் ஹவானா நகரில் கவிஞர் விக்டர் கசாஸ், பத்திரிகை யாளர் ஹெடல்பெர்ட்டோ லோபஸ் பிரான்ச் ஆகிய இரண்டு நல்ல நண்பர்களும் ஏராளமான உதவிகளைச் செய்தனர். மெடிக் ரெவ்யூ ஆய்விதழுக்காக ஹவானாவில் தங்கி பணிபுரிந்த பத்திரிகை யாளர்களான கெய்ல் ரீடும், கோன்னர் கேர்ரியும் முக்கிய ஆலோசனை களையும் தகவல்களையும் எனக்குக் கொடுத்தனர். மெடிக் ரெவ்யூ கியூபா மட்டுமின்றி அமெரிக்க மருத்துவ வல்லுநர்களால் எழுதப்பட்ட ஆய்வுக் கட்டுரைகளைக் கொண்டதாகும்; கியூப மருத்துவத்திற்காக அர்ப்பணிக்கப்பட்ட வல்லுநர்களால் அங்கீகரிக்கப்பட்ட கட்டுரை களைக்கொண்ட ஆங்கில மருத்துவ ஆய்விதழ் இது ஒன்றுதான். இந்த ஆய்விதழும் அதன் வலைத்தளமும் கியூபா, அமெரிக்க மருத்துவ வல்லுநர்களின் கூட்டு முயற்சியாகும். இவை மிகச்சிறந்த தகவல் மூலங்கள் மட்டுமின்றி, அதிக நம்பகத்தன்மை வாய்ந்தவை. தத்துவ அறிஞரும் பத்திரிகையாளருமான ஹென்றி உபீட்டா கோமெஸ் அவர்களுக்கு நன்றிகூற கடமைப்பட்டுள்ளேன். இவர் தம்முடைய மிகச்சிறந்த நூலான *வெனிசுலா ரெபெல்டே: டைனீரோ வெர்சஸ் சாலிடாரிடாட் (வெனிசுலா புரட்சி: பணமா, தோழமையா)* பற்றிய கருத்துகளையும் நேரத்தையும் என்னுடன் பகிர்ந்துகொண்டார்.

ஹவானா நகரிலுள்ள லத்தீன் அமெரிக்க மருத்துவப்புலத்தின் துணைத் தலைவரான மருத்துவர் மிடாலிஸ் காஸ்டில்லா மார்ட்டினெஸ் அவர்களுக்கு என்னுடைய நன்றி. இவர் தம்முடைய மதிப்புமிக்க நேரத்தைச் செலவிட்டுத் தம்முடைய மருத்துவப் பள்ளி பற்றியும் சில மாணவர்களைப் பற்றியும் எனக்குத் தகவல்கள் கொடுத்தார்.

மன்த்லி ரெவ்யூ பதிப்பகத்தின் ஃபிராங்க் மாக்டாஃப் என்பவருக்கு நான் நன்றி கூறுகிறேன். அவர் வெனிசுலாவுக்கு வந்து என்னைச் சந்தித்துப் புரட்சிகர மருத்துவம் பற்றிய நூலை வெளியிடுவதற்கு ஆர்வமாக உள்ளதாகத் தெரிவித்தார். இந்தப் பதிப்பகத்தின் மைக்கேல் யேட்ஸ் ஒரு சிறந்த பதிப்பாசிரியர், மிகுந்த பொறுமைசாலி, சரியான முடிவுகளை மேற்கொள்பவர். பதிப்பகத்தின் எரின் க்ளெர்மான்ட் தெளிவானவர்; சிறந்த பதிப்பாசிரியர். இவர்கள் இருவருக்கும் எனது நன்றிகள்.

அந்தக் காலகட்டத்தில் முறையே பதினெட்டு, பதினாறு வயதான என்னுடைய இரண்டு மகன்களான ஜான், ஆரி ஆகிய இருவரும் என்னுடனேயே மாண்டே கார்மெலோவில் வாழ்ந்தனர்; எனக்குத் தோழமையையும் நகைச்சுவை உணர்வையும் கொடுத்தனர். முடிவில் அவர்கள் இருவரும் எங்களுடைய கிராமத்தின் அண்டைப் பகுதி மக்களுடன் லாஸ் லஜிடாஸ் கூட்டுறவுப் பசுமைப் பண்ணையில் முழு நேரப் பணியில் ஈடுபட்டனர். ஒவ்வொரு நாளும் காலை 5:30 மணிக்கு அரைமணி நேரம் மலையேறி பண்ணையில் தங்களுடைய தினசரி வேலையை மேற்கொண்டனர்; நிலத்தைத் தோண்டுதல், பயிரிடுதல், அறுவடை செய்தல், மண்புழுக்கள் கொண்டு தொழுவுரம் தயாரித்தல், மலைப்பகுதியில் குதிரையுடன் பூட்டப்பட்ட ஏர்கொண்டு நிலத்தை உழுவதற்கும் அவர்கள் கற்றுக்கொண்டனர். நண்பகலில் வீடு திரும்பும்போது விதவிதமான காய்கறிகளுடனும் மிகவும் சுவையான யோகர்ட்டுடனும் வருவார்கள். நான் என்னுடைய மனைவி சூசனுக்கும் மிகுந்த கடமைப்பட்டுள்ளேன். அவள் எங்களுடன் சில நாள்கள் மட்டுமே வந்து தங்க முடிந்தது — பென்சில்வேனியாவில் அவள் தங்கியிருந்து தன்னுடைய ஆசிரியப் பணியைக் கவனிக்க வேண்டியிருந்ததால். அவள் எனக்கு அதிக அளவு ஊக்கத்தையும், அன்பையும், பொருள்சார் உதவிகளையும் கொடுத்தாள்.

முடிவில், நான் இந்த நூலை என்னுடைய தந்தையான மருத்துவர் ஸ்டீஃபென் புரோவரின் நினைவுக்கு காணிக்கையாக்க விரும்பு கிறேன். அவர் ஒரு புகழ்பெற்ற மருத்துவர். மிகுந்த நகைச்சுவை

உணர்வுகொண்டவர்; நோயாளிகளின் பேச்சை பொறுமையாகக் கேட்டுக்கொள்வார். பணச் செலவை மனத்தில்கொண்டு மிகவும் தாமதமாக மருத்துவர்களை அணுகுவதால்தான் மக்கள் மரணிக்க நேரிடுகிறது என்னும் நிலை அவருக்கு மிகுந்த கோபத்தை உருவாக்கி இருந்தது. இத்தகைய இறப்புகளுக்குக் காரணம் அனைவருக்கும் இலவச மருத்துவ சிகிச்சை கொடுக்க முடியாதது மட்டுமல்ல, நம்மிடமுள்ள குறைபாடுள்ள, இப்போதைய மருத்துவமுறைதான் என்று அவர் கருதினார். நான் இளைஞனாக இருந்தபோது சமூகநலக் கருத்தைக்கொண்டிருந்த, நானறிந்த ஒரே மருத்துவர் என்னுடைய தந்தைதான். உண்மையில், நானறிந்த ஒரே சமூகநலவாதியும் அவர் ஒருவர்தான். அமெரிக்கக் கண்டத்தில் மிகவும் ஏழ்மையான, மூலைமுடுக்குப் பகுதிகளிலும் இன்று உடல்நலச் சேவையை மாற்றி வருபவர்கள் புரட்சிகர மருத்துவர்கள்தான் என்பதை அறிந்தால் அவர் நிச்சயமாக மகிழ்ச்சியடைந்திருப்பார்.

ஸ்டீவ் புரோவர்

1

புரட்சிகர மருத்துவர்கள் எங்கிருந்து வருகிறார்கள்?

கிராமப் பகுதி மாணவர்கள், தங்களுடைய சகோதரர்களுக்கு உதவ உடனடியாகவும் ஒரு தயக்கமற்ற உற்சாகத்துடனும் ஓடி வந்திருப்பார்கள்.

— சே குவேரா, புரட்சிகர மருத்துவம் பற்றி, 1960

மருத்துவர் எர்னெஸ்டோ சே குவேரா கியூபா புரட்சியின் வெற்றித் தளபதிகளில் ஒருவராக, 1959இல் கியூபாவின் ஹவானாவுக்குள் தோளில் தொங்கிய ஒரு துப்பாக்கியுடன் நுழைந்தார். எனினும், அவர் தம்மை ஒரு மருத்துவராகவே தொடர்ந்து கருதிக்கொண்டார். ஐந்து ஆண்டுகளுக்கு முன்புதான் 25 வயதான அர்ஜென்டினா இளைஞராக கௌதமாலாவுக்கு வந்துசேர்ந்தார். அங்கு அவர் தன்னுடைய புதிதாகப் பெற்ற மருத்துவப் பட்டத்தைக் கொண்டு ஓர் அமைதி யான சமுதாய மாற்றத்திற்கு அர்ப்பணிக்க விழைந்தார். அவர் கௌதமாலாவின் பொது சுகாதாரத்துறையில் தனக்கு ஒரு மருத்துவர் வேலை கிடைக்கும் என்று நம்பினார். மேலும், இந்த வேலையின் மூலம் அந்த நாட்டில் அதிபர் ஆர்பென்ஸ் தொடங்கியிருந்த மிகவும் பரவலான சமூக சீர்திருத்தங்களில் தானும் பங்கு பெறலாம் என்று நம்பினார். ஆனால் கௌதமாலாவில் ஒரு மருத்துவராகப் பணிபுரிய அவருக்கு வாய்ப்புகள் கிடைக்கவில்லை. அவர் வந்துசேர்ந்த சில மாதங்களுக்குள் ஆர்பென்ஸ் ஆட்சி கவிழ்க்கப்பட்டது; இந்த இராணுவ ஆட்சிக் கவிழ்ப்பு யுனைடட் ஃபுரூட் கம்பெனி, சில கௌதமாலா இராணுவ கர்னல்கள், அமெரிக்க உள்துறை, அமெரிக்க மத்திய உளவுத்துறை ஆகியோரால் திட்டமிடப்பட்டது.

சே தன்னுடைய முந்தைய வேட்கையின் மதிப்பை மறக்கவே இல்லை. அதாவது, மருத்துவத்தின் மனிதாபிமான இலக்கை

ஒரு நியாயமான சமூகத்தை உருவாக்குவதோடு இணைக்கவேண்டும். புரட்சியின் வெற்றிக்கு ஒன்றரை ஆண்டுக்குப் பிறகு, 1960ஆம் ஆண்டு ஆகஸ்ட் 19ஆம் தேதி கியூபா படையினர் முன் உரையாற்றிய போது, 'புரட்சிகர மருத்துவம்' பற்றி அவர் பேசுவதற்கான தலைப்பைத் தேர்ந்தெடுத்தார். அப்போது ஒரு புதிய வகை மருத்துவர் பற்றி அறிவுறுத்தும் சாத்தியக்கூறு பற்றியும் அவர் பேசினார்:

> சில ஆண்டுகளுக்கு முன்பு ஹவானாவில் புதிதாகப் பட்டம் பெற்ற மருத்துவர்களில் சிலர் நாட்டின் கிராமப் பகுதிகளுக்குச் செல்ல விருப்பப்படவில்லை; அவ்வாறு செல்லவேண்டுமென்றால் அதற்கான ஊதியத்தை முன்பே தரவேண்டும் என்று கேட்டனர்...
>
> ஆனால் தம்முடைய படிப்புச் செலவைப் பொதுவில் ஏற்கக்கூடிய குடும்பத்தைச் சார்ந்த இந்த மாணவர்களுக்குப் பதிலாக, அதிக வாய்ப்பில்லாத குடும்பங்களைச் சார்ந்த, பள்ளிப் படிப்பை முடித்த மாணவர்கள் மருத்துவம் படித்திருந்தால் என்ன நிகழ்ந்திருக்கும்? பல்கலைக்கழகங்களிலிருந்து, மாயாஜாலமாக, இருநூறு அல்லது முந்நூறு கிராமப் பகுதி மாணவர்கள் வெளி வந்திருந்தால் என்ன நிகழ்ந்திருக்கும்?
>
> என்ன நிகழ்ந்திருக்கும்? கிராமப் பகுதி மாணவர்கள் தங்களுடைய சகோதரர்களுக்கு உதவ உடனடியாகவும் ஒரு தயக்கமற்ற உற்சாகத் துடனும் ஓடிவந்திருப்பார்கள்.

அன்று தொடங்கி, கியூப மருத்துவமும் உடல்நலச் சேவைகளும் பல்வேறு தனித்தன்மையுடன், புரட்சிகர வழிகளில் வளர்ச்சியடைந் துள்ளன. இப்போதுதான், அதாவது ஏறத்தாழ ஐம்பது ஆண்டு களுக்குப் பிறகுதான், சேவின் கனவுகள் முழுவதும் நிறைவேறி யுள்ளன. இன்று கிராமப்புற மாணவர்கள், வறுமையில் வாடிய உழைப்பாளி வர்க்கம் மட்டுமின்றி பழங்குடி வகுப்பைச் சேர்ந்த குழந்தைகளுடன் சேர்ந்து, மருத்துவராகின்றனர். அத்துடன் 'தயக்கமற்ற உற்சாகத்துடன் தம்முடைய சகோதரர்களுக்கு உதவ' ஓடிவருகின்றனர்.

இத்தகைய மாற்றம் ஹைதியின் மலைப் பகுதிகளிலும், ஹோண்டுராஸின் கரிபிய கடலோரப்பகுதி காரிஃபூனா மக்களிடை யிலும், ஆப்பிரிக்க கிராமங்களிலும், பொலிவியாவின் மலைப் பகுதிகளிலும் நடைபெற்றுக்கொண்டிருக்கிறது. எனினும், வெனிசுலாவின் சிறு நகரங்களிலும் கிராமப்புறங்களிலும் இது அதிக அளவில் நடைபெற்று வருகின்றது. 2007, 2008ஆம் ஆண்டுகளில்

நான் மேற்கு வெனிசுலாவின் மலைகளில் வாழ்ந்துவந்த போது எங்களுடைய சிறிய தகரக் கூரைவீட்டின் வழியாக ஒவ்வொரு நாள் காலையிலும் நடந்து செல்லும் புரட்சிகர மருத்துவர்களின் எழுச்சியைக் காண முடிந்தது. பின்வரும் இந்தக் காட்சி சே குவேராவை மிகுந்த மகிழ்ச்சியில் ஆழ்த்தியிருக்கும்:

மாண்டே கார்மெலோ கிராமத்துக்குப் பின்புறமுள்ள மலைக்கு மேலே சூரியன் எழுகிறான்; மேகம் நிறைந்த காட்டிலிருந்து மூடுபனி மேலெழுகிறது; அந்தக் காலைப் பொழுதில் நான்கு இளம் கிராமப்புற இளைஞர்கள் வைன்-சிவப்புநிற போலோ சட்டைகள் அணிந்து, தம்முடைய கைகளைக் கெட்டியான வெண்மேலங்கிக்குள் மடக்கி வைத்துக்கொண்டு தெருவில் நடந்து செல்கிறார்கள். சரியாகக் காலை 7 மணி—பெண்களுக்கான கூட்டுறவு நிலையத்தின் மூன்று அறைகளில், தங்களுடைய உயர்நிலைப் பள்ளி வகுப்புகள் தொடங்குவதற்காகக் காத்திருக்கும் மாணவர்களிடம் கையசைத்து விடைபெறுகிறார்கள். பிறகு அங்கு இருக்கும் 'வாடகைக் காரில்' ஏறிக்கொள்கிறார்கள். இந்த வாடகைக்கார் ஒரு முப்பது ஆண்டு பழமையான டொயோட்டா டிரக் வண்டி. இருபதிற்கும் மேற்பட்டவர்களை அள்ளிப்போட்டுக் கொண்டு சுமந்து செல்லக்கூடியது. அது வளைந்து நெளிந்து காணப்படும் மலைச்சாலையில் கீழ்நோக்கிப் பயணம் செய்யும், ஆழமான கணவாய்கள் வழியாகச் செல்லும், மீண்டும் மலையில் ஏறி, பள்ளத்தாக்கின் மறுபக்கத்திலுள்ள பெரிய நகரமான சனாரேவை அடையும். இந்த நான்கு கிராமப்புற இளைஞர்களும் காலை முழுவதும் அங்கு அமைந்துள்ள மருத்துவ ஆலோசனை அலுவலகங்களிலும் நவீன நோயறிதல் மருத்துவ மையங்களிலும் கியூப மருத்துவர்களுடன் ஒன்றாகப் பணிபுரிகிறார்கள்.

ஏறத்தாழ 7. 45 மணி. இந்தக் கிராமத்தைச் சேர்ந்த, வெண்மேலங்கி அணிந்த, மேலும் நான்கு மாணவர்கள் எங்கள் வீட்டைக் கடந்து, பிளாசாவையும் சிறிய தேவாலயத்தையும் தாண்டி ஆம்புலடோரியோ என்றழைக்கப்படும் ஒரு சிறிய கான்கிரீட் கட்டடத்திற்கு முன்பாக ஒன்றுதிரள்கிறார்கள். ஏறத்தாழ அதே நேரத்தில் மேலும் மூன்று மருத்துவ மாணவர்கள் இவர்களுடன் சேர்ந்துகொள்கிறார்கள். இந்தக் கிராமத்திற்குச் சேவை செய்யும் மற்றொரு வாடகைக் காரான 'நாவிகேட்டர்' என்ற அடர்நீலநிற ஜீப் மூலம் இவர்கள் வந்து இறங்குகின்றனர். சனாரேவைச் சேர்ந்த

இந்த மூன்று மருத்துவ மாணவர்களும் தம்முடைய வெண்மேலங்கியைக் கழற்றிவிட்டு சக மாணவர்களைத் தழுவிக்கொள்கிறார்கள். பிறகு எல்சி என்று அழைக்கப்படும் நலவாழ்வுக் குழு தன்னார்வத் தொண்டருக்காகக் காத்திருக்கின்றனர். எல்சி செவிலியராவதற்குப் படிக்கும் ஒரு மாணவி. அவர் வந்தவுடன் உலாவிடத்தின் கதவைத் திறந்து அங்குள்ள அருகமை மருத்துவ மையத்திற்குச் (வாக்-இன் கிளினிக்) செல்வர். இந்த மையம் பார்ரியோ அடென்ட்ரோ மருத்துவச் சேவையைக் கொடுக்கிறது.

நான் இந்த மருத்துவமனையைக் கடந்து செல்லும்போது நுழைவுக் கதவுக்கு முன்பாக அமைந்துள்ள சிறிய முற்றத்தில் போடப்பட்ட பெஞ்சுகளில் உட்கார்ந்திருக்கும் நோயாளிகளைக் காண்கிறேன். இவர்கள் சிறப்புக் குடும்ப மருத்துவரான தாமசாவுக்காகக் காத்திருக்கிறார்கள். கிசுகிசுக்கும் இரண்டு பதின்பருவப் பெண்கள் சிரித்த முகத்தோடு மருத்துவர் ரவுலின் பல்மருத்துவ அறைக்கு அருகில் உட்கார்ந்திருக்கின்றனர். ‘உங்களுடைய பற்களில் என்ன குறை?’ என்று நான் கேட்கிறேன்.

‘ஒன்றுமில்லை. மருத்துவர் ரவுல் எங்களுடைய பற்களை மீண்டும் ஒருமுறை சோதிக்கவிருக்கிறார்’ என்று ஒரு பெண் பதிலளித்தார். மற்றொரு பல் சோதனையா? —இந்த வினா என் மனதில் எழுந்தது. இளமையாக இருந்தபோது அவர்களுடைய பெற்றோர்கள் ஒருமுறைகூட தங்களுடைய பற்களைச் சோதிக்கவில்லை. இதன் காரணமாக, இந்தக் கிராமத்தின் நாற்பது ஐம்பது வயதுக்காரர்கள் பலருக்கும் சில பற்களே தொடர்ந்து காணப்படுகின்றன.

காலை 8.00 மணி. மருத்துவ மாணவர்களில் ஒருவர் எளிய மரக் கவுன்டருக்குப் பிறகு நின்றுகொண்டு வரவேற்புப் பணியைச் செய்கிறார். மற்றொரு மாணவர் சமுதாயத்தின் ஒவ்வொரு குடும்பத்தைப் பற்றிய மருத்துவத் தகவல் கோப்புகளையும் ஒழுங்கு செய்கிறார், புதுப்பிக்கிறார். இதற்காக அந்தக் கோப்புகள் உள்ள அலமாரிக்கு அடிக்கடி செல்கிறார். மூன்றாவது மாணவர் காத்திருக்கும் நோயாளிகளுடன் அளவளாவிக்கொண்டும், அவர்களுடைய குழந்தைகளைக் கவனித்துக்கொண்டும், அவர்களுடைய குடும்பங்களின் உடல்நலத்தைப் பற்றி விசாரித்துக் கொண்டும் இருக்கிறார். மீதமுள்ள நான்கு மாணவர்களும் மருத்துவ ஆலோசனை அறையில் மருத்துவர் தாமசாவுக்கு அருகில் நின்றுகொண்டிருக்கின்றனர்; நோயாளிகளின் குடும்ப

உறுப்பினர்களின் மருத்துவ வரலாற்றுக் குறிப்புகளை எழுதும் போதும் அவர்களைச் சோதிக்கும் போதும் கவனிக்கின்றனர். மேலும், தேவையான மருந்துகளைக் கொண்டுவருகின்றனர்; நோயாளி களின் உடல்வெப்பநிலையைக் கணிக்கின்றனர்; தாயோடு வந்த ஆரோக்கியமான குழந்தைகளின் எடைகளை அளக்கின்றனர்; மருத்துவருக்குத் தேவையான உதவிகளைச் செய்கிறார்கள். மற்ற ஒவ்வொரு நாளையும் போலவே, இன்றும் மருத்துவர் தாமசா தன்னுடைய மருத்துவ மாணவர்களுக்குப் பின்வருமாறு கூறுகிறார்: 'தயவுசெய்து அதிக வினாக்களை எழுப்புங்கள். அதன் மூலம்தான் நாம் அதிக அறிவைப் பெறலாம்; உங்களிடமும் மிகவும் அதிக வினாக்களை எழுப்ப இயலாது.'

ஆண்டெஸ் மலைத்தொடரின் ஒரு மலையுச்சியில் இருக்கிறது லாரா மாநிலம். அதிலுள்ள ஒரு சிறிய கிராமம் மாண்டே கார்மெலோ. இதனூடே ஒற்றையடி சாலை நீண்டு கிடக்கிறது. 1990இல் வெனிசுலாவின் அதிபர் பதவியை ஹியூகோ சாவேஸ் ஏற்றுக் கொள்வதற்கு முன்பு இந்தச் சாலை சரியாகப் போடப்படவில்லை. உயர்நிலைப் பள்ளியும் அங்கு தொடங்கப்படவில்லை. 2007ஆம் ஆண்டு கணக்கெடுப்பின்படி இந்தக் கிராமத்தில் 129 குடும்பங்களும் 700 மனிதர்களும் இருந்தனர். ஏறத்தாழ அனைவரும் இந்தக் கிராமத்தின் சிறு சிறு நிலப்பகுதிகளில் தம்முடைய உடற்செயலால் மட்டுமோ, குதிரை அல்லது எருதுகளின் உதவியுடனோ வேலை செய்து பிழைத்து வந்தனர். இதே ஆண்டில் மாண்டே கார்மெலோவின் ஏழு குடிமக்கள் மருத்துவ மாணவர்களாக இருந்தனர். எட்டு மாணவர்கள் ஒருங்கிணைந்த சமுதாய மருத்துவப் படிப்பை (மெடிசினா இண்டெக்ரல் கம்யூனிடேரியா. இது சுருக்கமாக எம்ஐசி என்று அழைக்கப்படுகிறது) மேற்கொண்டனர். இது ஆங்கில மொழிவழி நடத்தப்படும் கடுமையான ஆறு ஆண்டு படிப்பு. இந்தக் கிராமத்தின் ஒன்பதாவது குடிமகன் கியூபாவில் மருத்துவம் படித்துக்கொண்டிருந்தார். வெனிசுலாவின் இந்த வேளாண் பகுதியிலிருந்து மருத்துவர்களாக வெளிவர இருந்த 67 மாணவர்களில் மேற்கூறப்பட்டவர்கள் சிலரே.

இந்த மாணவர்கள் மிகவும் வித்தியாசமாக இருந்தனர். சிலருக்கு 19 அல்லது 20 வயதுதான் இருக்கும். அண்மையில்தான் தம்முடைய உயர்நிலைப் பள்ளிப் படிப்பை முடித்திருக்கிறார்கள். வேறு சிலர் சற்று வயதானவர்கள். சில இளம் தாய்கள் அண்மையில் தம்முடைய

உயர்நிலைப் படிப்பை ரிபாஸ் திட்டத்தின் மூலம் முடித்திருந்தனர். இந்தத் திட்டம் வார முடிவுகளிலும் மாலை நேரங்களிலும் வயதானவர்களை மீண்டும் பள்ளிக்கு அழைத்துவரும் பொலிவரிய (வெனிசுலாவின் தேசிய கதாநாயகன் சைமன் பொலிவரின் சிந்தனை) சமுதாய இயக்கங்களில் ஒன்றாகும். இந்த மாணவர்கள் அனைவரும் தங்களுடைய சமுதாயம் மற்றும் பரவலாக உலகம் முழுவதும் நலவாழ்வை மேம்படுத்துவதிலும் நம்பகத்தன்மை வாய்ந்த, மருத்துவ வசதியைக் கட்டமைப்பதிலும் மிகுந்த ஆர்வமுடையவர்கள். மேலும், இவர்களில் பலர் தம்முடைய கியூபா ஆசிரியர்களைப் போன்று செயல்பட வேண்டும் என்ற கனவைக்கொண்டிருந்தனர். உலகின் மூலைமுடுக்குகளிலும், மிகவும் ஏழ்மையான பகுதிகளிலும் பன்னாட்டு மருத்துவர்களாக ஒருநாள் மாறவேண்டும் என்றும் கனவுகொண்டிருந்தனர்.

லாரா மாநிலத்தில் எளிதில் அடைய முடியாதது காப்பி-வளர்ப்புப் பகுதி. அங்கு 67 மாணவர்களுக்கு மட்டும் மருத்துவப் படிப்பைக் கொடுக்கிறது எம்ஐசியின் ஒரு திட்டம். எனினும், புதிய மருத்துவர்களுக்கான பயிற்சியைக் கொடுக்கும் இந்தத் திட்டம் பன்னாட்டுக் கவனத்தை ஈர்த்திருக்கிறது. வெனிசுலா முழுவதும் மருத்துவக் கல்வியையும் உடல்நலப் பராமரிப்புச் சேவை வழங்கலையும் மாற்றியமைக்கும் மிகவும் பிரம்மாண்டமான முயற்சியின் ஒரு சிறு பகுதியே ஒருங்கிணைந்த சமுதாய மருத்துவப் படிப்புத் திட்டம் (எம்ஐசி). 2007-2008இல் ஏறத்தாழ 25,000 மாணவர்கள் நான்காண்டு எம்ஐசி படிப்பின் முதலாண்டில் தம்மைப் பதிவு செய்துகொண்டனர். 2009-2010இல் இவர்களுடன் மேலும் அதிக எண்ணிக்கை மாணவர்கள் சேர்ந்துகொண்டனர். இதன் காரணமாக ஒருங்கிணைந்த சமுதாய மருத்துவப் படிப்பின் ஆறு ஆண்டுகளிலும் சேர்ந்த அனைத்து மாணவர்களின் எண்ணிக்கை ஏறத்தாழ 30 ஆயிரமாக அதிகரித்தது. ஹியூகோ சாவேஸ் 1998இல் அதிபராகத் தேர்ந்தெடுக்கப்பட்ட போது வெனிசுலாவில் அனைத்து மருத்துவத்திலும் ஈடுபட்ட மருத்துவர்களின் மொத்த எண்ணிக்கை ஏறத்தாழ இதே அளவுதான் இருந்தது.

ஒருங்கிணைந்த சமுதாய மருத்துவப் படிப்பின் தனித்தன்மை பின்வருமாறு: மாண்டே கார்மெலோவின் மாணவர்கள் தம்முடைய கிராமப் பகுதியைவிட்டு வெளியேற வேண்டாம்; மருத்துவப் புலத்தில் படிப்பதற்காக தம்முடைய அண்டைப் பகுதிகளை

வெனிசுலா நகரங்களின் ஏழ்மைப் பகுதி மாணவர்கள் புறக்கணிக்க வேண்டாம். ஒருங்கிணைந்த சமுதாய மருத்துவம் என்பது ஒரு ‘சுவரற்ற பல்கலைக்கழகம்.’ இது இளம் மருத்துவர்களுக்கு அவர்களுடைய சொந்த சூழல்களிலேயே பயிற்சி அளிக்கிறது. இது உடல்நலச் சேவை உதவியாளர்களுக்கான அல்லது ‘நடமாடும் மருத்துவர்களுக்கான’ (பேர்ஃபூட் டாக்டர்ஸ்) ஒரு குறைந்தகால பாடப் பயிற்சி அல்ல. மாறாக, ஒரு புதிய வகை மருத்துவரை உருவாக்கத் தேவையான ஒரு கடினமான திட்ட நிரல். அவர்கள் மருத்துவ மாணவர்களாக இருக்கும் ஆண்டுகளின் ஒவ்வொரு காலையும் இந்தப் படிப்பின் மாணவர்கள் பர்ரியோ அடென்ட்ரோவில் (பொலிவிய தேசிய சமூக நலத் திட்டம்) பணிபுரியும் மருத்துவர்களுக்கு உதவுவார்கள்; அங்கு நோயாளிகளை மருத்துவர்கள் சோதிக்கும்போது இந்த மாணவர்கள் உதவிசெய்வார்கள்; தம்முடைய சமுதாயங்களின் விரிவான பொது உடல்நலத் தேவைகளைப் புரிந்துகொள்ள கற்றுக்கொள்கிறார்கள். ஒவ்வொரு நாள் நண்பகலிலும் அவர்கள் தங்களுடைய சமுதாய மருத்துவப் பேராசிரியர்களை முறையான மருத்துவ வகுப்புகளின் போது சந்திக்கிறார்கள். இந்த வகுப்புகள் ஒரு கடினமான பாடத்திட்டத்தின் கூறாக இருக்கின்றன; வழக்கமான பல்கலைக் கழகங்களில் கற்பிக்கப்படும் அனைத்து மருத்துவ அறிவியல் களையும் உள்ளடக்கியிருக்கிறது.

ஒருங்கிணைந்த சமுதாய மருத்துவக் கல்வித் திட்டம் (எம்ஐசி) பர்ரியோ அடென்ட்ரோ இல்லாமல் செயல்பட முடியாது. இது 2003இல் முதல்நிலை மருத்துவச் சேவையை முதலில் வழங்கத் தொடங்கிய நாடளாவிய உடல்நலப் பராமரிப்பு அமைப்பு. கியூபாவின் மிகப்பெரிய வல்லுநர்களின் பொறுப்புணர்வால் இது சாத்தியமாயிற்று. 2004 முதல் 2010 வரை பர்ரியோ அடென்ட்ரோ திட்டம் 10,000 முதல் 14,000 கியூப மருத்துவர்களையும் 15,000 முதல் 20,000 இதர கியூப மருத்துவப் பணியாளர்களையும் பயன்படுத்தி யுள்ளது. இவர்களில் பல்மருத்துவர், உடலியக்க சிகிச்சையாளர் (பிசியோதெரபிஸ்ட்), கண்மருத்துவர், மருத்துவத் தொழில் நுட்பவியலாளர் போன்றோரும் அடங்குவர். இவர்களுடைய சேவைகள் ஏறத்தாழ ஏழாயிரம் அருகமை மருத்துவ அலுவலகங்கள் மூலமாகவும் ஐந்நூறுக்கும் மேற்பட்ட பெரிய நோயறிதல் மையங் களிலும் அனைத்து வெனிசுலா மக்களுக்கும் இலவசமாகக் கொடுக்கப்படுகின்றன. பழைய உடல்நலப் பரமரிப்பு அமைப்பால் சரியான சேவையைக் கொடுக்க முடியாத அல்லது சேவை முற்றிலும்

கொடுக்கப்படாத, 80 விழுக்காடு மக்கள்தொகையின் தேவைகளை ஈடுசெய்யும் வகையில் இவை திறன்கொண்டிருக்கின்றன.

கியூபா தன்னுடைய பல மருத்துவ வல்லுநர்களைத் தொடர்ந்து நீண்ட காலத்திற்கு வெனிசுலாவிற்கு கொடுத்துவர முடியாது. சாவேஸ் அரசும் வெளிநாட்டு மருத்துவர்களை எப்பொழுதுமே நம்பியிருக்க முடியாது. இவை யதார்த்தமான உண்மைகளாகும். எனவே, பர்ரியோ அடென்ட்ரோ திட்டம் 2003ஆம் ஆண்டில் தொடங்கப்பட்டபோது, கியூபா வெனிசுலா மருத்துவ வல்லுநர்கள் ஒரு புதுவகை மருத்துவக் கல்வித் திட்டத்தை வகுத்தனர். இந்தத் திட்டத்தின் மூலம் வெனிசுலாவில் எப்போதுமே ஒரு பொது சுகாதாரத் திட்டம் செயல்பட்டுக்கொண்டிருக்கும். 2005ஆம் ஆண்டு தொடங்கி கியூப மருத்துவர்கள் கடுமையான இரட்டைக் கடமைகளைச் செய்ய பணிக்கப்பட்டனர்; பர்ரியோ அடென்ட்ரோ மருத்துவமனைகளில் தொடர்ந்து நோயாளிகளுக்கு சிகிச்சை அளித்தல்; ஒருங்கிணைந்த சமுதாய மருத்துவம் தொடர்பான திட்டத்தில் பேராசிரியர்களாகவோ, பயிற்சி ஆசிரியர்களாகவோ செயல்பட்டுக் கல்வி கற்பித்தல். இந்த மருத்துவக் கல்வி இலக்குகள் பின்வருமாறு: குடும்ப மருத்துவர் களுக்குப் பயிற்சி அளிப்பதை சமுதாய வலைக்குள் ஒரு முழுமையான முயற்சியாக ஒருங்கிணைத்தல்; அதன் மூலம் அனைத்துக் குடிமக்களின் மருத்துவத் தேவைகளை நிறை வேற்றுதல்; உள்ளூர் மனிதவளத்தைப் பயன்படுத்துதல்; நோய்த் தடுப்பு உடல்நலப் பராமரிப்பையும் நலவாழ்வையும் மேம்படுத்துதல்.

கியூபாவின் மருத்துவத் திட்டம் வெனிசுலாவில் சாத்தியமான ஒன்றாகத் திகழ்கிறது. ஏனெனில், கடந்த அரை நூற்றாண்டுக் காலத்தில் ஒரு தொலைநோக்குப் பார்வைகொண்ட மருத்துவப் பராமரிப்புத் திட்டத்தைக் கியூபா தன்னுடைய எல்லையையும் கடந்து வளர்த் திருக்கிறது. கியூபாவின் நலவாழ்வுப் பணியாளர்கள் தங்களுடைய மக்களில் எல்லாத் தரப்பினருக்கும் இலவச உடல்நலப் பராமரிப்புச் சேவையை வழங்கிவருகின்றனர். இதைத் தவிர 'ஒருமைப்பாட்டின் ஆயுதங்களாக' தங்களையே மாற்றிக்கொண்டுள்ளனர்; கியூபாவின் இந்தப் புரட்சிகர மருத்துவப்படை உலகின் நூற்றுக்கும் மேற்பட்ட நாடுகளுக்கு அனுப்பப்பட்டது. 2000ஆம் ஆண்டு முதல் கியூபாவின் பொறுப்பேற்பு குறிப்பிடத்தக்க அளவில் அதிகரித்திருக்கிறது. இதற்கு வெனிசுலாவில் பொலிவரிய புரட்சியால் ஏற்பட்ட அதனுடைய சொந்த உத்வேகம், தன்னார்வத் தொண்டர்கள், பொருளாதார வளங்கள்

போன்றவையும் ஊக்குவித்துள்ளன. பல்வேறு ஒத்துழைப்பு ஒப்பந்தங்களின் மூலம் கியூபாவும் வெனிசுலாவும் கல்வி, வேளாண்மை, ஆற்றல், தொழில் வளர்ச்சி போன்ற இதர துறைகளிலும் பல திட்டங்களைத் தொடங்கின. பிறகு இந்தக் கூட்டுத் திட்டங்களை இதர நாடுகளுக்கும் நீட்டித்தன, குறிப்பாக ஆல்பா (ALBA—பொலிவரியன் அலையன்ஸ் ஃபார் த பீப்பிள்ச் ஆஃப் அவர் அமெரிக்கா) நாடுகளுக்கு. ஆல்பா என்பது 'நம்முடைய (தென்) அமெரிக்க மக்களுக்கான பொலிவரியக் கூட்டமைப்பு' என்று பொருள்படும். இந்த அமைப்பில் பொலிவியா, நிகராகுவா, யூக்கடார் போன்ற நாடுகளைத் தவிர, சிறிய கரிபியத் தீவு நாடுகளான டாமினிக்கா, ஆன்டிகுவா, பார்பூடா, செயின்ட் வின்சென்ட், கிரேனடைன்ஸ் போன்றவையும் சேர்ந்துள்ளன.

இத்தகைய எல்லாவித இலட்சியமிக்க செயல்பாடுகளிலும் மிகவும் முக்கியமானது மருத்துவ சேவைதான். உலகளாவிய உடல்நலப் பராமரிப்புச் சேவை ஏழைகளுக்கும் தொழிலாளர் வர்க்கத்திற்கும் விரிவாக்க வேண்டும். இந்தச் சேவை சமுதாயங்களின் புதிய, சமத்துவ உணர்வுகொண்டு, தொலைநோக்குப் பார்வையுடன் ஒத்துப்போகக்கூடிய வகையில் இருக்கவேண்டும். இதற்காக, மேலும் பல மருத்துவர்கள் தேவைப்படுகின்றனர். இதனை மனதில் கொண்டு கியூபா அதிக அளவில் மருத்துவக் கல்வி யைத் தன்னுடைய நாட்டில் தொடங்கியுள்ளது. இது மட்டுமின்றி, வெனிசுலாவில் பல்லாயிரக்கணக்கான மருத்துவர்களுக்குப் பயிற்சியளித்து வருகிறது. 2008ஆம் ஆண்டு 29,000 கியூபா மாணவர்கள் மருத்துவப் புலத்தில் தம்மைப் பதிவு செய்துகொண்டனர். இவர்களைத் தவிர 24,000 வெளிநாட்டு மாணவர்கள் (இவர்களில் அமெரிக்காவைச் சேர்ந்த நூற்றுக்கும் மேற்பட்ட மாணவர்களும் அடங்குவர்). ஹவானாவில் உள்ள லத்தீன் அமெரிக்க மருத்துவப் புலத்திலோ, கியூபாவின் இதர பகுதிகளில் அமைந்துள்ள லத்தீன் அமெரிக்க மருத்துவர்களுக்குப் பயிற்சியளிக்கும் நான்கு புதிய திட்ட மருத்துவப் புலங்களிலோ படித்துவருகின்றனர்.

வெண்மேலங்கிப் படை

வெனிசுலாவிற்கு நான் 2004ஆம் ஆண்டு முதல் முறையாக வந்தபோது தான் இந்த மருத்துவப் புரட்சியின் பிரம்மாண்டத்தை என்னால் உணர முடிந்தது. கரகாஸ் புறநகர் பகுதியில் பணிபுரிந்துவந்த இளம் கியூப மருத்துவரான மருத்துவர் யோனெல் வெனிசுலாவில் பத்தாயிரத் திற்கும் மேற்பட்ட மருத்துவர்கள் உள்ளனர் என்று என்னிடம் கூறினார்.

அப்போது நான் வியப்புடன், 'மருத்துவர்களின் படையா!' என்றேன்.

அதற்கு மருத்துவர் யோனெல் புன்னகை பூத்துக்கொண்டே, 'அது ஓர் அமைதிப்படை' என்றார்.

புத்துயிர்ப்படைந்த கியூபா புரட்சியும் அமைதியான பொலிவரியப் புரட்சியும் ஒன்று சேர்ந்து நிச்சயமாக வியக்கத்தக்க விளைவுகளை ஏற்படுத்தி வந்தன. பணபலம் பெற்று மாறுதல் விரும்பாத சிலரிடமோ, வடக்கிலிருந்து மூலதனத்தையும் அரசியல் ஆலோசனைக் கட்டளை களையும் நம்பியிருந்த இராணுவ அதிகாரம் கொண்டவர்களிடமோ உலகின் மேற்கு அரைக்கோளத்தின் நாடுகள் பல காலம் சிக்கி இருந்தன. எனினும் 'கியூபாவையும் வெனிசுலாவையும் புறக்கணியுங்கள்' என்று அமெரிக்கா தொடர்ந்து கட்டளையிட்டும் இவற்றில் பல நாடுகள் ஏற்க விரும்பவில்லை. கியூபாவின் மேல் அமெரிக்கா பல ஆண்டுகள் விதித்த பொருளாதாரத் தடைகளால் மேற்கூறப்பட்ட வளர்ச்சிகளைத் தடுக்க முடியவில்லை. அப்போது, அமெரிக்கா கியூபாவின் மேல் அதைச் சிதைக்கும் வகையில் அதிருப்தியாளர்கள் ஓர் இயக்கத்தைத் தொடங்க முயன்றது. அத்துடன் வெனிசுலாவில் ஓர் ஆட்சிக் கவிழ்ப்பு முயற்சிக்கும் உதவியது. இந்த முயற்சிகளும் தோல்வியில் முடிந்த போது அமெரிக்க அரசு மிகவும் கொடிய பொருளாதார, பயணத் தடைகளை 2004ஆம் ஆண்டு கியூபாவின் மேல் புகுத்தியது. மேலும், இந்த இரண்டு புரட்சிகர அரசுகளையும் செல்லாததாக்க பல திட்டங்களுக்கு நிதியுதவி செய்தது. 2006ஆம் ஆண்டு அமெரிக்கா மிகவும் கீழ்த்தரமான ஒரு நிலைக்கு இறங்கியது. கியூபாவின் மனிதாபிமான மருத்துவத் திட்டங்களை இரகசியமாக நாசப்படுத்த கியூப மருத்துவ வல்லுநர் விடுதலைத் திட்டத்தை உருவாக்கியது. இது வெளிநாடுகளில் பணிபுரிந்துவரும் கியூப மருத்துவர்கள், செவிலியர்கள், மருத்துவத் தொழில்நுட்ப உதவியாளர்கள் போன்றவர்களை ஆசைகாட்டி அவர்களுக்கு அமெரிக்காவில் சிறப்புக் குடியுரிமை நிலையையும் விரைவான நுழைவையும் ஏற்படுத்தித் தரும் சட்டமாகும்.

இந்த எதிர்வினைகள் உலக நாடுகள் பலவற்றில் கியூபாவும் வெனிசுலாவும் பெற்றுவந்துள்ள பன்னாட்டுத் தோழமையையும் மதிப்பையும் குறைப்பதில் வெற்றியடையவில்லை. இந்த இரு நாடுகளின் விரிவடைந்துவரும் மனிதாபிமான மருத்துவ உதவியையும் பன்னாட்டு மருத்துவக் கல்வித் திட்டங்களையும் தடுத்து நிறுத்த

முடியவில்லை. ஹவானாவின் லத்தீன் அமெரிக்க மருத்துவப் புலத்திலிருந்து பட்டம் பெற்ற ஓர் இளம் சிலி நாட்டுப் பெண் தன்னுடைய வகுப்புத் தோழர்களிடம் பின்வருமாறு கூறினார்: 'நம்முடைய மக்களுக்கு ஓரளவுக்கு அதிக சுயமரியாதையையும் உடல்நலத்தையும் கொடுக்கும் வெண்மேலங்கிப் படையாக நாம் இன்று திகழ்கிறோம்.'[1]

2010ஆம் ஆண்டுக்குள் கியூபாவும் வெனிசுலாவும் தம்முடைய திறன்களை மேலும் அதிக அளவுக்கு நிரூபித்தன; அதிக அழிவு ஏற்படுத்திய நிலநடுக்கத்திற்குப் பிறகு ஹைதியில் அவசரகால மட்டுமின்றி நீண்டகால மருத்துவ உதவிகளை மேற்கொண்டவர்களில் இந்த இரண்டு நாட்டு மருத்துவர்களும் மிக முக்கியமானவர்கள். லத்தீன் அமெரிக்காவின் பொருளாதார முதலையான பிரேசில் இந்தச் செயலால் மிகவும் ஈர்க்கப்பட்டது — தன்னுடைய பாராட்டுதல்களை இவ்வாறு தெரிவித்தது: 'ஹைதியில் ஒரு புதிய பொது மருத்துவ அமைப்பை உருவாக்க நாங்கள் கியூபாவுடன் மகிழ்ச்சியுடன் ஒத்துழைக்க விரும்புகிறோம்' என்று அறிவிக்க வைத்தது. ஜோஸ் கோமெஸ் என்ற பிரேசில் நாட்டு சுகாதாரத்துறை அமைச்சர் ஏன் தன்னுடைய நாடு இந்தக் குறிப்பிடத்தக்க அவசியமான திட்டத்தில் கியூபாவுடன் இணைந்து பணியாற்ற விரும்புகிறது என்பதைப் பின்வருமாறு விளக்கினார்: 'நாங்கள் இப்போதுதான் கியூபா, பிரேசில், ஹைதி போன்ற நாடுகளின் கூட்டு ஒப்பந்தத்தில் கையெழுத்திட்டுள்ளோம். இந்த ஒப்பந்தத்தின்படி மூன்று நாடுகளும் தம்முடைய ஆற்றல்கள் அனைத்தையும் ஒன்றுதிரட்ட ஒத்துக் கொண்டுள்ளோம். இதன் மூலம் ஹைதியில் நலவாழ்வுத் திட்டம் மீள்கட்டமைப்பு செய்யப்படும்... இதை நாங்கள் கியூபாவுடன் இணைந்து செய்வோம். கியூபாவுக்கு இந்தத் துறையில் நீண்டகால பன்னாட்டு அனுபவம் இருக்கிறது. அதிக தொழில்நுட்பத் திறன் இருக்கிறது, அதிக ஈடுபாடும் உறுதிப்பாடும் உள்ளன, மிக அதிக அளவு மனிதாபிமானமும் இருக்கிறது.'[2]

கியூபா, வெனிசுலா மற்றும் அதன் ஆல்பா கூட்டணி நாடுகளுக்கான இந்த வெற்றிகள், இருபத்தியோறாம் நூற்றாண்டின் முதல் பத்தாண்டுகள் முழுவதும் ஆட்சிக் கவிழ்ப்பைவிட இராஜதந்திர மாகவும் நல்ல நடத்தைக்கான வெற்றியாகவும் அமைந்தன. அவை பிற மக்கள் மீது சமூக ரீதியான தோழமையின் ஆற்றலையும் மனிதநேய அக்கறையையும் காட்டுவதற்கான செயல்விளக்கம் அளிப்பது

போலவும் இருந்தன. அத்துடன் தன்னலம் கருதுகிற, ஆக்கிரமிப்பு நடத்தைகொண்ட முதலாளித்துவ சமூகங்களில் இருந்த மதிப்பீடு களைப் பொருள் முதல்வாதத்தைக்கொண்டு அப்பட்டமாக வேறுபடுத்திக் காட்டின.

புரட்சிகர மருத்துவர்களும் உடல்நலப் பணியாளர்களும் சமுதாய மாற்றத்தை ஏற்படுத்தும் முக்கியமானவர்களாக எவ்வாறு வளர்ச்சியுற்றனர் என்பதையும் வாசகர்களுக்கு இந்த நூல் அறிமுகப் படுத்துகிறது. மேலும் சமுதாய மாற்றங்கள் எப்படி இருக்கவேண்டும் என்பதற்கு வரையறை தந்தவர்களாக இவர்கள் எவ்வாறு வளர்ச்சியுற்றனர் என்பதையும் இந்த நூல் விளக்குகிறது. இயல்கள் 2 முதல் 4 வரை கியூபாவின் பன்னாட்டு மருத்துவத் திட்டங்கள், செயல்பாடுகள் பற்றி விவரிக்கின்றன. உலகின் பல்வேறு பகுதிகளில் இந்தத் திட்டங்கள் ஏற்படுத்திய தாக்கங்களையும் விளக்குகின்றன. கடந்த ஐம்பது ஆண்டுகளில் கியூபாவின் உடல்நலப் பராமரிப்புத் திட்டம் ஒட்டுமொத்த வளர்ச்சியோடு, கியூபாவின் திட்ட இலக்கு களின் தொடர்புகள் பற்றியும் விவரிக்கின்றன. இயல்கள் 5 முதல் 8 பர்ரியோ அடென்ட்ரோ என்னும் ஒரு புதிய பொது சுகாதாரத் திட்டம் வெனிசுலாவில் எவ்வாறு உருவாக்கப்பட்டது என்பதை விவரிக்கின்றன; வெனிசுலாவின் புதிய மருத்துவர்கள் எதிர் காலத்தில் எவ்வாறு இந்த அமைப்புக்கான பொறுப்புணர்வைப் பெறும் வகையில் விவரிக்கின்றன. இந்த நூலில் இடம்பெறும் தகவல்கள் அனைத்தும் மருத்துவர்கள், மருத்துவ மாணவர்கள், உடல்நலக்குழு, அதன் உறுப்பினர்கள், இவர்கள் சேவை யாற்றும் சமுதாய மக்கள் ஆகியோரிடம் நான் மேற்கொண்ட தினசரி இடைவினைகள், உரையாடல்கள், உற்றுநோக்கல்கள் ஆகியவற்றின் அடிப்படைகளில் அமைந்தவை. நூலின் கடைசி நான்கு இயல்களும் முதலாளித்துவக் கலாச்சாரங்களும் ஏகாதிபத்திய சக்திகளும் புரட்சிகர மருத்துவத்தையும் உணர்வுகளையும் எவ்வாறு தடுக்க முயன்றன என்பது பற்றி விளக்குகின்றன. அதே சமயத்தில் எவ்வாறு சோஷலிசப் பண்பாடு, புதிய கருத்துகளுடன் எழுச்சியுற்று அன்றாட வாழ்க்கையில் புதிய செயல் முறையையும் தன்னார்வ ஈடுபாட்டையும் உருவாக்குகின்றது என்பதும் விளக்கப்பட்டுள்ளன. எதிர்காலப் புரட்சியாளர்கள் இந்தப் புதிய கருத்துகளாலும் பொறுப்புணர்வு களாலும் உருவாக்கப்படும் விதம் பற்றியும் இந்த இயல்களில் விவரிக்கப்பட்டுள்ளன.

2
தோழமையும் பன்னாட்டுவாதமும்

நான் அமெரிக்கா முழுவதும் பயணம் செய்யத் தொடங்கினேன்— முதலில் ஒரு மாணவனாகவும் பிறகு ஒரு மருத்துவனாகவும். அப்போது நான் ஏழ்மை, பசி, பட்டினி, நோய் போன்றவற்றோடு ஒரு நெருங்கிய தொடர்பைப் பெற்றேன்—பணமின்மையால் ஒரு நோயுற்ற குழந்தைக்கு சிகிச்சையளிக்க முடியாத நிலையோடு.

நம்முடைய அமெரிக்கச் சொந்த பூமியில் அடித்தட்டு மக்களிடையே அடிக்கடி ஏற்படுவது போன்று ஒரு மகனின் இழப்பை, ஒரு சாதாரண விபத்தாக ஏற்றுக்கொள்ளும் ஒரு தந்தையின் நிலைமையை நானும் பெற்றேன். இதற்குக் காரணம் எனக்கு ஏற்பட்ட தொடர் பட்டினியும் தண்டனைகளும்தான். புகழ்பெறுவது, மருத்துவ அறிவியலுக்கு முக்கிய பங்களிப்பு கொடுப்பது மட்டுமே முக்கியமல்ல; அதே அளவு முக்கியத்துவம் கொடுக்க வேண்டிய பிற விஷயங்களும் வாழ்க்கையில் உள்ளன என்று நான் அந்த நேரத்தில் உணரத் தொடங்கினேன்: அவ்வாறு பாதிக்கப்பட்ட மக்களுக்கு நான் உதவ விரும்பினேன்.

- சே குவேரா, புரட்சிகர மருத்துவம் பற்றி, சொற்பொழிவு, 1960

அமெரிக்க அரைக்கோளத்தில் 1950ஆம் ஆண்டுகளின் தொடக்கத்தில் மேற்கொள்ளப்பட்ட சேவின் பயணங்கள்தான் ஒரு பன்னாட்டுப் புரட்சி உணர்வை வளர்க்க எடுக்கப்பட்ட, அவருடைய முதல் முயற்சியாகும். ஏழைகளுக்கும் ஒடுக்கப்பட்டவர்களுக்கும் உதவ வேண்டும் என்ற அவருடைய ஆசை அடுத்த சில ஆண்டுகளில் ஒன்றிணைந்து நிற்க வேண்டும் என்ற முடிவாக மாற்றமடைந்தது. அந்த மக்களின் கௌரவத்தையும் மானுடத்தையும் வலியுறுத்தும் அவர்களுடைய போராட்டங்களில் இணைய வேண்டும் என்ற முடிவையும்

மேற்கொள்ள வைத்தது. மக்களுக்கு சேவை புரிவதற்காகத் தன்னுடைய மருத்துவத் திறனை வெளிப்படுத்தும் நோக்கத்துடன் அவர் கௌதமாலாவுக்கு வந்தார். அப்போது, இந்த அரைக்கோளத்தின் ஏழைகளிடையே வாழ்ந்து, சேவைபுரிய விரும்பிய இளம் மருத்துவர்களிடையே பன்னாட்டுவாதத்தையும் தோழமையையும் மேம்படுத்தும் லத்தீன் அமெரிக்க வலையமைப்பு எதுவுமில்லை.

இன்று, 1998இல் நிறுவப்பட்ட இத்தகைய ஓர் அமைப்பு உள்ளது; இந்த அமைப்பின் வரவேற்பறையின் சுவரில் பின்வரும் வாசகங்கள் பொறிக்கப்பட்டுள்ளன:

'இது சுயநலத்திற்கு எதிரான,
ஒரு தோழமைக்கானப் போராகத் திகழும்'

ஃபிடெல் காஸ்ட்ரோவின் இந்தக் கூற்று ஹவானாவிற்கு வெளியே அமைந்துள்ள லத்தீன் அமெரிக்க மருத்துவப் புலத்தின் உள்ளே காணப்படுகிறது (ஸ்பானிஷ் மொழியில் இந்தப் புலம் சுருக்கமாக ஈலாம் என்றழைக்கப்படுகிறது). ஃபிடெலின் இந்தக் கூற்று ஒரு பெரிய உலகப் படத்தின் மேல் கொட்டை எழுத்தில் எழுதப்பட்டுள்ளது. இந்தப் படத்தில் எங்கெல்லாம் கியூபாவின் மருத்துவப் படைகள் மூலம் மனிதாபிமான செயல்கள் வெற்றிகரமாக முடிக்கப்பட்டுள்ளனவோ அந்த இடங்கள் எல்லாம் சுட்டப்பட்டுள்ளன; ஒருங்கிணைந்த நலவாழ்வுத் திட்டம் (ப்ளான் இண்டெக்ரல் தெ சலூட்) என்று அழைக்கப்பட்ட பன்னாட்டு ஒத்துழைப்பு மருத்துவத் திட்டத்தின் மூலம் இந்த வெற்றி சாத்தியமாயிற்று. இந்த உலகப் படத்தில் எழுதப்பட்ட கூற்றுக்கு ஏற்ப இந்தப் புலம் சேவின் தொலைநோக்குப் பார்வைக்கு ஓர் எடுத்துக் காட்டாகும். கியூபாவின் பொதுச் சுகாதார வல்லுநர்களால் எடுத்துக்காட்டப்பட்ட ஒரு முன்மாதிரியும் ஆகும். இந்த மருத்துவ வல்லுநர்கள் பன்னாட்டு ஒத்துழைப்பிற்கான ஒரு தோழமையைப் பின்பற்றுகிறார்கள்; ஒவ்வொருவருக்கும் ஓர் இலவச மருத்துவ சேவையை அளிக்கிறார்கள்; லத்தீன் அமெரிக்க மருத்துவப் புலத்திற்கு வரும் வெளிநாட்டு மாணவர்களுக்கு சேவையின் எடுத்துக்காட்டுகளாக இவர்கள் திகழ்கிறார்கள்.

இந்த மருத்துவப் புலத்தின் நுழைவு அறையில் இருபது வெவ்வேறு நாடுகளிலிருந்து வந்து சேர்ந்த மாணவர்களின் சரியான எண்ணிக்கைப் பட்டியல் காணப்படுகிறது. இவர்களில் பெரும்பாலோர் தத்தம் குடும்பங்களிலிருந்து பல்கலைக்கழகதிற்கு வந்த முதல் தலைமுறை

மாணவர்கள். அல்லது, போதிய மருத்துவ வசதி பெற முடியாத ஏழைச் சமுதாயங்களைச் சேர்ந்தவர்கள். தாங்கள் பெறும் இலவச மருத்துவக் கல்விக்கு இவர்கள் செய்ய வேண்டிய கைம்மாறு அவரவரின் சொந்த நாட்டுக்குத் திரும்பி தோழமையுடன் ஏழைகளுக்குச் சமுதாய உடல்நலப் பராமரிப்பிலும் நோய்த் தடுப்பு மருத்துவம் கொடுப்பதிலும் தம்மை அர்பணித்துக்கொள்ள வேண்டும் என்பதுதான்.

2009ஆம் ஆண்டு மார்ச் மாதத்தில் நான் ஹவானாவிலுள்ள லத்தீன் அமெரிக்க மருத்துவப் புலத்திற்கு வந்தேன் (ஹைதியையும் சேர்த்து ஐந்து நாடுகளிலிருந்து மாணவர்களைக் கொண்ட மற்றொரு சிறிய லத்தீன் அமெரிக்க மருத்துவப் புல வளாகம் சாண்டியாகோ டி கியூபாவில் அமைந்துள்ளது). இங்கு 1576 முதலாண்டு மாணவர்களும், 1,287 இரண்டாமாண்டு மாணவர்களும் தங்களுடைய ஆறு ஆண்டு மருத்துவப் படிப்பைப் படித்துக்கொண்டிருந்தனர். மூன்றாவது முதல் ஆறாண்டுவரை மேலும் 5,310 மாணவர்கள் லத்தீன் அமெரிக்க மருத்துவப் புலத்தில் இருந்தனர். இவர்கள் தம்முடைய மருத்துவப் பயிற்சியை கியூபாவின் 13 மாநிலங்களிலும் அமைந்துள்ள இதர மருத்துவ வசதிகளில் பெற்றுக்கொண்டிருந்தனர். முதலாண்டில் படித்துக்கொண்டிருந்த மாணவர்களில் 144 பேர் மெக்சிகோவிலிருந்தும், 108 பேர் பொலிவியாவிலிருந்தும், 27 மாணவர்கள் பெலிஸிலிருந்தும், 23 மாணவர்கள் அமெரிக்காவிலிருந்தும் வந்தவர்களாவர்.

லத்தீன் அமெரிக்க மருத்துவப் புலத்தில் அமெரிக்க மாணவர்கள்

வகுப்புகளுக்கிடையே கிடைத்த ஓய்வு நேரத்தில் அமெரிக்காவிலிருந்து வந்திருந்த நான்கு மாணவர்கள் என்னுடன் உரையாடினர். இவர்களில் ஒருவர் பாஷா ஜாக்சன். இந்தப் புலத்தின் மாணவர்கள் எவருமே பெற்றிராத ஒரு தனித்துவ வாழ்க்கை வரலாற்றை இவர் பெற்றிருந்தார். இவர் பிற மாணவர்களைப் போன்று ஏழ்மைக் குடும்பத்திலிருந்து வந்தவர் இல்லை. தம் நாட்டிலிருந்து நேரடியாக இவர் கியூபாவுக்கு வரவில்லை.

அமெரிக்கக் கால்பந்து விளையாட்டை 'வாழ்வாதாரப் பணியாக' கொண்ட ஒரு 'உலகத்திலிருந்து' அவர் வந்திருந்தார். அவர் ஒக்லஹோமா பல்கலைக்கழகத்திற்காக முதலில் விளையாடியுள்ளார்; பிறகு

சான்ஃபிரான்சிஸ்கோ 49-க்காக தேசிய கால்பந்துப் போட்டிகளிலும், இண்டியானா காவல்துறை வீரர்கள் குழுவிற்காகவும், ஒக்லஹோமா ரைடர்ஸ் குழுவிற்காகவும் விளையாடியுள்ளார். அவருடைய நான்காண்டு கால்பந்து வாழ்க்கைப் பணியின் போது தொடர்ந்து பாதித்து வந்த தோள்பட்டை காயத்தின் காரணமாக அவர் இந்த விளையாட்டிலிருந்து ஓய்வு பெற்று, விலக முடிவுவெடுத்திருக்கிறார். 'இந்த முடிவு ஒரு கடுமையான வருத்தமளிக்கும் முடிவல்ல. ஏனெனில், என்னுடைய வாழ்க்கையில் இரண்டு கனவுகள் இருந்தன: ஒரு கால்பந்து வீரராக வேண்டும்; அடுத்து ஒரு மருத்துவராக வேண்டும். தற்போது நான் மருத்துவராகச் செயல்படுவதற்கான தருணம் வந்துவிட்டது' என்று அவர் கூறினார்.

அவர் ஏன் கியூபாவுக்கு வந்தார்? 'நான் மருத்துவத்தில் ஒரு புரட்சிப் பாதையைத் தேடிக்கொண்டிருந்தேன். அதாவது, ஒரு மருத்துவராகவும் முடிந்தவரை மக்களுக்கு சேவைபுரியும் வகையில் ஒரு புரட்சியாளராகவும் இருக்க விரும்பினேன். அமெரிக்க மருத்துவப் புலங்கள் இதற்கான வாய்ப்பை எனக்கு அளிக்கவில்லை. அவை வேறு வகைப் பட்டதாரிகளை உருவாக்கி வருகின்றன. என்னுடைய தந்தைதான் கியூபாவின் மருத்துவக் கல்வி பற்றி அறிந்து என்னை இங்கு விண்ணப்பிக்கத் தூண்டினார்.'

நைஜீரியாவிலிருந்து வந்த குடும்பத்தைச் சேர்ந்த ஃபிரான்சிஸ் நியூயார்க் நகரத்தின் தெற்கு பிரான்க்ஸ் பகுதியில் வளர்ந்தவர். இவர் தன்னுடைய இளநிலைப் பட்டத்தையும், மருத்துவப் புலத்தில் சேருவதற்கான முதுநிலைப் படிப்பில் ஓர் ஆண்டையும் முடித்த போது தம்முடைய தேவாலயத்தின் பாதிரியார் மூலம் கியூபாவில் மருத்துவம் படிப்பதற்கான சாத்தியக்கூறை அறிந்தார். முதலில் அமெரிக்க மருத்துவப் புலத்தில் சேரவேண்டும் என்று நினைத்ததாகக் கூறிய அவர் 'பென்சில்வேனியா நான் விரும்பிய ஒருங்கிணைந்த பாடத் திட்டத்தைக் கொண்டிருந்ததாக' கூறினார். ஆனால், அதற்கான செலவு மிகவும் அதிமாக இருந்தது. 2009ஆம் ஆண்டில் அவரும் பாஷாவும் தங்களுடய மருத்துவ முன்-நிலைப் படிப்பை முடித்தனர்; இந்த முக்கியமான முன்-நிலை படிப்பு அனைத்து மாணவர்களையும் ஒரே தகுதிநிலைக்குக் கொண்டுவருகிறது. இதில் ஸ்பானிஷ் பேசாத மாணவர்களுக்கான மிகவும் தீவிரமான மொழிப் பாடமும் அடங்கும். இந்த மொழியை மேலும் நன்றாக அறிந்து கொள்வதற்காக ஃபிரான்சிஸ் அமெரிக்காவையும் பெலிஸையும் சேர்ந்த ஆங்கிலம்

பேசும் மாணவர்களோடு தாம் முதலில் தங்கியிருந்த அறையை விட்டுவிட்டு ஸ்பானிஷ் பேசும் மாணவர்களின் அறைக்கு இடம் பெயர்ந்திருந்தார்.

இயான் ஃபேபியான் என்ற டொமினிக்க அமெரிக்க மாணவரும் நியூயார்க் நகரிலிருந்து வந்தவர். இவர் 2009ஆம் ஆண்டில் லத்தீன் அமெரிக்க மருத்துவப் புலத்தில் மருத்துவப் படிப்பின் முதலாண்டில் இருந்தார். தன்னுடைய இளநிலைப் பட்டப் படிப்பை முடித்துவிட்டு நியூயார்க்கில் ஒரு பல்கலைக்கழகத்தின் நரம்பியல் ஆய்வகத்தில் பணிபுரிந்துகொண்டிருந்தார்; இவருக்கு அப்போது மருத்துவப் புலம் ஒன்றில் சேரும் எண்ணமிருந்தது. ஆனால், அதற்கான செலவு செய்யும் அளவுக்குத் தம்மிடம் பணம் இல்லை என்பதை அறிந்திருந்தார்; குறிப்பாக, தாம் பணிபுரியும் ஆய்வகத் திற்கு வரும் மருத்துவ மாணவர்களின் பொருளாதார நிலையைக் கண்டறிந்தபோது, 'இந்த மாணவர்கள் அதிக போட்டி மனப்பான்மை கொண்டவர்களாக இருந்தனர். சுதந்திரத்தன்மை கொண்டவர்களாக இருந்தனர்; இது ஒரு இரக்கமற்ற போட்டி நிறைந்த சூழலாகும்; கூட்டுறவு எண்ணமோ, ஒன்றாகச் செயல்பட வேண்டும் என்ற ஆசையோ இல்லாத சூழலாகும். நான் விரும்பியது முற்றிலும் மாறுபட்ட ஒரு சூழலை; ஒன்றாகச் சேர்ந்து செயல்படும் ஒரு சூழலை; சமுதாயத்திற்கு சேவை செய்யும் ஒரு பொது இலக்கு நோக்கி செயல் படும் சூழலை; ஒருவருக்கொருவர் உதவிக்கொள்ளும் ஒரு சூழலை. இங்கு படிக்கும் வாய்ப்பு பற்றி கேள்வியுற்ற போது, இதுதான் எனக்கு அனைத்து வகையிலும் உகந்தது என்று நான் உணர்ந்தேன்.'

மாலிக் ஷெரிஃப் என்ற மற்றொரு முதலாண்டு மாணவரும் தன்னுடைய சொந்த நகரமான கிளீவ்லாந்தில் ஓர் ஆய்வுநிலையத்தில் பணிபுரிந்து வந்தார். ஆனால், மற்றவர்களைப் போன்றே மருத்துவப் புலத்தில் படிப்பதற்கான செலவைப் பற்றிக் கவலைப்பட்டார்; இதனால் ஏற்படும் 150,000 அல்லது 200,000 டாலர்கள் கடன் சுமையைப் பற்றியும் கவலைப்பட்டார். இவருடைய ஆய்வு நிலையத்திற்கு ஒரு நாள் வருகைபுரிந்த, பெர்க்கிளியைச் சேர்ந்த, ஒரு மருத்துவப் புலப் பேராசிரியர் லத்தீன் அமெரிக்க மருத்துவப் புலத்தில் கிடைக்கக்கூடிய மிக உயர்ந்த, தரம்வாய்ந்த மருத்துவக் கல்வி பற்றி இவரிடம் கூறினார். மேலும், கியூபாவில் படிக்கும்படி மாலிக்குக்குப் பரிந்துரைத்தார். நியூயார்க்கைச் சேர்ந்த மறைதிரு லூசியஸ் வாக்கரால் நிறுவப்பட்ட இண்டர்-ஃபெயித் இண்டர்

ரிலிஜியஸ் ஃபவுண்டேஷன் ஃபார் கம்யூனிட்டி ஆர்கனைசேஷன் (சமுதாய ஒருங்கிணைப்பிற்கான அனைத்து நம்பிக்கை மற்றும் மதத்திற்கான அறக்கட்டளை) மூலம் லத்தீன் அமெரிக்க மருத்துவப் புலத்திற்கு இணையதளம் மூலம் நேரடியாக (ஆன்லைன்) விண்ணப்பத்தை அனுப்பலாம் என்பதை அறிந்தார். கியூபாவை அடைந்ததும் அவரும் சக அமெரிக்க மாணவர்களும் ஒரு வேறுபட்ட சமுதாயத்தில் வாழ்வதற்குத் தம்மை மாற்றிக்கொள்வதில் சிரமம் எதுவுமில்லை என்று உணர்ந்தனர். 'இது உங்களுக்கு ஒரு சிறிய விஷயம் போன்று தோன்றலாம்; இந்த நாட்டு உணவை நான் விரும்ப மாட்டேன் என்று நினைத்தேன். எனினும், உணவுவிடுதி மக்கள் எங்களை நன்கு கவனித்துக்கொண்டனர்.' இவர் உணவின் தரம் பற்றி மட்டும் குறிப்பிடவில்லை. இவரும் பாஷாவும் முஸ்லிம் உணவைக் கடைப் பிடிப்பது பற்றியும் குறிப்பிட்டார். லத்தீன் அமெரிக்க மருத்துவப் புலத்தில் உள்ள உணவுவிடுதி உடல்நலம் தொடர்பான உணவு மட்டுமின்றி, மதம் தொடர்பான சிறப்பு உணவுகளையும் கொடுக்கிறது. இதன் காரணமாக கியூபா மக்களின் விருப்பமான பன்றி இறைச்சியை இந்த இரண்டு மாணவர்களும் தவிர்க்க முடிந்தது.

அமெரிக்காவைச் சேர்ந்த இந்த நான்கு மாணவர்களும் ஒரு சமுதாயச் கட்டமைப்பிற்குள் குடும்ப மருத்துவத்தைச் செயல் படுத்துவதில் மிகவும் ஆர்வம்கொண்டிருந்தனர். தாங்கள் அமெரிக்கா வுக்குத் திரும்பும் போது இந்த வகை மருத்துவச் செயல்பாட்டையும், நோய்த்தடுப்பையும், நல்ல உடல்நல மேம்பாட்டையும் ஒருங்கிணைத்து ஒரு சமுதாய வலையமைப்புக்குள் கொண்டுவரும் வழியைக் காண விரும்பினர். ஏனெனில், அமெரிக்க மருத்துவத்தில் குடும்பம் மட்டுமின்றி சமுதாய மருத்துவம் நன்கு ஈடுபடுத்தப்படுவதில்லை என்று அவர்கள் அறிந்திருந்தனர். மேலும், தங்களுடைய தேவை களுக்குக் குறைந்த ஊதியமே போதுமானது என்று அவர்கள் கூறினர். ஏனெனில், தங்களுக்கு இணையான மருத்துவப் பட்டத்தை அமெரிக்காவில் பெற்ற மாணவர்களைப் போன்று இவர்கள் மிகவும் அதிக கடன்களைத் திருப்பிக் கட்ட வேண்டியதில்லை.

லத்தீன் அமெரிக்க மருத்துவப் புலத்தில் கற்பித்தலுக்குப் பொறுப்பு வகிக்கும் மருத்துவர் மிடாலிஸ் காஸ்டில்லா மார்ட்டினெஸ் மருத்துவப் படிப்பிற்கு அனுமதிக்கப்படும் மாணவர்களை எந்தவிதக் கொள்கை/கருத்துசார்ந்த சோதனைக்கும் உட்படுத்துவதில்லை என்று கூறுகிறார்—இந்த மாணவர்கள் வெவ்வேறு வகை அரசியல்

கொள்கைகளையும் மதப் பின்னணிகளையும் கொண்டிருந்தால்கூட. இந்த மாணவர்கள் கியூபாவில் தங்கிப் படிக்கும் காலத்தில் தம்முடைய மதத்தைப் பின்பற்றுவதற்கு தகுந்த இடங்களைத் தேடுவதற்கு மட்டுமே பெறப்படும் மத விவரங்கள் உதவுகின்றன.

கியூபாவில் செலவிடும் காலத்தை வெளிநாட்டு மாணவர்கள் மிகவும் மகிழ்ச்சிகரமாக செலவிட வேண்டும் என்று லத்தீன் அமெரிக்க மருத்துவப் புலம் விரும்புகிறது. இதற்கான பல்வேறு வழிமுறைகளை அது காலப்போக்கில் உருவாக்கியுள்ளது. இதன் காரணமாக, 2009இல் (வெளிநாட்டு) மாணவர்களைத் தக்கவைக்கும் விழுக்காடு 85-க்கும் அதிகமாக இருந்தது; இது முன்பிருந்த விழுக்காட்டைவிட 10 விழுக்காடு அதிகமாகும். மாணவர்கள் இரண்டாம் ஆண்டிற்கும் அதற்கு மேலும் செல்லும்போது அவர்களைத் தக்கவைக்கும் விழுக்காடு 90-க்கும் அதிகமானதாக இருந்தது. மிகவும் நீண்ட ஒரு காலத்திற்கு மாணவர்கள் தம்முடைய சொந்தப் பண்பாட்டிலிலிருந்து பிரிந்து இருக்கப் போகிறார்கள் என்பதை மருத்துவப் புலம் நன்கு உணர்ந்திருந்தது. இதன் காரணமாக அது பல்வேறு விதமான உதவிகளை மாணவர்களுக்குச் செய்து கொடுக்கிறது. மருத்துவர் காஸ்டில்லாவின் கூற்றுப்படி மாணவர்களுக்கு எழும் தனிப்பட்ட பிரச்சினை மட்டுமின்றி, சமுதாயப் பிரச்சினைகளைப் பற்றி விவாதிப்பதற்கு ஆலோசகர்களும் உளவியல் அறிஞர்களும் உள்ளனர். மேலும், மாணவர்களுக்கு வழிகாட்டிகளும் துறை ஆலோசகர்களும் உள்ளனர். இவர்கள் மாணவர்களுடன் அடிக்கடி கலந்துரையாடுகின்றனர்; கல்வி சார்ந்த முன்னேற்றம் பற்றியும் தனிப்பட்ட நலன்கள் பற்றியும் இவர்கள் நன்கு அறிவார்கள். இதனால் மாணவர்கள் சோர்வு அடைவதும், அழுத்தங்களுக்கு உட்படுவதும், வெறுப்படைவதும், பின்தங்குவதும் எளிதில் கண்டு பிடிக்கப்படுகின்றன. சிறப்புப் பயிற்சி வழிகாட்டல்கள் மாணவர்களுக்கு எப்போதுமே கிடைக்கப் பெறுகின்றன. இதனால் தங்களுடைய முன்னேற்றம் அல்லது புரிதலில் எந்தவொரு மாணவரும் தமக்குத் தேவையான உதவிகளை உடனடியாகப் பெறலாம்.

மருத்துவ மாணவர்கள் தங்களுடைய நாடுகளுக்குத் திரும்பியவுடன் ஒதுக்கப்பட்ட சமுதாயங்களோடு சேர்ந்து செயல்படுவதைப் பொருத்தவரை இத்தகைய ஒரு நிபந்தனையை வலியுறுத்த கியூபாவுக்கு எந்தவொரு வழிமுறையும் இல்லை என்று மருத்துவர் காஸ்டில்லா கருதுகிறார். எனினும், லத்தீன் அமெரிக்க மருத்துவப் புலம் பிற

நாடுகளின் முற்போக்குக் கருத்துக் குழுக்களுடனும் அரசுத்துறைகளுடனும் சேர்ந்து பணியாற்ற முயற்சி செய்துவந்துள்ளது. இதன் மூலம் இங்கு பட்டம் பெற்ற மருத்துவர்கள் பொதுமக்களுக்கான சேவையில் நுழைவதும் 'பயிற்சி மருத்துவர்'களாகச் செயல்படுவதும் எளிதாகிறது. கௌதமாலா, ஹைதி போன்ற நாடுகளுடன் கியூபாவும், லத்தீன் அமெரிக்க மருத்துவப் புலத்தின் புரிதல் ஒப்பந்தங்களை மேற்கொண்டுள்ளன; மருத்துவப் பட்டதாரிகளுக்கு ஒருங்கிணைந்த சமுதாய மருத்துவத்தில் முறையான பயிற்சி நிலையங்களை நிறுவ ஏற்றுக்கொண்டுள்ளன. கௌதமாலா, ஹைதி போன்ற நாடுகளின் இளம் மருத்துவர்கள் தங்கள் நாடுகளுக்குத் திரும்பியவுடன், எளிதில் அடைய முடியாத கிராமங்களின் மருத்துவமனைகளில் பணிபுரிய செல்கின்றனர். இந்த இடங்களில் எல்லாம் கியூப மருத்துவர்கள் பத்து ஆண்டுகளுக்கும் மேலாகப் பணிபுரிந்து வந்துள்ளனர்; அவர்களுக்குப் பதிலாக இந்த இளம் மருத்துவர்கள் வருங்காலத்தில் பொறுப்பேற்க தங்களைத் தயார்படுத்திக்கொள்கின்றனர். இந்தப் வசிப்பிட(வதிவிட-ரெசிடென்ஸி) மருத்துவர் திட்டம், லத்தீன் அமெரிக்க மருத்துவப் புலத்தின் திட்டத்தைப் போன்றே, 1998ஆம் ஆண்டின் ஒருங்கிணைந்த நலவாழ்வுத் திட்டத்தின் நேரடி விளைவாகும். லத்தீன் அமெரிக்க மருத்துவப் புலத்தில் பட்டம் பெற்ற மருத்துவர்களுக்கு அமெரிக்காவில் எந்தவொரு பொது ஆதரவும் கிடையாது. உண்மையில் புஷ் அரசு 2004ஆம் ஆண்டு கியூப மருத்துவப் புலங்களில் சேர்ந்த அனைத்து மருத்துவ மாணவர்களையும் தடைசெய்திருக்கும். ஆனால் உள்துறை அமைச்சரான காலின் பவல் தலையிட்டதால் இந்தத் தடை ஏற்படவில்லை. சிறுபான்மை வகுப்பு மாணவர்கள் இலவச மருத்துவக் கல்வி பெறுவதை அமெரிக்க அரசு தடைசெய்கிறது என்ற கண்டனத்திற்கு அரசு உள்ளாகும் என்று பவல் வாதிட்டதே இதற்குக் காரணம்.

ஒருங்கிணைந்த நலவாழ்வுத் திட்டத்தின் தோற்றம்

லத்தீன் அமெரிக்க மருத்துவப் புல வளாகம் ஒரு காலத்தில் கியூபாவின் கடற்படை பயிற்சி நிலையமாக இருந்தது. கடந்த காலத்தில் இங்குதான் கடற்படை வீரர்களும் மாலுமிகளும் பயிற்சி பெற்றனர். கடலின் நீலநிறப் பின்புலத்தில் இதன் வலுவான, வெண்ணிறக் கட்டடங்கள் கியூபாவின் வடக்குக் கடற்கரையில், ஹவானாவின் மேற்கே, ஓர் அழகான இடத்தில் அமைந்திருந்தன. மருத்துவர் காஸ்டிலலாவின் கூற்றுப்படி, 1998இல் கியூபாவில்

இராணுவத் தளபதியான ரவுல் காஸ்ட்ரோ லத்தீன் அமெரிக்க மருத்துவப் புலத்தின் வளாகமாக இந்த இடத்தைத் தேர்ந்தெடுத்தார். அந்த நேரத்தில் ரவுல் காஸ்ட்ரோ, கியூபா முழுவதும் அமைந்திருந்த பல்வேறு இராணுவ வசதிகளை இராணுவக் கட்டுப்பாட்டிலிருந்து விடுவிக்கும் பணிகளை மேற்பார்வை செய்து வந்தார். ஏனெனில், கியூபா தன்னுடைய இராணுவச் செலவைப் பெரிய அளவில் குறைப்பதற்கான முயற்சிகளை அப்போது மேற்கொண்டது. கியூபா கடற்படை பயிற்சி நிலையம்தான் லத்தீன் அமெரிக்காவிலிருந்து வரும் வெளிநாட்டு மாணவர்களுக்கான ஒரு புதிய மருத்துவப் புலத்துக்கான தகுந்த இடம் என்று இவர் தன்னுடைய சகோதரரான ஃபிடெல் காஸ்ட்ரோவுக்குப் பரிந்துரைத்தார். இந்தப் பரிந்துரை 1998ஆம் ஆண்டு நவம்பர் மாதத்தில் ஏற்றுக்கொள்ளப்பட்டது 1999ஆம் ஆண்டின் பின்பகுதியில் மாணவர் சேர்க்கை நடைபெற்று வகுப்புகள் தொடங்குவதற்கு ஏற்ற வகையில் இந்த மாற்றம் ஏற்பட்டது.

ஒரு கடற்படை பயிற்சி நிலையம் ஒரு மருத்துவப் புலமாகத் திடீரென்று மாற்றமடைவது ஒருங்கிணைந்த நலவாழ்வுத் திட்டம் உருவாக்கப்பட்டதைத் தொடர்ந்து உடனே ஏற்பட்டது. இந்தத் திட்டம் 1998இல் கரிபிய மற்றும் மத்திய அமெரிக்காவின் ஊடே தாக்கி மிகப் பெரிய அழிவை ஏற்படுத்திய ஜார்ஜ, மிட்ச் போன்ற புயல்களுக்கான துலங்கலாக உருவாக்கப்பட்டதாகும். ஜார்ஜ புயல் ஹைதியையும் டொமினிக் ஜனநாயக நாட்டையும் கோடை காலத்தில் தாக்கியது; மிட்ச் புயல் நிகராகுவா, பெலிஸ், கௌதமாலா, ஹோண்டுராஸ் நாடுகளை 1998 அக்டோபரில் தாக்கியது. இவை பெரும் வெள்ளங் களை உருவாக்கியதோடு ஏறத்தாழ முப்பதாயிரம் மக்களை அழித்தன. இந்த அழிவுச் செயல்களால் பெரிதும் பாதிக்கப்பட்ட பல பகுதிகள் எளிதில் அடைய முடியாத, உள்ளடங்கிய பகுதிகளாகும். இந்தப் பகுதிகளில் பொதுமக்கள் எந்தவிதப் பொதுச் சுகாதாரத்தையோ மருத்துவ வசதிகளையோ பெற முடியவில்லை. கியூபா உடனடியாக 2,000 மருத்துவர்களையும் இதர மருத்துவப் பணியாளர்களையும் அனுப்பியது; பாதிக்கப்பட்டவர்களுக்கு அவசரகால மருத்துவ உதவி செய்தது. இவற்றைத் தவிர, மேலும் அதிக மதிப்புவாய்ந்த மற்றொரு வகை உறுதிப்பாட்டை அந்த நாடுகளுக்கு அளித்தது.

ஒருங்கிணைந்த மக்கள் நலவாழ்வுத் திட்டம் என்ற ஒப்பந்தத்தின் மூலம் கியூபா நீண்ட காலத்திற்கு அந்த நாடுகளுக்கு மருத்துவ உதவி செய்யும்; அந்த நாடுகளின் கிராமப் பகுதிகளில் மக்கள் நலவாழ்வுத் திட்டங்களிலுள்ள குறைகளை நீக்கும். கியூபாவுக்கும் ஒப்பந்த

நாட்டிற்கும் இடையே ஏற்பட்ட ஒப்பந்தத்தில் மூன்று முக்கிய நிபந்தனைகள் இருந்தன:

1. அந்த நாடு கியூபாவின் ஒருங்கிணைந்த பொது மருத்துவத்துறை மருத்துவர்கள், செவிலியர்கள், இதர மருத்துவப் பணியாளர் களை உள்ளடக்கிய ஒரு மருத்துவக் குழுவை ஏற்றுக்கொள்ளும். இந்தக் குழு உறுப்பினர்கள் அந்த நாட்டில் இரண்டு ஆண்டுகள் தங்கி மருத்துவ சேவை புரிவார்கள்; இரண்டு ஆண்டுகளுக்குப் பிறகு இவர்கள் மற்றொரு கியூப மருத்துவக்குழு தன்னார்வத் தொண்டர்களால் மாற்றீடு செய்யப்படுவார்கள்.
2. கியூபாவின் உடல்நலப் பராமரிப்பு வல்லுநர்கள் அந்த நாட்டின் மக்களுக்கு முதல்நிலை மருத்துவத்தை வழங்குவர்; வருங்காலத்தில் உள்ளூர் மனிதவளத்தை (அதாவது, மருத்துவர் களின் எண்ணிக்கையை) வளர்க்கத் தொடங்குவார்கள். இதன் மூலம் வருங்காலங்களில் உடல்நலப் பராமரிப்புத் திட்டம் நன்கு மேம்படுத்தப்படும். மருத்துவ உதவியாளர் களுக்கு அந்தந்த இடங்களிலேயே பயிற்சி அளிக்கப்படும்; நோய்த்தடுப்பு மருத்துவத்தில் அடித்தளக் கற்பிப்பாளர் களுக்கும் பயிற்சி அளிக்கப்படும். லத்தீன் அமெரிக்க மருத்துவப் புலத்தின் 6 ஆண்டு மருத்துவக் கல்வியில் அந்த நாட்டின் இளைஞர்கள் சேர்த்துக்கொள்ளப்படுவார்கள்.
3. உள்நாட்டு மருத்துவர்களின் பணியில் கியூப மருத்துவக் குழுக்கள் தலையிடாது. பொதுவாக, அந்த நாட்டின் எந்தக் கிராமப்புற பகுதிகளில் இதுவரை எவரும் மருத்துவ வசதி கொடுக்கவில்லையோ அந்தப் பகுதிகளில் கியூப மருத்துவக் குழுக்கள் செயல்படும்.

இந்த ஒப்பந்தங்களைச் செயல்படுத்துவதில் கியூபா வாய்மையுடன் செயல்பட்டுள்ளது; 1998ஆம் ஆண்டு ஏற்பட்ட புயலால் பாதிக்கப் பட்ட மத்திய அமெரிக்க, கரிபிய மக்களையும் தாண்டி இந்தச் செயல்பாடு மிகவும் விரைவாகப் பரவியது. இதன் காரணமாக, பத்து ஆண்டுகளுக்குப் பிறகு, ஒருங்கிணைந்த நலவாழ்வுத் திட்டத்தின் சேவை ஆப்பிரிக்கா, ஆசியா, ஓஷியானா, லத்தீன் அமெரிக்கா, கரிபியா ஆகிய பகுதிகளைச் சேர்ந்த 36 வெவ்வேறு நாடுகளை அடைந்தது. 2008ஆம் ஆண்டின் முடிவில் 2,393 மருத்துவர்களை உள்ளடக்கிய 3,462 சக மருத்துவ வல்லுநர்கள் இந்த சேவையில் ஈடுபட்டனர். அடுத்தடுத்து புதிய மருத்துவ வல்லுநர்கள் ஒரு சுழற்சி

அடிப்படையில் செயல்பட்டதால், இந்தச் சேவையில் ஈடுபட்டிருந்த கியூப மருத்துவ வல்லுநர்களின் மொத்த எண்ணிக்கை மிக அதிகமாக இருந்தது. 1998ஆம் ஆண்டு முதல் 2008ஆம் ஆண்டுவரை ஏறத்தாழ 67,000 வல்லுநர்கள் இந்த ஒருங்கிணைந்த நலவாழ்வுத் திட்டங்களில் பணிபுரிந்தனர். இவர்களில் 6,000க்கும் மேற்பட்டவர்கள் ஹைதியில் மட்டும் செயல்புரிந்தனர்.

பிற நாடுகளில் முடிவில்லாமல் தங்கியிருக்கும் வகையில் கியூபா எப்பொழுதுமே திட்டமிட்டதில்லை; இதன் காரணமாகவே லத்தீன் அமெரிக்க மருத்துவப் புலத்தை உருவாக்கும் எண்ணம் தோன்றியது. 1998இல் முதல் மருத்துவப் படைகள் பிற நாடுகளுக்கு அனுப்பப்பட்டபோதுதான் இந்தப் புலம் செயல்படத் தொடங்கியது. லத்தீன் அமெரிக்க மருத்துவப் புலத்தின் முதல் பல ஆண்டுகளில் மருத்துவப் பட்டப் படிப்புக்காகத் தம்மைப் பதிவு செய்துகொண்டு, பிறகு பட்டத்துடன் வெளிவந்தவர்களில் பெரும்பான்மையோர் மூன்று நாடுகளைச் சேர்ந்தவர்களாக இருந்தனர்: ஹைதி, கௌதமாலா, ஹோண்டூராஸ். இந்த மூன்று நாடுகள்தான் முதன் முதலில் ஒருங்கிணைந்த நலவாழ்வுத் திட்டத்தில் பங்கு பெற சம்மதம் தெரிவித்த நாடுகளாகும். லத்தீன் அமெரிக்க மருத்துவப்புலம் முதல் ஆறு ஆண்டுகளில் (2005 முதல் 2010 வரை) 9,000 மருத்துவர்களை உருவாக்கியிருப்பதால், இந்த ஒவ்வொரு நாடும் பலநூறு புதிய மருத்துவர்களைப் பெற்றுள்ளன; இவர்களின் மூலம் தம்முடைய குறைந்த மருத்துவ சேவை பெறும் மக்களுக்குப் பணிபுரியும் வாய்ப்பைப் பெற்றுள்ளன.

ஹைதிக்கான கியூபா உதவி

2010ஆம் ஆண்டு ஜனவரி 12இல் ஹைதியில் காணப்பட்ட மருத்துவ வசதியிலிருந்து உடல்நலப் பராமரிப்பில் கியூபாவின் பன்னாட்டுத் தோழமையின் முக்கியத்துவத்தைப் பற்றி நாம் உணரலாம். அந்தத் தருணத்தில்தான் ஹைதியை மிகப் பெரிய நிலநடுக்கம் தாக்கியது; அப்போது ஒன்பது மில்லியன் ஹைதி மக்களுக்கு இரண்டாயிரத் திற்கும் குறைவான மருத்துவர்களே இருந்தனர். நில நடுக்கத்திற்கு முன்பு இந்த நாட்டின் பல பகுதிகளில் அளிக்கப்பட்டுவந்த மருத்துவ வசதி ஒருங்கிணைந்த நலவாழ்வுத் திட்டத்தின் 344 கியூப மருத்துவ வல்லுநர்களால் மட்டுமே கொடுக்கப்பட்டது (இவர்களில் பாதி பேர் மருத்துவர்கள், மீதமுள்ளவர்கள் பயிற்சி பெற்ற

செவிலியர்களும் மருத்துவத் தொழில்நுட்ப வல்லுநர்களுமாவர்). இவர்கள் பொது மருத்துவமனைகளிலும் சிறிய பொது மருத்துவ மையங்களிலும் ஹைதி மருத்துவ வல்லுநர்களுடன் சேர்ந்து பணிபுரிந்தனர். ஹைதி மருத்துவ வல்லுநர்களில் பலர் லத்தீன் அமெரிக்க மருத்துவப் புலத்தில் (ஈலான்) பட்டம் பெற்றவர்கள் (2005-2009 ஆண்டுகளுக்கு இடையே லத்தீன் அமெரிக்க மருத்துவப் புலத்திலிருந்து 547 ஹைதியர்கள் மருத்துவப் பட்டம் பெற்றனர்).[1]

கியூபாவில் பயிற்சிபெற்ற முக்கிய மருத்துவப் பணியாளர்களின் குழு, நிலநடுக்கத்திற்கு உடனடியாகத் தம்மை தயார்படுத்திக் கொண்டது; பலமான தாக்கத்திற்கு உட்படுத்தப்பட்ட, உதவி தேவைப்பட்ட பகுதிகளுக்கு அடுத்த நாளே சென்றது. இவற்றில் ஹைதியின் தலைநகரான போர்ட்-அவ்-பிரின்ஸ் நகரும் அடங்கும். தம்முடன் பணிபுரியும், லத்தீன் அமெரிக்க மருத்துவப்புலத்தில் பயிற்சிபெற்ற 400 ஹைதிய மருத்துவர்களின் உதவியுடன் அந்த நாட்டின் ஒரு பெரிய, மிகவும் நம்பகத்தன்மை வாய்ந்த, ஒருங்கிணைந்த அவசரகால மருத்துவ அமைப்பைக் கியூப மருத்துவர்கள் சிறப்பாக உருவாக்கினர். சில வாரங்களுக்குள் 185 கூடுதல் ஹைதிய மருத்துவ மாணவர்கள், கியூபாவிலிருந்து பயிற்சி மருத்துவர்களாக வந்து சேர்ந்தனர். லத்தீன் அமெரிக்க மருத்துவப் புலத்திலிருந்து தம்முடைய ஐந்தாவது, ஆறாவது ஆண்டு படிப்பிலிருந்து சிறப்பு விடுமுறை கொடுக்கப்பட்ட இவர்கள், தங்களுடைய நாட்டில் பாதிக்கப் பட்டவர்களுக்கு உதவி செய்ய வந்தனர்.

கியூபா, ஹைதி மருத்துவ வல்லுநர்கள் அனைவரும் ஒன்றுசேர்ந்து ஏறத்தாழ ஓராயிரம் மருத்துவ வல்லுநர்களாகப் பெருக்கமடைந்தனர். இவர்கள் அனைவரும் ஹைதியின் பண்பாட்டையும், பெரும்பாலான ஹைதியர்கள் பேசும் கிரியோல் மொழியையும் தெரிந்தவர்கள். இவர்களால் கிரியோல், ஸ்பானிஷ் ஆகிய இரண்டு மொழிகளையும் பேச முடிந்தது; இதன் காரணமாக இவர்களின் மருத்துவக்குழு மருத்துவப் பணியை மிகவும் சிறப்பாகச் செய்ய முடிந்தது. கியூபாவில் பயிற்சி பெற்று உதவிக்காக தொடர்ந்து வந்துகொண்டிருந்த ஸ்பானிஷ் பேசும் மருத்துவர்களுடன் இவர்கள் இணைந்து செயல்பட முடிந்தது. அடுத்து வந்த வசந்த காலத்திலும், கோடைக் காலத்திலும் கியூபாவில் பயிற்சிபெற்ற மருத்துவர்களின் எண்ணிக்கை தொடர்ந்து அதிகரித்து வந்தது. இதன் காரணமாக ஜூலை மாதத்திற்குள் இவர்களின் எண்ணிக்கை 1,500ஐ தாண்டியது. இவர்களில் லத்தீன்

அமெரிக்க மருத்துவப் புலத்தில் பயிற்சி பெற்ற ஹைதி மருத்துவர்கள் மட்டுமின்றி, 26 இதர நாடுகளின் மருத்துவர்களும் அடங்குவர்.

லத்தீன் அமெரிக்க மருத்துவப் புலத்திலிருந்து அண்மையில் பட்டம் பெற்றவர்களில் ஹென்றி ரீவ் படையில் (ஹென்றி ரீவ் பிரிகேட்) பிப்ருவரி மாதத்தில் சேர வந்தவர்களும் அடங்குவர். இந்தப் பெருமைக்குரிய படையில் லத்தீன் அமெரிக்க மருத்துவப் புலப் பட்டதாரிகள் சேருவது இதுவே முதல்முறை. இந்தப் படை நீண்டகால அனுபவமுள்ள கியூப மருத்துவ வல்லுநர்களால் ஆனது.

இவர்கள் இயற்கைப் பேரிடர் நடக்கும் உலகின் அனைத்துப் பகுதிகளுக்கும் அடிக்கடி சென்று உதவி செய்வர். கியூபாவின் சுதந்திரத்திற்காக 1868-1878க்கு இடையே நடந்த பத்து ஆண்டு போரில் போரிடுவதற்காகத் தன்னார்வத்துடன் போரிட்ட ஒரு 19 வயது அமெரிக்க இளைஞனைப் பெருமைப்படுத்துவதற்கு, அவருடைய பெயரில், ஹென்றி ரீவ் மருத்துவப்படை உருவாக்கப்பட்டது. ஹென்றி ரீவ் ஸ்பெயின் இராணுவத்திற்கு எதிராக 400க்கும் மேற்பட்ட போர் நிகழ்வுகளில் தன்னுடைய படைக்குத் தலைமை தாங்கியுள்ளார். இதனால் அவருடைய கால் மிகவும் மோசமாக பாதிப்படைந்தது. போரின்போது அவர் உலோக இணைப்புகளின் மூலம் அவருடைய குதிரையோடு இணைக்கப்பட்டுப் போருக்குச் செல்வார். புரட்சிக் கதாநாயகனான ஜெனரல் மேக்சிமோ கோமெஸ் தலைமையில் இவர் பிரிகேடியர் ஜெனரலாக செயல்பட்டார். 1876ஆம் ஆண்டு ஹென்றியின் படைப்பிரிவு ஸ்பெயின் இராணுவத்தால் சூழப்பட்ட போது அவர் இறந்தார்.

ஹென்றி ரீவ் ஓர் இளம் அமெரிக்கப் பன்னாட்டாளராக செயல்பட்டதால் லத்தீன் அமெரிக்க மருத்துவப் புலத்திலிருந்து ஹைதி மருத்துவக் குழுவில் சேர வந்த முதல் ஏழு பெண்களும் அமெரிக்கர்களாக இருந்தது மிகவும் பொருத்தமானதாக அமைந்தது. இவர்கள் லத்தீன் அமெரிக்க மருத்துவப்புலத்தின் அண்மைக் கால பட்டதாரிகள்; அமெரிக்காவில் மருத்துவர்களாகப் பணியாற்ற மருத்துவக் குழுவிடம் அனுமதி விண்ணப்பம் கொடுத்துவிட்டு, அங்கு தேர்வு எழுதாமல், ஹைதி மக்களுடன் சேர்ந்து வாழ்ந்து, செயல்பட வந்தவர்கள். இவர்களுக்குப் 'பகல், இரவு எந்த நேரமானாலும் தற்காலிகக் கூடாரங்களில் உறங்குவதும் வேலை செய்வதும் பிரச்சினையாக இருந்ததில்லை.'[2]

இதற்கு அடுத்த வாரம் கொலம்பியாவைச் சேர்ந்த மார்செலா வெரா என்ற மற்றொரு லத்தீன் அமெரிக்க மருத்துவப்புலப் பட்டதாரி ஓர் அதிக எண்ணிக்கை ஹென்றி ரீவ் தன்னார்வ மருத்துவத் தொண்டர்களுடன் ஹென்றி ரீவ் மருத்துவப் படையில் சேர ஹைதி வந்துசேர்ந்தார். இதற்கு ஒரு வாரம் முன்புதான் இவர் இதர மருத்துவ உதவி அமைப்புகளில் இணைவதில் தோல்வியடைந்தார். 'எல்லைகளற்ற மருத்துவ வசதி' என்ற பிரான்ஸ் நாட்டு அமைப்பு இவரை நிராகரித்தது. ஏனெனில், இவரால் பிரெஞ்சு மொழி பேச முடியவில்லை. இதே போன்று ரெட்கிராஸ் இவருக்கு பேரிடர் உதவிப் பணியில் இரண்டாண்டு அனுபவமில்லை என்று ஒதுக்கிவிட்டது. லத்தீன் அமெரிக்க மருத்துவப் புலம் தன்னுடைய பழைய மருத்துவ மாணவர்களின் படை ஒன்றை ஏற்படுத்துகிறது என்று கேள்வியுற்றார்; உடனே தம்முடைய முதுகுப் பையை நிரப்பி மாட்டிக்கொண்டு கியூபாவிற்கு 48 மணி நேரத்திற்குள் சென்றடைந்தார். மார்செலா வுக்கும், இந்த மருத்துவப் புலத்தின் இதர பட்டதாரி களுக்கும் ஹவானாவின் வல்லுநர்களால் பேரிடர் மருத்துவத்தில் ஒரு கடுமையான பயிற்சி கொடுக்கப்பட்டது. இதன் பிறகு இவர்கள் ஹைதிக்கு அனுப்பப்பட்டனர்; அங்கு ஏற்கனவே இருபதுக்கும் மேற்பட்ட கள மருத்துவமனைகளை உருவாக்கிய அனுபவம்மிக்க வல்லுநர்களுக்கு உதவிசெய்ய இவர்கள் பணிக்கப்பட்டனர். ஹைதி சேர்ந்தவுடன் மருத்துவ முகாம் அமைக்கப்பட்ட ஒரு கூடாரத்திற்குள் மார்செலா குடிபெயர்ந்தார். இந்த முகாமில் வீடு இழந்த பலர் இருந்தனர். லத்தீன் அமெரிக்க மருத்துவப் புலத்திலிருந்து வந்த, இதர மருத்துவ வல்லுநர்கள் போன்றே மார்செலாவுக்கும் தொற்று நோய்களுக்கு எதிரான ஊசிமருந்து செலுத்தும் பணி கொடுக்கப்பட்டது.[3]

நிலநடுக்கம் ஏற்பட்டவுடனேயே பல வெளிநாட்டு தன்னார்வத் தொண்டர்கள் குறைந்தகால பணி ஒப்பந்த அடிப்படையில் ஹைதிக்கு வந்துசேர்ந்தனர். இவர்களை உள்ளடக்கியிருக்கும் மருத்துவக் குழுக்களுக்குக் கியூபாவுடன் எந்தவிதத் தொடர்புமில்லை. இவர்களில் சிலருக்குத் தாங்கள் எங்கு செயல்பட வேண்டும் என்று சரியாகத் தெரிவிக்கப்படவில்லை; அல்லது எங்கு, எந்தவித மருத்துவ வசதிகளும் பொருள்களும் கிடைக்கவில்லையோ அங்கு அனுப்பப்பட்டனர். ஆனால், இதர தொண்டர்கள் கியூபா-ஹைதி மருத்துவப் பராமரிப்பு முயற்சிகளில் தம்மை உடனடியாக இணைத்துக்கொள்ள முடியுமென்று அறிந்தனர். ஹைதி தலைநகரான

போர்ட்- அவ்-பிரின்ஸில் நிலநடுக்கத்தால் அழியாமல் இருந்த லா பாஸ் மருத்துவமனையில் இந்தப் பேரிடருக்கு அடுத்த நாள் மருத்துவப் பராமரிப்பு ஏற்பாடுகளை, கியூபா குழு ஒன்று தன்னுடைய கட்டுப்பாட்டில் எடுத்துக்கொண்டது. ஸ்பெயின், சிலி, மெக்சிகோ, டொமினிக்க குடியரசு, கனடா போன்ற இதர நாடுகளிலிருந்து மருத்துவர்களும் செவிலியர்களும் வரத் தொடங்கினர். இவர்கள் அனைவரும் மிக விரைவிலேயே கியூபா, ஹைதி மருத்துவர்களுடன் ஒருங்கிணைந்து உடனடியாகப் பணிபுரியத் தொடங்கினர். இந்த நிகழ்வு பற்றி லெட்டிஷியா மார்ட்டினெஸ் ஹெர்னான்டெஸ் என்ற பத்திரிகை நிருபர் பின்வருமாறு விளக்கினார்: 'ரோசாலியா என்ற கிறிஸ்தவப் பெண்துறவி, காலில் ஏற்பட்ட ஒரு மோசமான பெரிய காயத்தால் பாதிக்கப்பட்ட ஒரு சிறுமியை அணைத்துக் கொஞ்சிக் கொண்டிருந்தாள்; அவர் ஸ்பெயினிலிருந்து வந்தவர்... கியூபாவில் பட்டம் பெற்ற அஸ்மைர்ரிக்கே டோலின் என்ற ஹைதிய மருத்துவருக்குத் தன்னுடைய சக நாட்டவர்களைக் கவனித்துக் கொள்வதே வாழ்க்கையின் ஒரு சிறந்த வரப்பிரசாதமாக இருந்தது... அவருக்கு ஒரு காலத்தில் பேராசிரியர்களாக இருந்த மருத்துவர் களுடன் சேர்ந்து பணியாற்றுவது மிகவும் பெருமையாக இருந்தது.'[4]

பான் அமெரிக்கன் ஹெல்த் ஆர்கனைசேஷன் என்ற அமைப்பைச் சேர்ந்த மிர்ட்டா ரோசெஸ் என்ற அர்ஜென்டைனா மருத்துவர் டஜன் கணக்கிலான நாடுகளிலிருந்து வந்துசேரும் வல்லுநர்களின் முயற்சிகளை ஒருங்கிணைக்கும் திறனுக்காகக் கியூப மருத்துவர்களைப் பாராட்டினார். 'அவர்களுடைய ஒருங்கிணைப்புத் திறன் பற்றியும், பேரிடர் மேலாண்மையில் அவர்களுடைய அனுபவம் பற்றியும் நாங்கள் முன்னமே அறிந்திருந்தோம்; அவர்கள் ஏற்கனவே இங்கு (ஹைதியில்) இருந்தது மிகுந்த உதவியாக அமைந்தது.' நல்ல எண்ணம்கொண்ட மருத்துவத் தன்னார்வத் தொண்டர்கள் அங்கு இருந்தனர் என்பதை அவர் பதிவு செய்துள்ளார்; இந்தத் தொண்டர்கள் ஹைதியின் பல பகுதிகளிலிருந்து வந்தவர்கள். உள் கட்டமைப்பு வசதியோ, தாங்கள் இணைந்து செயல்படக்கூடிய குழுக்களோ இல்லாத நிலையில்கூட இவர்கள் ஆர்வத்துடன் வந்தனர். எனினும், அவர்களின் திறன்கள் சரியாகப் பயன்படுத்தப்படாமல் வீணாயின. இவர்களும் 'இடமிழந்த மக்களாக' மாறினர்; வீடு இழந்த, பசியால் தவித்த ஹைதி மக்களுக்கு உதவ இருந்த மதிப்புமிக்க மூலப்பொருள் களைப் பயன்படுத்தும் நிலைக்கு இவர்களும் தள்ளப்பட்டனர்.

எனினும், உலகின் பல்வேறு பகுதிகளிலிருந்து வந்த, திறன்மிக்க, தங்களை முழுவதும் அர்ப்பணித்துக்கொண்ட, மருத்துவ வல்லுநர்கள் பலர் அங்கு இருந்தனர். இவர்கள் மிகவும் பயனுள்ள மீட்புப் பணியை மேற்கொண்டனர். இவர்கள் கியூபா தலைமையில் இருந்த குழுக்களோடு எந்தவிதக் கூட்டுமின்றி, மீட்புப் பணியை மேற் கொண்டனர். எனினும், கியூபா குழுக்களும் அவற்றின் லத்தீன் அமெரிக்க மருத்துவப் புலத்தில் பட்டம் பெற்ற கூட்டாளிகளும் தங்களுடைய முயற்சிகளை ஒருங்கிணைத்தனர். இவர்கள் ஒரு நீண்ட கால மருத்துவச் சேவை திட்டத்தின் மூலம் தம்மை இதர குழுக் களிடமிருந்து வேறுபடுத்திக்கொண்டனர். ஹைதியில் அப்போதிருந்த மிகப் பெரிய பேரிடர் மீட்புப் பணியில் ஈடுபட்டிருந்தவர்களும் இவர்கள்தாம். 269 வல்லுநர்களைக்கொண்ட நல்ல நிதி உதவி பெறும் பிரான்ஸ் நாட்டின் எல்லைகளற்ற மருத்துவர்கள் என்னும் குழுவை விட கியூபா குழு பெரியது.[5]

நிலநடுக்கம் நடந்து ஏறத்தாழ ஒரு மாதத்திற்குள் தன்னுடைய குழு மேலும் பெரியதாக மாறும் என்று கியூபா அறிவித்தது. கியூபா துணை அதிபரான எஸ்டபன் லாஜோ, ஹைதி அதிபர் பிரிவாலைச் சந்தித்த பிறகு தன்னுடைய நாடு குறைந்தது இரண்டாயிரம் மருத்துவர்களை நிச்சயமாகக் கொடுக்கும் என்று வாக்குறுதி அளித்தார். இவர்களைத் தவிர செவிலியர்களையும் பல்வேறுபட்ட மருத்துவத் தொழில்நுட்ப வல்லுநர்களையும் கியூபா கொடுக்கும் என்றும் அறிவித்தார். கியூப மருத்துவக்குழு முதலில் மிகவும் அதிகமாகக் காயப்பட்ட ஆயிரக் கணக்கானவர்களுக்கு மறுவாழ்வு கொடுக்கும்; அத்துடன் தொற்றுநோய்த் தடுப்பிலும் ஈடுபடும். எனினும் இந்தக் குழுவின் ஒட்டுமொத்த குறிக்கோள் மேலும் விரிவடைந்தது: கியூபா ஹைதி அரசுடன் ஒன்றுசேர்ந்து பொதுச் சுகாதாரம், முதல் நிலை உடல்நலப் பராமரிப்பு போன்றவற்றைக் கட்டமைப்பது என்ற மிகவும் சிரமமான நீண்டகால பணியில் ஈடுபடும். இந்தப் பணி மொத்த நாட்டிற்கும் உதவியாக இருக்கும்.

இந்த முயற்சி (ஏஎல்பிஏ—ஆல்பா என்று சுருக்கமாக அழைக்கப் படும்) அமெரிக்கக் கண்டத்தின் மக்களுக்கான பொலிவரியக் கூட்டமைப்பு என்னும் அமைப்பின் உறுப்பினராகக் கியூபா இருப்பதால் சாத்தியமானது (இந்தக் கூட்டமைப்பில் உள்ள இதர நாடுகளில் பொலிவியா, நிகராகுவா, யூக்கடார், வெனிசுலா போன்றவையும் அடங்கும்). மக்கள் உடல்நலப் பராமரிப்புக்கு

பொருள்சார் உதவி கொடுப்பதில் தன்னுடைய கவனத்தைச் செலுத்தும் என்று ஆல்பா வாக்களித்தது. இந்த முயற்சி நிலநடுக்கத்திற்கு முன்பே தொடங்கப்பட்டுவிட்டது. ஆல்பா கூட்டமைப்பின் நிதி உதவியுடன் ஐந்து ஒருங்கிணைந்த நோயறிதல் மருத்துவமனைகள் நாட்டின் வெவ்வேறு பகுதிகளில் கட்டமைக்கப்பட்டன. கட்டமைப்பு தொடங்கப்பட்ட மேலும் ஐந்து மருத்துவமனைகள் பேரிடருக்குப் பிறகு உடனடியாக வெனிசுலா-ஹைதி பணிக் குழுக்களால் முடிக்கப்பட்டன. நிலநடுக்கத்திற்கு அடுத்த நாளே ஹைதிக்கு உதவிப் பொருள்களை அனுப்பிய முதல் நாடு வெனிசுலாதான். இது மட்டுமின்றி, ஹைதியின் நூற்றுக்கணக்கான மில்லியன் டாலர் கடனையும் வெனிசுலா ரத்து செய்தது.

வெற்றியின் இரகசியம்: வாழ்நாள் அர்ப்பணிப்பு

மேற்கூறப்பட்ட அனைத்து உதவியும் நன்கு ஒருங்கிணைத்து வழங்கப்பட்டாலும், அமெரிக்காவின் மையவோட்ட ஊடகங்கள் கியூபாவும் வெனிசுலாவும் கொடுத்த உதவிகள் பற்றி அறிவிப்பதைத் தவிர்த்தன. எனினும், மருத்துவ உதவி வழங்கும், மிகவும் செயல்திறன் வாய்ந்த அமெரிக்க நிறுவனங்களில் ஒன்றான பார்ட்னர்ஸ் இன் ஹெல்த் தன்னுடைய முந்தைய நேரடி அனுபவத்தின் மூலம் கியூப மருத்துவ வல்லுநர்களுடன் சேர்ந்து பணியாற்றுவதன் மதிப்பையும் திறமையையும் அறிந்துகொண்டது. பார்ட்னர்ஸ் இன் ஹெல்த் அமைப்பை நிறுவிய மருத்துவரும், மானிடவியலாருமான மருத்துவர் பால் ஃபார்மர் கிராமப்புற ஹைதியிலும் ஆப்பிரிக்கா விலும் ஏழைகளிடையே சமுதாய உடல்நலப் பராமரிப்பு அமைப்பைக் கட்டமைத்ததற்காக மிகவும் சிறப்பாகப் போற்றப்படுகிறார்.

2006ஆம் ஆண்டு அவர் கொடுத்த பேட்டி ஒன்றில் பார்ட்னர்ஸ் இன் ஹெல்த் குழுவிற்கு ஹைதியில் அதனுடைய மருத்துவமனையைத் தொடங்கிய பிறகுகூட ஏன் கியூப மருத்துவர்களிடமிருந்து உதவி தேவைப்பட்டது என்பதைப் பின்வருமாறு விளக்கினார்: 'நாங்கள் இங்கு (ஹைதியில்) கடந்த பத்து ஆண்டுகளாகப் பணிபுரிந்து வருகிறோம்; உண்மையில் நாங்கள் செய்வது மிகவும் கடினமான பணி; மதிப்புமிக்க பணியைச் செய்கிறோம். மத்திய ஹைதி பகுதியில் உள்ள ஏழைகளுக்கு அடிப்படை உடல்நலப் பராமரிப்பை வழங்க முயன்று வருகிறோம். பொதுத்துறையை மேம்படுத்த நாங்கள் இதுவரை என்ன செய்திருக்கிறோம் என்று எங்களை நாங்களே

கேள்வி கேட்டுக்கொள்வதற்கு முன்பு ஹைதி போன்ற ஓரிடத்தில் எங்களைப் போன்ற ஒரு குழுவுக்குப் பின்வருமாறு கூறிக்கொள்வது மிகவும் தேவை: 'நாங்கள் சிறப்பாகச் செயல்படுகிறோம். நாங்கள் ஒரு மருத்துவமனையை அமைத்துள்ளோம்; ஓர் இரத்த வங்கியையும் நிறுவியுள்ளோம். ஆனால், எங்களுக்குத் தெரியும், நாங்கள் மேலும் நன்றாகச் செயல்பட முடியுமென்று.'

இந்தப் பிரச்சினைக்கு என்ன தீர்வு? அவர்கள் அனுபவம் மிக்க சிறப்பு மருத்துவர்களைக் கொண்டுவந்துள்ளனர். ஃபார்மரின் கூற்றுப்படி, ஹைதி மருத்துவர்கள்தான் முதலாவது தேர்வாக அமைந்திருக்க வேண்டும். எனினும், பார்ட்னர்ஸ் இன் ஹெல்த்தால் தங்களுடைய நடுத்தர மக்களிடம் நகர வாழ்க்கை முறைகளை விட்டுவிட்டு, முன்போல கிராமப்புறத்தில் வாழ விருப்பமுள்ள எவரையும் காணமுடியவில்லை. எனவே, அவர்கள் கியூபாவின் உதவியை நாடினர். பொதுச் சுகாதாரத்தை மேம்படுத்தும் தொழில் நுட்பம் பற்றிய ஒரு சிறிய சொற்பொழிவைக் கொடுக்கக்கூடிய வல்லுநர்களுக்காக இந்த உதவி நாடப்படவில்லை—பார்ட்னர்ஸ் இன் ஹெல்த் வல்லுநர்களுடன் வாழ்ந்து பணிபுரியக்கூடிய அனுபவசாலி மருத்துவர்களுக்காகவே நாடினர்.

தங்களுடைய சொந்த ஒருங்கிணைந்த நலவாழ்வுத் திட்ட மருத்துவப் படைகளில் பணிபுரிய வரும்போது மேற்கொள்ளப்படும் அதே இரண்டாண்டு ஒப்பந்த அடிப்படையில் பணிபுரிய இரண்டு கியூப மருத்துவர்கள் பார்ட்னர்ஸ் அமைப்புக்கு வந்தனர். 'வந்த இரண்டு மருத்துவர்களில் ஒருவர் காய்ச்சலியல் வல்லுநராகவும் மற்றொருவர் அறுவை சிகிச்சை வல்லுநராகவும் இருக்க வேண்டும் என்று நாங்கள் கேட்டோம்' என்று ஃபார்மர் கூறினார். 'அறுவை சிகிச்சை வல்லுநர் உலகம் முழுவதும் பணிபுரிந்து முப்பது ஆண்டு மருத்துவ அனுபவம் பெற்றிருந்தார்; அவரால் எந்தவித அவசர சிகிச்சையையும், பொது அறுவை சிகிச்சையையும் செய்ய முடிந்தது. அவர் மிகவும் பரந்த அனுபவம் கொண்டவராக இருந்தார். காய்ச்சலியல் வல்லுநர் அந்தத் துறையில் 27 ஆண்டுகள் அனுபவம் கொண்டவராக இருந்தார். மிகுந்த அனுபவம்கொண்ட இந்த இரண்டு மருத்துவர்கள் இருந்தது நாங்கள் மேற்கொண்ட மருத்துவ சேவையின் தரத்தை உண்மையில் உயர்த்த உதவியது.'

ஏற்கனவே தன்னலமற்ற சேவைகளுக்காக நன்கு அறியப்பட்ட பார்ட்னர்ஸ் இன் ஹெல்த் மருத்துவ வல்லுநர்கள், செவிலியர்கள்,

உடல்நலப் பராமரிப்பு ஒருங்கிணைப்பாளர்கள் ஏழைகளோடு ஒன்றுசேர்ந்து வாழ விருப்பமுள்ளவர்களாகவும், தம்முடைய பணியில் மேலும் அதிக பயிற்சி பெறும் ஆர்வம் உடையவர்களாகவும் இருந்தனர். இந்த விஷயத்திலும் கியூப மருத்துவர்கள் அவர்களுடைய உதவிக்கு வந்தனர். ஃபார்மர் விளக்கியபடி, 'மருத்துவத்தில் இதற்கு எவ்வித மாற்றும் இல்லை... அனுபவம்மிக்க மருத்துவர்கள் பயிற்சி பெறுபவர்களுக்கும், இளையவர்களுக்கும், அதிக அனுபவம் இல்லாதவர்களுக்கும் மருத்துவ உதவி வழங்கும் முறைக்கு மாற்று ஏதுமில்லை. எனினும், இந்த இரண்டு மருத்துவர்களைப் பற்றியும், அவர்களைத் தொடர்ந்து வந்தவர்களைப் பற்றியும் மிகவும் வியப்பான விஷயம் என்னவெனில், அவர்களுடைய பணிசார் நெறியும் அவர்களுடைய தொழில்சார் நெறியும் ஆகும்.' [6]

மோசமான சூழல்களில் கியூப மருத்துவத் திறன்களையும் நெறிகளையும் பரப்புதல்

எதை மருத்துவர் பால் ஃபார்மரும் பார்ட்னர்ஸ் இன் ஹெல்த் அமைப்பும் ஓரளவுக்கு உணர்ந்தனரோ அதுவே கியூப மருத்துவக் குழுக்களுக்கு ஒரு முக்கிய சவாலாக மாறியது. ஏனெனில், இந்தக் குழுக்கள் உலகம் முழுவதிலும் 70 நாடுகளுக்கும் மேல் சேவை யாற்றுகின்றன. பத்திற்கும் சற்று கூடுதலான ஆண்டுகளில் கியூபாவின் பன்னாட்டு மருத்துவக் கூட்டுறவிற்கும் அதன் புதிய வகை மருத்துவக் கல்விக்கும் இடையே இடைவினைகள் ஏற்பட்டுள்ளன. இதன் காரணமாக எப்படி உடனடியாகக் குறிப்பிடத்தக்க மேம்பாடுகளைத் தாம் பணிபுரியும் நாட்டில் செயல்படுத்த முடியும் என்பதைப் பற்றிய தம்முடைய கருத்துகளைக் கியூபா சீரமைத்துக்கொண்டுள்ளது; அதே நேரத்தில், உண்மையான மருத்துவச் சூழலில் இளம்வயதினரை மருத்துவர்களுடனும் செவிலியர்களுடனும் சேர்ந்து பணியாற்ற வைப்பதன் மூலம் கியூபா தன்னுடைய மருத்துவத் திறன்களையும் நெறிகளையும் தான் பணியாற்றும் நாட்டு மக்களுக்குப் பரப்புகிறது. அதிக ஏழ்மையாலும் இயற்கை, அரசியல் போன்றவற்றால் தொடரும் பேரிடர்களாலும் பாதிப்படைந்துவரும் ஹைதியில் குறிப்பாக மேற்கூறப்பட்டது மிகவும் கடினமாக இருந்தது.

ஜார்ஜ் புயலுக்குப் பிறகு ஒருங்கிணைந்த நலவாழ்வுத் திட்டத்தின் கீழ், *1998* டிசம்பரில், முதல் கியூப மருத்துவப்படை ஹைதி வந்தடைந்தது. அப்போது ஹைதி மக்களில் மூன்றில் இரண்டு

பங்கு கிராமப்புறங்களில் வசித்து வந்தனர். ஆனால் ஹைதி மருத்துவர்களில் குறைந்தபட்சம் 90 விழுக்காட்டினர் நகரங்களில்தான் பணிபுரிந்து வந்தனர். கியூப மருத்துவப்படையின் வருகை ஒரு மருத்துவத் தாக்கத்தை ஏறத்தாழ உடனடியாக ஏற்படுத்தியது: குழந்தை இறப்பு விகிதம், அதாவது பிறக்கும் போதே இறக்கும் குழந்தைகளின் எண்ணிக்கை, அதற்கு இரண்டு ஆண்டுகளுக்கு முன்பிருந்த இறப்பில் பாதியாக மாறியது என்று 2002ஆம் ஆண்டிற்கான புள்ளிவிவரம் எடுத்துக்காட்டியது. அதற்கு அடுத்த பதினோரு ஆண்டுகளில் 6,094 கியூப மருத்துவ வல்லுநர்கள் தங்களுடைய சேவையை ஹைதி மக்களுக்கு வழங்க முன்வந்தனர்; 350 முதல் 800 வல்லுநர்கள் எல்லா நேரத்திலும் பணிபுரிந்தனர். அவர்களுடைய இரண்டாண்டு பணி சுழற்சிகளில் அவர்கள் கிரியோல் மொழியில் பேசுவதற்குப் போதுமான அளவு திறமையைப் பெற்று நாடு முழுவதும் பரவினர்—குறிப்பாக, கிராமப்புறங்களிலும் சிறிய நகரங்களிலும். இதன் மூலம் ஹைதி மக்கள்தொகையில் ஏறத்தாழ நான்கில் மூன்று பங்கு மக்களுக்கு முதல்நிலை மருத்துவப் பராமரிப்புகளை அளிக்க முடிந்தது. 1998-2007 ஆண்டுகளுக்கு இடையே ஏறத்தாழ 15 மில்லியன் நோயாளிகளை இவர்கள் சோதித்தனர். இது நாட்டின் ஒட்டுமொத்த பொதுச் சுகாதாரத்தில், குறிப்பிடத்தக்க மாற்றங்களை உருவாக்க உதவியது: ஹைதி மக்களின் சராசரி வாழ்நாள் காலத்தை ஐம்பத்து நான்கிலிருந்து அறுபத்து ஒன்றாக அதிகரித்தது. மகப்பேற்று இறப்பு விகிதத்தையும், குழந்தை இறப்பு விகிதத்தையும், ஐந்து வயதிற்குள் இறக்கும் குழந்தைகளின் எண்ணிக்கையையும் பாதிக்கும் மேலாகக் குறைத்தன. இந்தக் காலகட்டத்தின் முடிவிற்குள் லத்தீன் அமெரிக்க மருத்துவப் புலத்தின் ஹைதி மாணவர்கள் தம்முடைய நாட்டிற்குத் திரும்பிவந்து சமுதாய மருத்துவத்தில் பங்கேற்கத் தொடங்கினர்.[7]

2005ஆம் ஆண்டு லத்தீன் அமெரிக்காவின் அனைத்துப் பகுதி களையும் சேர்ந்த முதல் வகுப்பு மாணவர்கள் அனைவரும் லத்தீன் அமெரிக்க மருத்துவப் புலத்திலிருந்து மருத்துவப் பட்டம் பெற்றபோது மருத்துவர் ஜீன் பியரி பிரிஜ்மோர் என்ற ஹைதி மாணவர் அங்கு திரண்டிருந்த மாணவர்களுக்கு உரையாற்றினார். அப்பொழுது அவர் தன்னுடைய 2004-2005இல் நடந்த கடைசி ஆண்டு பயிற்சி மருத்துவராக இருந்தபோது கிடைத்த பதவி அனுபவத்தைப் பற்றி பேசினார். அப்போது அவரும் இதர மாணவர்களும் ஆறு மாதத்தை ஹைதியின் கிராமப்புறப் பணியில் ஈடுபட்டுக்கொண்டிருந்தனர். ஹைதியைப்

பொருத்தவரை அது ஒரு மோசமான ஆண்டு. ஏனெனில், ஹைதியின் வடக்குக் கடற்கரையின் சில பகுதிகள் புயலால் ஏற்பட்ட வெள்ளத்தின் காரணமாகப் பெரிதும் சீர்கேடு அடைந்தன. அத்துடன் மொத்த நாடுமே அரசியல் குழப்பத்தால் அதிர்ந்து போயிருந்தது. ஆனால் இந்த நிலைமை மருத்துவர் பிரிஜ்மோரும் அவருடைய கூட்டாளிகளும் பணியாற்றத் தடையாக இருக்கவில்லை. அப்போது தம்முடைய பயிற்சி மருத்துவக் காலத்தை மேற்பார்வையிட்ட கியூப மருத்துவர்களைப் பற்றிக் குறிப்பிட்டார். ‘நாங்கள் எங்களுடைய பேராசிரியர்களுடன் வாழ்ந்தோம். அந்தக் காலகட்டத்தில் நாங்கள் 773,000 நோயாளிகளைச் சோதித்தோம். நாங்கள் எங்களுடைய இரத்தத்தைத் தேவையின்போது தானம் செய்தோம். எந்த நோயாளியும் மருத்துவ வசதி பெறாமல் வீடு திரும்பவில்லை.’[8]

பிரிஜ்மோரின் பேராசிரியர்கள் 2004-2005 ஆண்டின் போது ஹைதியில் தொடர்ந்து இருந்தனர் என்பது மிகவும் குறிப்பிடத்தக்கது. ஏனெனில், 2004ஆம் ஆண்டில்தான் அமெரிக்காவின் புஷ் அரசு ஜனநாயக முறையில் தேர்ந்தெடுக்கப்பட்ட அதிபர் அரிஸ்டைடின் அரசைக் கவிழ்க்க ஹைதியின் பெரிய எதிர்க்கட்சியைத் தூண்டியது. இதற்கான நிதியுதவியை அது இண்டர்நேஷனல் டிமோகிராட்டிக் இன்ஸ்ட்டிடியூட் மூலமும் யூ எஸ் எய்ட் மூலமும் கொடுத்தது. கியூபா அரசுடனும் அதன் மருத்துவப் பிரதிநிதிகளுடனும் அரிஸ்டைடின் அரசு மிக நெருக்கமான உறவைக்கொண்டிருந்தது. இதனால் முதன்மை அமைச்சர் கெரார்டு லட்டோர்டுவின் புதிய இடைக்கால அரசு, வாஷிங்டனின் விருப்பப்படி, நாட்டிலிருந்த அனைத்து 525 கியூப உடல்நலப் பணியாளர்களையும் நாட்டைவிட்டு வெளியேற்ற இருந்தது. ஆனால், அது அவ்வாறு செய்யவில்லை. ஏனெனில், அங்கு வேறெந்த மருத்துவ மாற்றுக்கும் ஏற்பாடு இல்லை. நாட்டின் தலைநகரைச் சுற்றி வாழ்ந்துவந்த வசதியான வாடிக்கையாளர்களுக்கு சிகிச்சை அளித்த பெரும்பாலான ஹைதி மருத்துவர்கள் நாட்டின் கிராமப் பகுதிகளில் வாழ விரும்பவில்லை. சைல்டுகேர் ஹைதி என்ற அமைப்பின் இயக்குநரும், முன்னாள் பாதிரியாருமான பர்னெட் செரிசோல் ஆட்சிக் கவிழ்ப்பிற்குப் பின்பிருந்த நிலைமையைப் பின்வருமாறு விவரித்தார்: ‘இவர்களைத் தற்போதய ஹைதி அரசு ஆதரிக்கவில்லை: எனினும், பல பகுதிகளில் இருந்த ஒரே மருத்துவ வசதி கியூப மருத்துவர்களால் கொடுக்கப்பட்டதாகும். மின்வசதியோ, உணவகங்களோ இல்லாத இடங்களில் பணிபுரிய சில ஹைதி மருத்துவர்கள் மட்டுமே விருப்பம் கொண்டிருந்தனர்.

இவர்களில் பெரும்பாலானவர்களுக்கு வசதியான வாழ்க்கை கிடைப்பதில்லை.”

கியூபாவின் செவிலியர்கள், இதர மருத்துவ வல்லுநர்கள் போன்றோரின் சிறப்பான பங்களிப்பை எளிதில் தள்ளிவிட முடியாது. நிலநடுக்கத்தின் போது ஹைதியில் இருந்த கியூப மருத்துவ வல்லுநர்களில் 40 விழுக்காட்டை இவர்கள்தான் உண்டாக்கினர். மருத்துவ வசதி அளிப்பதைத் தவிர இவர்கள் பொதுச் சுகாதாரத்தைக் கற்பிப்பதிலும் ஈடுபட்டனர். நிலநடுக்கப் பேரிடருக்கு முன்பு இவர்கள் தங்களுடைய ஓய்வுநேரத்தைக் கியூப இலக்கியக் குழுக்களில் கழித்தனர். இந்தக் குழுக்கள் இளம் ஹைதி மக்களுக்குப் படிப்பறிவு கொடுத்தன.

எனினும், இவர்களின் கற்பித்தலால் அதிகப் பயனடைந்தவர்கள் ஹைதி நாட்டு செவிலியர்தான். குவான்டனாமோ வானொலிக்கு கியூபா செவிலியான மாரிட்ஜா அகஸ்டா விளக்கியபடி, இந்தப் பயிற்சியின் முக்கிய முடிவு பல ஹைதி மக்களுக்கு நவீன மருத்துவத் தொழில்நுட்பத்தின் பயன்கள் பற்றி அறிமுகம் கிடைத்தது என்பதுதான். ‘ஹைதி செவிலியர்களுடன் ஒன்றுசேர்ந்து நாங்கள் நோயறிதல் மையங்களில் ஒரு திட்டத்தை உருவாக்கினோம். ஹைதி செவிலியர்கள் சான்றிதழ்கள் பெற்றிருந்தாலும், அதனால் திருப்தி அடைந்திருந்தாலும், தேவையான தொழில்நுட்பக் கூறுகளைப் பெற்றிருக்கவில்லை; அல்லது அந்த நாட்டிற்கு வந்து சேராத நவீனக் கருவிகளைப் பயன்படுத்தத் தெரியவில்லை.’

மிகவும் குறைந்த அளவு அல்லது மருத்துவ வசதியே இல்லாத சூழலையும் சமாளிப்பதில் அதிக அளவு அனுபவத்தைக் கியூப வல்லுநர்கள் பெற்றிருந்தனர். இதனால் அவர்களுடைய மருத்துவக் குழுக்கள் அனைத்து இடர்களையும் எதிர்பார்த்தே எந்தவொரு இடத்திற்கும் செல்கின்றன. ஹென்றி ரீவ் படையின் அறுவை சிகிச்சை வல்லுநர்கள் ஹைதிக்குத் தாங்கள் வந்த 48 மணி நேரத்திற்குள் நவீன அறுவை சிகிச்சை அறைகளைக் கூடாரங்களில் அமைப்பதில் வல்லவர்கள். இதற்குக் காரணம் அவர்கள் ஐந்து பேர் கொண்ட ஒரு மின்பொறியாளர்கள் குழுவைத் தங்களுடனே வைத்திருந்தனர். கூடாரத்தை எப்படி அமைக்க வேண்டும், ‘நடமாடும்’ மின் உற்பத்திக் கருவிகளால் உண்டாக்கப்படும் ஆற்றலால் இயங்கும் சிறந்த அறுவை சிகிச்சை கருவிகளை எப்படிச் செயல்படுத்துவது போன்றவற்றில் இவர்கள் சிறந்த பயிற்சியைப் பெற்றிருந்தனர்.

ஹைதி பேரிடர் பல நூறு ஆயிரம் மக்களைக் கொன்றது; மொத்த சமுதாயத்தையும் உடைத்தது. எனினும், அவசரகால உதவிகள் செய்து முடித்தபின் என்ன நடக்கும் என்பதைப் பற்றியும் நினைக்க வேண்டியுள்ளது. பேரிடர் விளைவுகளிலிருந்து மீள்வதற்குப் பல மாதங்களும் ஆண்டுகளும் செயல்பட வேண்டியிருக்கும் நிலையில், கியூப மருத்துவ உளவியல் நிபுணர் குழுக்கள் அங்குள்ள மக்களின் மனக் காயங்களை நீக்க வந்துசேர்ந்தது; உளவியல் வல்லுநர்களோடு ஐம்பது கலைஞர்களைக்கொண்ட ஒரு குழுவும் வந்துசேர்ந்தது. இவர்களில் நாடகக் கலைஞர்கள், நடனக் கலைஞர்கள், இசைக் கலைஞர்கள், பொம்மலாட்டக் கலைஞர்கள், கழைக் கூத்தாடிகள், விகடகவிகள் போன்றோர் அடங்குவர். இவர்கள் மரியா மச்சாடா குழுவைச் சேர்ந்தவர்களாவர். இவர்கள் ஒரு இலட்சத்திற்கும் மேற்பட்ட ஹைதி குழந்தைகளுக்கும் பதின்மர்களுக்கும் உற்சாகம் அளித்து, அவர்களின் கவனத்தை (துன்பத்திலிருந்து) விடுவித்து நல்லவிதமாக உணரும்படி செயல்பட்டனர்.

'முதலில் கடவுளும் பிறகு கியூப மருத்துவர்களும் உள்ளனர்'

ஹைதி மக்கள் ஒரு புதிய உயிர்ப்புள்ள உடலநல அமைப்பை உருவாக்குவதற்காக ஒரு தொடர்ச்சியான, வல்லுநர் உதவிதான் மிகவும் முக்கியமானது. இது ஹைதியில் கியூபாவின் செயல்பாட்டை நன்கறிந்தவர்களுக்குத் தெரியும். நிலநடுக்கத்திற்குப் பிறகு ஹைதியில் உலகச் சுகாதார அமைப்பின் மீட்புதவிப் பணிகளின் தலைவராக இருந்த மருத்துவர் ஹென்ரீட்டா சாமௌலைட் மருத்துவக் கல்வியில் கியூபாவின் உதவி, ஒரு 'நிச்சயமான' தேவை என்று கூறினார். இதற்கு முந்தைய பத்து ஆண்டுகளில் ஹவானாவிலிருந்த லத்தீன் அமெரிக்க மருத்துவப் புலம் ஹைதியின் சொந்த தேசிய மருத்துவம் உருவாக்கிய அதே அளவு மருத்துவர்களை உருவாக்கியிருந்தது. எனினும், இவை இரண்டிற்கும் ஒரு முக்கிய வேறுபாடு இருந்தது; கியூபாவில் பயிற்சிபெற்ற மருத்துவர்கள் கல்வி கற்கும் போதே ஏழைகளுக்குப் பணிபுரிய தயார் செய்யப்பட்டனர். மருத்துவர் சாமௌலைட் சுட்டிக்காட்டியபடி,

> ஹைதி மருத்துவர்களுக்குக் கியூபா பயிற்சி அளித்துவருகிறது; ஒவ்வொரு ஆண்டும் ஏறத்தாழ 80 ஹைதி மருத்துவர்கள் பயிற்சி பெறுகிறார்கள். இது ஏற்கனவே பல ஆண்டுகளாக நடைபெற்று வருகிறது. பயிற்சிபெற்ற மூன்று தொகுதி ஹைதி மருத்துவர்கள் ஏற்கனவே கியூபா பல்கலைக்கழகத்திலிருந்து வெளிவந்து

ஹைதியில் மருத்துவப் பணி செய்கிறார்கள். பெரும்பாலானோர் ஹைதிக்குத் திரும்பிவிடுகிறார்கள். சிலரை மட்டும் கியூபா நிறுத்திவைத்து அவர்களுக்குச் சிறப்பு மருத்துவப் பயிற்சி அளிக்கிறது.'[10]

லத்தீன் அமெரிக்க மருத்துவப் புலத்தில் கல்வி கற்ற ஹைதி மருத்துவர் பாட்ரிக் டெலி, கோன்னர் கோர்ரி என்ற செய்தியாளரிடம் பின்வருமாறு கூறினார்: 'கடந்த காலத்தில் இதர ஹைதி மருத்துவர்கள் மிகவும் குறைந்த ஊதியத்தைக் கொடுக்கும் பொது மருத்துவ மனைகளில் பணி ஏற்றனர். எனினும், கூடிய விரைவில் தமக்குத் தனியாகப் பணம் கொடுக்கும் நோயாளிகளுக்கு சிகிச்சை அளிக்கத் தொடங்கினர். இதன் காரணமாக வாரத்தில் ஓரிரு நாள்களுக்கு மட்டுமே அவர்கள் பொது மருத்துவமனையில் பணிபுரிந்தனர். இந்த நிலைமையே தனக்கும் ஏற்பட்டிருக்கும்.

ஆனால் இது நடக்காததற்குக் காரணம் தான் கியூபாவில் தங்கியிருந்த போது தனக்கு ஏற்பட்ட மாற்றம்தான்.' அவர் மேலும் பின்வருமாறு கூறினார்: 'அனைத்து இளைஞர்களைப் போன்றே நானும் என்னுடைய சொந்த எண்ணங்களுடன் அங்கு (கியூபா) சென்றேன். எனக்கென்று சொந்த குறிக்கோள்களையும் வாழ்க்கை இலக்கு களையும் கொண்டிருந்தேன். நான் ஒரு மருத்துவராக வேண்டும்; என்னுடைய மக்களுக்கு சேவை செய்ய திரும்ப வேண்டும். இந்த எண்ணங்களுடன்தான் நான் கியூபாவிற்குச் சென்றேன். அதே நேரத்தில் நான் முன்பு அடைய முடியாத ஒரு குறிப்பிட்ட வாழ்க்கைத் தரத்தை அடைய வேண்டும் என்றும் நினைத்தேன். ஹைதியில் மருத்துவர்கள் இன்று அனுபவிக்கும் மதிப்பைப்பற்றி நீங்கள் அறிவீர்கள். ஆனால், நான் கியூபாவில் இருந்த இரண்டு ஆண்டுகளுக்குள்ளேயே என்னுடைய எண்ணங்கள் மாறத் தொடங்கின. கூடவே என்னுடைய மேற்கூறப்பட்ட இலக்குகளும் மாறத் தொடங்கிவிட்டன.'

தான் ஏற்கனவே அதிக மதிப்பைப் பெற்றுவிட்டதாக மருத்துவர் டெலி உணரத் தொடங்கிவிட்டார்; ஏனெனில், ஒரு மதிப்பு வாய்ந்த வாழ்வாதாரப் பணிக்கான நல்ல கல்வியைப் பெற அவர் அனுமதிக்கப்பட்டார். எனவே, அவருக்கு வேறு எந்தச் சிறப்புரிமையையும் பெறுவதற்கான தேவை ஏற்படவில்லை. 'ஒரு புதிய வாழ்க்கைத் தத்துவம் என்னுடைய மனதில் தோன்றத் தொடங்கி விட்டது. ஒரு மருத்துவரையும் தாண்டிய ஒரு பெரிய விஷயத்தைப் பற்றி நான் கனவு காணத் தொடங்கிவிட்டேன். நான் என்னுடைய

நாட்டைப் பற்றி எண்ணத் தொடங்கி விட்டேன்; மற்றவர்களைப் பற்றி எண்ணத் தொடங்கிவிட்டேன்'[11]

மருத்துவர் டெலி போன்ற ஹைதி மக்களின் பொறுப்புடைமை போற்றத் தகுந்தது. எனினும், கியூபத் திட்டங்களுக்கு ஆதரவாக இதர நாடுகளின் பெரிய அளவு பங்கேற்பு ஹைதிக்குத் தீவிரமாகத் தேவைப்படுகிறது. இதன் மூலம்தான் உள்ளூர் உடல்நலப் பராமரிப்பு வல்லுநர்கள் போதுமான அளவு ஊதியத்தைப் பெறலாம். மேலும், ஏழைகளுக்கு சிகிச்சையளிக்க உருவாக்கப்பட்ட மருத்துவத் திட்டங் களில் பணியாற்றலாம். நல்வாய்ப்பாக, வெனிசுலாவையும் உள்ளடக்கிய ஆல்பாவின் இதர உறுப்பினர்கள், ஏற்கனவே கியூபாவின் முயற்சியை தம்முடைய சொந்த மூலப் பொருள்களின் உதவியுடன் ஆதரிப்போம் என்று உறுதியளித்துள்ளனர். மேலும், 2010ஆம் ஆண்டு மார்ச் 27ஆம் தேதியில் ஹைதி, கியூபா, பிரேசில் ஆகிய மூன்று நாடுகளும் ஒன்று சேர்ந்து ஒரு முக்கிய அறிக்கையை வெளியிட்டன. இது ஒரு முற்றிலும் புதிய பொதுச் சுகாதாரத் திட்டத்தை உருவாக்குவதை இலக்காகக்கொண்ட கூட்டுறவு முயற்சியாகும். ஜோஸ் கோமெஸ் என்ற பிரேசில் நாட்டு சுகாதார அமைச்சர், தன்னுடைய நாடு 80 மில்லியன் டாலர் முயற்சியோடு இந்தத் திட்டத்தை ஆதரிக்கும்; கூடவே, பிரேசில் நாட்டுக் கல்வியாளர்களும் மருத்துவ வல்லுநர்களும், கியூபாவின் கல்வியாளர்களுடனும் மருத்துவ வல்லுநர்களுடனும் சேர்ந்து பணியாற்றுவார்கள் என்று கூறினார். 'ஹைதிக்கு நன்கு பயிற்சிபெற்ற வல்லுநர்களால் ஆதரிக்கப்பட்ட, ஒரு நிரந்தரமான, தரம் நிறைந்த உடல்நல உதவித் திட்டம் தேவை... இதைக் கியூபாவுடன் சேர்ந்து நாங்கள் அளிப்போம். இந்தத் துறையில் கியூபா மிகவும் நீண்ட பன்னாட்டு அனுபவத்தையும், தொழில்நுட்பத் திறனையும், அதிக உறுதிப்பாட்டையும், மிகப் பரந்த மனப்பான்மை யையும் பெற்ற நாடாகும்.'

கூட்டறிக்கை வெளியிடப்பட்ட நிகழ்வுக்கு வந்திருந்த ஹைதியின் அதிபரான ரெனே ப்ரிவால் இந்தத் திட்டம் சாத்திய மான ஒன்றாக மாறியதற்குக் காரணத்தை எடுத்துக்காட்டினார்: ஹைதியில் பல ஆண்டுகளாகக் கியூபாவின் மருத்துவ உதவி இயக்கம் அதிக அளவு உள்ளூர் மக்களின் நம்பிக்கையைப் பெற்றிருந்தது. 'ஹைதி மக்களுக்கு முதலாவதாக இருப்பது கடவுள், அடுத்து இருப்பது கியூப மருத்துவர்கள். நான் இதை ஒரு பேச்சிற்காகக் கூறவில்லை; நான் மிகுந்த மனநிறைவுடன்தான் இதைக் கூறுகிறேன். இதனையே

எங்களுடைய மிகவும் ஏழ்மையான சமுதாய மக்களும் உணர்ந்துள்ளனர்.' [12]

ஹைதியில் கியூபாவின் சிறப்பான பங்களிப்பு பற்றி உணர்வதில் உள்ள பல வழிகளில் ஒன்று அதை நிலநடுக்கத்திற்குப் பிறகு உடனடியாக மேற்கொள்ளப்பட்ட அமெரிக்க மருத்துவ உதவியுடன் ஒப்பிட்டுப் பார்ப்பதாகும். 550 மருத்துவப் பணியாளர்களைக் கொண்ட யூஎஸ்என் எஸ் கம்ஃபர்ட் என்ற மருத்துவக் கப்பல் 871 நோயாளிகளுக்கு சிகிச்சை அளித்ததையும், 845 அறுவை சிகிச்சைகள் மேற்கொண்டதையும், அமெரிக்கக் கப்பல்படையின் சாதனைகளையும் அமெரிக்க ஊடகம் புகழ்ந்து தள்ளியது. ஆனால், ஏழு வாரங்களுக்குப் பிறகு, இன்னும் பல வெளிநாட்டு உதவியாளர்களைப் போன்றே, இந்தக் கப்பலும் ஹைதியைவிட்டு வெளியேறியது. இதே கால கட்டத்தில், கியூபாவின் மருத்துவப் படை ஒப்பிடப்பட முடியாத அளவுக்கு உதவிப் பணிகளை மேற்கொண்டது. 227,443 நோயாளிகளுக்கு சிகிச்சை அளித்தது, 6,499 அறுவை சிகிச்சைகளை மேற்கொண்டது. இவை கியூபாவின் பங்களிப்புகளில் ஒரு சிறிய அளவுதான். ஏனெனில் அது தொடர்ந்து ஹைதியில் தங்கியிருந்தது மட்டுமின்றி தன்னுடைய சேவையின் அளவுகளையும் விரிவுபடுத்தியது.

பேரிடர் நடந்து மூன்று மாதங்களுக்குப் பிறகு ஏப்ரல் மாதத்தில் கியூபா/ஆல்பா செயல்பாடுகளின் மூலம் 23 முதல்நிலை உடல்நலப் பராமரிப்பு மையங்களும், 15 தலைமை மருத்துவமனைகளும்,* 21 மறுவாழ்வு நிலையங்களும் ஹைதியில் செயல்பட்டன என்று கியூபாவின் வெளியுறவு அமைச்சர் புரூனோ ராட்ரிகூஸ் கூறினார். ஹைதி மீள்நிலை பற்றிய ஐக்கிய நாடுகளின் மாநாட்டில் ராட்ரிகூஸ் '(ஹைதி) மக்கள்தொகைக்கு ஏற்ப பரவலான மருத்துவ உதவி வழங்குவதற்கு' கியூபா பொறுப்பு ஏற்றுக்கொண்டுள்ளது என்று கூறினார்; மேலும், பின்வரும் வசதிகள் உருவாக்கப்படும் என்று பட்டியலிட்டார்: 101 முதல்நிலை உடல்நலப் பராமரிப்பு மையங்கள், 30 சமுதாயப் பரிந்துரைப்பு (தலைமை) மருத்துவமனைகள், 30 மறுவாழ்வு நிலையங்கள், 80 கியூபா சிறப்பு மருத்துவர்களால் இயக்கப்படும் ஒரு 'ஹைதி சிறப்பு மருத்துவமனை', அதிக எண்ணிக்கையிலான ஹைதி மருத்துவர்களுக்குப் புதிய பயிற்சி வசதிகள்

* இது மூன்றாம்நிலை மருத்துவத்தை வழங்கும்; பெரிய ஹாஸ்பிடல் அல்லது மாவட்ட தலைமை மருத்துவமனை என்றும் அழைக்கப்படும் (ப-ர்).

போன்றவை அதில் அடங்கும்.[13] கியூபாவின் மருத்துவப் பன்னாட்டு வாதத்தின் சிறப்புப் பண்புகளில் நிச்சயமான ஒன்று அதன் தொடர் வளர்ச்சிதான். ஏனெனில், அது மற்றவர்களை அதில் ஒன்றிணைய ஈர்க்கிறது. 2006 முதல் 2010 வரை கியூப மருத்துவர்களின் சேவையால் உதவியால் பொலிவியா அதிக அளவு நன்மையடைந்தது. மேலும், ஆல்பா நாடுகளுடன் மேற்கொண்ட தொடர்பு மூலம் குறிப்பிடத்தக்க முதலீட்டைக் கல்வியிலும் சமூக நலவாழ்விலும் பொலிவியா செய்தது. லா பாஸ் நாளிதழான லா ரேஜான் ஹைதியில் ஹென்றி ரீவ் மருத்துவப்படையில் சேர்ந்த லத்தீன் அமெரிக்க மருத்துவப் புலத்தின் பட்டதாரிகளில் மிக அதிக எண்ணிக்கையானவர்கள் பொலிவியாவின் ஐம்பது இளம் மருத்துவர்கள்தான் என்று மிகவும் பெருமையுடன் தன்னுடைய பிப்ருவரி 28, 2010 அன்று நாளேட்டில் வெளியிட்டதில் எந்தவித வியப்புமில்லை. இவர்களில் 21 பேர் பெண்கள், 29 பேர் ஆண்கள். கியூபாவில் கல்விகற்ற மருத்துவர்களில் ஏறத்தாழ அனைவரும் பொலிவியாவில் நல்ல ஊதியத்துடன், நல்ல மருத்துவப் பணிகளில் இருந்தனர்.

எனினும், தங்களுடைய வேலையை உடனடியாக விட்டுவிட்டு ஹைதியில் வரம்பற்ற காலத்திற்குத் தங்க முன்வந்தனர்; இந்த நாளேட்டில் வந்த தகவல்களின்படி ஹைதி மக்களுக்கு எவ்வளவு காலம் தங்களுடைய சேவை தேவையோ அவ்வளவு காலம் அவர்கள் தங்க முடிவு செய்திருந்தனர். இதற்குச் சில வாரங்களுக்கு முன்பாக மருத்துவர் லூசியோ பின்டோ பத்திரிகை நிருபர்களிடம் பொலிவியாவின் கிராமப்புறத்தில் பணிபுரிந்த தன்னுடைய வேலையை, அது தனக்கு மீண்டும் கிடைக்குமோ கிடைக்காதோ என்ற நிச்சயமற்ற சூழலிலும், விட்டுவிட்டு ஹைதி சென்றதாகக் கூறினார். மேலும் 'லத்தீன் அமெரிக்க மருத்துவப் புலத்தை உருவாக்கியபோது, ஃபிடெல் காஸ்ட்ரோவின் கனவு என்னவோ அதை உண்மையாக்குவதற்கு இதுதான் சிறந்த வழி; அதாவது, எங்கு மருத்துவர்கள் இல்லையோ அந்த நாடுகளுக்குச் சென்று பணிபுரிவது தான்' என்றார் அவர்.

3

இரண்டு, மூன்று... ஒரு நூறாயிரம் சே குவேராக்களை உருவாக்குதல்

விடுதலையை விரும்பும் ஒவ்வொரு மனிதனுக்கும் சேவின் வாழ்க்கை ஒரு மிகப் பெரிய உந்துதலாகும்.

- நெல்சன் மண்டேலா, 1991

1966இல் பொலிவியாவைவிட்டு வெளியேறுவதற்கு முன்பு சே குவேரா ஆசியா, ஆப்பிரிக்கா, லத்தீன்-அமெரிக்கா போன்ற கண்டங்களின் அணிசேரா மூன்றாம் உலக நாடுகளுக்குக் கடிதம் ஒன்றை எழுதினார். ஐரோப்பா, வட அமெரிக்கா போன்றவற்றின் காலனியாதிக்கத் திலிருந்தும் அடக்குமுறைகளிலிருந்தும் அந்த நாடுகள் விடுபடும் வகையில் தம்முடைய முயற்சிகளை ஒன்றுதிரட்டுமாறு அந்தக் கடிதத்தில் கேட்டுக்கொண்டார். ஒரே சமயத்தில் பல புரட்சிப் போராட்டங்களைத் தொடங்கியதாலும் அடக்குமுறைக்கு எதிர்ப்பை மேற்கொண்டதாலும் அமெரிக்காவும் அதன் கூட்டாளிகளும் அந்த நாடுகளின் சுதந்திரத்திற்கான விசைகளைக் குறைக்க முடிய வில்லை. இந்தக் கடிதம், அடுத்த ஆண்டு (அதாவது 1967இல்) வெளியிடப் பட்டது. அதன் தலைப்புச் சொற்களான 'இரண்டு, மூன்று... பல வியட்நாம்களை உருவாக்குங்கள்.'[1] விரைவில் உலகம் முழுவதும் மீண்டும் மீண்டும் சொல்லப்பட்டன.

சே பரிந்துரைத்த உத்திகள் பெருமளவில் செயல்படவில்லை. தம்முடைய ஐரோப்பிய எஜமான்களிடமிருந்து விடுதலையடைந்த சில நாடுகளையும் வியட்நாமையும் தவிர்த்து 1960ஆம் ஆண்டுகளில் ஏற்பட்ட விடுதலை இயக்கங்கள் மிருகத்தனமான வலதுசாரி உத்திகளால் அடக்கப்பட்டன; அல்லது அந்தந்த நாடுகளில்

ஏற்பட்ட உள்நாட்டுக் கலகங்களாலும் லஞ்ச லாவண்யங்களாலும் தணிக்கப்பட்டன. லத்தீன்-அமெரிக்கா முழுவதும் மாற்றத்திற்கான முற்போக்கு இயக்கங்கள் சர்வாதிகார இராணுவ அரசுகளால் ஒடுக்கப்பட்டன. இந்த இராணுவ அரசுகள் வாஷிங்டனால் ஆதரிக்கப்பட்டன அல்லது மறைமுகமாக பொறுத்துக்கொள்ளப் பட்டன. 1980ஆம் ஆண்டுகளில் ரீகன் அரசு கியூபாவை ஒரு 'பயங்கரவாத நாடு' என்று அடையாளமிட்டது. இதற்குக் காரணம் மத்திய அமெரிக்காவிலும் ஆப்பிரிக்காவிலும் சுதந்திரத்திற்காக போராடிய மக்களின் நியாயமான முயற்சிகளுக்குக் கியூபா ஆதரவும், ஊக்கமும் கொடுத்ததுதான். அதே சமயத்தில் விடுதலை இயக்கங்களை அழிக்க விரும்பிய பல சர்வாதிகார அரசுகளையும், புரட்சிக்கு எதிரான கொள்ளையர்களையும், இனவெறி அரசுகளையும் அமெரிக்கா வெளிப்படையாகவோ, இரகசியமாகவோ ஆதரித்தது.

எனினும், பன்னாட்டு ஒருமைப்பாட்டைக் கட்டமைக்கவும், 'மற்றொரு உலகம் இருக்க வாய்ப்புள்ளது' என்று எடுத்துக்காட்டவும் மாற்று உத்தி ஒன்று தொடர்ந்து காணப்பட்டது. 1961க்கும் 2008க்கும் இடையே கியூபா 185,000 மருத்துவ வல்லுநர்களை 103 நாடுகளில் சேவை செய்ய அனுப்பியது.[2] இந்த விளைவை அதிகரிக்கவும் பிற நாடுகளின் சேவையில் பங்கு பெறுவதை ஊக்குவிக்கவும் கியூபா 1990ஆம் ஆண்டுகளின் முடிவில் ஹவானாவிலுள்ள லத்தீன் அமெரிக்க மருத்துவப் புலத்தில் ஒவ்வொரு ஆண்டும், 1,500 வெளிநாட்டு மாணவர்களுக்கு இலவசக் கல்வியைக் கொடுக்கத் தொடங்கியது. எனினும், இந்த முயற்சியின் மூலம் உலகத்திற்குத் தேவையான மருத்துவர்களில் ஒரு மிகச் சிறிய அளவை மட்டுமே ஈடுகட்ட முடிந்தது.

ஃபிடெல் காஸ்ட்ரோ 2005ஆம் ஆண்டில் லத்தீன் அமெரிக்க மருத்துவப்புலத்தின் (ஈலாம்) முதல் மருத்துவப் பட்டமளிப்பு விழாவில் பேசும்போது மேற்கூறப்பட்டதற்கான தீர்வை வெளியிட்டார்: கியூபாவும் வெனிசுலாவும் ஒன்றிணைந்து ஒரு இலட்சத்திற்கும் அதிக மருத்துவர்களை அடுத்த பத்து ஆண்டுகளில் உருவாக்கும்; இவர்களில் 30,000 வெனிசுலா மாணவர்களும், லத்தீன்-அமெரிக்கா, கரிபியப் பகுதி நாடுகளிலிருந்து 60,000 மாணவர்களும், ஆப்பிரிக்கா, ஆசியாவிலிருந்து 10,000 மாணவர்களும் அடங்குவர். கியூபாவும் வெனிசுலாவும் ஒன்றிணைந்து தம்மை ஒரு புதிய வகை பன்னாட்டுப் போர்ப்படையை உருவாக்குவதில் உறுதிபூண்டன; இந்தப் படை நோயையும் துன்பத்தையும் எதிர்த்துப் போராடும்.

பொலிவியாவில் ஏற்பட்ட எதிரொலிகள்

2008ஆம் ஆண்டு ஜனவரியின் ஒரு நண்பகல் வேளையில் நான் மாண்டே கார்லோவிலுள்ள என்னுடைய வீட்டைவிட்டு வெளியேறி நடந்து உள்ளூர் பர்ரியோ அடென்ட்ரோ மருத்துவ மையத்தைத் தாண்டிச் சென்றேன்; அப்போது அங்கே வெண்மேலங்கி அணிந்த 9 அல்லது 10 எம்ஐசி மருத்துவ மாணவர்கள் கூட்டமாக வெளியே நின்றுகொண்டிருந்ததைக் கண்டேன். அவர்கள் தம்முடைய புதிய கூட்டாளிகளான பெரு நாட்டைச் சேர்ந்த கேரெனையும் சூரிநாமைச் சேர்ந்த ஜார்ஜ்கோவையும் சந்திக்க என்னை அழைத்தனர். இவர்கள் இருவரும் ஒருங்கிணைந்த சமுதாய மருத்துவப் பாடத் திட்டத்தின் முதலாண்டைச் சேர்ந்தவர்கள். இவர்கள் ஹவானாவின் லத்தீன்-அமெரிக்க மருத்துவப் புலத்தின் (ஈலாம்) ஒரு சோதனைசார் பயிற்சித் திட்டத்திற்காகத் தேர்ந்தெடுக்கப்பட்ட மாணவர்படையைச் சேர்ந்தவர்கள். கியூபாவின் ஈலாம் வளாகத்திற்குச் செல்வதற்குப் பதிலாக இவர்கள் வெனிசுலாவிற்கு வந்து அந்த நாட்டின் பல்வேறு பகுதிகளில் அமைந்துள்ள ஒருங்கிணைந்த சமுதாய மருத்துவப் படிப்பின் மாணவர்களாகச் சேர்ந்தனர். கேரென், ஜார்ஜ் ஆகிய இருவரின் கூற்றுப்படி இந்தப் புதிய பாடத்திட்டத்தில் 335 வெளிநாட்டு மாணவர்கள் இருந்தனர்; இது, 'உண்மையில் ஒரு பெரிய குழு; எங்களுடைய குழுவின் ஒரு பாதி மாணவர்களாவது பொலிவியா விலிருந்து வந்தவர்களாவர்.'

பொலிவியாவா? பொலிவியா சே குவேராவை ஒழித்துவிட்டது என்று வலதுசாரி இராணுவத் தளபதிகள் நினைத்தனர். சேவைக் கொன்று, அவருடைய கைகளை வெட்டி, கைரேகைகளை வாஷிங்டனுக்கு அவர்கள் அனுப்பிவிட்டனர் என்று நம்பப்பட்டது. அவருடைய எலும்புகளைக்கூட அடையாளம் காண முடியாத கல்லறையில் புதைத்துவிட்டனர். அங்கு அவை முப்பது ஆண்டுகள் அமைதியாக இருந்தன; புரட்சி உணர்வு அழிக்கப்பட்டுவிட்டது; மறுபடியும் எந்தவொரு வியட்நாமும் உருவாகாது; சே போன்ற புரட்சியாளர்கள் எவரும் தோன்றமாட்டார்கள் என்றும் நம்பப்பட்டது.

அவர்களுடைய மேற்கூறிய நம்பிக்கைகள் தகர்ந்தன. தற்போது, மருத்துவர் சே குவேரா போன்ற பல பொலிவிய மருத்துவர்கள் உள்ளனர். அவருடைய காலடிகளைத் தொடர விரும்பும் இளம் லட்சியவாதி மக்கள் பலநூறு ஆயிரங்களில் உள்ளனர்; மிகவும் வலுவான புரட்சிகரப் பொறுப்புணர்வுடன் மக்களுக்கு சேவை

செய்வதற்குத் தம்மை அர்ப்பணித்துக்கொண்டுள்ளனர். இளம் சே செய்ய விரும்பிய அதே சேவை வாய்ப்பை அவர்கள் ஏற்க விரும்பினர்; ஏழைகளுக்கு உதவுதல், பாதிக்கப்பட்டவர்களின் குறைகளைத் தீர்த்தல், உலகை மேலும் நன்றாக மாற்றுதல்.

1967இல் சேவை பிடித்துக் கொலை செய்வதில் பொலிவியா இராணுவத்திற்கு உதவிய நேரடிப் பங்களிப்பை, அமெரிக்க உளவுத்துறை பெற்றிருந்தது. எனினும், நாற்பது ஆண்டுகளுக்குப் பிறகு ஏற்பட்ட இந்தப் புதிய அபாயத்தால் அமெரிக்க மத்திய உளவுத்துறை (சிஐஏ) திடுக்கிட்டது. வெனிசுலாவில் கியூப மருத்துவர்களுடன் பொலிவியாவை உள்ளடக்கிய வெளிநாட்டு மருத்துவ மாணவர்கள் தம்முடைய படிப்பை ஜனவரி 2008இல் தொடங்கினர்; அதே வாரத்தில் சிஐஏ அமெரிக்க செனட்டிற்கு ஓர் இரகசிய அறிக்கையைச் சமர்பித்தது. அதில் கியூபாவும் வெனிசுலாவும் பொலிவியா, யூக்கடார், நிக்கரகுவா அரசுகளின் மேல் ஓர் எதிர்மறை விளைவை ஏற்படுத்தி யுள்ளதாகக் குறிப்பிடப்பட்டிருந்தது. சிஐஏயின் இந்தக் குற்றச்சாட்டை பொலிவிய அதிபர் உடனடியாக நிராகரித்தார்: 'இவர்கள் (அமெரிக்க உளவுத்துறையின் ஒற்றர்கள்) எங்கிருந்து வருகிறார்கள் என்றோ, எங்கு தங்களுடைய தகவல்களைப் பெறுகிறார்கள் என்றோ எனக்குப் புரியவில்லை. கியூபாவுடனும் வெனிசுலாவுடனும் உள்ள தொடர்பு களைப் பற்றி பொலிவியா மக்கள் அறிவார்கள்.'

சிஐஏ எந்த எதிர்மறை விளைவுகள் பற்றித் தன்னுடைய அறிக்கையில் கூறுகிறது? பொலிவியா முழுவதும் அந்த நேரத்தில் 2,200 கியூபா மக்கள் நலவாழ்வுப் பணியாளர்கள் இருந்தனர்; இவர்களில் 1,553 மருத்துவர்கள் மட்டுமின்றி செவிலியர்கள், துணை மருத்துவப் பணியாளர்கள், ஆய்வகத் தொழில்நுட்ப வல்லுநர்கள், துணை வல்லுநர்கள் போன்றோர் இருந்தனர். மேலும், பல்வேறு மருத்துவ வசதிகளைக் கட்டமைக்க வெனிசுலா நிதியுதவி செய்து வந்தது. 2006 முதல் 2008 வரையிலான முந்தைய இரண்டு ஆண்டுகளில், மிலாக்ரோ மிஷன் (அதிசயப் பணி) என்னும் இயக்கத்தின் திட்டத்தில் பணிபுரிந்த கியூப மருத்துவர்களால் 300,000 பொலிவிய மக்களுக்குக் கண்பார்வை மீண்டும் கொண்டு வரப்பட்டது. இந்தத் திட்டமும் வெனிசுலாவால் நிதியுதவி செய்யப்பட்ட திட்டம். இந்தத் திட்டத்தின் மூலம் ஒன்றரை மில்லியன் லத்தீன் அமெரிக்க மற்றும் கரிபிய மக்களுக்கு இலவச கண் அறுவை சிகிச்சை செய்யப்பட்டது. முதலில், பல பொலிவிய மக்கள் அறுவை சிகிச்சைக்காகக் கியூபாவிற்கு விமானம் மூலம்

கொண்டுவரப்பட்டனர். பிறகு, பொலிவியாவிலேயே 15 மருத்துவ மனைகள் இதற்காக நிறுவப்பட்டன. இவை கியூபா/பொலிவியா மருத்துவக் குழுக்களின் கூட்டுச் செயலால் நிறுவப்பட்டன. 2006இல் கியூபாவின் கண்மருத்துவர்கள் சான்டா குரூஸ் மருத்துவமனை ஒன்றில் மிகவும் ஏழ்மையான, பெயர் அறியப்படாத ஒருவருக்குக் கண் அறுவை சிகிச்சை செய்தனர். இதனைத் தொடர்ந்த சில நாட் களுக்குள் அவருடைய மகன் உள்ளூர் செய்தித்தாள் ஒன்றில் தன்னுடைய வயதான தந்தைக்கு சேவை அடிப்படையில் சிகிச்சை மேற்கொண்ட மருத்துவர்களுக்கு நன்றி கூறியிருந்தார். அந்த மனிதரின் பெயர் மரியோ டெரான். இவர் ஒரு பொலிவிய இராணுவ வீரர். இவர்தான் 1967ஆம் ஆண்டு சே குவேராவைப் பிடித்தவுடன் அவரைக் கொல்ல மேலதிகாரிகளால் கட்டளையிடப்பட்டவர் என்பது குறிப்பிடத்தக்கது.

கியூபா, வெனிசுலா நாடுகளின் தீய தாக்கங்கள் பற்றிய 2008ஆம் ஆண்டு ஓர் அறிக்கையை அமெரிக்க உளவுத்துறை வெளியிட்ட ஒரு மாதத்திற்குப் பிறகு, ஏபிசி செய்தி நிறுவனம் பொலிவியாவின் திட்டங்களில் பணியாற்றும் ஃபுல்பிரைட் அறிஞர்கள் பற்றியும் அமைதிப்படை தன்னார்வத் தொண்டர்கள் பற்றியும் கோபமூட்டும் ஒரு கட்டுரையை வெளியிட்டது. தம்முடைய நாட்டின் தூதரகப் பிரதிநிதிகளின் நடத்தையைக் கண்டு திடுக்கிட்டுப் போனதாக, பொலிவியாவிற்கு வந்திருந்த அமெரிக்க விருந்தினர்கள் பதிவு செய்ததாக, அந்தக் கட்டுரையில் குறிப்பிடப்பட்டிருந்தது— அதாவது, கியூப மருத்துவர்கள் மட்டுமின்றி, உதவித் திட்டங்களில் பணிபுரியும் இதர வெனிசுலா, கியூப மக்களின் மேலும் ஒற்றர்பணி மேற்கொள்ளும்படி இவர்கள் கேட்டுக்கொள்ளப்பட்டதை அறிந்த வுடன்.[3] ஏதோவொரு காரணத்திற்காக, பல அமெரிக்க இளைஞர்கள், குறிப்பாக லத்தீன் அமெரிக்காவிலுள்ள வறுமையின் ஆழத்தை எதிர்கொண்ட இளம் அமெரிக்கர்கள், கியூபப் புரட்சிக்கும் சேவின் பாரம்பரியத்திற்கும் காட்டிவந்த அமெரிக்க அரசின் நீண்டநாள் எதிர்ப்புக்கு ஆதரவு காட்டவில்லை; இது அமெரிக்க அரசு உள்துறைக்குப் புலப்படவில்லை.

இதற்குச் சில ஆண்டுகளுக்கு முன்பு, அதாவது 2004இல், நைட்-ரிட்டர் பத்திரிகை நிருபர் கெவின்ஹால், வல்லேகிராண்டே மற்றும் லா ஹிகூராவில் அமைந்துள்ள சே குவேராவின் இறப்புக் களத்திற்கு வருகை புரிந்தபோது அவர் வடக்குக் கரோலினாவைச்

சேர்ந்த எமிலி ஜார்ஜை சந்திக்க நேர்ந்தது. அப்போது எமிலி ஜார்ஜ் பொலிவியாவில் தன்னுடைய அமைதிப்படை பணிகளை முடித்துவிட்டு ஒருவித யாத்திரையை மேற்கொண்டிருந்தார். 'என்னுடைய தலைமுறை மக்கள் பெற்றிராத பல விஷயங்களை சே தன்னுள் உள்ளடக்கியிருந்தார். லத்தீன்-அமெரிக்காவில் சமூகநீதி பற்றிய அவருடைய லட்சியங்களும் கவலைகளும் என் தலைமுறை மக்களுக்கு இல்லை' என்று ஜார்ஜ் கூறினார். உள்ளூர் மக்கள் அவரிடம் கொண்டிருந்த அபிமானத்தின் அளவு இதைவிட மிகவும் அதிகமாக இருந்தது என்று மானுவல் கோர்டெஜ் என்ற விவசாயி கூறினார். இவர், சே குவேரா கொலை செய்யப்பட்ட லா ஹிகூராவின் பள்ளி வளாகத்திற்கு அடுத்த வீட்டில் குடியிருந்தார். இவர் பின்வருமாறு கூறினார்: 'நாங்கள் கேட்போம், எங்களுடைய வேலையில் அல்லது பயிரிடுதலில் எங்களுக்கு உதவுங்கள் சே என்று; அந்த வேலை எப்பொழுதுமே நன்கு நடைபெறும். அவர் ஏறத்தாழ எங்களுடைய தந்தை போன்று, நகமும் சதையும் போன்று, செயல்பட்டு எங்களுக்காகக் கஷ்டப்பட்டார்.'[4]

சுற்றியுள்ள பகுதிகளில் வாழ்ந்த பலர் தம்முடைய வீட்டின் சுவரில் ஜீசஸ், கன்னிமேரி படங்களுக்கு அருகில் சேவின் படத்தை மாட்டியிருந்தனர். ஏனெனில் அவர் தமக்கு அற்புதங்களையும் நல்ல அதிர்ஷ்டங்களையும் கொண்டுவருவார் என்று இந்த மக்கள் நம்புகின்றனர். எனினும், 2007ஆம் ஆண்டில் நிருபர் நிக் பக்ஸ்டன் பதிவு செய்தபடி, சேவின் தாக்கம் வல்லேகிராண்டேயின் பழைய மருத்துவமனைக் கட்டடத்திற்கு அருகில் மிகப் பெரிய, வலுவான உருவைப் பெற்றது. இங்குதான் சேவின் உடல் (ஏறத்தாழ ஏசு-கிறிஸ்து பாணியில்) அமெரிக்க உளவாளியான ஃபெலிக்ஸ் ராட்ரி கூஸினால் 1967ஆம் ஆண்டு புகைப்படம் எடுக்கப்பட்டது. இந்த மருத்துவமனையின் பின்புறம் 26 கியூப மருத்துவ வல்லுநர்களால் நிறைந்த ஒரு பெரிய மருத்துவமனை உள்ளது; இவர்கள் சுற்றுப்புற பகுதி மக்களுக்கு இலவச மருத்துவ வசதி அளித்து வருகிறார்கள். பக்ஸ்டன் பின்வருமாறு எழுதினார்: கார்மென் என்ற கியூபா நர்ஸ் சேவின் கனவு நிறைவேறிவிட்டது என்று நிச்சயமாக உணர்ந்தார். 'அவர் இதைப் பார்த்திருந்தால் என்ன நடந்திருக்கும் என்பதை நினைத்துப் பாருங்கள்; அவருடைய இறப்பு பலனளிக்காமல் இல்லை.' தன்னுடைய குடும்பத்தைவிட்டு வெகு தொலைவில் இருந்தாலும், எவ்வித இடைவெளியும் இல்லாமல் வாரத்தில் ஏழு நாள்களும் பணி செய்தாலும் தாம் தன்னுடைய 'இயக்கு விசையை சேவிடமிருந்து

பெறுவதாக' அவர் கூறினார். சேவின் படை விடுதலை செய்த நகரமான கியூபாவின் சான்டா கிளாரா பகுதியைச் சேர்ந்த ஜூலியாவும் நார்மாவும் இதனைத் தொடர்ந்து பின்வருமாறு கூறினர்: 'நீங்கள் உங்களை மற்றவர்களுக்காகக் கட்டாயம் அர்ப்பணிக்க வேண்டுமென்று சே கூறினார்; இதைத்தான் நாங்கள் செய்துவருகிறோம். சேவின் லட்சியங்களைப் பின்பற்றுகிறோம்.'[5]

கியூபப் பன்னாட்டு மருத்துவப் படையின் தோற்றம்

கியூபப் புரட்சியாளர்கள் தொடக்கத்திலிருந்தே 'தங்களுடைய சகோதரர் களிடம் தோழமையைக்' காட்ட வேண்டும் என்ற கட்டாய உணர்வைப் பெற்றிருந்தனர். மருத்துவத் தேவையுள்ள மனிதர்கள் கொண்ட உலகின் எந்தப் பகுதிக்குச் சென்றாலும் இவர்கள் இந்த உணர்வை வெளிப்படுத்தினர். 1959இல் கியூபப் புரட்சி வெற்றிபெற்ற பிறகு அது தன்னுடைய மருத்துவர்களில் பாதி எண்ணிக்கையை இழந்தது. ஏனெனில், 3,000 பேர் நாட்டைவிட்டு வெளியேறுவதைத் தேர்ந்தெடுத்தனர். இவர்களில் பெரும்பாலோர் அமெரிக்காவுக்குச் சென்றனர். இந்த வெளியேற்றத்தால் மருத்துவ வல்லுநர்களின் எண்ணிக்கை பெரிதும் குறைந்தது. எனினும், எஞ்சியிருந்த சிலர் வெளிநாட்டு மருத்துவ சேவைக்கு தன்னார்வத் தொண்டர்களாக செயல்படுமாறு கேட்டுக்கொள்ளப்பட்டனர். இரண்டு முற்றிலும் மாறுபட்ட நோக்கங்களுக்காக இரண்டு வகை மருத்துவப்படைகள் கியூபாவில் உருவாக்கப்பட்டன. வெளிநாட்டில் ஏற்படும் இயற்கைப் பேரிடர்களால் பாதிக்கப்பட்ட மக்களுக்கு உடனடி உதவி செய்யும் அவசரகால நோக்கங்களுக்காக ஒரு படை ஒதுக்கப்பட்டது: இந்தப் படையைச் சேர்ந்த மருத்துவப் பணியாளர்கள் வெளிநாட்டில் சில மாதங்கள் தங்க வேண்டுமென்று எதிர்பார்க்கப்பட்டனர். இரண்டாவது படை மற்றொரு நாட்டின் முதல்நிலை உடல்நலப் பராமரிப்பு அமைப்பை வளர்ப்பதற்கான ஒரு நீண்டகால ஒத்துழைப்பிற்காக நிறுவப்பட்டது. இந்தப் படையில் விருப்பத்துடன் இணைந்த மருத்துவர்களும் செவிலியர்களும் இரண்டு ஆண்டுகள் வெளி நாட்டில் தங்க வேண்டும்; இரண்டு ஆண்டுகளுக்குப் பிறகு கியூபாவின் இதர மருத்துவ வல்லுநர்கள் இவர்களை பதிலீடு செய்வார்கள்.

1960இல் எடுக்கப்பட்ட ஓர் ஒளிப்படத்தில் கியூபன் காலேஜ் ஆஃப் ஃபிசிஷியன்ஸின் தலைவரான மருத்துவர் ஆஸ்கார் ஃபெர்னாண்டெஸ் மெல், மருத்துவர் சால்வடார் அல்லெண்டேவுடன்

கைக்குலுக்குவது காட்டப்பட்டிருக்கிறது; பின்னவர் அந்தக் காலத்தில் சிலி அரசின் செனட் உறுப்பினராக இருந்தவர். 1950ஆம் ஆண்டுகளில் ஃபெர்னாண்டெஸ் மெல் நகர்ப்புறக் கியூபாவை விட்டுவிட்டு சீயெர்ரா மேஸ்ட்ராவின் கொரில்லா படையில் சேர்ந்தார். அங்கு அவர் ஃபிடெலின் குழுவில் மிகுந்த வேலை பளுவைச் சுமந்து கொண்டிருந்த கொரில்லா / மருத்துவர் சே குவேராவின் சுமையைக் குறைத்தார். மருத்துவர் ஃபெர்னாண்டெஸ் மெல்லும் கியூபாவின் ஒரு மருத்துவக் குழுவும், ஹவானாவிலிருந்து சிலியின் வால்டிவியாவுக்கு விமானத்தில் ஏறுவதை ஓர் ஒளிப்படம் காட்டியது. வால்டியா என்ற சிறு நகரம் அப்போதுதான், உலகின் எந்தப் பகுதியிலும் அதுவரை பதிவு செய்யப்படாத, பயங்கரமான ஒரு நிலநடுக்கத்தால் மிகவும் அதிகமாக அழிக்கப்பட்டது. கியூபாவின் முதல் பேரிடர் நிவாரணப் படை அந்த நகரில் காயமடைந்தவர் களுக்கும் வீடிழந்தவர்களுக்கும் உதவி செய்ய அப்போது விமானத்தில் பறந்து சென்றுகொண்டிருந்தது.

கியூபப் பேரிடர் நிவாரணக் குழுக்கள் எந்தவொரு நாட்டிலும் சேவை புரியக்கூடியவை; அந்த நாட்டின் அரசியல் அல்லது மதத்தைப் பற்றிக் கவலைப்படுவதில்லை. கியூபாவுக்கு எவ்விதத் தூதரகத் தொடர்புகளும் இல்லாத நாடுகளில்கூட சில சமயங்களில் இந்தப் படை உதவி புரிந்துள்ளது. எடுத்துக்காட்டாக, 1972இல் லஞ்ச லாவண்யத்திற்காக மிகுந்த அவப்பெயர் பெற்ற சோமோசா குடும்பத்தின் சர்வாதிகாரப் பிடியில் வலுவாக நிகரகுவா நாடு சிக்கியிருந்தது. இந்த அரசு தன்னுடைய சொந்த மக்களை மிகவும் மோசமாக நடத்தியது மட்டுமின்றி, 1961ஆம் ஆண்டு பிக்ஸ் வளைகுடாவை ஆக்ரமிப்பதற்காக, கியூபாவிலிருந்து வெளியேற்றப் பட்டவர்களுக்கு வெளிப்படையாக அமெரிக்க உளவுத்துறை பயிற்சி கொடுப்பதை அனுமதித்தது. எனினும், அந்த நாட்டின் தலைநகரான மனகுவாவை ஒரு நிலநடுக்கம் ஏறத்தாழ தரைமட்ட மாக்கியபோது அங்கு கியூபா ஒரு பேரிடர் நிவாரணப் படையை உடனடியாக அனுப்பிவைத்தது.

நீண்டகால மருத்துவ உதவி கொடுப்பதில் தன்னுடைய கவனத்தைச் செலுத்திய மற்றொரு வகை கியூப மருத்துவ உதவி 1963இல் அல்ஜீரியாவுக்குக் கொடுக்கப்பட்டது. அல்ஜீரிய தேசிய விடுதலை அமைப்பு பிரான்சுக்கு எதிரான தன்னுடைய நீண்டகால காலனி எதிர்ப்புப் போரை முடித்த உடனேயே பிரதமர் பெல்லாவின்

புரட்சி அரசுடன் மேற்கொள்ளப்பட்ட உறவு கியூபாவின் தோழமைக்கு ஒரு நல்ல அடையாளம். கியூபாவின் 58 மருத்துவர்களின் குழு ஒன்று அங்கு வருகை தந்த ஒரு வாரத்திற்குள் ஃபிரான்ஸ் மருத்துவர்களின் மிக விரைவான வெளியேற்றத்தால் மருத்துவ உதவி கொடுப்பதில் ஏற்பட்ட இடைவெளியை ஓரளவுக்கு நிரப்பத் தொடங்கியது.

கியூபாவின் தன்னார்வ மருத்துவ வல்லுநர்களில் ஒருவர் மருத்துவர் சாரா பெரெல்லோ. இவர் 1920இல் பிறந்தவர்; ஹவானாவில் மருத்துவப் படிப்பை மேற்கொள்வதற்கு முன்பு நுண்கலையைப் பணியாகச் செய்தவர். இவர் 1953இல் மருத்துவப் பட்டம் பெற்றார். இவரிடம் பத்திரிகையாளர் ஹிடெல் பெர்ட்டோ லோபெஸ் பிளான்ச் 2004இல் பேட்டி கண்டார். அப்போது மருத்துவர் பெரெல்லோ சே குவேரா பியூனோஸ் அயரெஸில் மருத்துவப் பட்டம் பெற்ற அதே 1953ஆம் ஆண்டில்தான் தாமும் மருத்துவப் பட்டம் பெற்றதைச் சுட்டிக்காட்டுவதில் மகிழ்ச்சி அடைவதாகக் கூறினார். 1963இல் ஹவானா நகரின் ஒரு மருத்துவமனையில் குழந்தைநலம் மருத்துவத்தில் சிறப்பு மருத்துவராக இருந்தார். அப்போது அவரும் அவருடைய தாயும் அல்ஜீரியாவின் பென்பெல்லா பற்றியும், கியூபாவுடன் அவர் கொண்டிருந்த புரட்சிகர தோழமை பற்றியும் ஒலிபரப்பு செய்யப்பட்ட ஒரு வானொலி நிகழ்ச்சியைக் கேட்டுக் கொண்டிருந்தனர். அவருடைய தாய் அவர் பக்கம் திரும்பிக் கூறினார்: 'நாம் இவருக்கு உதவி செய்ய வேண்டும்.' மருத்துவர் பெரெல்லோவின் கணவர் அவரை உற்சாகப்படுத்தியதாலும், அவருடைய வயதான தாயைத் தான் நன்கு கவனித்துக்கொள்வேன் என்று உறுதி அளித்ததாலும் அல்ஜீரியாவுக்குப் புறப்பட்டுக்கொண்டிருந்த மருத்துவப் படையில் அவர் உடனடியாகத் தன்னை மனமுவந்து சேர்த்துக்கொண்டார்.

நாற்பது ஆண்டுகளுக்குப் பிறகும் மருத்துவர் பெரெல்லோவால் அல்ஜீரியாவில் கொடுக்கப்பட்ட மருத்துவ உதவி பற்றிய விவரங்களை நினைவுக்குக் கொண்டுவர முடிந்தது; அல்ஜீரிய குடும்பங்களுடன் தான் கொண்டிருந்த நல்ல உறவு பற்றியும் நினைக்க முடிந்தது. மருத்துவ சேவை இயக்கத்தால் தன் மேலும், தன்னுடைய சக ஊழியர்களின் மேலும் ஏற்பட்ட தாக்கம் பற்றியும் அவரால் நினைக்க முடிந்தது: 'மனிதர்களாக வளர்வதற்கு மருத்துவர்களாகிய எங்களுக்கு இது உதவியது. மருத்துவர்களுக்கு உண்மையில் இருக்க வேண்டிய பங்களிப்பைப் பற்றி நாங்கள் உணர இது உதவியது. ஏனெனில், எங்களில் பெரும்பாலோர் முதலாளித்துவச் சூழலில் கல்வி

கற்றவர்கள். எனவே, எங்களுக்குப் போதிக்கப்பட்ட பாடங்களும் கருத்துகளும் புரட்சியால் கூறப்பட்டவற்றிலிருந்து அதிக வேறுபாடு களைக் கொண்டிருந்தன.' கியூப மருத்துவர்கள் தங்களுடைய பணியில் அதிக பயனுள்ளவர்களாக மாறினர் என்று அவர் கூறினார். அந்தப் பணி ஓர் உயர்ந்த லட்சியத்தைக் கொண்டிருந்தது. எப்போதுமே சலிப்படையாத பெரெல்லோ இந்த லட்சியத்தை இழக்கவே இல்லை; 2004ஆம் ஆண்டு தன்னுடைய 84ஆம் வயதில், ஹவானாவின் மருத்துவப் புலத்தில் அவர் தொடர்ந்து 'பேரிடர் தாக்கத்தை எப்படிக் குறைப்பது' என்ற தலைப்பில் ஒரு பாடப் பகுதியைக் கற்பித்து வந்தார்.

ஆப்பிரிக்காவில் இதுவரை காணப்படாத கியூபாவின் பங்களிப்பு

ஐம்பது ஆண்டுகள் முழுவதும் அல்ஜீரியாவைத் தவிர கியூபா ஆப்பிரிக்காவுக்குப் பல பன்னாட்டுத் தோழமையையும் சேவை களையும் மேற்கொண்டு வந்துள்ளது. இவற்றில் அரை மில்லியனுக்கும் அதிகமான கியூபத் தன்னார்வத் தொண்டர்கள் பங்கேற்றுள்ளனர். இதுவரை மேற்கொள்ளப்பட்டவற்றில் கியூபாவின் மிகவும் பெரிய பொறுப்பேற்பு அங்கோலாவிற்குக் கொடுக்கப்பட்ட உதவி தான். போர்ச்சுகலிடமிருந்து விடுபட மேற்கொள்ளப்பட்ட சுதந்திரப் போரின் வெற்றிக்குப் பிறகு இந்த உதவி கொடுக்கப்பட்டது. 1975இல் அங்கோலா, மொசாம்பிக், நமீபியா போன்ற நாடுகளைத் தென் ஆப்பிரிக்கா தாக்கத் தொடங்கிய போதும் (அமெரிக்க உளவுத்துறை உதவியுடன் செயல்பட்ட) இராணுவக் கூலிப்படைகளை ஆதரித்த போதும், ஆப்பிரிக்க புரட்சிகர இயக்கங்களுக்கு இராணுவ உதவி கொடுக்க சோவியத் யூனியன் தயங்கியபோதும், எம்பீஎல்ஏ—அங்கோலா மக்கள் விடுதலை இயக்கம் அரசுக்கு உதவி செய்ய கியூபா வலியுறுத்தியது. ஆப்பிரிக்காவிற்குப் புரட்சியைக் கியூபா ஏற்றுமதி செய்கிறது என்று அமெரிக்கா குற்றம் சாட்டியது.

எனினும், ஏற்கனவே வெற்றி பெற்றாலும், தற்போது மிகவும் கடுமையான பயமுறுத்தும் சக்திகளை, குறிப்பாக நிறவெறி கொண்ட தென் ஆப்பிரிக்க அரசை எதிர்க்கும் ஒரு விடுதலை இயக்கத்தையும் புரட்சியையும்தான் தாங்கள் ஆதரிக்கிறோம் என்று கியூபா மக்கள் சுட்டிக்காட்டினர். ஆயிரக்கணக்கான மருத்துவர்கள், செவிலியர்கள், மருத்துவத் தொழில்நுட்ப வல்லுநர்கள், இதர வல்லுநர்கள்

அங்கோலாவின் புரட்சி அரசுக்கு உதவி செய்தனர். எனினும், அடுத்து பதினாறு ஆண்டுகளில் தங்களுடைய பணியை மேற்கொண்ட 300,000 கியூபா இராணுவ வீரர்களின் எண்ணிக்கை அளவிற்கு இவர்கள் இல்லை. முடிவில், தென் ஆப்பிரிக்காவின் பயமுறுத்தல்களுக்கு முடிவு கட்டும் வகையில் அமைதி ஒப்பந்தம் மேற்கொள்ளப்பட்ட உடனேயே, அதாவது 1991 மே மாதத்திலேயே, கியூபப் படை அங்கோலாவைவிட்டு வெளியேறியது. அங்கோலாவில் இருந்த அந்த 16 ஆண்டுகளில் பத்தாயிரத்திற்கும் மேற்பட்ட கியூபா தொண்டர்கள் உடல்நல பாதிப்படைந்தனர்; 2,077 இராணுவ வீரர்கள் உயிரிழந்தனர். கியூபா தொண்டர்களின் இருப்பு அங்கோலாவிற்கு வலிமையூட்டியது மட்டுமின்றி ஆப்பிரிக்க கண்டமே விடுதலை அடைய உதவியது.

கடைசியாக, கியூபத் தொண்டர்கள் தம்முடைய நாட்டிற்குத் திரும்பிய இரண்டு மாதங்களுக்குப் பிறகு, ஜூலை 26, 1991இல், நெல்சன் மண்டேலா கியூபாவிற்கு வந்தார். தென் ஆப்பிரிக்காவின் அதிபராக இதற்கு ஒரு ஆண்டுக்கு முன்புதான் அவர் பதவி ஏற்றிருந்தார். கியூபாவிற்கு நன்றி கூறிவிட்டு, 'கியூபா மக்கள் ஆப்பிரிக்க மக்களின் இதயங்களில் ஒரு சிறப்பான இடத்தைப் பெற்றுள்ளார்கள்' என்றார். அவர் மேலும் கூறினார்: 'ஆப்பிரிக்காவின் வரலாற்றில் எங்களுக்கு ஆதரவாக எழுந்த மக்கள் கியூபாவைத் தவிர வேறு எவரும் இல்லை.' 1995இல் கியூபாவுடன் தோழமை கொண்ட தென் ஆப்பிரிக்கர்களின் முதல் கூட்டத்தில் அவர் பின்வரும் செய்தியை மீண்டும் கூறினார்: 'கியூபா மக்கள் நம்முடைய பகுதிக்கு மருத்துவர்களாகவும், ஆசிரியர்களாகவும், இராணுவ வீரர்களாகவும், வேளாண் வல்லுநர்களாகவும் வந்தனரேயொழிய, நம்முடைய நாடுகளை ஆக்ரமிக்க அல்ல. ஆக்ரமிப்பு, வளர்ச்சியின்மை, நிறவெறி போன்றவற்றிற்கு எதிரான போராட்டத்தில் நம்முடன் தோளோடு தோள் நின்று ஈடுபட்டவர்களாவர்.'[6]

1991க்குப் பிறகு ஆப்பிரிக்காவுக்குச் செய்யப்பட்ட கியூபாவின் உதவி நிச்சயமாக இராணுவத்திற்குப் புறத்தே அமைந்த ஒன்றாகும். ஆப்பிரிக்க மக்கள் பெரும்பான்மை கொண்ட மக்களாட்சிக்குத் தென் ஆப்பிரிக்கா வந்தபோது அது கியூபாவின் உதவிகளை நாடத் தொடங்கியது; குறிப்பாக, மிகவும் அதிக அளவு காணப்பட்ட எச்ஐவி யையும் எதிர்ப்பதற்கான உதவிகளையும், கிராமப்புறங்களில் மருத்துவர்களின் பற்றாக்குறை மிக அதிக அளவில் இருந்ததால், அந்தப் பற்றாக்குறையைத் தீர்ப்பதற்கான உதவிகளையும் அது

கியூபாவிடம் கேட்டது. நாட்டின் மருத்துவ அமைப்பிற்குள் இடை நுழைவதற்காக, கியூப மருத்துவர்கள் அடிக்கடி குற்றம் சாட்டப் பட்டனர். எனினும், சில சமயங்களில் நானூறுக்கும் மேற்பட்ட கியூப மருத்துவர்கள், சேவை பற்றாக்குறை உள்ள பகுதிகளில் செயல் பட்டனர். உண்மையில், தென் ஆப்பிரிக்காவில் இரண்டு மருத்துவ அமைப்புகள் இருந்தன; ஒன்று, ஐரோப்பிய பாணியில் அமைந்த, மிகவும் செலவு வைக்கின்ற, இலாப நோக்கம்கொண்ட மருத்துவ அமைப்பு; இது பெரும்பாலும் வெள்ளையர்களுக்கானது. மற்றொன்று, மிகவும் அரிதாகவே செயல்படும் பொது அமைப்பு; இது வறுமையில் வாடும் ஆப்பிரிக்க பெரும்பான்மையானவர்களுக்குச் சேவையாற்றும் நோக்கத்தைக்கொண்டது. பொது மருத்துவர்களின் அதிகப் பற்றாக் குறையைப் பெற்ற மிகவும் ஏழ்மையான கிழக்கு கேப் பகுதியில் இந்தப் பிரச்சினைக்குத் தீர்வு காண்பதற்காக கியூபா நாட்டுச் சிறப்பு மருத்துவர்கள் வால்டர் சிசுலு மருத்துவப் புலத்தின் ஆசிரியர்களாகச் சேர்ந்தனர். ஆனால் வெனிசுலா போன்று இயற்கை மூலதனங்களில் வளமுள்ள தெற்கு ஆப்பிரிக்கா நாட்டின் இயற்கை செல்வத்தைச் சரியாகப் பங்கீடு செய்வதற்கான அரசியல் அடிப்படை தயார் நிலையில் இல்லை. மேலும், மருத்துவ, சமுதாய வளங்களை மறுபங்கீடு செய்யும் செயலையும் மிகவும் அதிக அளவில் உருவாக்கவில்லை.

மாறாக, தென் ஆப்பிரிக்காவும் ஓரளவுக்குப் பணக்கார ஆப்பிரிக்க நாடுகளான நைஜீரியாவும் அங்கோலாவும் இயற்கை வளங்களிலிருந்து பெறப்படும் ஓரளவு வருவாயை இந்தக் கண்டத்தில் அதிக உதவி தேவைப்படும் இதர நாடுகளுக்குப் பயன்படுத்துவதற்கு உறுதி எடுத்துக்கொண்டன. 2000ஆம் ஆண்டில் வளரும் நாடுகள் பல பங்கு பெற்ற 77 குழுக் கூட்டம் நடந்தது. இதில் மிகவும் ஏழ்மையான நாடுகளில் முதன்மையாக, நலவாழ்வுக்கும் கல்விக்கும் தேவையான உள்கட்டமைப்பை உருவாக்கும் 3,000 கியூப மருத்துவர்களின் ஊதியத்தை ஈடு கட்டுவதற்கான நிதியைக் கொடுப்பதற்கான முடிவு எடுக்கப்பட்டது.[7] 2005-2009ஆம் ஆண்டுகளுக்கிடையில் 777 ஆப்பிரிக்க மாணவர்கள் தொடர்ந்து கியூபாவில் மருத்துவம் படித்து வந்தாலும், கியூப மக்கள் தங்களுடைய பெரும்பான்மையான கவனத்தை ஆப்பிரிக்கக் கண்டம் நோக்கி செலுத்தத் தொடங்கினர்: அங்கு மருத்துவர்கள் மட்டுமின்றி இதர உடல்நல வல்லுநர்களுக்கான புதிய மருத்துவக் கல்வித் திட்டங்களைக் கினிபஸ்ஸாவ், மத்திய கினி, கேம்பியா போன்ற இடங்களில், செயல்படுத்தத் தொடங்கி விட்டனர்.

கியூபாவில் படிக்கும் தம்முடைய சொந்த, அயல்நாட்டு மாணவர்களுக்குப் பயன்படுத்தப்படும் மருத்துவப் பாடத் திட்டத்தை மறு மதிப்பீடு செய்யத் தொடங்கினர் கியூபக் கல்வியாளர்கள். அதே நேரத்தில்தான் மேற்கூறப்பட்ட ஆப்பிரிக்கா சார்ந்த முயற்சிகளும் தொடங்கின. மருத்துவரும் கியூபாவின் பன்னாட்டுக் கூட்டுறவிற்கான வெளியுறவுத் துறையின் துணை அமைச்சருமான மருத்துவர் இலியாம் ஜிமனெஜ் பயிற்சி முறைகளில் தேவைப்படும் மாற்றங்கள் பற்றி 2008இல் நடந்த ஒரு பன்னாட்டு உதவிக் கருத்தரங்கத்தில் விளக்கினார்: 'மருத்துவப் பயிற்சியில், ஏற்கனவே உள்ள அலோபதி மருத்துவ முன்மாதிரிகள் மூலம் அதிக அளவு இருக்கும் இன்றைய உடல்நல வல்லுநர்களின் பற்றாக்குறைகளுக்கும், இன்றைய உலகில் உடல்நலப் பராமரிப்பைப் பெறுவதற்கான அவசர தேவைகளுக்கும் தீர்வுகாண முடியாது.' இந்தக் காரணத்திற்காகக் கூடுதலான புதிய மருத்துவப் புலங்களை நிறுவுவதற்காகக் கியூபா தன்னுடைய சொந்த, மிகவும் பாராட்டப்பட்ட, மருத்துவக் கல்வித் திட்டத்தை மாற்றியது. அதாவது, அலோபதி மருத்துவப் பல்கலைக்கழகங்களுக்கு 'உட்படாத' மருத்துவக் கல்வித் திட்டத்தை உருவாக்குவதற்காக. இந்த மாற்றம் கியூபாவில் மட்டுமின்றி வெனிசுலாவிலும் மிகவும் பிரம்மாண்டமான அளவில் நடைபெற்றது; பொலிவியாவிலும், ஆப்பிரிக்காவிலும் சிறிய புதிய திட்டங்களின் மூலம் இந்த மாற்றம் நடைபெற்றது. மருத்துவர் ஜிமனெஜ் கூறியபடி, 'நாங்கள் செயற் பயிற்சிமுறைக்குத் திரும்பி யுள்ளோம்; இதனூடாகவே தகவல் தொழில்நுட்பங்களும் இதர கற்பித்தல் உதவிக் கருவிகளும் கையாளப்படுகின்றன. இதன் காரணமாகக் குறைந்த வருமானமுள்ள குடும்ப மாணவர்களுக்குக் கல்வி அளிக்கலாம். எந்தச் சமுதாயங்களில் இத்தகைய மாணவர்களின் மருத்துவ சேவைகள் மிகவும் அவசியமாகத் தேவைப்படுகின்றனவோ அவர்களின் அந்தச் சொந்த சமுதாயங்களின் மருத்துவமனைகளிலும் வகுப்பறைகளிலும் கல்வியும் பயிற்சியும் அளிக்கப்படும்.'[8]

2009ஆம் ஆண்டில் நான் பத்திரிகையாளரான ஹிடல்பெர்ட்டோ லோபெஸ் பிளான்ச் என்பவருடன் பேசிக்கொண்டிருந்தேன். அப்போது அவர் உலக அரசியல் பொருளாதாரம் பற்றி கியூபப் பத்திரிகைகளுக்காகக் கருத்தாழமிக்க கட்டுரைகளை எழுதவில்லை; ஆனால், வெளிநாடுகளில் கியூப மருத்துவர்களின் சேவை பற்றிய குறுநூல்களை உருவாக்கிக்கொண்டிருந்தார். எடுத்துக்காட்டாக, ஹிஸ்டோரியாஸ் சீக்ரடாஸ் டி மெடிகோஸ் கியூபனோஸ் (கியூப

மருத்துவர்கள் பற்றிய இரகசியக் கட்டுரைகள்) என்ற நூலைக் குறிப்பிடலாம். இது 1960, 1970ஆம் ஆண்டுகளில் ஆப்பிரிக்க கொரில்லா இராணுவங்களுடன் இரகசிய ஊழியத்தை மேற்கொள்வதற்காகச் சென்ற மருத்துவர்களின் கூற்றுகளை எடுத்துக் காட்டுகிறது. தான்சானியாவின் ஒரு பகுதியாக விளங்கும் இந்தியப் பெருங்கடலில் உள்ள தீவான ஜான்சிபாரில் உள்ள ஒரு புதிய மருத்துவப் புலம், ஆப்பிரிக்காவில் உள்ள கியூப மருத்துவர்களின் சமீபத்திய பணிகள் போன்றவற்றைப் பார்வையிட்டு லோபெஸ் பிளான்ச் அப்போதுதான் திரும்பியிருந்தார். 2007இல் கியூப மருத்துவக் கல்வியாளர்கள் ஆப்பிரிக்க சமுதாயத்திற்கான முதல் மருத்துவக் கல்வித் திட்டத்தின் தொடக்கத்திற்காகச் சென்றனர். கியூபாவிலும் வெனிசுலாவிலும் அப்போது பல்லாயிரக்கணக்கான மருத்துவர்களை உருவாக்க மேற்கொள்ளப்பட்ட ஆறு ஆண்டு பாடத்திட்டம் செயல்பட்டது. இது போன்றே ஜான்சிபார் மருத்துவப் புலத்தின் பாடத் திட்டமும் நிறுவப்பட்டது. அங்கு 2008இல் முதன் முதலாகச் சேர்ந்த 40 பேரில் 20 பேர் மாணவர்கள்; 20 பேர் மாணவிகள். இந்த மாணவிகள் தங்களுடைய சொந்த உள்ளூர்ச் சமுதாயத்தில் பின்பற்றப் பட்ட பாரம்பரிய முஸ்லிம் ஆடைகளை அணிந்தனர். லோபெஸ் பிரான்ச் கூற்றுப்படி இவர்கள் அனைவரும் ஸ்பானிஷ் மொழியில் நன்கு பேசினர். ஏனெனில், இவர்கள் அனைவரும் எட்டுமாத, கடுமை யான ஸ்பானிஷ் மொழிப் பயிற்சியை முடித்தவர்கள். தங்களுடைய பேராசிரியர்களுடன் நன்கு உரையாடவும் இந்தப் பயிற்சி தேவை யானதாக இருந்தது. கியூபாவின் இதர மருத்துவக் கல்வித் திட்டங்களில் பேராசிரியர்கள்/பயிற்சி ஆசிரியர்களால் பயிற்சி அளிக்கப்பட்ட மாணவர்கள் போன்றே ஜான்சிபார் மாணவர்களும் தங்களுடைய நேரத்தை உள்ளூர் மருத்துவப் பராமரிப்புகளில் தங்களுடைய பேராசிரியர்களுடன் சேர்ந்து பணியாற்றவும் பாட வகுப்புகளுக்குச் செல்லவும் பிரித்துக்கொண்டனர்.

கியூபாவும் பேரிடர் மீட்பு உதவியும்: காஷ்மீர், பாகிஸ்தான்

வெளிநாடுகளில் மேற்கொள்ளப்படும் நீண்டகால மருத்துவ உதவி மற்றும் கல்வித் திட்டங்களில் கொண்டுள்ள தன்னுடைய ஈடுபாட்டைத் தவிர கியூபா, தன்னுடைய மிகவும் உயர்ந்த பயிற்சி பெற்ற, பன்னாட்டுப் பேரிடர் மீட்புக் குழுக்களின் அளவைத் தொடர்ந்து விரிவாக்கிக் கொண்டு வருகிறது. இந்த வளர்ச்சி 2005ஆம் ஆண்டு இலையுதிர் காலத்தில் பன்னாட்டுக் கவனத்தைப் பெற்றது.

அப்போது பேரிடர் மருத்துவத்தில் பயிற்சிபெற்ற 1,500க்கும் மேற்பட்ட மருத்துவ வல்லுநர்கள் ஹவானா விமான நிலையத்தில் திரண்டனர். ஹென்றி ரீவ் படை என்றழைக்கப்பட்ட இந்தக் குழுவின் வல்லுநர்கள் முதலுதவிச் சாதனங்களைத் தம்முடைய முதுகில் தாங்கி அமெரிக்காவின் வளைகுடா கடற்கரைக்குச் செல்லத் தயாராக இருந்தனர். கேத்ரினா புயலால் உருவாக்கப்பட்ட மிகப் பெரிய வெள்ளத்தால் பாதிக்கப் பட்டவர்களுக்கு உதவி செய்வதற்காக அவர்கள் காத்திருந்தனர்.

புஷ் அரசு ஹவானாவின் உதவிக் குரலுக்கு உடனடியாக மறுப்பு தெரிவித்துவிட்டது. இந்த மனிதநேயச் செயல்களை வெற்று விளம்பரம் என்று கூறி ஒதுக்கிவிட்டது. இது வெறும் விளம்பரமல்ல என்பதைக் கியூபா விரைவிலேயே எடுத்துக்காட்டியது. அமெரிக்காவை கேத்ரினா புயல் தாக்கிய ஒரு மாதத்திற்குள்ளேயே ஹென்றி ரீவ் பேரிடர் மீட்புக் குழுவிலிருந்து 1,500 உறுப்பினர்களும் பாகிஸ்தானின் காஷ்மீர் பகுதியின் மலைகளுக்கு அனுப்பப்பட்டனர். அங்கு ஏற்பட்ட மிகப்பெரிய நிலநடுக்கத்தின் காரணமாக ஆயிரக்கணக்கான மக்கள் இறந்தனர். பல நூறாயிரம் மக்கள் தங்களுடைய வீடுகளை இழந்தனர்; இது கடுமையான குளிர்காலம் தொடங்கும் சமயத்தில் ஏற்பட்டது. பல பன்னாட்டு மீட்புதவிக் குழுக்களும் உதவிப் பொருள்களுடன் அங்கு வந்துசேர்ந்தன. இவற்றில் ஐரோப்பிய, அமெரிக்க குழுக்களும் அடங்கும். இவையனைத்தும் மிகப் பெரிய முகாம்களை அமைத்து, ஒரு மாத காலம் தங்கின. கியூபா குழு பல மாதங்கள் அங்கு தங்கியிருந்து ஏழு பெரிய முகாம்களையும், 32 கள மருத்துவமனை களையும் நிறுவியது. இந்த மருத்துவக் குழுவோடு 2,400 தன்னார்வத் தொண்டர்களும் சேர்ந்துகொண்டனர். அதுவரை கடுமையான குளிர்காலத்தைச் சந்தித்திராத கியூபா வல்லுநர்கள் அதைத் தாங்கிக் கொண்டனர். இதைத் தவிர உறைபனிப் புயல் ஏற்பட்ட பிறகு ஒரு வாரத்திற்குப் பனியால் சிதைவடைந்த தம்முடைய கள மருத்துவ மனைகளில் உயிர்வாழ போராடவேண்டியிருந்தது. காஷ்மீரைவிட்டு வெளியேறுவதற்கு இந்தக் குழுவின் வல்லுநர்கள் 450 பாகிஸ்தானிய மருத்துவர்களுக்குப் பயிற்சி அளித்தனர். தாங்கள் விட்டுச் செல்லும் மருத்துவச் சாதனங்கள், கள மருத்துவமனைகள் ஆகிய இரண்டையும் எப்படி இயக்குவது என்பது தொடர்பான செயல் முறைகளில் இந்த மருத்துவர்களுக்குப் பயிற்சி கொடுக்கப்பட்டது.

ஹென்றி ரீவ் படையுடன் 2005ஆம் ஆண்டு புரூனோ ராட்ரிகியூஸ் பாகிஸ்தானுக்கு வந்தார். இவர் 2009இல் கியூபாவின் துணை

வெளியுறவு அமைச்சரானார். இவர் 2005இன் அடுத்த ஏழு மாதங்களை மீட்புதவி முயற்சிகளில் செலவிட்டார். இதன் காரணமாக முதன் முறையாக, 1990க்கு பிறகு, இந்த இரண்டு நாடுகளுக்கும் இடையே முறையான ராஜாங்க உறவு ஏற்பட்டது. இவர் பாகிஸ்தானை விட்டுச் சென்ற போது ஓராயிரம் பாகிஸ்தான் மாணவர்களுக்குக் கியூபாவின் மருத்துவப் புலத்தில் படிக்க உதவித் தொகை கொடுக்கப்படும் என்று அறிவிக்கப்பட்டது.

கியூப மருத்துவ உதவியைச் செயல்படுத்துவதில் எதிர்கொள்ளப்பட்ட சிக்கல்கள்: ஹோண்டுராஸும் கௌதமாலாவும்

ஹோண்டுராஸும் கௌதமாலாவும்தான் முதன்முறையாக தங்களுடைய மாணவர்களை 1998ஆம் ஆண்டு ஹவானாவிலுள்ள லத்தீன் அமெரிக்க மருத்துவப் புலத்திற்கு அனுப்பிய முதல் இரண்டு நாடுகள். இந்த இரண்டு நாடுகளின் பலநூறு மாணவர்கள் அடுத்த ஐந்து ஆண்டுகளில் தம்முடைய படிப்பில் நன்கு முன்னேறிக் கொண்டிருந்தனர். இந்த இரண்டு நாடுகள் கியூபாவுடன் கொண்டிருந்த உறவில் முன்னேற்றம் இருந்தால் மட்டுமே இந்த மாணவர்கள் தம்முடைய நாட்டிற்குத் திரும்பியவுடன் தம்முடைய மக்களுக்குத் திறமையுடன் சேவையாற்ற முடியும் என்பது தெளிவு.

2004ஆம் ஆண்டில் ஹோண்டுராஸின் தலைநகரமான டெகுசிகல்பாவில் மிகவும் மோசமான டெங்கு காய்ச்சல் பரவியது; இதன் காரணமாக நானூறுக்கும் மேற்பட்ட ஹோண்டுராஸ் மருத்துவ மாணவர்கள் லத்தீன்-அமெரிக்க மருத்துவப்புலப் படிப்பிலிருந்து விலகி கியூப மருத்துவக் குழுவில் சேர்ந்து இந்த நோய்ப் பரவலைத் தடுக்கும் முயற்சியில் ஈடுபட்டனர். டெங்கு நோயாளிகளுக்கு மருத்துவ உதவிகள் கொடுத்தும் நோய்த் தடுப்புமுறைகளை மக்களுக்குக் கற்பித்தும் மாணவர்கள் செயல்பட்டனர். இவர்களில் பெரும்பாலோர் அடுத்த ஆண்டு லத்தீன் அமெரிக்க மருத்துவப் புலத்திலிருந்து வெளிவரும் முதல் மருத்துவப் பட்டம் பெறக்கூடிய மாணவர்கள். மேலும், தம்முடைய நாட்டில் சேவையாற்றும் கியூப மருத்துவர்களோடு ஒன்றுசேர்ந்து பணிப் பயிற்சி பெறும் கூடுதல் வாய்ப்பையும் பெற இருந்தனர். எதிர்பாராத விதமாக, 2005ஆம் ஆண்டில் ஹோண்டுராஸின் கன்சர்வேட்டிவ் அதிபர் மடுரோ ஹோண்டுராஸ் மருத்துவக் கழகத்தால் தூண்டப்பட்டு, கியூப மருத்துவப் படையை

வெளியேற்றுவதாக அறிவித்தார். இந்தப் படையின் இருப்பு நாட்டில் பிரிவினையை ஏற்படுத்துவதாக அவர் இதற்குக் காரணம் காட்டினார். உள்நாட்டு மருத்துவர்களின் பணியைக் கியூப மருத்துவர்கள் பறித்துக்கொள்கிறார்கள் என்று மருத்துவக் கழகம் கூறியது. ஆனால், உண்மையில், பிற நாடுகளில் காணப்பட்டது போன்று, சில ஹோண்டுராஸ் மருத்துவர்கள் மட்டுமே நாட்டின் ஏழ்மைப் பகுதி மக்களுக்குப் பணிபுரிவதில் ஈடுபாடு கொண்டிருந்தனர். வலதுசாரி அழுத்தங்களும் இதற்குக் காரணமாயின; இந்த அழுத்தங்கள் வால் ஸ்ட்ரீட் ஜர்னல் பத்திரிகையாளர் மேரி மெக்கிரேடி போன்றவர்களால் கொடுக்கப்பட்டது. ஹோண்டுராஸின் புகழ்பெற்ற மனிதர்களிடமும் (பணக்காரர்களிடமும்) அவர்களுடைய வெளிநாட்டுக் கூட்டாளி களிடமும் கியூப மருத்துவப் படைக்கு எதிரான ஒரு வெறுப்புச் சூழல் ஏற்பட்டது. கியூப மருத்துவர்கள் 'ஃபிடெலின் நடமாடும் படை வீரர்கள்' என்று மெக்கிரேடி எழுதினார். மேலும், 'இந்த மருத்துவப் படை, வெனிசுலாவில் முன்பு நடைபெற்றது போன்று, சரியான அரசியல் வாய்ப்பு ஏற்படும்போது, நாட்டின் கிராமப் பகுதிகளின் மக்களைத் தன்னுடைய மென்மையான கொள்கை மாற்றுச் செயல்களுக்கு ஈர்க்கும்' என்று எழுதினார்.

எதிர்பாராதவிதமாக, ஹோண்டுராஸின் சாதாரண சமுதாய மக்கள், தொழிலாளர் சங்கங்கள், சமுதாய நிறுவனங்கள் போன்ற வற்றிற்கிடையே கியூப மருத்துவப் படை இருப்பதற்கு ஆதரவாக அதிகப் போராட்டம் காணப்பட்டது.[9] இதற்குச் சில மாதங்களுக்கு முன்பு ஓரளவுக்கு மிதவாதியான ஜோஸ் மானுவல் ஜிலேயா ரோசாலேஸ் என்பவர் மடுரோவுக்குப் பதிலாக அதிபராகப் பொறுப்பேற்றார். இவர் மிகவும் விரைவாகக் கியூபா, வெனிசுலா அரசுகளுடன் நட்புறவு ஏற்படுத்திக்கொண்டார். மேலும், நாட்டுக்கு திரும்பும் ஹோண்டுராஸ் மருத்துவ மாணவர்களுக்கு அதிக உதவி செய்வதாக வாக்களித்தார். லத்தீன் அமெரிக்க மருத்துவப் புலத்தின் பட்டதாரிகள் 2005-2006ஆம் ஆண்டுகளில் ஹோண்டுராஸின் மோஸ்கூஷியா கடற்கரையிலுள்ள காரிஃபுனா பகுதிக்குத் திரும்பிய போது அவர்கள் கியூப மருத்துவர்களிடமிருந்தும், பயிற்சியில் பங்கேற்க விருப்பம் தெரிவித்த சில தேர்ந்தெடுக்கப்பட்ட ஹோண்டுராஸ் மருத்துவர்களிடமிருந்தும் பட்ட மேற்படிப்பு வசிப்பிட மருத்துவப் பயிற்சிபெற ஏற்பாடு செய்யப்பட்டிருந்தது. இதன் காரணமாக சில மருத்துவப் பட்டதாரிகள் புதிய மருத்துவ மனைகளில் தம்முடைய சொந்த மக்களுக்கு சேவையாற்ற முடிந்தது; இந்த

மருத்துவமனைகளில் ஒன்று தனிப்பட்டு அமைந்திருந்த சிரிபோயா நகர மருத்துவமனை. இந்த மருத்துவமனை அமைக்கப்பட்டதற்கு முற்போக்குத் தொழிற்சங்கங்களும், இலாப நோக்கற்ற அமெரிக்க மருத்துவக் கருவிகளுக்கான நிறுவனங்களும் காரணங்களாகத் திகழ்ந்தன. 2008ஆம் ஆண்டு அதிபர் ஜிலேயா புதிய கட்டடங்களை மருத்துவமனைக்கு அர்ப்பணித்தார். இந்த அர்ப்பணிப்பு நிகழ்ச்சியில் கியூபா பொது உடல்நலச் சேவை பிரதிநிதிகளும், இந்த மருத்துவப் பராமரிப்பை நிர்மாணிக்கவும் வடிவமைக்கவும் உதவிய பொறியாளர்களும் கலந்துகொண்டனர். ஹோண்டுராஸ் மருத்துவக்கழகத்தின் பிரதிநிதிகளும் திடீரென்று மனம்மாறி இந்த விழாவில் கலந்துகொண்டனர்; இவர்கள் மூன்று ஆண்டுகளுக்கு முன்பு கியூப மருத்துவர்களை நாட்டைவிட்டுத் துரத்த முயன்றவர்கள் என்பது குறிப்பிடத்தக்கது.[10]

எதிர்பாராதவிதமாக, கியூபாவின் மதிப்புமிக்க கூட்டுமுயற்சி மிகவும் குறைந்த காலம் மட்டுமே நீடித்தது, அதாவது 2009 கோடைக் காலம்வரை. அப்போது ஹோண்டுராஸின் பலமான இராணுவம் மியாமிக்குத் தப்பிச் சென்ற கியூப நாட்டு எதிர்ப்பு மக்களின் உதவியுடன் அதிபர் ஜிலேயாவுக்கு எதிராக ஒரு ஆட்சிக் கவிழ்ப்பை ஏற்படுத்தியது. இதற்குப் பிறகு இராணுவ வீரர்கள் கியூப மருத்துவர்களைத் துன்புறுத்தினர். மேலும், காரிஃபுனா மருத்துவமனையை மூடிவிடுவதாக பயமுறுத்தினர். இந்த மருத்துவமனையைத் தொடங்கிய மருத்துவர் லூதர் காஸ்டில்லோ லத்தீன் அமெரிக்க மருத்துவப் புலத்தில் பட்டம்பெற்ற முதல் கரிஃபுனா நகர மனிதர். இவர் துன்புறுத்தலுக்குப் பயந்து ஒளிந்துகொள்ள வேண்டியிருந்தது; தன்னுடைய நாட்டைத் துறக்கவும் வேண்டியிருந்தது. 2010ஆம் ஆண்டு ஹென்றி ரீவ் மருத்துவப் படையில் முதல் குழுவான மிகப் பெரிய லத்தீன் அமெரிக்க மருத்துவப் புலக் குழுவிற்கு ஒருங்கிணைப்பாளராக பணிபுரிந்தார். இந்தக் குழு ஹைதிக்கு விரைந்து அங்கு ஏற்பட்ட நிலநடுக்கத்திற்குப் பிறகு மருத்துவ சேவையாற்ற சென்றது.

கௌதமாலாவிலும் கியூப மருத்துவர்களின் இருப்பு பிரச்சினையையும் வலதுசாரி மக்களிடமிருந்து கடும் எதிர்ப்பையும் ஏற்படுத்தியது. 2000ஆம் ஆண்டு 'இரகசிய கம்யூனிஸ்ட் எதிர்ப்புப் படை' (ஈஎஸ்ஏ) கடிதங்களை அனுப்பியது. இந்தக் கடிதங்கள் அந்த நாட்டில் பணிபுரிந்த 459 கியூப மருத்துவர்கள் மற்றும் மருத்துவத் தொழில்நுட்பவியலர்களின் உயிருக்கு பயமுறுத்தல்களை விடுத்தன.

சிக்லோ XII என்ற நாளிதழில் இந்த ஈஎஸ்ஏ கடிதங்கள் வெளியிடப் பட்டன; இவை, 'புனிதமான பணிப்போர்வையில் மறைந்திருக்கும் கூலிப்படையினர்' என்று கியூப மருத்துவர்களைக் குற்றம் சாட்டின. மேலும், இந்த மருத்துவர்கள் 'ஒட்டுமொத்த கம்யூனிச கருத்துகளைப்' பரப்புவதாகவும் குற்றம் சாட்டின. தொடர்ந்து இவை கியூப மருத்துவர்களுக்குப் பின்வரும் எச்சரிக்கையை விடுத்தன: 'அவர்கள் உடனடியாக நம்முடைய நாட்டைவிட்டு வெளியேறாவிட்டால் அவர் களின் கொலைகள் தொடங்கும்.' கௌதமாலா அரசு இந்த பயமுறுத்தலுக்குச் செவிசாய்க்கவில்லை; கியூப மருத்துவர்களும் அடிபணியவில்லை.

மற்றொரு பத்தாண்டுகளுக்கு மருத்துவப் படை தங்கியிருந்தது; இந்த ஆண்டுகளில் புதிய கியூப மருத்துவத் தன்னார்வத் தொண்டர்கள் தங்களுடைய பணிக்காலத்தை முடித்த தொண்டர் களைத் தொடர்ந்து மாற்றீடு செய்துவந்தனர். மேலும், அரசியல் சூழல் அதிக ஆதரவு மிக்கதாகத் திகழ்ந்தது. இந்த ஆதரவு கியூபாவிடம் மட்டுமின்றி, கியூபாவில் கல்வி கற்ற இளம் மக்களிடமும் காணப் பட்டது. கௌதமாலாவில் அதிபர் கோலோம் ஜனவரி 2008இல் பதவி ஏற்றவுடனேயே அவர் புதிதாகத் தேர்ந்தெடுக்கப்பட்ட தன்னுடைய துணை அதிபரான மருத்துவர் ரஃபேல் எஸ்படாவைக் கியூபாவின் மக்கள் நலவாழ்வு ஒருங்கிணைப்பற்றி அறிய அரசுப் பயணமாக, கியூபாவுக்கு அனுப்பினார். அனுபவம்மிக்க இதயவியல் வல்லுநரான மருத்துவர் எஸ்படா ஒருகாலத்தில் அமெரிக்காவில் பயிற்சி பெற்று அங்குப் பணிபுரிந்தவர். இவர் லத்தீன் அமெரிக்க மருத்துவப் புலத்தில் கல்வி பயிலும் 900 கௌதமாலா மருத்துவ மாணவர்களைச் சந்தித்தார். மேலும், அவர்களுடைய கல்வித் தரத்தைப் புகழ்ந்தார்.[11] 2008ஆம் ஆண்டின் முடிவில் அதிபர் கோடோம் மட்டுமின்றி மருத்துவர் எஸ்படாவின் ஆதரவு பல மருத்துவப் பட்டதாரிகளுக்கு அனுகூலமாக மாறத் தொடங்கியது. கௌதமாலா மருத்துவக்கழகத்தால் அங்கீகரிக்கப்பட்ட, பட்டமேற்படிப்புப் பயிற்சிக்காக, தற்போது தாய்நாடு திரும்பும் மருத்துவப் பட்டதாரிகளுக்கும் இந்த அனுகூலம் ஏற்பட்டது. 2009-2010ஆம் ஆண்டுகளில் இந்த முன்னாள் மாணவர்கள் கியூபாவின் பேராசிரியர்களுடன் இணைந்து, பணிபுரிந்து சமுதாய மருத்துவத்தில் தம்முடைய வசிப்பிட பயிற்சி மருத்துவப் படிப்பைக் கிராமப்புற மருத்துவமனைகளில் முடிக்க முடிந்தது. அல்லது, கௌதமாலா மக்கள் நலவாழ்வுத் துறையில் நிச்சயம் தேவை என்று நிர்ணயிக்கப் பட்ட சிறப்பு மருத்துவப் பிரிவுகளில் லத்தீன் அமெரிக்க

மருத்துவப் புலத்தின் பட்டதாரிகளுக்குக் கொடுக்கப்படும் பயிற்சியில் உதவ வந்த கியூப மருத்துவர்களோடு இணைந்து செயல்பட முடிந்தது. முதல்முறையாக, கியூப மருத்துவர்கள் கௌதமாலாவின் சிறப்பு மருத்துவர்களுடன் சேர்ந்து ஐந்து மருத்துவமனைகளில் பணியாற்ற அழைக்கப்பட்டனர். குழந்தை மருத்துவம், எலும்பியல், மயக்கவியல், மகப்பேற்றியல், அறுவை சிகிச்சை போன்ற துறைகளில் புதிய சிறப்பு வல்லுநர்களுக்குப் பயிற்சியளித்தல் இவர்களால் மேற்கொள்ளப் பட்டது.

4

புரட்சிகர கியூபாவில் மருத்துவம்

நம்முடைய கருத்துருக்களை நாம் அடிக்கடி மாற்ற வேண்டிய தேவை உள்ளது; பொதுவான சமூக அல்லது தத்துவக் கருத்துருக்கள் மட்டுமின்றி, நம்முடைய மருத்துவக் கருத்துருக்களையும் மாற்ற வேண்டியுள்ளன.

-சே குவேரா, ஆன் ரிவல்யூஷனரி மெடிசின், 1960

'அனைவருக்கும் நல்ல உடல்நலம்' என்ற இலக்கை நோக்கிய நடவடிக்கைகளை எடுப்பதில் கியூபாவைப் போன்று வேறு எந்தவொரு நாடும் நிலையாகச் செயல்படவில்லை.

- மருத்துவர் ஹாஃப்டன் மாலர்
உலக சுகாதார நிறுவனத்தின் மேனாள் இயக்குநர், 2000

வெனிசுலா மட்டுமின்றி இதர நாடுகளுடன் கூட்டுசேர்ந்து பொதுச் சுகாதாரத் திட்டங்களைச் செயல்படுத்துவதிலும், புதிய மருத்துவ அமைப்புகளைக் கட்டமைப்பதிலும் கியூபாவுக்கு உள்ள மிகச் சிறந்த திறன் சில பத்தாண்டுகளுக்குள் உருவாக்கப்பட்ட ஒன்றாகும். ஓரளவுக்கு சிறிய, ஏழ்மை நாடான கியூபா இந்த ஈடுபாட்டை எப்படி பெற முடிந்தது என்பதைப் பற்றி அறிய வேண்டும்; இதற்கு, கியூபா தன்னுடைய மருத்துவ அமைப்பைக் கட்டமைத்து வந்தபோது எப்படி அது தன்னுடைய மனிதவளம், அறிவியல் அறிவு, சமுதாயத் திறன் போன்றவற்றை வளர்த்துக்கொண்டது என்பதைப் புரிந்து கொள்வது மிகவும் அவசியம். 1959ஆம் ஆண்டு புரட்சி வெற்றியைத் தொடர்ந்து கியூப மருத்துவ சேவைகளை அளிக்கும் வழிமுறைகளில் மாற்றங்களை மேற்கொண்டது; நோயைக் குணப்படுத்துவதைவிட நோய்த் தடுப்பிற்கு அதிக முக்கியத்துவம் கொடுக்கத் தொடங்கியது. நாளாக நாளாக மக்கள் உடல்நல வல்லுநர்களுக்கான பயிற்சியையும்

மாற்றியமைத்தது. இதன் மூலம் சமுதாய வாழ்க்கையில் குடும்ப உடல்நலத்தை ஒருங்கிணைக்கும் முயற்சிகளை மேற்கொண்டது. ஒரு முதல்நிலை மருத்துவ அமைப்பைக் கட்டமைக்கும் தன்னுடைய விருப்பத்தில் கியூபா தடுமாறவே இல்லை. எனினும், மிகக் கடினமான பொருளாதாரச் சூழல்களில் பெரும்பாலும் செயல்பட்டுவரும், ஒரு வளரும் நாட்டின் குறைந்த வரம்புகளுக்குள் இது வடிவமைக்கப்பட்டு, கட்டமைக்கப்பட வேண்டியிருந்தது. சோதனை செய்துபார்க்க வேண்டிய ஒரு கட்டாயம் இதற்குத் தேவைப்பட்டது. அதே சமயத்தில், உலகளாவிய உடல்நலப் பராமரிப்புச் சேவை அளிப்பதற்கான தடுமாற்றமில்லா ஈடுபாட்டையும் கடைப்பிடிக்க வேண்டியிருந்தது. தன்னுடைய அனைத்து மக்களுக்கும் ஒரு தனித்தன்மை வாய்ந்த உடல்நலப் பராமரிப்பு அமைப்பைக் கட்டமைப்பதில் கியூபா வெற்றி பெற்றது. இதனால் உலகின் மிக மிக ஏழ்மையான நாடுகளுக்குத் தேவையான உதவிகளையும் பயிற்சிகளையும் கொடுப்பதற்குக் கியூபா சிறப்பான தகுதியைப் பெற்றது.

கியூபாவின் சமுதாய நோக்குள்ள மருத்துவ அமைப்பு பெரும் பாலான வளரும், வளர்ந்த நாடுகள் பொறாமைப்படக் கூடியதாக இருந்தது. குழந்தை இறப்பு விகிதங்கள் மட்டுமின்றி மக்கள் ஆயுட்காலம் போன்றவை உலகப் புள்ளியியல் தரங்களால் அளவிடப் படும் போது அதன் மருத்துவச் செயல்பாட்டின் சிறப்பு தெளிவாகிறது. கியூபாவின் மருத்துவக் கல்வி அமைப்பும் பிற நாடுகளால் பொறாமைப்படக்கூடிய ஒன்றாகத் திகழ்கிறது. ஏனெனில், இது உலகின் இதர நாடுகளைவிட அதிக மருத்துவர்களை உருவாக்குகிறது. 2009ஆம் ஆண்டில் கியூபாவில் 74,880 மருத்துவர்கள் இருந்தனர். அதாவது ஒவ்வொரு 150 குடிமக்களுக்கும் ஒரு மருத்துவர் இருந்தார். மேற்கு ஐரோப்பாவில் ஒவ்வொரு 330 மக்களுக்கும் ஒரு மருத்துவரும், அமெரிக்காவில் ஒவ்வொரு 417 மக்களுக்கு ஒரு மருத்துவரும் இருப்பது இங்கு ஒப்பிடத்தக்கது.[1]

1958இல், கியூபப் புரட்சிக்கு முன்பு, கியூபாவில் 6,000 மருத்துவர்கள் மட்டுமே இருந்தனர், அதாவது ஒவ்வொரு 1,051 மக்களுக்கும் ஒரு மருத்துவர் மட்டுமே இருந்தார். இந்த விகிதம் பெரும்பாலான இதர லத்தீன் அமெரிக்க நாடுகளைவிட ஓரளவுக்கு அதிகம். இந்த விகிதம் விரைவிலேயே மிகவும் குறைந்தது. ஏனெனில் பல மருத்துவர்கள் ஒரு புரட்சி சமுதாயத்தில் மருத்துவத் தொழிலை மேற்கொள்ள வேண்டாம் என்று முடிவு செய்தனர். இதன் காரணமாக

அவர்கள் கியூபாவைவிட்டு வெளியேறி வேறு நாடுகளில் வாய்ப்புகளைத் தேடிச் சென்றுவிட்டனர். 1960ஆம் ஆண்டுகளின் மைய காலகட்டத்தில் இவர்களில் பாதிப் பேர் மட்டுமே, அதாவது 3,000 மருத்துவர்கள் மட்டுமே எஞ்சியிருந்தனர்; இவர்களுடைய எண்ணிக்கையை மறுகட்டமைக்கும் செயலை மெள்ள மெள்ள மேற்கொள்ள வேண்டியிருந்தது. ஹவானா மருத்துவப் புலத்தின் பல்கலைக்கழகம் 1959இல் மீண்டும் திறக்கப்பட்ட போது, அதன் 161 மருத்துவப் பேராசிரியர்களில் 23 பேராசிரியர்கள் மட்டுமே மீண்டும் திரும்பி வந்து அங்கு கற்பிக்க வந்தனர்[2] (இந்தப் பல்கலைக் கழகத்தை சர்வாதிகாரி பாடிஸ்டா 1956இல் மூடிவிட்டார் என்பது இங்கு குறிப்பிடத்தக்கது).

மேற்கூறப்பட்ட குறைபாடு இருந்தபோதிலும் புரட்சிகர அரசு அனைத்து கியூபா மக்களுக்கும், எவ்வளவு விரைவாக முடியுமோ அவ்வளவு விரைவாக, உடல்நலச் சேவையைக் கொடுக்க முயல வேண்டும் என்று வலியுறுத்தியது. அனைத்துத் தனியார் காப்பீட்டுத் திட்டங்கள், உடல்நலப் பாதுகாப்பு சேவைகள், மருத்துவமனைகள் போன்றவற்றை தேசிய பொது அமைப்பாக மாற்றியது. மருந்துகளின் விலைகள் குறைக்கப்பட்டன; விரைவிலேயே மருந்து நிறுவனங்கள் தேசியமாக்கப்பட்டன. மருத்துவக் கட்டணங்கள் சிறிது சிறிதாகக் குறைக்கப்பட்டன. முடிவில் முழுவதும் நீக்கப்பட்டது. மொத்த மக்கள்தொகைக்கும் உடல்நலச் சேவையை நீட்டிக்க 1959இல் ஒரு முயற்சி எடுக்கப்பட்டபோது ஹவானா மருத்துவப் புலம் பல்கலைக்கழகத்தில் மிக அதிக அளவு சலசலப்பை ஏற்படுத்தியது. கடைசி ஆண்டு படிப்பை முடித்துக்கொண்டிருந்த மாணவர்கள் புயலென தொடர் கூட்டங்களை மேற்கொண்டனர்.[3] கடந்த காலத்தில் உடல்நலப் பராமரிப்புக் கொடுக்கப்படாதவர்களுக்காக, தாங்கள் கட்டாயம் பயிற்சி மருத்துவர்களாகச் செயல்பட வேண்டுமா என்று இந்தக் கூட்டங்களில் வாதிட்டனர். அவர்களில் பலர் நகரங்களில் தங்கி வாழ விருப்பப்பட்டனர்; அங்கு மருத்துவத் தொழிலைத் தொடங்க விரும்பினர். எனினும், பெரும்பாலோர் கியூபாவின் கிராமப் பகுதிகளுக்குச் செல்வதற்கு விருப்பத்துடன் முடிவெடுத்தனர். இந்தப் பகுதிகளில் கிராம மக்கள் அதுவரை மருத்துவ வசதிகளைப் பெறவில்லை. மக்கள் நலவாழ்வுத்துறை அமைச்சகம் கிராமப்புற மக்களின் உடல்நலச் சேவைப் பிரிவில் 318 புதிய பணிகளை மருத்துவப் பட்டம் பெறும் மருத்துவர்களுக்காக உருவாக்கியது; இந்தப் பணிகள் எளிதில் செல்ல முடியாத சீரா மேஸ்ட்ரா போன்ற

மலைப் பகுதிகளில் உருவாக்கப்பட்டன. வருங்காலத்தில் அனைத்துப் புதிய மருத்துவர்களுக்கும் ஒரு முன்மாதிரியாகத் திகழ வேண்டும் என்பதற்காக இம்முயற்சி எடுக்கப்பட்டது; இதன் காரணமாக 1960ஆம் ஆண்டுகளின் கடைசி காலக்கட்டங்களில் அனைத்து மருத்துவப் பட்டதாரிகளும் பொதுச் சுகாதார அமைப்பு ஒன்றினுள் பணிபுரிய வேண்டும் என்பது கட்டாயமாக்கப்பட்டது; இதனால் அனைவருக்கும் மருத்துவ சேவை கொடுக்கப்பட்டது.

இதற்கு அடுத்த ஆண்டு 'புரட்சிகர மருத்துவம்' என்ற தலைப்பில் சே குவேரா உரையாற்றிய போது அவர் கிராமப்புறங்களில் தன்னார்வத்துடன் மருத்துவ சேவையாற்றத் தயங்கிய மருத்துவப் பட்டதாரிகளின் நிலைமையைப் பற்றி நினைவுகூர்ந்தார். புரட்சியுடனும் ஏழைகளுடனும் தோழமை கொண்டிராத பட்டதாரிகளைப் பற்றி குறை கூறாமல், அவர்களின் தயக்கம் பேராசையையும் தாண்டிய ஒன்றின் காரணமாக ஏற்பட்டது என்று வலியுறுத்தினார். மேலும், ஒரு மருத்துவ மாணவனாக இருந்தபோது தாம் புகழ் அடைந்தால் போதும் என்ற் கனவைக் கொண்டிருந்ததாகவும் ஒரு புரட்சிகர தோழமை வாழ்வுக்கு தாம் தயாராக இல்லை என்றும் ஒத்துக்கொண்டார்:

> சில மாதங்களுக்கு முன்பு, இந்த ஹவானா நகரில், புதிதாகப் பட்டம் பெற்ற மருத்துவர்களில் ஒரு பகுதி மருத்துவர்கள் நாட்டின் கிராமப்புறங்களுக்குச் சென்று பணிபுரிய விரும்பவில்லை; அவ்வாறு செல்ல வேண்டுமென்றால் தமக்குத் தகுந்த ஊதியம் கொடுக்கப்பட வேண்டுமென்று வலியுறுத்தினர். கடந்த கால அடிப்படையில் காணும் போது இது உலகில் நடக்கும் நியாயமான செயல்தான்; குறைந்தபட்சம், எனக்குத் தேன்றியவரை, நான் இதை முழுவதும் புரிந்துகொள்கிறேன். சில ஆண்டுகளுக்கு முன்பு நான் எப்படி இருந்தேன் என்பதைப் பற்றியும், என்னுடைய மனதில் எந்த எண்ணங்களைக் கொண்டிருந்தேன் என்பதைப் பற்றியும் இந்த நிலைமை என்னை நினைக்க வைத்தது...
>
> நான் மருத்துவம் படிக்கத் தொடங்கியபோது, ஒரு புரட்சியாளனாக நான் இன்று கொண்டிருக்கும் பெரும்பாலான குறிக்கோள்கள் என்னிடம் இல்லை. மற்ற ஒவ்வொருவரையும் போன்று நானும் வெற்றி பெற விரும்பினேன். ஒரு புகழ்பெற்ற மருத்துவ அறிவியல் அறிஞராய் ஆக வேண்டும் என்று கனவு கண்டேன்; மனித இனத்திற்கு உதவும் வகையில் பயன்படும் ஏதாவது ஒன்றைக் கண்டுபிடிக்க வேண்டும் என்ற இலக்கை நோக்கிச் செயல்பட

வேண்டும் என்று கனவு கண்டேன். இந்தக் கண்டுபிடிப்பு என்னுடைய ஒரு தனிப்பட்ட வெற்றியாகத் திகழ வேண்டும் என்று விரும்பினேன். அனைவரையும் போன்றே நானும் என்னுடைய சூழலின் ஒரு குழந்தைதான்.

தனிப்பட்ட வகையில் புகழடைய வேண்டும் என்பது தொடர்பான லட்சியக் கனவுகள் சமுதாய தோழமை வாழ்வுக்காக, மாணவர்களை அவசியம் தயார்படுத்தாது என்பதை சே உணர்ந்தார். எனவே, சமுதாயத்தின் ஓர் அங்கமாக வாழ்ந்துகொண்டிருக்கும் போது, சில இளம் மருத்துவர்கள் தம்மை புரட்சிக்கு உட்படுத்திக்கொள்ளும் ஈடுபாட்டை மேற்கொள்ளவில்லை என்பதில் எந்தவித வியப்பும் இல்லை. அனுபவம்மிக்க மருத்துவர்களுடன் அந்த மாணவர்கள் கியூபாவைவிட்டு வெளியேறியபோது, அவர்களை மாற்றீடு செய்யும் மாணவர்களுக்கு அங்கிருந்த ஒரே மருத்துவப் பல்கலைக்கழகமான ஹவானா பல்கலைக்கழகம் மருத்துவக் கல்வியைப் பயிற்றுவிக்கத் தொடங்கியது. சேவின் நண்பரான அர்ஜன்டீனா நாட்டைச் சேர்ந்த ஆல்பெர்ட்டோ கிரனாடோ அவருடன் மோட்டார் சைக்கிளில் தென்அமெரிக்கா முழுவதும் சுற்றியவர்; தொழுநோய் பாதிக்கப் பட்டவர்களுக்கு உதவி செய்வதற்காக தன்னை அர்ப்பணித்துக் கொண்டவராவார். இவர் 1960ஆம் ஆண்டு கியூபாவுக்கு இடம்பெயர்ந்து, அங்கு ஏற்பட்ட புரட்சியை ஆதரித்தவர். 1962இல் அவரும் சில கியூப மருத்துவர்களும் அந்த நாட்டின் இரண்டாவது மருத்துவப் பல்கலைக்கழகத்தை சாண்டியாகோ டி கியூபா என்ற இடத்தில் தொடங்கினர். இந்த இடம் ஹவானாவிலிருந்து 500 மைல்கள் தள்ளி இருந்தது. முதலில் 63 மாணவர்களுடன் தொடங்கிய போதும் இது 45 ஆண்டுகளுக்குப் பிறகு நன்கு வளர்ந்து 18,333 மாணவர்களைக் கொண்டிருந்தது. இதில் ஐந்து துறைகள் இருந்தன; இவற்றில் இரண்டு மருத்துவத்திற்காகவும், செவிலியர், பல்மருத்துவம் நலவாழ்வு அறிவியல் ஆகிய ஒவ்வொன்றிற்கும் ஒரு துறையும் ஒதுக்கப்பட்டன. 2008ஆம் ஆண்டில் கியூபாவில் 25 மருத்துவப் புலங்கள் இருந்தன; 29,000 மருத்துவ மாணவர்கள் இருந்தனர்; பல்மருத்துவம், செவிலியர், மருத்துவத் தொழில்நுட்பம், மறுவாழ்வு மருத்துவம் போன்ற பல மருத்துவத் துறைகளிலும் சேர்ந்திருந்த 202,000 மாணவர்களில் இவர்கள் ஒரு சிறு பகுதியே.

எனினும், 1976இல்தான் கியூபா புரட்சிக்கு முன்பிருந்த தன்னுடைய மக்கள் மருத்துவர்கள் தகவை அடைய முடிந்தது.

1958இல் இருந்ததைவிட மருத்துவர்களின் விழுக்காடு அதிகமாக இல்லை. என்றாலும், கியூபாவின் மக்கள் நலவாழ்வு தரும் அமைப்பு குறிப்பிடத்தக்க வெற்றிகளைப் பெற்றது, இறப்பு விகிதம் குறைந்தது. இதற்குக் காரணம் மருத்துவர்களும் இதர மருத்துவப் பணியாளர்களும் தற்போது முற்றிலும் மாறுபட்ட முறையில் பணி செய்ய உந்தப்பட்டனர். புதிய தேசிய நலவாழ்வுச் சேவை இதுவரை சேவை பெறாத கியூபாவின் அனைத்து இடங்களையும் மருத்துவர்களுக்கு வழங்கியது; மேலும், பொதுமக்களிடையே உடல்நலப் பிரச்சினைகள் பற்றிய ஒரு பெரிய விழிப்புணர்வை உருவாக்கியது. இவற்றிற்கெல்லாம் காரணம் கியூபாவின் மூலை முடுக்கெல்லாம் அரசு விழிப்புணர்வுக் கல்வித் திட்டத்தை மேற்கொண்டதுதான்.

1960ஆம் ஆண்டுகளில் கிராமப்புற மருத்துவ சேவைத் திட்டத்தின் கீழ் முதல் அலை உறுப்பினர்களாக மலைப் பகுதிகளுக்குச் சென்ற மருத்துவர்களிடம் பல ஆண்டுகள் கழித்து, பேட்டி மேற்கொள்ளப்பட்டது. இந்த மருத்துவர்கள் அப்போது பெற்ற அனுபவங்களை மீள் கொணர்ந்தனர். ஒரு புதிய வகை மருத்துவத்தை நடைமுறைப்படுத்த அவர்கள் தயார் செய்யப்பட்டதுதான் ஒரு முக்கியமான செயல் என்று அவர்கள் கூறினர். பேட்டி கண்டவர்கள் அனைத்து மருத்துவர்களிடமும் ஒரு பொதுவான அனுபவ முன்னேற்றத்தைக் கண்டனர். முதலில் 'மருத்துவர்கள் மக்களின் குடிசைகளில் வாழ்ந்தார்கள். தினந்தோறும் அவர்களைக் காணவந்த நோயாளிகளின் மிகப்பெரிய எண்ணிக்கையை மனதில் கொள்ளும் போது நோயுற்றவர்களைப் பரிவுடன் கவனிப்பது மட்டுமே மருத்துவர்களின் முக்கியப் பணியாக இருந்தது.' எனினும், நாள்கள் செல்லச் செல்ல, 'மருத்துவர்கள் சமுதாயத்துடன் அதிகமாக ஒன்றிணைந்தனர்; இதன் காரணமாக அவர்களுடைய சமுதாய, கல்விசார் பங்கு தானாகவே வளர்ந்து வந்தது.'[4] இதைத் தொடர்ந்து சில ஆண்டுகளுக்குள் பெரும்பாலான மருத்துவர்கள் கியூபாவின் மருத்துவத் துறையில் தலைமை நிலையை அடைந்தனர்; ஏழைகளுடன் இருந்த போது அவர்களுக்கு ஏற்பட்ட தொடக்ககால அனுபவமும், அவர்களின் நோய்களுக்கான மூல காரணங்களையும் அறிந்துகொண்டனர்; இதனால் நோய்த் தடுப்பு மற்றும் முதல்நிலை மருத்துவ சேவையில் ஒரு பொதுவான வலியுறுத்தம் பெறுவதற்கான ஒரு விழுமிய அடிப்படை உருவாக்கப்பட்டது.

1970ஆம் ஆண்டுகளில் உள்ளூர்ப் பல்நோக்கு மருத்துவமனைகள் நிறுவப்பட்டன. ஒருங்கிணைந்த சமுதாய நலவாழ்வு பராமரிப்பைக்

கொடுக்கும் நிறுவனங்களாக இவை மாறின; மொத்த மக்கள் தொகைக்கும் திறமையாக முதல்நிலை மருத்துவப் பராமரிப்பு வழங்குவதை முக்கிய நோக்காக இவை கொண்டிருந்தன. மருத்துவர்கள், செவிலியர்கள், இதர மருத்துவத் தொழில்நுட்ப வல்லுநர்கள் வளமான, நோயற்ற சமுதாயங்களை உருவாக்கும் கடமையை அதிகமாக உணரும் வகையில், 1976ஆம் ஆண்டு அனைத்து மருத்துவக் கல்வியும் கல்வி அமைச்சகத்திலிருந்து நலவாழ்வு அமைச்சகத்திற்கு மாற்றப் பட்டன. மக்கள் நலவாழ்வுத்துறை உடனடி மாற்றங்களைப் பரிந்துரைத்தது:

> வழக்கமாக மருத்துவர்களுக்கு நமது மருத்துவமனைகளில் தான் ஏறத்தாழ முற்றிலுமாக கல்வி கற்பிக்கப்பட்டது. இதன் காரணமாக அவர்கள் நோய் குறித்த தொழில்நுட்ப வல்லுநர்களாக மட்டுமே மாற்றப்படும் போக்கைப் பெற்றிருந்தனர். மேலும், நலவாழ்வின் சமூக உளவியல் அல்லது பொது சுகாதார ரீதியான நோய்ப்பரவல் கூறுகளைப் பற்றிய போதுமான பயிற்சியை அவர்கள் பெறவில்லை. ...முதல்நிலை மருத்துவம் குறைந்த மதிப்பையே பெற்றது... பல ஆண்டுகளாகச் சிறப்பு மருத்துவத்தை நோக்கிய கூடுதல் விருப்பநிலை மருத்துவர்களிடம் காணப்பட்டது... இது மானுடம் பற்றிய கருத்துருவை 'முற்றிலுமாக சிதைத்தது.'[5]

பல்நோக்கு மருத்துவ முன்மாதிரியை முதல்நிலை உடல்நலப் பராமரிப்பின் முக்கியத் தளமாகச் செயல்பட வைக்க மருத்துவக் கல்வி மட்டுமின்றி உடல்நலப் பராமரிப்புத் தத்துவத்தையும் பற்றிய கருத்துருவை வருங்காலத்தில் மாற்றவேண்டியது மிகவும் அவசியம். தாங்கள் உருவாக்கிய முன்னேற்றங்களின் வரலாற்றைப் பற்றி குறிப்பிடும் போது, கியூபாவின் மருத்துவர்கள் 1978இன் அல்மா-அட்டா பிரகடனத்தில் சுட்டப்பட்ட வழிமுறைகளைத்தான் ஏறத்தாழ எப்போதுமே குறிப்பிடுகின்றனர். சோவியத் யூனியனின் அந்த நகரத்தில் (தற்போதைய கஸக்ஸ்தான்) 1978ஆம் ஆண்டு நடந்த முதல்நிலை உடல்நலப் பராமரிப்பு பற்றிய பன்னாட்டுக் கருத்தரங்கத்தில் இந்த வழிமுறைகள் உருவாக்கப்பட்டன. இந்தக் கருத்தரங்கத்தின் முடிவுகள் உலக சுகாதார நிறுவனத்தாலும், உலக நாடுகளின் குழந்தைகள் நிதி அமைப்பாலும் (யூனிசெஃப்) அறிக்கையாக வெளியிடப்பட்டன. உலகின் அனைத்து நாடுகளிலும், குறிப்பாக வளரும் நாடுகளில், பொது சுகாதாரத் திட்டங்களை உருவாக்குவதற்கான ஒரு பன்னாட்டு வழிகாட்டு அறிக்கையாக இது திகழ்ந்தது. இந்த அறிக்கை முதன்மை உடல்நலப் பராமரிப்பை

முதன்மையாகக் கொண்ட புதிய உடல்நலப் பராமரிப்பு அமைப்பை வலியுறுத்தியது. இதன்படி குடும்ப மருத்துவர்களுக்குப் பொது சுகாதார முன்வைப்புகளையும் நோய்த்தடுப்புக் கல்வியையும் கொண்ட ஒருங்கிணைந்த மருத்துவமுறைகளில் மருத்துவம் பார்க்க பயிற்சி அளிக்க வேண்டுமென வற்புறுத்தப்பட்டது.[5] இந்தக் கருத்தரங்கம் முடிந்தவுடனே மருத்துவர் களிடமும் மருத்துவத்துறைகளிலும் இந்தக் கருத்து பற்றிய அதிக நாட்டம் உலகின் பல பகுதிகளில் ஏற்பட்டது. இவற்றில் வளர்ந்த நாடுகளான அமெரிக்காவும் கனடாவும் அடங்கும். ஏனெனில், இந்த நாடுகளில் மருத்துவ வல்லுநர் பற்றாக்குறை அதிக அளவுள்ள பல கிராமப் புறங்களும் ஏழ்மையான நகரப் பகுதிகளும் இருந்தன.

எனினும், மருத்துவக் கல்வியை மீளுருவாக்கம் செய்வதற்கு இருபது ஆண்டுகள் பிடித்தன. உலகின் பெரும்பான்மையான பகுதிகளில் சிதைந்துகொண்டிருந்த முதல் நிலை உடல்நலப் பராமரிப்புக்கு முன்னுரிமை கொடுக்கப்பட்டது. இந்தச் செயல்பாடு முதலாளித்துவ அமைப்புகளில் 'உடல்நலப் பராமரிப்புச் சந்தைகள்' பெற வேண்டிய லாபங்களால் உந்தப்பட்டது. பொது சுகாதார சேவைகளில் முதலீடு செய்வதைப் பற்றிப் புதிய-சுதந்திர செயல் திட்டங்களால் சிதைக்கப்பட்ட, வளரும் பொருளாதாரங்களாலும் இது உந்தப்பட்டது. 1973 முதல் 1988 வரை உலக சுகாதார நிறுவனத்தின் இயக்குநராக இருந்த டென்மார்க்கைச் சேர்ந்த மருத்துவர் ஹாஃப்டன் மாலர் 2008ஆம் ஆண்டில் அல்மா-அட்டா பிரகடனத்தின் முக்கியத்துவம் பற்றிப் பின்வருமாறு கூறினார்: 'பெரும்பாலோருக்கு இந்தப் பிரகடனம் ஓர் உண்மையான சிந்தனைப் புரட்சி. அனைவருக்கும் உடல்நலம் என்பது ஒரு விழுமியக் கருத்தாகும். இதன் முக்கியக் கூறு முதல்நிலை உடல்நலப் பராமரிப்பாகும். இந்த இரண்டுமே ஒன்றோடொன்று நெருங்கிய தொடர்புடையன.' பொது சுகாதாரம், முதல்நிலை உடல்நலப் பராமரிப்பு ஆகிய இரண்டையும் வலியுறுத்துவதில் உள்ள உலகளாவிய பொதுக் கருத்து பெறப் பட்டுள்ளதற்குக் காரணமாக அவர் சுட்டுவது பின்வருமாறு: '1970ஆம் ஆண்டுகள் சமூகநீதிக்கான பத்தாண்டு. இதன் காரணமாகத்தான் 1978இன் அல்மா-அட்டா பிரகடனத்திற்குப் பிறகு அனைத்துமே பெறக்கூடிய ஒன்றாக மாறின.' இதே போன்று, சமூக சமத்துவத்தை அடிப்படையாகக்கொண்ட ஒருங்கிணைந்த உடல்நலப் பராமரிப்பு பற்றிய கருத்து, அடுத்த பத்தாண்டுகளுக்குள் உலகின் பெரும்பாலான பகுதிகளில் விரைவாகக் கைவிடப்பட்டது. இதற்குக் காரணம்,

'அனைத்து வகை தனியார் மயமாக்கங்களையும் கொண்ட ஸ்ட்ரக்சுரல் அட்ஜஸ்ட்மென்ட் புரோகிராம் (அமைப்புத் தகவமைவுத் திட்டம்) பன்னாட்டு நிதியத்தால் (ஐஎம்எஃப்) ஆதரிக்கப்பட்டதுதான். இதன் விளைவாக அல்மா-அட்டாவில் எடுக்கப்பட்ட ஒருமித்த கருத்து பற்றி ஒரு சந்தேகமும் நம்பிக்கையின்மையும் தூண்டப்பட்டன. முதல்நிலை உடல்நலப் பராமரிப்பு உத்தியைப் பற்றிய ஒரு ஈடுபாட்டை வலுவற்றதாக்கியது. உலக சுகாதார அமைப்பு தொடர்ந்து போராடிய போதும் உலக வங்கியிலிருந்தும் பன்னாட்டு நிதியத்திலிருந்தும் இதற்கு ஆதரவு கிட்டவில்லை.' [6]

எனினும், கியூபா அல்மா-அட்டா பிரகடனத்தின் தொலை நோக்குப் பார்வையைத் தீவிரமாகப் பற்றிக்கொண்டது; ஒவ்வொரு பத்தாண்டும் அது புதிய செயல்திட்டங்களைத் தன்னுடைய உடல்நலப் பராமரிப்பு அமைப்பில் சேர்த்துவந்தது. இதன் மூலம் அதன் தொலை நோக்குப் பார்வையை ஓர் உண்மையாக மாற்றியது. 1980ஆம் ஆண்டுகளில் அரசின் மக்கள் நலவாழ்வு அமைச்சகம் அதிகத் தகுதிபெற்ற முதல்நிலை உடல்நல வல்லுநர்களுக்கான பயிற்சியைக் கொடுக்க முடிந்தது. ஏனெனில், நாட்டின் ஒவ்வொரு பகுதியிலும் மருத்துவப் புலங்களும் துறைகளும் உருவாக்கப்பட்டன. 2000ஆம் ஆண்டுக்குள் கியூபாவில் 75,000 மருத்துவர்கள் இருப்பார்கள் என்று 1984இல் ஃபிடெல் காஸ்ட்ரோ அறிவித்தார். இதன்மூலம் உருவாக்கப் படும் 10,000 கூடுதல் மருத்துவர்கள் எந்தவொரு நேரத்திலும் வெளிநாட்டில் தம்முடைய சேவையை மேற்கொள்ள முடியும். 1986இல் இந்த இலக்கு அரசு எண்ணை 65,000 மருத்துவர்களாக, துல்லியமாக மாற்றியது. அந்த நூற்றாண்டுக்குள் இந்தத் திருத்தப்பட்ட எண் இலக்கை கியூபா தாண்டிவிட்டது. அப்போது இந்த எண் 66,000ஆக உயர்ந்தது; இது மிகவும் வியக்கத்தக்க மாற்றம். அதாவது, 1976இல் ஒவ்வொரு 1,000 மக்களுக்கும் ஒரு மருத்துவர் என்ற எண்ணிக்கை யிலிருந்து 24 ஆண்டுகளுக்குப் பிறகு ஒவ்வொரு 167 மக்களுக்கும் ஒரு மருத்துவர் என்ற எண்ணிக்கையாக மாறியது.

1984ஆம் ஆண்டு கியூபாவின் மக்கள்தொகையில் 94 விழுக்காடுக்கும் மேலானவர்களுக்கு மருத்துவச் சேவையைக் கொடுக்க முடிந்தது. ஒவ்வொரு மருத்துவக் குழுவும் 120 முதல் 150 குடும்பங்களைக் (ஏறத்தாழ 700 முதல் 800 மக்களை) கொண்ட ஒரு சிறிய நகரப் பகுதியிலோ ஒரு கிராமப் பகுதியிலோ தன்னுடைய சேவையை மேற்கொள்ள முடிந்தது. மருத்துவரும் செவிலியும் பொதுவாக

தாம் சேவை செய்யும் பகுதியிலேயே வாழ வேண்டும் என்று எதிர்பார்க்கப்பட்டனர். இதனால் அவர்கள் ஒவ்வொரு குடும்பத்திற்கும் தேவைப்பட்ட நேரங்களில் சென்று சேவையாற்ற முடிந்தது. இது நோய்த்தடுப்பு மருத்துவத்தின் முக்கியமான செயல்பாடாகத் திகழ்ந்தது. ஏனெனில், ஒவ்வொரு குழுவும் தான் இருக்கும் பகுதிகளில் காணப்படும் முக்கியமான மருத்துவப் பிரச்சினைகளைப் பற்றி அறிந்துகொள்ள முடிந்தது. ஒவ்வொருவரையும் பற்றிய மிகவும் முக்கியமான புள்ளிவிவரங்களைப் பெறுவதன் மூலம், தேவையான நோய்த்தடுப்பு உதவிகளையும், உடல்நலக் கல்வியையும் உணரவைத்தனர். இதன் காரணமாக மருத்துவமனைகளில் சேருபவர்களின் எண்ணிக்கை கணிசமாகக் குறைந்தது. மருத்துவர்/ செவிலியர் குழுக்கள் பல்நோக்கு மருத்துவமனைகளில் உள்ள நோயறிதல் மையங்களுக்குச் சிறப்பு மருத்துவ வல்லுநர்களின் பரிசோதனைகளுக்காக நோயாளிகளை அனுப்ப முடிந்தது. தேவைப்பட்டால், அவர்கள் நோயாளிகளைப் பெரிய மருத்துவமனைகளுக்கு மருத்துவ சிகிச்சைக்கோ அறுவை சிகிச்சைக்கோ அனுப்ப முடிந்தது. ஒவ்வொரு பல்நோக்கு மருத்துவமனையும் மருத்துவர்/செவிலியர் குழுக்களின் ஒரு தொகுதிக்கு உதவும் வகையில் தகுந்த இடங்களில் அமைக்கப்பட்டிருந்தன. அவை ஒவ்வொன்றும் 20,000 முதல் 40,000 மக்களுக்கு சேவையாற்ற முடிந்தது.

1990ஆம் ஆண்டுகளின் தொடக்கக் கட்டத்தில் அமெரிக்காவிலிருந்து வந்த குடும்ப மருத்துவ வல்லுநர் குழு ஒன்று கியூபாவின் முதல்நிலை உடல்நலப் பராமரிப்பை ஆய்வு செய்தது; அது கியூபாவின் மருத்துவர்களும் செவிலியர்களும் கொடுத்த மருத்துவ கவனிப்பின் மிகவும் வியக்கத்தக்க பூரணத் தன்மையை வலியுறுத்தியது. ஒவ்வொரு கியூப மருத்துவக் குழுவும் தனக்கு ஒதுக்கப்பட்ட பகுதியின் ஒவ்வொரு குடிமகனையும் அறிந்திருந்தது. அந்த அமெரிக்கக் குழு பின்வருமாறு எழுதியது: 'ஒவ்வொரு குடும்ப மருத்துவரும் தனக்கு ஒதுக்கப்பட்ட இடத்தின் ஒவ்வொரு நோயாளியையும் ஒவ்வொரு ஆண்டும் இரண்டு தடவைகளாவது கட்டாயம் சோதிக்க வேண்டும். மருத்துவர் ஒவ்வொருவரும் தனக்கு ஒதுக்கப்பட்ட பகுதியின் நோய்த்தடுப்பு சேவைகள் பற்றியும், அங்கு நோயாளிகளுக்கு உள்ள சூழல் பற்றியும் குறிப்புப் புத்தகங்களை வைத்திருக்க வேண்டியிருந்தது.' அமெரிக்க மருத்துவ நுகர்வோரை, நம்ப முடியாத வகையில், திகைக்க வைக்கும் விஷயங்களை அந்த அமெரிக்க அறிக்கை இவ்வாறு விவரித்தது: 'குடும்ப மருத்துவர் நோயாளிகளை

உயர் சிகிச்சைக்காக அனுப்பப்படும் மருத்துவமனைக்குத் தானே செல்வார்; அங்கு அவர் சிறப்பு மருத்துவர்களைச் சந்திப்பார்; சிறப்பு மருத்துவர் நோயாளியைத் தன்னுடைய சொந்த பொறுப்பில் மருத்துவத்திற்காக உள்நோயாளிப் பிரிவில் ஏற்றுக்கொள்ளச் செய்வார்; மருத்துவமனையிலிருந்து நோயாளி சிகிச்சை முடிந்து வெளியேறிய பிறகும் தொடர்ச்சியாகக் கொடுக்க வேண்டிய மருத்துவச் செயல்பாடுகளை ஒருங்கிணைப்பார். நோயாளியுடன் அடிக்கடி தொடர்புகொண்டு நீண்டகால நோயாளி-மருத்துவர் தொடர்பை மேம்படுத்துவார்.'[7]

குடும்ப மருத்துவர்-செவிலியர் திட்டம் விரிவடைந்தவுடன், பொது மருத்துவப் பாடத்திட்டம் மாற்றப்பட்டது. அதில் குடும்ப மருத்துவர் முன்மாதிரி பொருத்தப்பட்டது. 1990ஆம் ஆண்டுகளில் ஏறத்தாழ அனைத்து மருத்துவ மாணவர்களும் முதலில் குடும்ப மருத்துவத்தில் பயிற்சி மேற்கொள்ள வேண்டும் என்று முடிவு செய்யப் பட்டது. மாணவர்கள் இதர சிறப்பு மருத்துவத்துறைகளில் நுழைவதற்கு முன்பு அவர்கள் மூன்று ஆண்டுகள் வதிவிட (வசிப்பிட) மருத்துவர் களாகச் செயல்பட வேண்டும் என்றும் முடிவு செய்யப்பட்டது.

கியூபாவில் குடும்ப/சமுதாய உடல்நலப் பராமரிப்புக்கு முன்னுரிமை கொடுப்பது நிச்சயப்படுத்தப்பட்டது; தவிர, முதல் நிலையிலே தகுதி வலியுறுத்தப்பட்டது. உடல்நலப் பராமரிப்புச் சேவை பற்றாக்குறை அதிகமுள்ள நாடுகளுக்குப் பயன்பட்டது. அங்கு வருங்கால மருத்துவப் பராமரிப்புத் திட்டங்களில் பணிபுரியவுள்ள கியூபாவின் தன்னார்வத் தொண்டர்களுக்கு அதிக நெகிழ்வைக் கொடுத்தது. அனைத்து மருத்துவர்களும் ஒரு தொடர்ச்சியான, ஒருங்கிணைந்த, குடும்ப மருத்துவ சேவையைக் கொடுக்க வல்லவர் களாக இருந்தனர். எனினும், இதர சிறப்பு மருத்துவப் பட்டங்களை முடித்தவர்கள் (இவர்களில் பலர் உள்ளனர்) தேவைப்படும்போது பிற வகை மருத்துவங்களையும் கொடுக்க முடிந்தது.

மருத்துவர் இலியானா டெல் ரொசாரியோ மேரேல்ஸ் சுவாரெஜ், மருத்துவர் ஜோஸ். ஏ. பெர்னாண்டெஸ் சிகாசாஸ், மருத்துவர் ஃபிரான்சிஸ்கோ டுரான் கார்சியா போன்றோர் அதே நேரத்தில் உருவாக்கப்பட்ட மருத்துவக் கல்விக்கான மாற்றமடையும் கருத்துருக்கள் பற்றி சுட்டிக் காட்டியுள்ளனர். அனைத்து மருத்துவர் களையும் முதல்நிலை உடல்நலப் பராமரிப்பில் தகுதியுடையவர்களாக மாற்றுவதில் பின்வரும் முக்கியக் கூறுகள் வலியுறுத்தப்பட்டன:

(1) அன்றாட வாழ்க்கைச் செயல்பாடுகளுடன் ஒருங்கிணைந்த ஒரு சமூக உயிரியல் அறிவியலாக மருத்துவம் கருதப்படுதல்; (2) பிரச்சினை சார்ந்த, இடைவினையாற்றக்கூடிய கற்றல்முறைகளும் அறிதிறன் சுதந்திரத்தை அதிகரிக்கப் பயன்படுத்தப்படுதல்; (3) தொற்றுநோயியல், பொது சுகாதார அறிவியல் ஆகியன அதிக அளவில் வலியுறுத்தப்படுதல்; (4) பயிற்சியின் தொடக்க நிலையிலே மருத்துவம்சார், மருத்துவ மையம்சார் மருத்துவத் திறன்களை அறிமுகப்படுத்துதல்; (5) பேராசிரியர்கள் தம்முடைய கற்பித்தல் முறைகளைத் தொடர்ந்து மேம்படுத்திக்கொள்ளவும் மாணவர்களை சேவைக் கல்வியில் பங்கேற்கவும் பணிக்கப்படுதல்; (6) அனைத்து மருத்துவப் புலங்களும் ஓர் ஒருங்கிணைந்த பொது மருத்துவத் துறையைப் பெற்றிருக்க வலியுறுத்தப்படுதல்; (7) மாணவர்கள் தம்முடைய எழுத்துத் தேர்வுகளை மேற்கொள்வதற்கு முன்பு செய்முறைத் தேர்வுகளில் வெற்றி பெற்றிருக்க வேண்டும்; இந்த செய்முறைத் தேர்வுகள் குடும்ப மருத்துவத்திற்குத் தேவைப்படும் திறன்களிலும் செயல்முறைகளிலும் மாணவர்கள் தகுதி பெற்றவர்களா என்பதைச் சோதித்தறிய வேண்டும்.

சிறப்புக் காலகட்டத்தில் உடல்நலப் பராமரிப்பு

1975 முதல் 1989 வரை கியூபாவின் பொருளாதாரம் ஆண்டிற்கு ஏறத்தாழ நான்கு விழுக்காடு அளவில் வளர்ச்சியுற்றது. இதன் காரணமாக அந்த நாட்டிற்கு மருத்துவர், செவிலியர் குழுக்கள் கொண்ட முதல்நிலை உடல்நலப் பராமரிப்பு அமைப்பைத் தொடர்ந்து விரிவாக்க வேண்டிய சூழல் பொருத்தமானதாகத் தோன்றியது. அதே நேரத்தில் ஒருங்கிணைந்த பொது மருத்துவத்தில் புதிய மருத்துவப் பயிற்சித் திட்டம் என்பதை நடைமுறைப்படுத்துவதற்கும் சூழல் பொருத்தமானதாகத் தோன்றியது. எதிர்பாராதவிதமாக, 1989ஆம் ஆண்டுதான் அரசியல் பொருளாதாரத்தில் பெரிய மாற்றங்கள் ஏற்பட்ட ஆண்டாக இருந்தது. இந்த மாற்றம் ஒரு 'சிறப்புக் காலகட்டத்தை' கியூபா எதிர்கொள்ள வலியுறுத்தியது. அந்த நாட்டின் உடல்நலப் பராமரிப்பு அமைப்பு நிலைத்து நிற்பதை மட்டுமின்றி, புரட்சியையே பயமுறுத்தும் இந்தப் பத்தாண்டு காலம் மிகவும் கடினமான காலகட்டம்.

கியூபாவின் வணிகக் கூட்டாளிகளான சோவியத் யூனியனிலும் கிழக்கு ஐரோப்பாவிலும் 1990ஆம் ஆண்டுகளின் தொடக்கத்தில்

சிதைவு ஏற்பட்டது. இதனால் கியூபா தன்னுடைய ஏற்றுமதியில் 76 விழுக்காட்டு சரிவைப் பெற்றது. மேலும், நான்கு ஆண்டுகளுக்குள் (1989 முதல் 1993 வரை) அந்த நாட்டின் மொத்த உள்நாட்டு உற்பத்தி அளவில் (ஜிடிபீ) 35 விழுக்காட்டளவு குறைந்தது. எரிபொருள் பற்றாக்குறை போன்ற இந்த மாற்றங்களுக்கு மக்கள் தம்முடைய வாழ்க்கை முறையில் மிகப் பெரிய மாற்றங்களை மேற்கொள்ள வேண்டியிருந்தது. எரிபொருள் பற்றாக்குறையின் காரணமாக கியூப மக்கள் பலர் கார்கள், பேருந்துகளுக்குப் பதிலாக மோட்டார் சைக்கிள் களிலும், குதிரைவண்டிகளிலும் பயணிக்க வேண்டியிருந்தது. டிராக்டர்களுக்குப் பதிலாக எருதுகளைப் பயன்படுத்தி தம்முடைய நிலங்களை உழ வேண்டியிருந்தது. 1993, 1994ஆம் ஆண்டுகளில் மிகவும் மோசமான உணவுப் பற்றாக்குறை ஏற்பட்டது. இதனால் சராசரி கலோரி உள்ளேற்றம் குறைந்தது, குறிப்பாக வயதுவந்தவர் களிடம் குறைந்தளவு 25 விழுக்காடு இது குறைந்தது. மிகக் கடுமையான உணவுப் பங்கீடு மட்டுமே குழந்தை பெற்ற தாய்களுக்கும் உடல் நலம் குன்றியவர்களுக்கும் அவர்களுக்குப் பரிந்துரைக்கப்பட்ட உணவைப் பெற வழி செய்தது. சிறிய குழந்தைகளுக்கு அவற்றின் தினசரி பால் பங்கீட்டையும் 100 விழுக்காட்டுத் தேவையான கலோரிகளையும் கொடுக்க முடிந்தது.

அமெரிக்க காங்கிரஸ் கியூபாவின் பொருளாதார நிலையை மேலும் மோசமாக்க முடிவு செய்தது. இதற்காக அது 1992இல் டொரி செல்லி சட்டம் என்பதைப் புகுத்தியது. இது கியூப ஜனநாயக சட்ட முன்வரைவு என்ற மானக்கேடான பெயரையும் பெற்றது. கியூபச் சமுதாயத்தை மொத்தமாகச் சிதைப்பதை வேகப்படுத்தும் எண்ணத்துடன் இந்தச் சட்ட முன்வரைவு செயல்பட்டது. இதர நாடுகளிலுள்ள தம்முடைய துணை நிறுவனங்கள் கியூபாவுடன் வணிகம் செய்வதை நிறுத்துமாறு அமெரிக்கப் பெருநிறுவனங்களுக்கு இந்த முன்வரைவு கட்டளையிட்டது. கியூபாவுடன் வணிகம் மேற்கொண்டிருந்த இதர வெளிநாட்டு நிறுவனங்கள் அவற்றின் வணிக உறவை முறித்துக்கொள்ளவும் ஆணையிட்டது. உணவு, மருந்துகள், மருத்துவப் பொருள்கள் போன்றவை அமெரிக்கத் துணை நிறுவனங்களோடு 1992இல் கியூபா கொண்டிருந்த வணிகத்தில் 90 விழுக்காட்டைப் பெற்றிருந்தன. இதன் காரணமாக டொரி செல்லி சட்டம் கியூபாவின் நோயாளிகளை ஏற்கனவே பாதித்துக் கொண்டிருந்த மருத்துவப் பொருள்களின் பற்றாக்குறையை மேலும் அதிகமாக்கியது. இந்தச் சிறப்பு காலகட்டம் 1993,

1994ஆம் ஆண்டுகளில் மேலும் கடினமாகியபோது, வழக்கமாகப் பயன்படுத்தப்படும் 1,200 மருந்துகளில் ஏறத்தாழ பாதி மருந்துகள் உள்ளூர் மருந்துக் கடைகளில் கிடைக்கவில்லை. இது மனித பாதிப்புகளை மேலும் அதிகமாக்கியது. எடுத்துக்காட்டாக, தேவையான மருந்து கிடைக்காமல் பல நூறாயிரம் ஆஸ்துமா நோயாளிகள் பாதிக்கப்பட்டனர். 1993இல் ஊட்டச்சத்துக்குறை மிகவும் மோசமாக மாறியதால் 50,000க்கும் மேற்பட்ட கியூப மக்கள் மிகப் பரவலான, கண்களைப் பாதிக்கும் மிகவும் மோசமான, கண்பார்வை சார்ந்த கோளாறுகளால் பாதிக்கப்பட்டனர். இது வைட்டமின் பி-காம்ப்ளெக்ஸ் குறைபாட்டால் தோன்றியதாக இருக்கலாம்.[9] பொதுவாக, நோயுயிரெதிர் பொருள்கள், மருத்துவக் கருவிகள், சமகாலத்திய பாட புத்தகங்கள், அடிப்படை மருத்துவம் தொடர்பான பொருள்கள் போன்றவற்றில் பற்றாக்குறை ஏற்பட்டது. எடுத்துக்காட்டாக, எக்ஸ்-ரே பிலிம் பற்றாக்குறை ஏற்பட்டது. இதனால் எக்ஸ்-ரே எடுப்பதிலும் எக்ஸ்-ரே இயந்திரங்களுக்கான பகுதிப் பொருள்கள் கிடைக்காததாலும் 75 விழுக்காடுவரை விலை உயர்வு ஏற்பட்டன.

ஒருங்கிணைந்த பொதுமருத்துவ மாணவர்களின் பெருகிவரும் எண்ணிக்கைக்கு ஏற்ப பாடப் புத்தகங்களை அச்சிடுவதற்குக்கூட தேவையான பணத்தை அரசால் செலவிட முடியவில்லை. எனினும், சிக்கல் நிறைந்த சூழலில்கூட, கியூபா அரசு தொடர்ந்து பொது மக்களின் உடல்நலப் பராமரிப்புக்கான மூலப்பொருள்களைத் தொடர்ந்து வழங்கியது; குடும்ப மருத்துவர்களின் எண்ணிக்கையை அதிகரிக்கும் திட்டத்தைத் தொடர்ந்து செயல்படுத்தியது. 1990ஆம் ஆண்டுகளில் 1970ஆம் ஆண்டுகளைவிட நான்கு மடங்கு அதிக மருத்துவர்களைக் கியூபா உருவாக்கியது; 1985இல் 10,000 குடும்ப மருத்துவர்கள் நாட்டில் பணியாற்றினர். ஆனால் 2000ஆம் ஆண்டில் இந்த எண்ணிக்கை 31,000-மாக உயர்ந்தது. இதே எண்ணிக்கையிலான செவிலியர்களுடன் ஒன்றுசேர்ந்து இவர்கள் பணியாற்றினர். சிறப்புக் காலகட்டத்தின்போது கியூபா 'மனிதப் பேரிடரை' தவிர்த்தது என்று வெளிநாட்டு மருத்துவ வல்லுநர்கள் கருத்து தெரிவித்தனர். இதற்குக் காரணம் அண்டைப் பகுதியில் ஒருங்கிணைந்த மருத்துவப் பராமரிப்பை அடிப்படை உடல்நலப் பராமரிப்புக் குழுக்களின் புதிய அமைப்புகளின் விரைவான பெருக்கத்தால் கொடுக்க முடிந்தது என்றும் அவர்கள் கருதினர். 1990ஆம் ஆண்டுகளின் மையத்தில் இரண்டு ஆண்டுகளுக்குப் புள்ளிவிவரச் சுட்டிகளில் ஒரு குறுகிய

கால இறக்கம் ஏற்பட்டது. எனினும், இறப்பு விகிதங்கள் அந்தப் பத்து ஆண்டுகள் முழுவதும் குறைந்தன. 1980ஆம் ஆண்டுகளில் இருந்த எண்ணிக்கையை ஒப்பிடும் போது ஓர் ஒட்டுமொத்த முன்னேற்றம் காணப்பட்டது.

விரிவுபடுத்தப்பட்ட முதல்நிலை உடல்நலப் பராமரிப்பைத் தவிர, இதர முன்னேற்றங்களும் கியூபாவில் சிறப்புக் கால கட்டத்தின் போது 'நல்ல உடல்நலம்' பற்றிய கருத்துருவை மாற்றத் தொடங்கின. மருத்துவமனைகள் புதிய தாய்களை அங்கு அதிக காலம் தங்குமாறு ஊக்குவித்தன. இதன் மூலம் அவர்கள் மேலும் நல்ல ஊட்டச்சத்தைப் பெறலாம் என்பது மட்டுமின்றி அவர்கள் தாய்ப்பால் கொடுப்பதும் ஊக்குவிக்கப்பட்டது. 1990இல், மருத்துவ மனையிலிருந்து வெளியேறும்போது 63 விழுக்காடாக இருந்த தாய்ப்பால் கொடுக்கும் நிலைமை 1994இல் 97 விழுக்காடாக உயர்ந்தது. பெரும்பாலான மக்களுக்கு சராசரி ஊட்டச்சத்துள்ள இறைச்சி பற்றாக்குறையால், புரதச்சத்தில் குறைவாக இருந்தாலும், இதில் ஒரு நலமிக்க சமநிலை இருந்தது: மக்கள் குறைந்த அளவு கொழுப்பையே உட்கொண்டனர். எரிபொருள், வேதிய உரங்களின் பற்றாக்குறையால் உணவு உற்பத்தி அதிகமாக உள்ளூரளவில் மேற்கொள்ளப்பட்டது. இதனால் சிறிய அளவு நகரக் கூட்டுறவு அமைப்புகள் கரிம (ஆர்கானிக்) உணவை உருவாக்கத் தொடங்கின. அத்துடன் பழங்கள், காய்கறிகள் கொண்ட அதிக உடல்நல உணவுத் தொகுப்புகளைக் கியூபா மக்கள் நுகரத் தொடங்கினர். ஹவானா போன்ற பல பகுதிகளில் கரிம (ஆர்கானிக்) சமுதாயத் தோட்டங்களின் வளர்ச்சி, சிறப்புக் காலகட்டத்திற்குப் பிறகு விரைவாகத் தூண்டப் பட்டது. இவைதான் நகரங்களில் தற்போது நுகரப்படும் பெரும்பாலான பொருள்களை உருவாக்குகின்றன.

மாற்று மருத்துவம், நாட்டுப்புற சிகிச்சை முறைகளில் (மூலிகை மருந்துகளின் பயன்பாட்டையும் சேர்த்து) புதிதாகத் தோன்றிய ஆர்வம் சிறப்புக் காலகட்டத்தில் மேலும் முடுக்கப்பட்டன. ஆங்கில மருந்துகளின் பற்றாக்குறையால் அவற்றிற்கான மாற்றுகளைக் கண்டுபிடிப்பதில் ஏற்பட்ட ஆர்வம்தான் இதற்குக் காரணம். 1990ஆம் ஆண்டுகளின் பின்பகுதிகளில் அரசின் பொது சுகாதாரத்துறை மருத்துவத் தாவரங்களின் பயன்பாட்டின் அடிப்படையில், அறிவியல் அறிஞர்களின் குழு ஒன்று அமைக்கப்பட்டது. இந்தச் சூழலால் உருவாக்கப்பட்ட, 'பசுமை மருத்துவம்' தொடர்பான

வழிமுறைகளைப் பொது சுகாதாரத்துறை விநியோகம் செய்தது. பெரும்பாலான மருத்துவமனைகளும், சிறிய சிகிச்சை நிலையங்களும் பரிந்துரைக்கப்பட்ட மூலிகைச் சிகிச்சைகள் பற்றிய பட்டியல்களை வெளியிட்டன. குடல் பிரச்சினைகள் முதல் தசைவலி வரை அனைத்து உடல் கோளாறுகளுக்கும் சிகிச்சை முறைகள் இந்தப் பட்டியல்களில் இடம்பெற்றன. மாற்று மருத்துவத்திற்கான வளர்ந்துவரும் இந்த மரியாதை கியூபாவின் வரலாற்றில் ஒரு நீங்கா விளைவை ஏற்படுத்தியது. கியூபாவின் அனைத்து மருத்துவப் புலங்களிலும் பாடத் திட்டத்தின் ஒரு கட்டாயப் பகுதியாக மாற்று மருத்துவமுறைகள் சேர்க்கப்பட்டன. இதைத் தவிர இதர பண்பாடுகளிலிருந்து அக்யூபங்சர் போன்ற மருத்துவமுறைகளும் பாடத் திட்டத்தில் இடம்பெற்றன.

2000ஆம் ஆண்டில் சிறப்புக் காலகட்டத்தின் பிடியிலிருந்து கியூபா மெதுவாக மீண்டெழுந்தது. அப்போது அதன் உடல்நலப் பராமரிப்பு அமைப்பு தேய்ந்து களைப்படைந்திருந்தாலும் நிலைத்துக் காணப்பட்டது. ஐக்கிய நாடுகள் வளர்ச்சித் திட்டம் (யுஎன்டிபீ) மனித வளர்ச்சி மேம்பாட்டையும் சமநிலையையும் பற்றிய ஓர் ஆய்வறிக்கையை வெளியிட்டது. அதில் பின்வருமாறு குறிப்பிடப்பட்டிருந்தது: ‘அமெரிக்கப் பெருங்கண்டத்தில் உள்ள 25 நாடுகளில் உள்ள உடல்நலத்தையும் ஒப்பிட்டு, சமநிலையை அளவிடுவது பற்றிய ஓர் ஆய்வு எடுத்துக்காட்டுவது, லத்தீன் அமெரிக்காவிலும் கரிபிய நாடுகளிலும் கியூபாதான் சிறந்த உடல்நலப் பராமரிப்புச் சூழலை அடைந்திருக்கிறது. மருத்துவத்துறையில் முதலீடு செய்யப்பட்ட உள்ளூர் வளங்கள் மூலம்—அவை மிகவும் அரிதானவையாக இருந்தபோதும், அந்த நாடுதான் மிகவும் சிறந்த தாக்கத்தை ஏற்படுத்தியுள்ளது.’ [10]

மருத்துவர் கிளாரிவெல் பிரெஸ்னோ லாப்ரடார், மருத்துவர் ஃபெலிக்ஸ் சான்சோ சோபராட் என்ற இரண்டு கியூப மருத்துவப் பேராசிரியர்கள் 2004இல் குடும்ப மருத்துவத் திட்டத்தின் வளர்ச்சி பற்றி எழுதினர். இதில் அவர்கள் அந்தத் திட்டத்தின் ஒட்டுமொத்த நல்ல தாக்கங்கள் பற்றிப் புகழ்ந்துள்ளனர். மேலும், சிறப்புக் கால கட்டத்தின் போது உடல்நலப் பராமரிப்பு அமைப்பைக் காப்பாற்ற எடுக்கப்பட்ட அரசு நடவடிக்கைகள் பற்றியும் புகழ்ந்துள்ளனர். எனினும், பல உடல்நலப் பராமரிப்பு மருத்துவ வல்லுநர்கள் இதனால் அனுபவித்த இன்னல்களையும் சுட்டிக் காட்டியுள்ளனர்.

ஏற்பட்ட நீங்கா விளைவுகளில் ஒன்று மனஅழுத்தம். ஏனெனில், 'தாங்கள் சேவையாற்றும் சமுதாயங்களில் வாழும் குடும்ப மருத்துவர்களும் செவிலியர்களும் தங்களுடைய நோயாளிகளின் மேல் பொருளாதாரச் சிக்கல்கள் ஏற்படுத்தும் கடினமான விளைவுகளை நாள்தோறும் கண்டனர். அவர்களின் இன்னல்களையும் அவர்களுடைய உடல்நலத்தில் ஏற்பட்ட பாதிப்புகளையும் பகிர்ந்து கொண்டனர்.' புதிய நூற்றாண்டில் கியூபாவின் பொருளாதாரம் தொடர்ந்து மேம்பட்டபோது, கியூப அரசும் நலவாழ்வுத்துறை அமைச்சகமும் 'புரட்சிக்குள் ஒரு புரட்சி' என்ற ஒரு புதிய முயற்சியைத் தொடங்க முடிவு செய்தன. இதன் விரைவான நோக்கம் 'ஒட்டுமொத்த மக்கள்தொகைக்கும் மேலும் நெருக்கமாக உடல்நலப் பராமரிப்பைக் கொண்டு வருவதன் மூலம் அது அதிக அளவில் கிடைப்பதுதான்; அத்துடன், மருத்துவச் சேவையின் ஒட்டுமொத்தத் தரத்தையும் மேம்படுத்தலாம்.'[11]

கியூப மருத்துவ ஒருங்கை மீளக்கட்டமைத்தல்

இருபத்து ஒன்றாம் நூற்றாண்டு தொடங்கிய போது உள்நாட்டிலும் வெளிநாட்டிலும் கியூபா தன்னுடைய பல்வேறு மருத்துவப் பயிற்சித் திட்டங்களுக்குள் பல புதுமையான கருத்துகளை ஒருங்கிணைக்க தயாராக இருந்தது. ஒரு புதிய பாடத்திட்டம் உருவாக்கப்பட்டது. இது தொழில்நுட்பப் புதுமைகளைப் பயன்படுத்தியது மட்டுமின்றி உயிரி-மருத்துவ அறிவியல்களை மருத்துவச் செயல்பாட்டுடன் அதிகமாக ஒருங்கிணைந்த தொடர்பை ஏற்படுத்தியது. மருத்துவர் யுவான் கர்ரிசோ என்ற லத்தீன் அமெரிக்க மருத்துவப் புலத்தின் துறைத் தலைவர், பாடத்திட்டத்தில் புகுத்தப்பட்ட மாற்றங்கள் இந்தப் புலத்திற்கு வரும் வெளிநாட்டு மாணவர்களுக்கு ஏன் நன்மை பயத்தன என்பதை பின்வருமாறு விளக்கினார்:

அறிவியல்களைத் தனிமைப்படுத்தி கற்பிக்கப்படுதலை நாங்கள் மாற்றினோம்—உடலியலை (அனாடமி) ஒரு பாடப்பருவத்திலும் (semester) நுண்ணுயிரியலை மற்றொரு பாடப் பருவத்திலும் கற்பிப்பது என்பதாக. செயல்பாட்டு உடலியல் சார்ந்த கற்பிக்கும் கலையால் இந்த மாற்றம் செய்யப்பட்டது. இது மாணவர்களுக்கு நன்கு பகுப்பாய்வு செய்யவும், பிரச்சினைகளைத் தீர்க்கவும், அறிவை ஒன்றுதிரட்டவும் பரவலான முறையில் ஒருங்கிணைக்கவும் உதவியது. எங்களுடைய பாடங்களைச் சரியான முறையில் வடிவமைக்கிறோம். இதன் மூலம் அனைத்தையும் சரியாக

இணைக்கிறோம். நோயாளிகளை ஒருமித்த வகையில் புரிந்து கொள்ள வைக்கிறோம். அதே நேரத்தில் மாணவர்களின் அறிவியல் பயிற்சிகளின் தரத்தில் இழப்பு ஏற்படாத வகையில் கவனமாகச் செயல்படுகிறோம். இந்த வழிமுறையைப் பின்பற்றுவதால் மாணவர்கள் அறிவியல் அறிவை நன்கு ஈர்த்துக்கொள்ள முடிகிறது என்று நாங்கள் கண்டறிந்தோம். மேலும், உடல்நலப் பிரச்சினை களை எளிதில் தீர்ப்பதற்கும், ஆய்வுகளைத் தொடர்வதற்கும், பணியில் மேம்பாடு அடைவதற்கும் மாணவர்கள் நன்கு தயாராகிறார்கள்.[12]

இந்த வகை பாடத்திட்டமும் பயிற்சியும் லத்தீன் அமெரிக்க மருத்துவப் புலத்து மாணவர்களுக்கு மட்டுமின்றி கியூபாவில் படிக்கும் அனைத்து மருத்துவ மாணவர்களுக்கும் உருவாக்கப்பட்டன. 2008ஆம் ஆண்டில், கியூபாவின் பல்வேறு பகுதிகளில் இருந்த வழக்கமான 21 மருத்துவத் துறைகளில் 17,000 கியூப மாணவர்கள் இருந்தனர். இவர்களைத் தவிர பல்கலைக்கழகப் பல்நோக்கு மருத்துவமனை மருத்துவப் பயிற்சித் திட்டம் என்றழைக்கப்பட்ட வழக்கமான புலத்திற்கு வெளியே 2004-2005இல் மேலும் 12,000 கியூப மாணவர்கள் புதிய வகை மருத்துவக் கல்வியைப் பெற்றனர். இந்தத் திட்டம் நாட்டின் 498 பல்நோக்கு மருத்துவமனைகளில் 292ஐ பயன்படுத்தியது. ஒவ்வொரு பல்நோக்கு மருத்துமனையின் வகுப்பறைகளுக்குள் முறையான வகுப்புகள் நடைபெற்றன. மிகவும் விரிவான செய்முறைப் பயிற்சி களில்—குறிப்பிட்ட பல்நோக்கு மருத்துவமனையோடு இணைக்கப் பட்ட—சமுதாய முதல்நிலை உடல்நலப் பராமரிப்பு அமைப்பின் மருத்துவர்களுடன் இணைந்து நோயாளிகளைக் கவனிப்பதன் மூலம் நடைபெற்றன. மேலும், பல்நோக்கு மருத்துவமனையின் சோதனைச் சாலைகள், மறுவாழ்வு வசதிகள், மருத்துவ ஆவண மையங்கள் போன்றவற்றிலும் செயல்முறைப் பயிற்சிகள் நடந்தன. சிறிய அளவில் (ஏறத்தாழ 20 விழுக்காடு) சில செயல்முறைப் பயிற்சிகள் மருத்துவ மனைகளிலும் இதர வசதிகளிலும் நடைபெற்றன.

முடிவாக, 2007-2008இல் பல்நோக்கு மருத்துவமனை முன்மாதிரி யிலிருந்து சற்று வேறுபட்ட முன்மாதிரியும் பயன்படுத்தப்பட்டது. மற்றொரு 14,000 பன்னாட்டு மாணவர்களுக்கு (லத்தீன் அமெரிக்க மருத்துவப் புலத்தில் இருந்த 10,000 மாணவர்களைத் தவிர்த்து) ஒரு புதிய மருத்துவப் பயிற்சித் திட்டத்தை உருவாக்குவதற்கு, இந்த முன்மாதிரி பயன்படுத்தப்பட்டது. லத்தீன் அமெரிக்க மருத்துவர்

களுக்கான புதிய திட்டம் (டீஎன்பீடீஎல்ஏ) என்றழைக்கப்பட்ட இந்தத் திட்டத்தின் மூலம் 46 நாடுகளின் மாணவர்கள் பயிற்சியளிக்கப் பட்டனர். இவர்களில் 1,000 மாணவர்கள் பாகிஸ்தானைச் சார்ந்தவர்கள். இவர்கள் 2005-2006இல் காஷ்மீரில் ஏற்பட்ட கியூபப் பேரிடர் உதவித் திட்டத்திற்குப் பிறகு இலவசக் கல்வி உதவித் தொகை பெற்றவர்கள். இந்தப் புதிய திட்டத்தின் மூலம் படிப்பை முடிக்கும் மாணவர்களுக்கு, இவர்கள் நாட்டின் இதர பகுதிகளில் கல்வி கற்றாலும், லத்தீன் அமெரிக்க மருத்துவப் புலத்திலிருந்து மருத்துவர்கள் என்னும் டிப்ளமோக்கள் கிடைக்கும். பல்நோக்கு மருத்துவமனைகளின் தொகுப்புகள் கற்பித்தல் மையங்களாக நாட்டின் நான்கு திசைகளிலிருந்தும் இதற்காகத் தேர்ந்தெடுக்கப்பட்டன. கியூபாவின் நான்கு வேறுபட்ட மாகாணங்களின் மருத்துவ வல்லுநர்களின் மூலம் இந்த மையங்கள் தேர்ந்தெடுக்கப்பட்டன: நாட்டின் மேற்கில் பினார் டெல் ரியோ, மத்தியில் மடான்சாஸ், சியன்ஃபியூகோஸ், கிழக்கில் ஹோல்குயின்.

மருத்துவப் பாடத்திட்டத்தில் முன்னேற்றங்களை ஏற்படுத்தியது மட்டுமின்றி, சிறப்புக் காலகட்டத்தின் போது இருந்த பொருளாதாரச் சிதைவின் காரணமாக பாதிக்கப்பட்ட உடல்நலப் பராமரிப்பு அமைப்பைக் கியூபா தன்னுடைய நாட்டின் பல்வேறு பகுதிகளில் மீள்கட்டமைப்புச் செய்தது. பாழடைந்த பல்நோக்கு மருத்துவ மனைகளையும், சிறிய மருத்துவமனைகளையும் பழுதுபார்க்க, அதிகமான முதலீடுகள் செய்யப்பட்டன. மேலும், மருத்துவர்கள், செவிலியர்கள், தொழில்நுட்ப வல்லுநர்கள் போன்றோருக்கு மிகவும் அதிக அளவு அறிவியல்-தொழில்நுட்பத் திறமைகளைக் கொடுக்கவல்ல தொழில்நுட்ப அமைப்புகளை உருவாக்கவும் அதிக முதலீடுகள் செய்யப்பட்டன. நடமாடும் மருத்துவ சேவையின் தேசிய இயக்குநரான மருத்துவர் கிறிஸ்டினா லூனா, பெரும்பாலான கியூப உடல்நலப் பரமரிப்பு அமைப்பின் மையங்களாகத் திகழும் பல்நோக்கு மருத்துவமனைகளின் மேல்தான் மருத்துவ அமைப்பு மேன்மேலும் சார்ந்திருக்கிறது என்று வலியுறுத்தினார்: '2007ஆம் ஆண்டு முதல் அனைத்து உடல்நலம் தொடர்பான நிறுவனங்களைவிட பல்நோக்கு மருத்துவமனைகள் தம்முடைய சமுதாயங்களில் ஒரு முக்கியமான பங்கை வகிக்கப் போகின்றன என்று எதிர்பார்க்கப் பட்டன.' முதியோர் இல்லங்கள், மருந்தகங்கள், மகப்பேறு மையங்கள், இதர உள்ளூர் உடல்நல நிறுவனங்கள் ஆகியவற்றி லிருந்து இயக்குநர்களையும் வல்லுநர்களையும் இணைத்துக் கொண்டு,

இந்தப் பல்நோக்கு மருத்துவமனைகள் ஒன்றிணைந்த ஒழுங்கமைவு களாக மாறின.

மறுசீரமைக்கப்பட்ட பல்நோக்கு மருத்துவமனைகளின் முக்கிய, புதிய வேலையான அதிக உடல்நலப் பணியாளர்களை உருவாக்குவது தகுந்த நேரத்தில்தான் நடைபெற்றது. இந்த நேரத்தில் தான் உலகம் முழுவதும் வாழ்ந்து, பணிபுரிந்துகொண்டிருக்கும் கியூப மருத்துவர்களின் எண்ணிக்கை 20,000ஐ எட்டியது. இந்த எண்ணிக்கை 1980ஆம் ஆண்டுகளின் மையத்தில் ஃபிடெலின் பேரவா இலக்கைவிட அதிகமாகியது. வெளிநாடுகளில் மேற்கொள்ளப்பட்ட தொடர் ஈடுபாடுகள் மருத்துவத் தன்னார்வத் தொண்டர்களின் ஒரு நிலையான ஓட்டத்தை எதிர்பார்க்கிறது. எனினும், மருத்துவர் லூனாவின் கூற்றுப்படி, மற்றொரு முன்னுரிமை செயல் உள்ளது: முதல்நிலை உடல்நலப் பராமரிப்பு அமைப்புக்கு மேலும் அதிக அளவு மருத்துவர்களின் தேவை உள்ளது. '42 விழுக்காட்டிற்கும் அதிகமாக; நம்முடைய சொந்த மக்களுக்கு நம்முடைய பொறுப்பை நிறைவேற்ற இந்த எண்ணிக்கை போதுமானதாக இருக்கும் என்று உறுதிபடுத்திக்கொள்வதற்காக.'[13]

பல்நோக்கு மருத்துவமனைகளின் பங்கு மறுவரையறை செய்யப் பட்டதால் பொதுமக்களும் சில மாற்றங்களை மேற்கொள்ள வேண்டியிருந்தது. இந்த மாற்றங்களில் அனைத்துமே எளிதானவை யாக இல்லை. பழைய மருத்துவர்-செவிலியர் குழுவால் சேவை அளிக்கப்பட்ட மக்களின் எண்ணிக்கை மிகவும் குறைந்ததாக இருந்ததால், குடும்ப மருத்துவர் ஏறத்தாழ 'குடும்பம் போன்றே' காட்சியளித்தார். ஒவ்வொரு சமுதாய மருத்துவராலும் சேவை அளிக்கப்படும் குடும்பங்களின் எண்ணிக்கை இரட்டிப்பாக்கப்பட வேண்டும் என்ற முடிவு எடுக்கப்பட்டபோது, ஓரிரு மருத்துவர்-செவிலியர் குழுக்கள் 1,500 அல்லது அதற்கு மேற்பட்ட மக்களுக்கு சேவையாற்ற வேண்டியிருந்தது. உலக நிலவரத்தை ஒப்பிடும் போது, இந்த அளவு முதல்நிலை உடல்நலப் பராமரிப்புச் சேவையில் ஓரளவுக்கு அதிகம் என்றாலும் மருத்துவர்-குடிமகன் உறவு முன்பு இருந்ததைவிட குறைந்தது நெருக்கமானதாக மாறியது. ஒவ்வொரு பல்நோக்கு மருத்துவமனையாலும் உள்ளடக்கப்பட்ட மக்களின் எண்ணிக்கையும் அதிகரித்தது. முன்பு ஒவ்வொரு மருத்துவமனைக்கும் 20,000 முதல் 40,000 வரை இருந்த மக்கள் எண்ணிக்கை 30,000 முதல் 60,000 வரை உயர்ந்தது.

கமாகுவே பகுதியின் 56 வயதான மாடில்டே என்ற மூத்த மருத்துவர் வெளிநாட்டு மருத்துவக் குழுக்களில் இடம்பெற்றவர். இவர் 2005ஆம் ஆண்டு பாஸ்டன் குளோப் பத்திரிகையின் செய்தியாளர் ஒருவருக்கு விளக்கம் அளிக்கையில் பின்வருமாறு கூறினார்: 'முன்பு ஒவ்வொரு தொழிற்சாலை, பள்ளி, இளநிலைப்பள்ளி ஆகியவற்றிலும் ஒரு மருத்துவர் இருந்தார். நிச்சயமாக அவர்கள் குறைவாகவே பயன்படுத்தப்பட்டனர். நடுத்தர நிர்வாகப் பணிகளிலிருந்து பல மருத்துவர்களை நாங்கள் நீக்கிவிட்டோம். தற்போது இது ஒரு குறைவான, ஆனால் அதிகத் திறன்வாய்ந்த ஒருங்காக உள்ளது.' ஹவானாவின் சில குடிமக்களை இந்த மருத்துவரின் விளக்கம் திருப்திப்படுத்தாது; ஒரு காலத்தில் அக்கம் பக்கத்தில் உடனடியாகக் கிடைத்த மருத்துவர்களைத் தற்போது காண்பது மிகவும் கடினமாக உள்ளது என்று இந்தக் குடிமக்கள் அதே செய்தியாளரிடம் முறையிட்டனர்.[14] 2009ஆம் ஆண்டு நான் உரையாடிய சில ஹவானா குடிமக்கள் இது நகரின் சில பகுதிகளில் நிச்சயமான உண்மை என்றாலும் இந்தப் பிரச்சினைகளுக்குச் சிறிது சிறிதாக தீர்வுகள் காணப்பட்டுள்ளன. அருகில் இருந்தவர்களும் நகராட்சிக் குழுக்களின் உள்ளூர்ப் பிரதிநிதிகளும் விழிப்பாக இருந்ததுதான் மேற்கூறியதற்குக் காரணம். இவர்கள்தான் மருத்துவர்-செவிலியர் குழுக்களின் மறுசீரமைப்புத் திட்டத்தின் கீழ், போதுமான, சமனாக்கப்பட்ட மருத்துவச் சேவையை வலியுறுத்தியவர்கள். 20,000 மருத்துவர்கள் வெளிநாடுகளில் பணி புரிந்தாலும் நாட்டிற்குள் போதுமான அளவு, அதாவது 2009இல் 55,000, மருத்துவர்கள் கியூபாவில் இருந்தனர். இவர்கள் அந்த நாட்டின் மொத்த மக்கள்தொகைக்கும் சேவையாற்ற போதுமான எண்ணிக்கைக்கும் அதிகமான அளவு ஆகும். ஒவ்வொரு 1,000 குடிமக்களுக்கும் 4.9 மருத்துவர்கள் இருந்தனர். இது அமெரிக்காவில் இருப்பதைவிட இரண்டு மடங்காகும்.

உயிரித் தொழில்நுட்பமும் உயிரி முடிவுகளும்

முதல்நிலை உடல்நலப் பராமரிப்பும் சமுதாய மருத்துவர்களை உருவாக்குவதையும் தாண்டி கியூபாவின் மருத்துவப் பாண்டித்தியம் நீட்டித்தது; தடுப்பூசிகள், உயிரித் தொழில்நுட்ப மருந்துகள் போன்ற வற்றின் மேல் இது ஒரு பெரிய தாக்கத்தை ஏற்படுத்தியது. பல வெளிநாட்டுக் கூட்டாளிகளுடன் இவற்றின் உற்பத்தி உடன்பாடு களை கியூபா ஏற்படுத்திக்கொண்டது. பெரும்பாலான ஆப்பிரிக்க நாடுகள் தீவிர மெனிஞ்சைட்டிஸ் என்ற மூளைக்காய்ச்சல் பாதிப்புக்கு

உள்ளாகும் நிலைமை ஏற்பட்டுள்ளது என்று 2010இல் உலக சுகாதார நிறுவனம் அறிவித்த போது கியூபாவும் பிரேசிலும் இந்த நோய்க்கான ஒரே வேக்சினை 50 மில்லியன் வழங்களவு (டோசஸ்) உற்பத்தித் திறனுடன் தயாராக இருந்தன. இந்த வேக்சின் மட்டுமே பி-வகை மெனிஞ்சைட்டிஸ் பாக்டீரியங்களை நல்ல முறையில் செயலிழக்கச் செய்யும் திறனைப் பெற்றிருந்தது. ஹவானாவில் இருக்கும் ஃபின்லே நிறுவனத்தில் கியூபாவின் அறிவியல் அறிஞர்கள் இந்தத் தடுப்பூசிகளை உருவாக்கிய பின்னர் பிரேசில் கியூபாவுடன் இணைந்து இரண்டிற்கும் சொந்தமான, அதிகக் கொள்ளளவு தடுப்பூசி உற்பத்தி நிலையத்தில் முதலீடு செய்தன. இந்த உற்பத்தி 2007ஆம் ஆண்டு தொடங்கப்பட்டது. வளரும் நாடுகளில் ஏற்பட்ட பெரிய அளவு நோய் பயமுறுத்தலைக் கூடியவிரைவில் எதிர்கொள்ளும் திறனையும் பெற்றது.

கியூபாவின் மூலக்கூறு நோயெதிர்ப்பு மையம் (சிஐஎம்) ஹவானாவிற்கு வெளியே அமைந்துள்ளது. இது பல புற்றுநோய் மருந்துகளை உருவாக்கியுள்ளது. இவற்றில் நிமோடுசுமாப் என்ற மருந்தும் அடங்கும். இது ஒரு மோனோகுளோனல் ஆண்டிபாடி (பிறபொருளெதிரி) எதிர்புரதமாகும். இது கழுத்து, தலை, மூளைப் புற்றுநோய்களை எதிர்க்கும் திறனுடையது என்று நிரூபிக்கப் பட்டுள்ளது. இது உயிரைப் பயமுறுத்தும் இதர பல புற்றுநோய்க் கட்டிகளையும் கட்டுப்படுத்தும் திறன் கொண்டவையாக இருக்கலாம் என்றும் கூறப்படுகிறது. இதன் மருத்துவப் பண்பு சோதிக்கப் பட்டுள்ளது. பிறகு இது நோயாளிகளுக்குப் பயன்படும் வகையில் இந்தியா, சைனா மற்றும் இதர நாடுகளின் நிறுவனங்களுடன் கூட்டு முயற்சி மூலம் உற்பத்தி செய்யப்பட்டது. எதிர்பாராத விதமாக 2009ஆம் ஆண்டுவரை அமெரிக்க வணிகத் தடையின் காரணமாக இதன் மருத்துவத் திறன் அமெரிக்காவில் சோதிக்கப்படவில்லை. 2009இல் கனடா நாட்டு நிறுவனமான ஒய்எம் பயோசயின்சஸ், அமெரிக்க மருத்துவ மையங்களின் ஆய்வாளர்களின் மூலம் இதற்கான மருத்துவ சோதனைகளைத் தொடங்க உரிமம் வழங்கப்பட்டது. 1,200 காப்புரிமங்களை உள்ளடக்கிய கியூபாவின் உயிரித் தொழில்நுட்ப உற்பத்திப் பொருள்களின் மொத்த ஏற்றுமதி விற்பனை 340 மில்லியன் அமெரிக்க டாலருக்கும் அதிகமாக 2008இல் இருந்தது. இது இதற்கு முந்தைய ஆண்டை விட 20 விழுக்காடு அதிகமாகும். ஜீனியப் பொறியியல் மற்றும் உயிரித் தொழில்நுட்பவியல் மையத்தின் (சிஜஜிபி) தலைவரான லூயி ஹெர்ரேரா உயிரித் தொழில்நுட்பத் தொழிலின் மிகவும் வேகமான வளர்ச்சித் தீவிர கூட்டு முயற்சியால்

ஏற்பட்டது என்று நம்பினார்: 'ஒவ்வொருவருக்கும் இடையே போட்டியில் ஈடுபடுவதில் நாங்கள் வலுவற்றவர்கள் என்று தொடக்கத்திலிருந்தே நாங்கள் உணர்ந்தோம்.'[15] மேலும் ஜீனியப் பொறியியல் மற்றும் உயிரித் தொழில்நுட்பவியல் மையத்தின் பல வெற்றிகளில் ஹெபாடைட்டிஸ் பி-க்கு (பி வகை மஞ்சள் காமாலை) எதிரான தடுப்பூசிகளை உருவாக்கியதும் அடங்கும். ஹெபாடைட்டிஸ்-பி பல்வேறு கல்லீரல் நோய்களுக்குக் காரணமாக இருக்கிறது. இது கியூபத் தீவில் கணிசமாகக் காணப்பட்ட ஒன்றாகும். எட்டு ஆண்டுகளுக்குள் இந்த நோய் இளம் குழந்தைகளைப் பொருத்தவரை முற்றிலுமாக நீக்கப்பட்டுவிட்டது.

உயிரித் தொழில்நுட்ப மருந்து உற்பத்தித்துறையில் பன்னாட்டளவில் மிகவும் மதிக்கப்படும் இந்த ஆய்வு நிலையங்கள் 1980ஆம் ஆண்டுகளில் தொடங்கப்பட்டன. இவை 1990ஆம் ஆண்டுகளின் சிறப்புக் காலகட்டத்திலும், பொருளாதாரச் சிதைவு ஏற்பட்ட போதும், நிலைத்து நின்றன; சிறந்த தரம்கொண்ட ஆய்வகக் கருவிகளிலும் உற்பத்தி வசதிகளிலும் முதலீடு செய்வதில் சிரமங்கள் இருந்த போதிலும் இந்த நிறுவனங்கள் நிலைத்து நின்றன. மூலப்பொருள் களுக்கான பணம் பெரும்பாலும் குறைவாக இருந்ததால், அரசு அதன் மனித மூலதனத்தை (ஹியூமன் கேபிடல்) விரிவுபடுத்தும் தொலைநோக்கைக் கொண்டிருந்தது. மேன்மேலும் உயர்ந்த அளவு பயிற்சிபெற்ற ஆய்வக அறிவியல் அறிஞர்களை உருவாக்குவதன் மூலமும், அதன் பிறகு ஆய்வு நிலையங்களில் அவர்களை ஆதரிப்பதன் மூலமும் இதை அரசு செய்தது. அறிவியல் வளர்ச்சி மேற்கு ஹவானாவின் ஒரு பகுதியைச் சுற்றியே ஒருமுகப்படுத்தப் பட்டதால், சிறப்புக் காலகட்டத்தில் ஏற்பட்ட பொருளாதாரச் சிதைவிலிருந்து, மிகவும் சிறப்பாகச் செயல்படும் ஆய்வு மையங்களுடன் நாடு உயிர்த்தெழுந்தது. இந்த மையங்கள் உலகம் முழுவதிலுமுள்ள, கூட்டு முயற்சிகளில் ஆர்வங்கொண்டிருக்கும் நிறுவனங்கள் உள்ள நாடுகளின் கவனத்தை ஈர்த்தன. தற்போது உயிரித் தொழில்நுட்பத் தொழில் கியூபாவின் பன்னாட்டு வணிகத்தில் மிகவும் முக்கிய பகுதியாக மாறிவிட்டது. இதனால் 'அறிவியல் துருவங்கள்' (சயிண்டிஃபிக் போல்ஸ்) உள்ள புதிய ஆய்வு மையங்கள் நாட்டின் 12 வெவ்வேறு பகுதிகளில் உருவாக்கப்பட்டுள்ளன. இவை அறிவியல் அறிஞர்கள், பேராசிரியர்கள், வணிகத்தில் புதுமைப் படைப்பாளர்கள் போன்றவர்களுக்கிடையே புதிய வகை கூட்டு முயற்சிகளை அமைத்துத் தருகின்றன.

கியூபாவின் அறிவியல் ஆய்வு மிகவும் சிறப்பாக இருந்தாலும், ஒவ்வொரு குடிமகனின் நலவாழ்வுக்கும் கொடுக்கப்படும் நிலையான கவனம்தான் சிறந்த நலவாழ்வு முடிவுகளை அளித்துள்ளது. பணக்கார நாடுகளுக்கு இணையான இந்த நல்ல முடிவுகள், மக்களுக்குச் சரியாக உணவு வழங்க முடியாத காலகட்டத்திலும் ஓரளவுக்கு ஏழ்மையான இந்த நாட்டிற்கு ஏற்பட்டுள்ளன. தொழில்நுட்ப வளர்ச்சிகளைக் கொண்டிருந்தாலும், மிகப்பெரிய அமெரிக்க மருத்துவமனைகளால் கொடுக்கப்படும் தரமான மருத்துவ, அறுவை சிகிச்சைகளைக் கியூபாவால் அனைவருக்கும் கொடுக்க முடியாது. எலும்பியல் சிகிச்சைகளிலும் வேறு சில சிறப்பு மருத்துவங்களிலும் மிகுந்த சிறப்பை அடைந்திருந்தாலும் கியூபாவால் பணக்கார நாடுகளில் உருவாக்கப்பட்ட நவீன கருவிகளையோ மருத்துவத்தையோ பல சமயங்களில் பெற முடிந்ததில்லை. அமெரிக்காவின் பொருளாதாரத் தடையின் காரணமாக மிகவும் தேவையான, பல மருந்துகளையும் பொருள்களையும் இறக்குமதி செய்ய முடியவில்லை அல்லது அவ்வாறு செய்வது மிகவும் கடினமாக இருந்தது. பற்றாக்குறைகள் பல இருந்தாலும் நெறிசார் அடிப்படையில் கியூபாவின் ஒட்டுமொத்த விளைவுகள் அமெரிக்காவோடு ஒப்பிடப்படும் அளவில் இருந்தன. ஆண்களும் பெண்களும் உயிர்வாழும் மொத்த ஆண்டுகளில் அமெரிக்கா மிகவும் சிறிய முன்னிலையைப் பெற்றிருந்தாலும் அமெரிக்காவில் 79 ஆண்டுகளும் கியூபாவில் 78 ஆண்டுகளுமாக இருந்தன. கியூபாவின் சிசுமரணமும் குழந்தைகளின் இறப்பு விகிதமும் மிகக் குறைவே, அதாவது ஐந்துக்கும் கீழேயே இருந்தது. உலக சுகாதார நிறுவனத்தின் தகவலின்படி கியூபாவில் சிறு குழந்தைகளின் இறப்பு விகிதம் ஒவ்வொரு ஆயிரத்திற்கும் பதினொன்றிலிருந்து ஐந்தாகக் குறைந்தது. ஆனால், அமெரிக்காவில் இது பத்திலிருந்து ஏழாகக் குறைந்தது. ஐந்து வயதிற்கும் குறைவான குழந்தைகளின் இறப்பு விகிதம் கியூபாவில் ஆயிரத்திற்குப் பதினொன்றிலிருந்து ஐந்திற்கு குறைந்தது; ஆனால் அமெரிக்காவில் இது பதினொன்றி லிருந்து எட்டாகக் குறைந்தது.[16]

ஹவானாவின் நோய்த் தடுப்பாய்வு மையத்தின் இயக்குநரான மருத்துவர் ஜோஸ் லூயிஃபெர்னாண்டெஸ் யேரோ கியூபாவின் சமுதாய அடிப்படையிலான உடல்நலப் பராமரிப்பு அமைப்பு ஏன் நன்கு செயல் படுகிறது என்பதை மிகவும் சரியாகப் பின்வருமாறு விவரிக்கின்றார். மக்கள் உடல்நலத்தை நிர்ணயிக்கும் சமூகக் காரணிகளின்

மதிப்பீடுகள் ஏழைகள், கல்வியறிவற்றவர்கள், ஒதுக்கப்பட்ட சேரிப் பகுதிகளில் வாழும் மக்கள் போன்றோர் நல்ல நிலையில் உள்ளவர்களைவிட அதிக நோயுறுவதற்கும் இறப்பதற்கும் கூடுதல் வாய்ப்புகள் உள்ளன என்று எடுத்துக்காட்டியுள்ளன. அனைத்து இடங்களிலும் எடுக்கப்படும் முயற்சிகள் இந்த மக்களின் உடல்நலத்திற்கு முன்னுரிமை கொடுக்க வேண்டும். இதைத் தகுந்த தொழில்நுட்பங்களால் ஆதரிக்கப்பட்ட நோய்த்தடுப்பு உத்திகளின் மூலம் செய்ய வேண்டும். எங்களுடைய அனுபவத்தில் நீடித்த உடல்நலம், உடல்நல மேம்பாடு மட்டுமின்றி நோய்த்தடுப்பையும் சார்ந்திருக்கிறது. சமூகப் பொருளாதார சூழலுக்கு ஏற்றவாறு விரிவான உடல்நலப் பராமரிப்புக்கான தொழில்நுட்பங்களும் இதில் அடங்கும். மேலும், நீடித்த உடல்நலம் சிக்கலான தொழில்நுட்பங்களையோ, பன்னாட்டளவில் சந்தையால் உந்தப்பட்ட உற்பத்தியாளர்களின் விளம்பரப்படுத்தப்பட்ட முன்மாதிரிகளையோ சார்ந்திருப்பதில்லை... எடுத்துக்காட்டாக, கியூபாவின் சிசு இறப்பை ஓர் உடல்நல விளைவாக எடுத்துக்கொள்வோம்: 2008ஆம் ஆண்டு இது ஒரு 1,000 உயிர் பிறப்பிற்கு 5 இறப்பிற்கும் கீழே குறைந்தது. கனடா அல்லது அமெரிக்கா போன்று நம்மிடம் அதே அளவு உயிரித் தொழில்நுட்பத் திறன்கள் இல்லை. எனினும், நம்மிடம் குறைந்த சிசு இறப்பு விகிதம் காணப்படுகிறது. அனைத்துக் கர்ப்பிணிப் பெண்களுக்கும், புதிதாகப் பிறந்த குழந்தைகளுக்கும் மிகவும் தேவையான தொழில்நுட்பத்தை நம்மால் கொண்டுவர முடிந்ததுதான் இதற்கு ஓரளவுக்குக் காரணம்.

5

பார்ரியோ அடென்ட்ரோ

எனவே, ஒருநாள், மருத்துவம் தன்னை ஓர் அறிவியலாக மாற்றிக் கொள்ள வேண்டும்... எவ்வளவு அதிக மக்களுக்கு உடல்நலப் பராமரிப்பைக் கொடுக்க முடியுமோ அந்த அளவு மக்களுக்கு அதைக் கொடுத்தல், நோய்த்தடுப்பு மருத்துவத் திட்டத்தை நிறுவுதல், சுத்தமான செயல்பாடுகள் நோக்கி பொதுமக்களை திசை திருப்பி விடுதல்... ஆனால், இப்போது பழைய வினா ஒன்று மீண்டும் எழுப்பப்படுகிறது: சமுதாய நலனுக்கான பணியை ஒருவர் எவ்வாறு உண்மையிலேயே செய்ய வேண்டும்?

-சே குவேரா, புரட்சிகர மருத்துவம் பற்றி, 1960

வெனிசுலாவிற்கு நான் முதன் முதலாக 2004ஆம் ஆண்டு சென்றேன். அப்போது கரகாஸ் விமான நிலையத்தில் என்னை மைக்கேல் என்ற ஓர் இளம் அவசர சிகிச்சை மருத்துவர் வரவேற்றார். அவர் தம்முடைய சகோதரி மார்செலாவின் சார்பில் வந்திருந்தார். மார்செலா வானொலி செய்தியாளர். இவர்தான் கரகாஸில் அடுத்த இரண்டு வாரங்களுக்கு என்னுடைய வழிகாட்டிகளில் ஒருவராகச் செயல்பட்டார். மைக்கேல் கடற்கரை வழியாகவே, அது சுற்றுவழியாக இருந்த போதும், என்னைக் கூட்டிச் செல்லத் தீர்மானித்தார். கரிபிய தீவுகளுக்கும் கரகாஸுக்கும் இடையே 7,000 அடி உயரத்திற்குச் சுவராக எழும்பி யிருந்த நீண்ட மலையான மாண்டே அவிலா வழியாகக் காரில் என்னைக் கூட்டிச் சென்றார். மலைத்தொடரின் ஆழமான பள்ளத்தாக்கு களின் ஊடே காணப்பட்ட சிதைவுகள், இடிபாடுகள் போன்றவற்றை எனக்கு அவர் சுட்டிக் காட்டினார். இந்த இடத்தில்தான் 1999இல் ஆயிரக் கணக்கான மக்கள் மிகவும் மோசமான மண்சரிவால் புதையுண்டனர். அதுதான் ஹியூகோ சாவேஸ் அதிபராக இருந்த முதல் ஆண்டு; பலர் வீடுகளை இழந்தனர்; இவர்களில் ஏறத்தாழ அனைவருமே ஏழைகள்.

இவர்களுடைய குடிசைகள் பனிப்பாறை சரிவால் அழிந்தன. இவர்களில் சிலர் 2004ஆம் ஆண்டில்கூட வீடுகளின்றி தவித்தனர்; 25 முதல் 30 மக்கள் இடிந்த இரண்டு கான்கிரீட் சுவர்களின் மேல் திரண்டதை நாங்கள் கண்டோம். இவர்கள் மரத்துண்டுகளையும் குப்பைகளையும் பயன்படுத்தி ஒரு சிறிய நெருப்பைத் தூண்டினர். மிகவும் குறுகிய கடற்கரைப் பகுதியை ஒட்டி கோடிட்ட பணக்கார அடுக்குமாடி கட்டடங்களையும் செழிப்பான வீடுகளையும் மைக்கேல் சுட்டிக் காட்டினார். இவற்றில் வாழ்ந்த ஒருவர்கூட நிலச்சரிவால் கொல்லப் படவில்லை. இவர்களுடைய வீடுகளில் ஒன்றுகூட நிலச்சரிவால் பாதிக்கப்படாமல் நல்ல நிலையில் இருந்தன. இங்கு வாழும் அக்கம் பக்கத்து மக்கள் பின்னால் என்னிடம் இவ்வாறு கூறினர்: 'இங்குள்ள பெரும்பாலான பகுதிகள் உயர்வகுப்பு மக்களுக்குச் சொந்தமானவை; அரிதாகவே 1999-க்குப் பிறகு இவை பயன்படுத்தப்படுகின்றன. இந்தப் பேரிடர் பழைய வெனிசுலாவால் விட்டுவைக்கப்பட்ட சொத்து. இது இந்த நாட்டில் ஏற்பட்ட பெரிய சமூகப் பேரிடரைச் சுட்டும் நிகழ்வு. இந்த நாட்டில் அனைத்துக் குடிமக்களுக்கும் ஓரளவுக்கு நல்ல வகையில் ஆதரவு கொடுக்கும் வளங்களும் வசதிகளும் உள்ளன. எனினும், பணக்காரர்களும், மேல்வகுப்பு மக்களும் சுகமாகவும் உள்ளனர், இதர மக்கள் எவரும் வாழத் தகுதியற்ற, ஆபத்துகள் நிறைந்த பகுதிகளில் குடிசைகளில் வாழவேண்டிய மோசமான நிலைக்குத் தள்ளப்பட்டனர். இந்த அளவுக்கு வெனிசுலா மிகவும் சிதைந்துவிட்டது.

'உடல்நலப் பராமரிப்புச் சேவைக்கு என்ன நிலை ஏற்பட்டது?' என்று நான் கேட்டேன்.

'அது மேலும் மோசமடைந்துவிட்டது' என்று மைக்கேல் என்னிடம் கூறினார். கரகாஸில் உள்ள ஒரு பொது மருத்துவமனையில் அவருடைய அவசர சிகிச்சை அறையில் எப்போதுமே போதுமான அளவு மருந்துகளும் கருவிகளும் இருந்ததில்லை. அவரும் அவருடைய சகாக்களும் அதிக வேலை செய்தனர்; ஆனால் குறைந்த ஊதியம் பெற்றனர். 'என்னுடைய மருத்துவமனை மோசமான நிலையில் உள்ளது, இல்லை மிகவும் மோசமான, வெறுக்கத்தக்க நிலையில் இருக்கிறது. எங்களுடைய பொது மருத்துவமனைகள் குறைந்தது 25 ஆண்டுகளுக்கு அலட்சியப்படுத்தப்பட்டிருக்கின்றன!'

அப்படியெனில் அவர் ஏன் சாவேஸை ஆதரிக்கிறார்? 'ஏனெனில், எங்களுக்குச் செயல்படக்கூடிய, அனைவருக்கும் சேவை செய்யக்கூடிய,

ஒரு பொது சுகாதார அமைப்பு தேவைப்படுகிறது.' 'வெனிசுலாவில் உள்ள 20 விழுக்காடு மருத்துவர்கள் மட்டுமே தன்னுடைய கருத்துகளைக் கொண்டிருக்கிறார்கள்; இவர்களில் பெரும்பாலோர் தன்னைப் போன்றவர்கள்தான்' இவ்வாறு மைக்கேல் நினைத்தார். இவர்கள் அனைவரும் பலவீனமடைந்த, பழைய, பொது சுகாதார அமைப்பில் ஏதோவொரு வகையில் பணிபுரிந்து வருபவர்கள். தன்னுடைய மருத்துவமனை போன்றே அனைத்து மருத்துவமனைகளும் மறுகட்டமைப்புச் செய்யப்படும் என்று அவர் நம்பினார். இவை ஒருநாள் நன்கு நிதியுதவி பெற்ற மருத்துவமனைகளாக முன்னுரிமை பெறும் என்றும் அவர் நம்பினார்.

எனினும், கடந்த ஆண்டில் தன்னுடைய நாட்டிற்கு ஆயிரக் கணக்கான கியூப மருத்துவர்களைக் கொண்டுவரும் முயற்சிகளில் கவனம் செலுத்திய சாவேஸ் அரசின் செயலோடு மைக்கேலுக்கு எந்தவிதக் கருத்துவேறுபாடும் இல்லை. 'நமக்கு இந்த (கியூப) மருத்துவர்கள் தேவை; நம்முடைய சுற்று வட்டாரப் பகுதிகளுக்கு முதல்நிலை உடல்நலப் பராமரிப்புச் சேவையைக் கொடுக்க இவர்கள் தேவை. ஏனெனில், ஏழைகளுக்கான எந்தவொரு குடும்ப மருத்துவரும் இல்லை. ஒரு சமத்துவமான, பொதுவான, சரியான படிநிலைதான். பணக்காரர்களுக்கும் நடுத்தர வர்க்கத்தினருக்கும் பணிபுரியும் தனியார் மருத்துவமனை மருத்துவர்களுக்கு, மக்கள்தொகையில் பெரும்பான்மையான ஏழைகளுக்குச் சேவையாற்றுவதில் எந்தவித ஆர்வமும் இல்லை.'

ஓர் உடல்நலப் பராமரிப்பு நெருக்கடி

நாட்டின் முதன்மைப் பல்கலைக்கழகமான கரகாஸின் மத்திய வெனிசுலா பல்கலைக்கழகத்தின் மருத்துவப் புலத் தலைவரான மருத்துவர் மிகுவேல் ரெக்லூனா 2003ஆம் ஆண்டில் வால்ஸ்ட்ரீட் ஜர்னலுக்குக் கொடுத்த ஒரு பேட்டியில், இதே கருத்தை வலியுறுத்தினார். கிராமப்புறம் மட்டுமின்றி நகரத்தின் முதல்நிலை உடல்நலப் பராமரிப்பு மருத்துவமனைகளில் பொது மருத்துவர்களின் தேவையை ஈடுகட்ட, கியூப மருத்துவர்கள் நிச்சயமாகத் தேவைப் படுகிறார்கள் என்று அவர் கூறினார். ஏனெனில் தம்முடைய மாணவர் களையும் சேர்த்து வெனிசுலா மருத்துவப் பட்டதாரிகள் இந்தப் பணியை மேற்கொள்ள மறுத்து வருகிறார்கள் என்று அவர் கூறினார். 'ஏறத்தாழ அனைத்துப் புதிய மருத்துவர்களும் கரகாஸிலும் இதர பெரிய நகரங்களிலும் வாழ விரும்புகிறார்கள்; பிளாஸ்டிக்

சர்ஜரி போன்ற அதிக பணம் ஈட்டும் சிறப்பு மருத்துவத்துறைகளில் தம்மை ஈடுபடுத்திக்கொள்ள விரும்புகிறார்கள்.'[1]

வெனிசுலாவின் சிறந்த பல்கலைக்கழக மருத்துவப் புலங்களின் பழைய வலையமைப்பு 1990களில் முழுவதும் தகுதியான மருத்துவர் களை உருவாக்கிகொண்டிருந்தது. ஒவ்வொரு ஆண்டும் ஏறத்தாழ 1,200 முதல் 1,500 மருத்துவப் பட்டதாரிகள் உருவாக்கப்படுகிறார்கள். பட்டம் பெற்ற பிறகு இவர்களில் பாதிக்கும் மேற்பட்டவர்கள் நேரடியாகத் தனியார் மருத்துவராகத் தொழிலில் ஈடுபடுகின்றனர். மற்றொரு 10 விழுக்காடு பட்டதாரிகள் நாட்டைவிட்டு வெளியேறி அதிக ஊதியம் ஈட்டக்கூடிய சந்தைக்கு, குறிப்பாக ஸ்பெயினுக்கு சென்றுவிடுகின்றனர். 4,000 மருத்துவர்கள் மட்டுமே (இவர்கள் நாட்டிலுள்ள மொத்த மருத்துவர்களில் 10 விழுக்காடு) முதல்நிலை உடல்நலப் பராமரிப்பு அல்லது குடும்ப மருத்துவ அமைப்பில் செயல்படுகின்றனர். இவர்களில் 1,500 மருத்துவர்கள் மட்டுமே சிதைந்து கொண்டிருக்கும் பொது மருத்துவ மையங்களில் பணிபுரிகின்றனர்.[2]

1960ஆம் ஆண்டுகளில் வெனிசுலா அரசாங்கம் செயலூக்கமுள்ள பொது சுகாதார அமைப்பைக் கட்டமைக்கும் ஆசைகளைக் கொண்டிருந்தது. இந்தக் கட்டமைப்பை ஆம்புலடோரியோஸ் அல்லது கன்சல்டோரியோஸ் என்று அழைக்கப்படும் சிறிய வசதிகளை அடிப்படையாகக் கொண்டு தொடங்க இருந்தது. இந்த வசதிகள் சிறிய, உடனடியாகச் சென்று சிகிச்சை பெறக்கூடிய அலுவலகங்கள் ஆகும். இவை நகரங்களில் மட்டுமின்றி கிராமங்களிலும் அமைக்கப்பட விருந்தன. ஆனால் அடுத்தடுத்து வந்த அரசுகள் குறைந்து வரும் பெட்ரோல் எண்ணெய் விலைகளாலும், பெருகிவரும் லஞ்சங் களாலும் சிதைந்தன. பொருளாதாரமும் சமுதாயமும் மேற்கூறப்பட்ட மருத்துவ வசதிகளை நிலைநிறுத்தி வைக்க முடியவில்லை. குறைந்துவரும் வளங்கள்தான் குறைவான மருத்துவர்களுக்கும் மருத்துவமனைகளின் சிதைவுக்கும் முக்கியக் காரணங்களாகத் திகழ்ந்தன: 1970 முதல் 1996வரை பொது சுகாதாரத்திற்கான அரசு நிதியுதவி 13.3 விழுக்காட்டிலிருந்து 7.89 விழுக்காட்டிற்குக் குறைந்தது. பான் அமெரிக்கன் ஹெல்த் ஆர்கனைசேஷனின் (பீஏஹெச்ஓ) ஓர் அறிக்கை பின்வருமாறு முடிவு செய்தது: '1990களில் முழுவதும் உடல்நலச் சேவைகளைக் கொடுப்பதற்கும் உடல்நலப் பிரச்சினை களைத் தீர்ப்பதற்கும் பொது சுகாதார வலையமைப்பின் திறன், மிகவும் விமர்சன ரீதியாக போதுமானதாக இல்லை.'[3]

1998ஆம் ஆண்டு ஹியூகோ சாவேஸ் தேர்ந்தெடுக்கப்பட்டார். அப்போது 24 மில்லியன் மக்கள்தொகையில் 17 மில்லியன் மக்களுக்கு மருத்துவ வசதி தொடர்ந்து கிடைக்கவில்லை. உடல்நலப் பிரச்சினைகளுடன் சேர்ந்து அதிர்ச்சி தரும் அளவுக்கு நாட்டின் குழந்தைகளுக்கு உணவுப் பற்றாக்குறை இருந்தது. சாவேஸின் தொடக்க ஆண்டுகளில் இந்த நிலைமைக்கு மிக வேகமாகத் தீர்வு காணப்படவில்லை. எனவே, மிகத் தீவிரமான செயல்பாடுகள் தேவைப்பட்டன என்று வெனிசுலாவின் முன்னாள் உயர்கல்வி அமைச்சரான ஹெக்டார் நவர்ரோ கூறினார். அவர் 2004ஆம் ஆண்டு கிளாடியா ஜார்டிம் என்னும் பத்திரிகை நிருபருக்குக் கொடுத்த பேட்டியில் பின்வருமாறு விளக்கினார்: 'குறைந்தபட்சம் 20,000 மருத்துவர்களின் பற்றாக்குறை இருந்தது. மக்கள்தொகையில் 70 விழுக்காட்டினருக்கு மருத்துவக் கவனம் கிடைக்கவில்லை.' அவர் மேலும் கூறினார்: 'நாங்கள் ஒரு மனிதாபிமான சிக்கலை எதிர்கொள்ள வேண்டியிருந்தது.'[4]

அரசியல் பொருளாதாரப் பின்னணி

பொது சுகாதாரச் சேவைக்குத் தொடர்ந்து பங்களிக்க முந்தைய அரசுகளுக்கு ஏற்பட்ட தோல்வி, 1998இல் 'ஏறத்தாழ பாதி மக்கள்தொகை ஏழ்மையில் வாழ்ந்தது' என்ற உண்மையால் மேலும் அதிகமாகியது. 20.3 விழுக்காடு மக்கள் மிகவும் மோசமான வறுமையில் வாடினர். அண்மை ஆண்டுகளில் சாவேஸைத் தீவிரமாக விமர்சித்த ஃபாரின்பாலிஸி என்னும் இதழின் ஆசிரியரான அமெரிக்காவின் மோசஸ் நைம் 1989 முதல் 1990 வரை வெனிசுலாவின் வணிக, தொழில்துறை மந்திரியாக இருந்தவர். எனினும், அதிகாரத்தை ஏற்றுக்கொள்வதற்கு முன்பு சாவேஸ், நாட்டின் பொருளாதாரச் செயல்பாடு எவ்வளவு மோசமாக இருந்தது என்று உணர்ந்திருந்தார். 2001ஆம் ஆண்டு எழுதிய ஒரு கட்டுரையில் அவர் பின்வருமாறு எழுதினார்: 'கடந்த 20 ஆண்டுகளாக அதிக ஏழ்மை மூன்று மடங்குகளாக அதிகரித்துள்ளது. பொதுவான ஏழ்மை இரண்டு மடங்குகளாக அதிகரித்துள்ளது... ஊதியங்கள் 1980இல் இருந்ததைவிட 70 விழுக்காடு குறைவாக இருந்தன.'[5]

ஹியூகோ சாவேஸின் முதல் மூன்று ஆண்டு ஆட்சியின் போது (அதாவது 1998 முதல் 2001 வரை) பொருள்சார் அடிப்படையில் வெனிசுலா மக்களின் நிலைமை அதிகமாக முன்னேற்றமடையவில்லை. இந்தக் காலகட்டத்தில் உலகச் சந்தையில் எண்ணெய்க்கான

குறைந்த விலைகளும் இதர காரணிகளும் பொருளாதாரத்தைக் குறைந்த வளர்ச்சியிலும் தேக்கநிலையிலும் வைத்தன. மேலும், சாவேஸ் நாட்டின் பேரவை உறுப்பினர்களிடையிலோ, நாட்டின் ஆளுநர்களிடையிலோ ஓர் அரசியல் பெரும்பான்மையை நிலை நிறுத்திக்கொள்ள முடியவில்லை. பெரிய வணிக நிறுவனங்களின் பேராசைகளுக்குத் தலையசைத்த உச்சநீதிமன்றத்தால் இவர் தொடர்ந்து எதிர்க்கப்பட்டார். இதில் இருந்த ஒரு நல்ல விஷயம் என்னவெனில் வெனிசுலா மக்களில் பெரும்பாலானோர் 1999ஆம் ஆண்டில் நடைபெற்ற ஓர் அரசியல் அமைப்புக் கூட்டத்தில் கலந்துகொண்டு உலகின் மிகவும் முற்போக்கான ஜனநாயக அரசியலமைப்புச் சட்டம் ஒன்றை ஏற்றுக்கொண்டதுதான். ஈ வா கோலிங்கர் என்ற வெனிசுலா அரசியல் விமர்சகரின் கூற்று இதுதான்: 'சாவேஸ் அரசின் முதல் மற்றும் முக்கியமான சாதனை... 1999ஆம் ஆண்டின் அரசியலமைப்புச் சட்டம் உண்மையில் வெனிசுலா மக்களால் உருவாக்கப்பட்டு, எழுதப்பட்டது. ஒரு நாட்டைக் கட்டமைப்பதில் இதுதான் மக்கள் பங்குபெற்று உருவாக்கிய அரசியலமைப்புச் சட்டங்களில் முக்கியமானதாகும். மேலும் இந்த அரசியல் சாசனம் 75 விழுக்காடு வெனிசுலா மக்களால் ஒரு பிரபலமான தேசிய வாக்கெடுப்பு மூலம் உறுதிப்படுத்தப்பட்டது. 1999ஆம் ஆண்டு அரசியலமைப்புச் சட்டம்தான் மனித உரிமை தொடர்பான, உலகின் மிக மேன்மையான அரசியலமைப்புச் சட்டங்களில் ஒன்றாகும். இது வீடு, கல்வி, உடல்நலம், உணவு, நிலம், மொழி, பெண்ணுரிமைகள், தொழிலாளர் உரிமைகள், வாழ்வாதார ஊதியங்கள் போன்ற பல உரிமைகளைக் கொடுக்கிறது. இவற்றில் பலவற்றை தேசிய அளவில் சில நாடுகளே ஏற்றுக்கொண்டுள்ளன. வெனிசுலா அரசியலமைப்புச் சட்டத்தில் என்னுடைய விருப்பமான உரிமை ஒரு கண்ணியமான வாழ்க்கையைப் பெறுவதற்கான உரிமைதான்.'[6]

உடல்நலப் பராமரிப்புச் சேவை பெறுவதற்கான உரிமைகள் பொலிவியா அரசியலமைப்புச் சட்டத்தின் குறிப்பிட்ட ஷரத்துக்களில் —82 முதல் 86 வரை—கூறப்பட்டுள்ளன. இவை அனைத்துக் குடிமக்களும் மருத்துவ சேவை பெறுவதற்கான அடிப்படை உரிமையாக வரையறுக்கின்றன. இந்த ஷரத்துக்கள் ஓர் உலகளாவிய, பங்கேற்பு, பங்கீட்டுப் பொது சுகாதார அமைப்பைக் வழங்குவதற்கும் நிதியுதவி செய்வதற்குமான பொறுப்பை அரசுக்குக் கொடுக்கின்றன.

2001ஆம் ஆண்டு அதிபர் சாவேஸ் இந்த அரசியலமைப்புச் சட்டத்தைப் பயன்படுத்தி பல சட்டங்களையும் திட்டங்களையும் உருவாக்கினார். இவை வெனிசுலாவின் 'சுயநலவாதிகளுக்கு' பீதியை ஏற்படுத்தின. இவற்றில் சமுதாய இலக்குக் திட்டங்கள் உருவாக்குவதை அனுமதிக்கும் ஷரத்துக்களும் அடங்கும். இந்தச் சமுதாய இலக்குகளில் பார்ரியோ அடென்ட்ரோ மருத்துவத் திட்டங்கள் உள்ளடங்கியவை. இவை வருங்காலத்தில் ஏழை, தொழிலாளர் வர்க்க மக்களின் வாழ்வுவைப் பெருமளவு மேம்படுத்தும். ஆனால், பணக்காரர்களைப் பொறுத்தவரை அவர்களுக்குக் கவலையளிக்கும் செயல்பாடுகள் இருந்தன. இவை 2001ஆம் ஆண்டு உடனடியாகப் பணக்காரர்களைப் பாதித்தன. நில மறுசீரமைப்பும் எண்ணெய்த் தொழிலின் வருமானங்களை மறு பங்கீடு செய்வதும் பற்றிய புதிய சட்டங்களின் கீழ் சொத்தையும் செல்வத்தையும் தடையின்றி அவர்கள் பெறுவதில் உள்ள சட்ட வரம்புகள் பற்றி அவர்கள் பயந்தனர். இதர சட்டங்கள் வரி அமைப்பை மாற்றின; அல்லது பல ஆண்டுகளாகக் கட்டப்படாமல் இருந்த வரிகளைச் சேகரிக்கக் கடுமையான நடவடிக்கைகளை எடுப்பதற்கு அரசை நிர்ப்பந்தித்தன. அதிகாரம் படைத்தவர்களும் வணிக நிறுவனங்களும் மேற்கூறப்பட்ட மாற்றங்கள் நடைமுறைக்கு வருவதற்கு முன்பு விரைவாகச் செயல்பட வேண்டும் என்று முடிவு செய்தன.

2001இன் முடிவிலிருந்து 2003இன் தொடக்கம் வரை அதிகாரம் படைத்தவர்கள் சாவேஸையும் அவருடைய நிர்வாகத்தையும் அழிக்க, தொடர் முயற்சிகளை மேற்கொண்டனர். ஏப்ரல் 2002இல் ஓர் ஆட்சிக் கவிழ்ப்பு ஏற்படுவதற்கு முன்பு தொடர் பொருளாதாரச் சிதைவுகள் ஏற்பட்டன. இவையனைத்தும் பெரிய வணிக நிறுவனங்களாலும், சில இராணுவ அதிகாரிகளாலும், அமெரிக்காவின் நிதியுதவி பெற்ற அழுத்தக் குழுக்களாலும் தூண்டிவிடப்பட்டன. இந்த ஆட்சிக் கவிழ்ப்பு சாவேஸை அதிகாரத்திலிருந்து நீக்கியது. எனினும், இது 24 மணி நேரத்தைவிட சற்றுக் கூடுதலான காலத்திற்குத்தான் நீடித்தது. ஆட்சிக் கவிழ்ப்பு தோல்வியடைந்ததற்குக் காரணம் பெரும்பாலான இராணுவ வீரர்களும், மில்லியன் கணக்கான ஏழைகளும் அதிபர் சாவேஸுக்கு ஆதரவாகத் திரண்டனர். முயலப் பட்ட ஆட்சிக் கவிழ்ப்பு நடந்து முடிந்த சில மாதங்களுக்குள் எந்தவொரு ஆட்சிக் கவிழ்ப்பாளரும் கைது செய்யப்படவில்லை. ஏனெனில், சாவேஸ் வணிகச் சமுதாயத்தின் மீதும் தன்னுடைய அரசியல் எதிரிகளின் மேலும் பல சமாதானச் செயல்பாடுகளை

மேற்கொண்டார். அதிகாரம் படைத்தவர்களால் இந்தச் செயல் ஒரு பலவீனமாகக் கருதப்பட்டது. இதன் காரணமாக மூன்று பொருளாதார நாசவேலை முயற்சிகள் ஃபிடேகாமேராஸ் என்னும் பெரிய வணிகக் கூட்டமைப்பால் மேற்கொள்ளப்பட்டன. இந்த அமைப்பு வணிகங்களையும் தொழிற்சாலைகளையும் மூடுவதன் மூலம் நாட்டைச் செயலிழக்க முயன்றது. பொருளாதாரத்தின் மிகவும் மோசமான நிலை சாவேஸை ஆட்சிபுரிய விடாமல் செய்துவிடும் என்று இந்த அமைப்பு நம்பியது. டிசம்பர் 2002 மற்றும் ஜனவரி 2003இல் அரசுக்குச் சொந்தமான எண்ணெய் நிறுவனமான பீடிவிஎஸ்ஏ என்று சுருக்கமாக அழைக்கப்பட்ட பெட்ரோலியோஸ் டி வெனிசுலா எஸ்ஏவை மூடவைத்த, பேரழவுமிக்க, திட்டமிட்ட வேலைநிறுத்தத்தில் ஃபிடகாமோராஸின் சூழ்ச்சிகள் உச்சத்தை அடைந்தன. சதிச் செயலைத் தூண்டிவிட்ட முதுநிலை நிர்வாகிகளும் லஞ்ச லாவண்யத்தில் திளைத்த சங்கத் தலைவர்களும் ஏறத்தாழ அனைத்து எண்ணெய் ஏற்றுமதியையும் ஒரு முடிவுக்குக் கொண்டுவந்தனர். சாவேஸ் இந்தத் தாக்குதல்களிலிருந்து மீண்டு வந்தாலும் இவற்றால் வெனிசுலா பொருளாதாரத்திற்கு ஏற்பட்ட அதிர்ச்சிகள் மோசமான விளைவுகளை ஏற்படுத்தின. நாட்டின் உள்நாட்டு மொத்த உற்பத்தியளவு (ஜிடிபீ) ஏறத்தாழ 16 விழுக்காடு 2002-2003இல் குறைந்தது. இது தேசிய அளவில் வறுமையை மேலும் அதிகரித்தது. ஏறத்தாழ மக்கள் தொகையில் மூன்றில் இரண்டு பங்கினரை (62.1%) ஏழ்மையிலும் மூன்றில் ஒரு பங்கினரையும் மிகவும் மோசமான ஏழ்மையிலும் வாழவைத்தது.

சாவேஸ் ஆட்சியில் பொருளாதாரமும் சமூக மாற்றமும் 2003-2008

எண்ணெய்த் தொழிலின் சதிக்கு சாவேஸ் பின்வருமாறு நடவடிக்கை எடுத்தார்: கதவடைப்புக்கு ஒத்துழைத்த பீடிவிஎஸ்ஏவை மேலாண்மை செய்தவர்களையும் ஆயிரக்கணக்கான மூத்த பணியாளர்களையும் வெளியேற்றினார். சாவேஸால் பதவி கொடுக்கப்பட்ட புதிய இயக்குநர்கள் எண்ணெய் வருமானத்தின் மேல் தம்முடைய கட்டுப்பாட்டை உறுதிப்படுத்தினர். மேலும், இதன் மூலம் பெற்ற லாபத்தை வெனிசுலா மக்களுக்கு நன்மை பயக்கும் சமூகத் திட்டங்களில் நேரடியாக முதலீடு செய்யத் தொடங்கினர். இந்த முதலீடு வெனிசுலாவின் பொருளாதாரம் அடுத்த ஆறு ஆண்டுகளில் குறிப்பிடத்தக்க வளர்ச்சியை அடைய உதவியது, அதாவது 2003இன்

மையத்திலிருந்து 2008ஆம் ஆண்டுவரை. மேலும், இந்த முதலீடு நாட்டின் வளர்ச்சிப் போக்கையே முழுவதுமாக மாற்றியது. வறுமை விகிதம் 2003இல் 62.1 விழுக்காட்டிலிருந்து 2008இல் 31.5 விழுக்காட்டளவிற்குப் பாதியாகக் குறைந்தது. இந்த மிகவும் தீவிர வறுமை விகிதம் மூன்றில் இரண்டு மடங்கு குறைந்தது. அதாவது 29.5 விழுக்காட்டிலிருந்து 9.5 விழுக்காடாக குறைந்தது.[7] நாட்டின் ஜிடிபீ (உள்நாட்டு மொத்த உற்பத்தியளவு) 78 விழுக்காடாக வளர்ந்தது. உண்மையில், சராசரி வருவாய் 50 விழுக்காட்டிற்கும் அதிகமாக உயர்ந்தது, அதாவது உயர்ந்த அளவு பணவீக்கத்தைச் சரிபடுத்திய பிறகு (இந்தப் புள்ளிவிவரத்தை அமெரிக்க உளவுத்துறையின் வெனிசுலாவிற்கான 'நாட்டு அறிக்கை' உறுதிப்படுத்தியது; இது நபரொருவருக்கு 1998இல் 8,000 அமெரிக்க டாலரையும் 2008இல் 13,500 டாலரையும் வருமானம் எனச் சுட்டுகிறது).

இந்தக் காலகட்டத்தில் மிகவும் வலுவான பொருளாதார வளர்ச்சி காணப்பட்டது மட்டுமின்றி ஒரு வியக்கத்தக்க வருமான மீள்பங்கீடும் காணப்பட்டது. இது முக்கியமாக வளர்ந்து வரும் பணி வாய்ப்புகளாலும் அரசால் கட்டாயப்படுத்தப்பட்ட தாராளமான குறைந்தளவு ஊதிய உயர்வாலும் ஏற்பட்டது. பெரும்பாலான உயர்வருவாய் பிரிவினர் வருவாய் இழப்புகளைப் பெறவில்லை என்றாலும், 80 முதல் 90 விழுக்காடு மக்கள்தொகை அதிக வருவாய் அதிகரிப்புகளைப் பெற்றது. நாட்டின் வணிக சங்கங்களுக்குப் பொதுவாக புள்ளிவிவரங்களைக் கொடுக்கும் டேட்டா அனாலிசிஸ் என்னும் தனியார் நிறுவனம் வெனிசுலாவின் அடித்தட்டுப் பணியாளர்களுக்கு 1998 முதல் 2006 வரை 445 விழுக்காடு வருவாய் அதிகரிப்புகளும், உயர் வகுப்பு மக்களுக்கு 194 விழுக்காடு வருவாய் அதிகரிப்புகளும் கிடைப்பதாக அறிவித்தது.[8] பெரும்பாலானவர் களுக்குக் கிடைத்த இந்த வருவாய் அதிகரிப்புகள் கினிகுணகம் (கினி கோ-எஃபிஷியன்ட்)* 0.39இல் இருந்து 0.49ஆக 1999க்கும் 2010க்கும் இடையே மிகவும் அதிகமாகக் குறைந்தது; இந்தக் குணகம் பொருளாதார சமனின்மையின் அளவைச் சுட்டும் ஒரு சரியான அளவீடாகும். இது ஒரு குறிப்பிடத்தக்க அளவுக் குறைப்பாகும்; குறிப்பாக இந்தக் குறுகிய காலத்திற்குள். இந்த மாற்றத்தின் தாக்கத்தைக் குறிப்பிடும் ஒரு வழி சமனின்மைக்கான கினி குறியீட்டில்

* Gini co-efficient —வருவாய் சமனின்மை தொடர்பான ஒரு பொருளாதாரக் குறியீடு; இது 0 முதல் 1 வரை, நாட்டிற்கேற்ப உள்ளது.

இதுபோன்ற பெரிய மாற்றத்தை அறிவதுதான், ஆனால் எதிர் திசையில். இது அமெரிக்காவில் காணப்பட்ட 43.3இல் இருந்து 46.9க்கு மாறிய நிலைமைதான்.[9] நீண்டகால இடைவெளியில் நடைபெற்ற இந்த மாற்றம், அதாவது 1980க்கும் 2005க்குமிடையே, அமெரிக்காவின் உயர்ந்த 1 விழுக்காடு மக்கள்தொகைக்கு மிகவும் அதிக அளவு வருவாயை மாற்றியது. தேசிய வருவாயில் இவர்களின் பங்கு 9இலிருந்து 22 விழுக்காடாக அதிகரித்தது. அதே நேரத்தில் பெரும்பாலான தொழிலாளர்களின் (அதாவது, மக்கள்தொகையின் அடித்தட்டு 90 விழுக்காடு மக்களின்) வருவாய் பங்கு குறிப்பிடத்தக்க அளவில் 65இலிருந்து 50 விழுக்காடாகக் குறைந்தது.

மொத்த மக்கள்தொகையின் உண்மை வருவாய்களின் பெருக்கத்தைத் தவிர, பெரும்பாலான வெனிசுலா மக்களுக்கு இதர குறிப்பிடத்தக்க பொருளாதார முன்னேற்றங்களும் இருந்தன. இந்த முன்னேற்றங்களைப் பண அடிப்படையில் துல்லியமாகக் கணிக்க முடியாது. எனினும், இவை நிச்சயமாக 80 விழுக்காடு மக்களின் வாழ்க்கைத் தரத்தை உயர்த்தியுள்ளது; இவர்களில் பெரும்பாலோர் ஏழைகளாகவும் தொழிலாளர் வர்க்கத்தினராகவும் இருந்தனர். இந்தப் புதிய சமுதாய 'ஊதியங்கள்' சாவேஸின் கீழ் வெனிசுலா சமுதாயம் பெற்ற சமத்துவப் போக்கிற்குப் பெருமளவு பங்களித்துள்ளன. ஏனெனில், இந்த ஊதியங்கள் சமனற்ற வகையில் ஏழைக் குடிமக்களுக்குச் செல்கின்றன. உள்நாட்டு மொத்த உற்பத்தியளவின் (ஜிடிபீ) பெரும் பங்கை சமூகச் செலவீனம் உருவாக்குகிறது. மார்க் வெய்ஸ்ப்ராட், லூயி சாண்டோவால் என்ற இரண்டு பொருளாதார வல்லுநர்களின் கூற்றுப்படி, 'மத்திய அரசில் சமூகச் செலவீனம் மிகவும் அதிக அளவில் அதிகரித்துள்ளது. 1998இல் உள்நாட்டு மொத்த உற்பத்தியளவில் 8.2இலிருந்து 2006இல் 13 விழுக்காடாக உயர்ந்துள்ளது. உண்மையான (பணவீக்கம் சரிசெய்யப்பட்ட) அடிப்படையில் ஒவ்வொரு மனிதருக்குமான சமூகச் செலவீனம் 175 விழுக்காடாக 1999-2006 காலகட்டத்தில் உயர்ந்துள்ளது.' வெனிசுலாவில் இது உண்மையான அளவு சமூகச் செலவீனமல்ல என்று அவர்கள் அறிவித்துள்ளார்கள். ஏனெனில், பல செலவுகள் மத்திய அரசின் புள்ளிவிவரங்களில் குறிப்பிடப்படுவதில்லை. சமூக இலக்குகளுக்காக பில்லியன் கணக்கிலான டாலர் பீடிவிஎஸ்ஏவின் கஜானாவிலிருந்து நேரடியாகச் செல்கின்றன. இந்தப் பங்களிப்பு மட்டுமே உள்நாட்டு மொத்த உற்பத்தியளவில் 7.3 விழுக்காடாக 2006இல் இருந்தது. இவற்றைச் சேர்த்தால் 'சமூகச் செலவீனம்

உள்நாட்டு மொத்த உற்பத்தி அளவில் 20.9 விழுக்காட்டை 2006இல் எட்டியது. இது 1998இல் இருந்ததைவிட குறைந்தது 314 விழுக்காடு அதிகம் (உண்மையான பணவீக்கம் சரிசெய்யப்பட்ட சமூகச் செலவீனங்களின் அடிப்படையில் உண்மையான பணவீக்கம் சரி செய்யப்பட்ட அளவு, ஒரு நபருக்கு).'[10]

சமூக இலக்குத் திட்டங்களின் (சோசியல் மிஷன்ஸ்) மூலம் வழங்கப்பட்ட பணமற்ற வருவாய் மூலங்கள் பலவற்றில் இலவச உடல்நலப் பராமரிப்பு, இலவசக் கல்வித் திட்டங்கள், மில்லியன் கணக்கான பள்ளிக் குழந்தைகளுக்கும் மிகவும் ஏழைப்பட்ட பெரியவர் களுக்கும் வழங்கப்படும் இலவச உணவு, 15,000-க்கும் மேற்பட்ட மெர்கால் உணவுக் கடைகளில் அதிக மானிய விலையில் கொடுக்கப்படும் உணவு, பல்லாயிரக்கணக்கான இலவச உள்ளூர் பொழுதுபோக்கு மற்றும் விளையாட்டுத் திட்டங்கள், இலவச வீட்டு நிதிகள் அல்லது வட்டியில்லாக் கடன்கள் மற்றும் இலவசப் பணி-பயிற்சித் திட்டங்கள் போன்றவை அடங்கும். இவற்றைத் தவிர ஏழைகளுக்கும் தொழிலாளர்களுக்கும் பணக்காரர்களைவிட, பெரும்பாலும் அதிக நன்மை பயக்கும் பொதுப் பணிகள் உள்ளன. இவற்றில் புதிய சுரங்கப் பாதைகளும், கரகாஸ் பொதுப் போக்குவரத்து அமைப்பில் இணைக்கப்பட்ட பஸ் வசதிகளும் அடங்கும்.

பர்ரியோ அடென்ட்ரோக்களின் தொடக்கம்

2002-2003இல் ஏற்பட்ட பொருளாதார, அரசியல் தாக்கங்கள் பொருளாதாரத்தை ஏறத்தாழ சிதைத்ததால், மேலே குறிப்பிட்ட பெரிய வருவாய் முன்னேற்றங்களைப் பெறுவதற்கு சாவேஸ் அரசுக்கு சில ஆண்டுகள் பிடித்தன. மாறாக, புதிய அரசியலமைப்புச் சட்டத்தில் கட்டாயமாக்கப்பட்ட பல சமூக நோக்குத் திட்டங்களை வெனிசுலா அரசு உடனடியாகத் தொடங்க முடிந்தது. சாவேஸின் அரசியல் உறுதிப்பாடு கல்வி, உடல்நலச் சேவை, இதர சமூகப் புலங்களில் முக்கியமானதாக இருந்தபோதும் மேலும் இரண்டு காரணிகள் மிகவும் முக்கியமானதாகத் திகழ்ந்தன: எண்ணெய் வருவாய்களின் மேல் வெனிசுலா அரசின் நேரடிக் கட்டுப்பாடும், கியூபாவுடன் கொண்டிருந்த நெருக்கமான உறவும். 2000ஆம் ஆண்டு அக்டோபர் 30ஆம் தேதியில், முதல் உடன்பாடு: கியூபா-வெனிசுலா ஒருங்கிணைந்த கூட்டு உடன்பாடு ஃபிடெல் காஸ்ட்ரோ, ஹியூகோ சாவேஸ் ஆகிய இருவராலும் கையெழுத்திடப்பட்டது. இரண்டு நாடுகளுக்கும்

இடையே பொருள்கள், சேவைகள், நிபுணத்துவம் போன்றவற்றில் வளர்ந்துவரும் பங்கீட்டுக்கு இந்த உடன்பாடு வழி வகுத்தது. இதில் வெனிசுலாவின் பெரிய பங்கு பெட்ரோலியம். 2001இல் நாளொன்றுக்கு 53,000 பீப்பாய்களில் தொடங்கி 2007இல் நாளொன்றுக்கு 100,000 பீப்பாய்கள் பெட்ரோலியத்தைக் கியூபாவிற்குக் கொடுப்பது என்றும், இது 2010ஆம் ஆண்டுவரை நீடிக்க வேண்டும் என்றும் ஒப்புக்கொள்ளப்பட்டது; கியூபா பதிலுக்குத் தன்னுடைய முக்கிய மூலப்பொருளான மனிதவள முதலீட்டைக் கொடுப்பது என்றும் ஏற்றுக்கொள்ளப்பட்டது: ஆயிரக்கணக்கான ஆசிரியர்கள், மண்ணியலாளர், தொழில்நுட்பவியலர், இதர துறை வல்லுநர்கள். இவர்கள் வெனிசுலாவின் சமுதாயத்தை மறுகட்டமைப்பு செய்ய உதவினர். 2009ஆம் ஆண்டில் இந்த இருபக்க பரிமாற்றம் மூலம் 1990களில் ஏறத்தாழ இல்லாத (ஆண்டுக்கு 30 மில்லியன் டாலர் வர்த்தகம் மூலம்) வர்த்தகம் வெனிசுலாவின் பொருளாதாரத்துறை அமைச்சர் அலி ராட்ரி கியூஸின் கூற்றுப்படி 3 பில்லியன் டாலருக்கும் அதிகமான மதிப்பை அடைந்தது.

சாவேஸ் அரசு 2003ஆம் ஆண்டின் தொடக்கத்தில் அரசு எண்ணெய் நிறுவனமான பீடிவிஎஸ்ஏவின் வருவாயைத் தன்னுடைய கட்டுப் பாட்டுக்குள் கொண்டுவந்தது. இதன் மூலம் உடனடியாக அதனால் சமூக நோக்குத் திட்டங்களில் அதிக முதலீட்டை செய்ய முடிந்தது. இதுதான் பொலிவரியப் புரட்சியின் மையமாகத் திகழ்ந்தது. அனைத்து சமூக நோக்குத் திட்டங்களிலும் மிக முக்கியமான திட்டம் பர்ரியோ அடென்ட்ரோ திட்டம். பொது சுகாதார சேவை தொடர்பாக ஏற்படுத்திக்கொண்ட ஒருங்கிணைந்த கூட்டு உடன்பாட்டின் விளைவாக இந்தத் திட்டம் சாத்தியமாயிற்று. கியூபாவின் தன்னார்வத் தொண்டர்கள், உடல்நல வல்லுநர்கள் போன்றோரின் மிகப் பெரிய, முக்கியமான குழு வெனிசுலாவிற்கு வருவதற்கு இது வழிவகை செய்தது.

2002ஆம் ஆண்டில், அனைத்து சச்சரவுகளுக்கு இடையிலும், வெனிசுலா அரசாங்கம் இலவசப் பொது சுகாதாரத்தை நாட்டின் ஒவ்வொரு ஏழ்மைப் பகுதியிலும் கொடுப்பதென்று திட்டமிடத் தொடங்கியது. ஏனெனில் இந்தப் பகுதிகளில் போதுமான மருத்துவ வசதிகள் இல்லை. வெனிசுலாவின் பொது சுகாதார, சமூக நலத் துறையின் லூயி மாண்டூல் அராஜோ என்ற மருத்துவரின் கூற்றுப்படி, பர்ரியோ அடென்ட்ரோ ஒதுக்கப்பட்டவர்களுக்கு மருத்துவ

சேவையைக் கொண்டு வருவதற்காக உருவாக்கப்பட்டது... (இதன் மூலம்) ஒவ்வொரு சமுதாயத்திற்கும் ஒரு மருத்துவரைக் கொடுக்க முடியும்.' பர்ரியோ அடென்ட்ரோ என்ற ஸ்பானிஷ் சொற்றொடர் 'சுற்றுப்புறம்' என்று பொருள்படும். அதாவது, பொது சுகாதார மருத்துவர்கள் அக்கம்பக்கம் செல்ல வேண்டும் என்று இந்தத் திட்டம் எதிர்பார்க்கிறது. அவ்வாறு சென்று அங்கு வாழும் மக்களுக்கு மருத்துவ சேவை கொடுப்பது மட்டுமின்றி, அவர்களுடன் சேர்ந்து மருத்துவர்கள் வாழவேண்டும். [பர்ரியோ என்ற சொல்லுக்கு வெனிசுலாவில் ஒரு குறிப்பிட்ட பொருள் உண்டு; இங்கு இது ஒரு பெரிய மாவட்டத்தைக் குறிக்கும். மாவட்டம் ஒவ்வொன்றும் ஏழை மற்றும் தொழிலாளர் வர்க்கத்தினரைக் கொண்ட பல சிறிய சுற்றுவட்டாரப் பகுதிகளைக் கொண்டது. பணக்கார மற்றும் மேல்நடுத்தர மக்களைக் கொண்ட பகுதிகள் பர்ரியோஸ் அல்ல]. இவ்வாறு திட்டமிடப்பட்ட காலத்தில் அரசு வெனிசுலாவின் மருத்துவர்களுக்கு இந்தச் சேவையில் தன்னார்வத்துடன் ஈடுபடுமாறு அறைகூவல் விடுத்தது. எனினும், 'அவர்கள் ஆர்வம் கொள்ள வில்லை' என்று மருத்துவர் மாண்டீல் கூறினார். ஏறத்தாழ 50 மருத்துவர்கள் இந்த அறைகூவலை ஏற்றுக்கொண்டாலும், அடுத்த ஆண்டு இந்தத் திட்டம் உண்மையில் தொடங்கப்பட்டபோது இவர்களில் 29 மருத்துவர்கள் மட்டுமே பங்கேற்றனர்.[11]

இந்த நேரத்தில் கரகாஸ் நகரின் மிகப் பெரிய நகராட்சியும், 1.5 மில்லியன் மக்களைக்கொண்டதுமான, லிபர்டடோரின் மேயராக ஃபிரெடி பெர்னால் இருந்தார். இந்த நகராட்சியின் பெரும்பாலான மக்கள் ஏழைகள் அல்லது தொழிலாளர்கள். பொது சுகாதாரத் துறையின் ஆதரவோடு வெனிசுலா மருத்துவர்களின் பற்றாக் குறையைச் சமாளிக்க பெர்னால் முடிவு செய்தார். மேலும், வெளி உதவியுடன் பர்ரியோ அடென்ட்ரோ திட்டத்தைத் தொடங்க முடிவு செய்தார். 2003ஆம் ஆண்டு ஏப்ரல் மாதத்தில் பெர்னாலின் அழைப்பின் பேரில் 54 கியூப மருத்துவர்கள் வந்தனர். இவர்கள் லிபர்டடோரில் பர்ரியோ அடென்ட்ரோ அலுவலகங்களைத் தொடங்கினர். மே மாதத்தில் மற்றொரு 100 மருத்துவர்கள் வந்தனர். ஜூலை மாதத்திற்குள் நகரசபையின் பர்ரியோ அடென்ட்ரோ வசதிகளில் 627 மருத்துவர்கள் பணிபுரிந்தனர். இந்த நிலையில் தேசிய அரசு வெனிசுலாவின் ஆறு இதர மாநிலங்களில் உடனடியாக இந்த மருத்துவத் திட்டம் அறிமுகப்படுத்தத்தக்கவை என்று முடிவு செய்தது: ஜூலியா, லாரா, ட்ருஜில்லோ, வர்காஸ், மிராண்டா, பாரினாஸ் போன்ற இடங்களில்.

அக்டோபர் மாதத்திற்குள் 2,000 கியூப மருத்துவர்கள் வெனிசுலாவில் தங்கினர். இவர்களில் சிலர் மிகச் சிறிய கிராமப் பகுதிகளில் பணிபுரிந்தனர்.

ஏறத்தாழ இதே நேரத்தில் கரகாஸின் ஒரு பழைய பொது மருத்துவமனையின் பொறுப்பாளராக இருந்த மருத்துவர் ரோசா மார்டின்சன் என்ற வெனிசுலா மருத்துவர் ஆர்கிரிஸ் மலபானிஸ், கமிலோ கட்டலான் என்ற இரண்டு பத்திரிகை செய்தியாளர்களுக்கு கியூப மருத்துவர்கள் ஏன் தேவை என்பதை விளக்கினார். அவருடைய மருத்துவமனை தகுந்த வசதிகளைப் பெற்றிருந்த போதும் மூன்றில் ஒரு பங்கு நோயாளிகளுக்கு மட்டுமே மருத்துவ உதவி செய்ய முடிந்தது. ஏனெனில், அவருடன் பணிக்கு அமர்த்தப்பட்ட இதர வெனிசுலா மருத்துவர்கள் அரிதாகவே மருத்துவமனைக்கு வந்தனர். ‘அவர்களுக்கு சுற்றுவட்டாரப் பகுதியில் பணிபுரிவது ஒரு வருத்தமூட்டும் செயலாகத் தோன்றியது. கரகாஸின் மருத்துவமனையில் பணிபுரிவதுதான் அவர்களின் விருப்பமாகும். சுற்றுவட்டாரம் மிகவும் கோரமாக உள்ளது என்று அவர்கள் கூறினர். இங்கு வாழும் மக்களை அவர்கள் அழுக்கானவர்களாகவும், நாற்றமடிப்பவர் களாகவும், ஆபத்தானவர்களாகவும் கருதினர்.’[12]

வெனிசுலாவில் பணிபுரிய வந்த கியூப மருத்துவர்கள் ஏழைகளை வேறு கோணத்தில் கண்டனர். வெனிசுலா மக்கள் பலருடைய மோசமான சூழ்நிலைகள் அவர்களுடைய மனிதாபிமான கவலை களாகத் தோன்றின—தவிர்க்கப்பட வேண்டிய ஒன்றாக அல்ல. நில்டா கொல்லாஜோ என்ற புதிய மருத்துவர் 2003ஆம் ஆண்டு ஜூலை மாதத்தில் நாட்டின் மேற்குப் பகுதி மாநிலமான லாராவின் ஒதுக்கப்பட்ட பகுதியில் பணிபுரியத் தொடங்கினார். அதே ஆண்டின் பிந்தைய காலத்தில் அவரைப் பார்க்க வந்த செய்தியாளர்களிடம் பின்வருமாறு கூறினார்: ‘இந்த இடத்தில் நீங்கள் காண்பது நம்முடைய நாட்டில் நீண்ட நாள்களுக்கு முன்பே முற்றிலுமாக ஒழிக்கப்பட்டு விட்ட நோய்கள். ஒட்டுண்ணிகளால் நோயுறாத ஒரு குழந்தையை இங்குக் காண்பது அரிது; இதுவரை மருத்துவர் ஒருவரை ஒரு முறையாவது சந்தித்திராத ஒரு கர்ப்பிணிப் பெண்ணையும் இங்கு காணலாம்... இங்கு நீங்கள் காணும் காட்சி உங்களுடைய மனிதாபிமான உணர்வுகளை வெளிக்கொணர்ந்துவிடும்.’ கொல்லாஜோ அந்தப் பகுதியில் ஓர் உடனடி கதாநாயகன் அந்தஸ்தைப் பெற்றார்: ஏனெனில், லாஸ் போர்ட்டோனெஸ் பகுதியில்

ஒதுக்குப்புறமாக அமைந்த ஒரு குடிசையில் விஷப்பாம்பு ஒரு குழந்தையைத் தீண்டிவிட்டது. அதை மருத்துவமனைக்குக் கூட்டிச்செல்ல வண்டி எதுவுமில்லாத நிலை; மருத்துவர் அந்தக் குழந்தையைப் போர்வையால் சுற்றி எடுத்துக்கொண்டு, அருகிலிருந்த ஒரு மருத்துவமனைக்கு மூன்று மணி நேரம் நடந்தார்; குழந்தை பிழைத்துக்கொண்டது.[13]

கரகாஸின் கிழக்கில் 150 மைல் தூரத்திலிருந்த லாஸ் போட்டோகோஸ் என்ற இடத்தில் சமூக அலட்சியத்தால் ஏற்பட்ட இது போன்ற விளைவுகளை மருத்துவர்கள் கண்டனர். 'இதுதான் நான் முதல்முறையாகக் கியூபாவைவிட்டு வெளிவந்த நேரமாகும். நான் இதைப் போன்ற ஒன்றை இதுவரை கண்டதில்லை' என்று 27 வயது மருத்துவர் லியனார்டோ ஹெர்னாண்டெஸ் கூறினார். அவரும் அவருடைய சகாக்களும் 2003இல் வந்தபோது அவர்கள் ஊட்டசத்துக்குறையுள்ள குழந்தைகளையும் மிகவும் பரவலாக வயிற்றுப்போக்கையும் கண்டனர். 2005இல் அவர் அசோசியேட்டட் பிரஸ் செய்தியாளர் ஒருவரிடம் மிகவும் குறைந்த கவனம், அதிக உணவு, வைட்டமின்கள், ஓரளவுக்கு நல்ல சுகாதார வசதி போன்றவற்றால் குழந்தைகள் குறிப்பிடத்தக்க உடல்நல முன்னேற்றத்தைப் பெற முடிந்தது என்று கூறினார்.[14]

வெனிசுலாவுக்கு வருகைதருகின்ற இதர லத்தீன் அமெரிக்க நாடுகளுக்கும் சென்றுவந்த எவரொருவரும் உயர்நடுத்தர வர்க்க வெனிசுலா மக்களைக் காணாமல் இருக்க முடியாது. இவர்கள் மொத்த மக்கள்தொகையில் 10 விழுக்காட்டினர். இவர்கள் வளர்ந்துவரும் நாடு ஒன்றில் வாழ்வது போன்ற ஒரு தோற்றத்தைப் பெற்றிருக்க வில்லை; பல ஆண்டுகள் நன்கு வளர்ந்த முதலாளித்துவ நாடுகளின் மக்களைப் போன்று வசதியாக வாழ்ந்து வந்துள்ளனர். இவர்கள் அமெரிக்காவில் காணப்படும் நுகர்வு கலாச்சாரத்தோடு தங்களை வலிமையாக அடையாள்மிட்டுக் கொண்டுள்ளனர். கடந்த காலத்தில் இவர்களுக்குப் பிடித்த செயல்களில் ஒன்று பொருள்கள் வாங்குவதற்காக மியாமிக்கு விமானத்தில் பறந்து செல்வதுதான்.

ஆனால், தொழிலாளர்களும் அடித்தள மக்களும் அமெரிக்காவிலோ, வேறு எந்த் வளர்ந்த நாட்டிலோ காணப்படுபவர்களை ஒத்திருப்பதில்லை. அடித்தள மக்களின் பெரும்பகுதி அவர்களை ஒத்த ஆப்பிரிக்க, லத்தீன் அமெரிக்க ஏழைப் பகுதிகளில் வாழ்பவர் களைப் போன்றே அவமதிப்புகளையும் பெருந்துன்பங்களையும்

அனுபவித்துள்ளனர். எனவே, 2003இல் மிகவும் அனுபவமிக்க கியூப மருத்துவர்கள் வெனிசுலா வந்தபோது, உலகிலுள்ள மிகவும் ஏழ்மையான நாடுகளுக்கு மருத்துவ சேவைக்காகச் சென்றபோது கண்ட அதே நோய்களை இங்கும் கண்டனர். இந்த ஏழ்மையான நாடுகளின் தனிமனித உள்நாட்டு மொத்த உற்பத்தியளவு (ஜிடிபீ) அந்த நேரத்தில் வெனிசுலாவில் காணப்பட்ட சராசரி 8,000 டாலரில் ஒரு சிறிய பகுதியே. எடுத்துக்காட்டாக, அமெரிக்கப் பெருங் கண்டத்தில் கியூப மருத்துவர்கள் ஹோண்டுராஸ், ஹைதி (இவற்றின் தனிமனித உள்நாட்டு மொத்த உற்பத்தியளவு (ஜிடிபீ) முறையே 2,050, மற்றும் 1,340 டாலராகும்) போன்ற நாடுகளின் ஏழைகளுக்கும், ஆப்பிரிக்காவில் இவற்றைவிட ஏழ்மையான எத்தியோப்பியா (560 டாலர்கள்), அங்கோலா (1,030 டாலர்) போன்ற வற்றிலும் ஏழைகளுக்கு மருத்துவ சேவையளித்துள்ளனர்.

பர்ரியோ அடென்ட்ரோ: விரிவடையும் அமைப்பு

பர்ரியோ அடென்ட்ரோ அதன் முதல் ஒன்றரை ஆண்டுகளுக்குள் மிகவும் வியக்கத்தக்க வேகத்தில் விரிவடைந்தது. கரகாஸில் 2003ஆம் ஆண்டின் வசந்த காலத்தில் சோதனை அளவில் தொடங்கப்பட்ட இந்தத் திட்டம் நாடளாவிய வலையமைப்பாக வளர்ந்தது. 2004ஆம் ஆண்டின் இலையுதிர்க் காலத்தில் வெனிசுலாவின் 24 மாநிலங்களுக்கும் விரிவடைந்த இந்த வலையமைப்பில் 13,000 மருத்துவர்கள் பணிபுரிந்தனர். நாட்டில் பிரபலமான 8,500 முதல்நிலை மருத்துவப் பராமரிப்பு அலுவலகங்கள் செயல்படுவதாக அறிவிக்கப் பட்டுள்ளது. இது ஒரு குத்துமதிப்பான எண்ணிக்கைதான். ஏனெனில், முதலில் ஏற்பட்ட வசதிகள் பெரும்பாலும் தற்காலிக இடங்களில் தொடங்கப்பட்டன. சுற்றுவட்டாரத்தில் கிடைத்த இடங்களில் இவை அமைந்தன. காலியாகக் கிடந்த கடை முகப்புகள், குடும்ப வீடுகளின் காலி அறைகள் போன்றவை இவற்றிற்காகப் பயன் படுத்தப்பட்டன. தேவாலயங்களின் மூலைப் பகுதிகள், பள்ளிகள், பொதுக் கட்டடங்கள் போன்றவை தற்காலிகமாகக் காலி செய்யப் பட்டன. மேலும், பழைய பொது மருத்துவ அமைப்பின் காலியாகக் கிடந்த ஆம்புலடோரியோஸ் மீண்டும் முதல்நிலை மருத்துவ மையங்களாகச் செயல்பட்டன.

கியூபாவின் மருத்துவ வல்லுநர்களை ஏற்றுக்கொள்ளும் செயலுக்கு வெனிசுலா மக்களிடம் மிகவும் அதிக அளவு முயற்சி

தேவைப்பட்டது. பொலிவரியப் புரட்சியில் தீவிர பங்கேற்பதில் முன்பு ஒதுக்கப்பட்ட சுற்றுவட்டாரப் பகுதி மக்கள் பலருக்கு இது முதல் அனுபவத்தைக் கொடுத்தது. மருத்துவர்களும் இதர உடல்நலப் பணியாளர்களும் தம்முடைய பணிகளைத் தொடங்கிய போது முதல் சுற்றுவட்டார உடல்நலப் பராமரிப்புக் குழுக்கள் நகரத்தின் அண்டைப் பகுதிகளிலும், கிராமப் பகுதிகளிலும் உருவாகத் தொடங்கின. ஒரு கியூப மருத்துவரின் சேவை எதிர்பார்த்த 1,500 முதல் 2,000 மக்களைக் கொண்ட ஒவ்வொரு அண்டைப் பகுதியிலும் ஒரு குழுவை உருவாக்க வேண்டும் என்று எதிர்பார்க்கப்பட்டது. இந்தக் குழு அலுவலக இடம், தூங்குமிடங்கள், எளிய அறைக்கலன்களையும் கருவிகளையும் சேகரித்தல், மருத்துவ சேவை கொடுப்பவர்களுக்கான உணவு போன்றவற்றை ஏற்பாடு செய்ய பொறுப்பேற்க வேண்டும். உடல்நலப் பராமரிப்புக் குழுக்கள் மருத்துவர்களுக்கு வேண்டிய இதர ஆதரவுகளையும் கொடுக்க வேண்டும். இவற்றில் மக்களின் வீடுகளுக்கு மருத்துவர்கள் செல்லும் போது அவர்களுடன் செல்லுதல், உடல்நலப் பிரச்சினைகள், ஊட்டக்குறை, நாள்பட்ட நோய்கள் பற்றிய விவரங்களைச் சேகரிப்பதில் உதவுதல் போன்றவை அடங்கும். இவற்றைத் தவிர நோய்த்தடுப்பு, நோயற்ற வாழ்வு வாழ்தல் போன்றவற்றைப் பற்றி தங்களுடைய சுற்றுவட்டார மக்களுக்குக் காலை நேரத்தில் கற்பித்தலை இலக்காகக் கொண்ட உடல்நலப் பரப்புரைகளில் ஈடுபடுவதும் இந்தக் குழுவின் பணியாகும்.

பர்ரியோ அடென்ட்ரோ மருத்துவர்கள் அன்றாடம் காலையிலும் தம்முடைய ஆலோசனை அலுவலகங்களில் நோயாளிகளைச் சோதித்தனர்; சுற்றுவட்டாரப் பகுதி முழுவதும் நண்பகல் நேரத்தில் பயணம் செய்வர்; குடும்பங்களின் நலன் பற்றி விசாரிப்பர்; மருத்துவமனைகளுக்கு வரத் தயங்கும் நோயாளிகளுக்கு அவர் களுடைய வீடுகளிலேயே சிகிச்சை அளிப்பர். பொதுவாக, கியூப மருத்துவர்கள் பர்ரியோ அடென்ட்ரோ அலுவலகங்களை ஒட்டி அமைந்த எளிய அறைகளிலோ, அருகில் வாழ்ந்தவர்களின் வீடுகளிலேயோ வாழ்ந்தனர். இதன் காரணமாக வாரத்தில் ஏழு நாள்களும், ஒவ்வொரு நாளின் 24 மணி நேரமும் அவர்கள் அவசர மருத்துவ அழைப்புகளுக்குத் தயார் நிலையில் இருக்க முடிந்தது. இந்த வகை மருத்துவப் பராமரிப்பு, அதைப் பெற்ற மக்களுக்கு ஒரு புதிய அனுபவமாக இருந்தது. 2003ஆம் ஆண்டுக்கு முன்பு வெனிசுலா அரசால் முதல்நிலை மருத்துவப் பராமரிப்பைக் கொடுக்க 1,500 மருத்துவர்கள் மட்டுமே பணியமர்த்தப்பட்டனர். இந்த மருத்துவ

ஒருங்கில் ஆம்புலடோரியோஸ் என்றழைக்கப்பட்ட 4,400 மருத்துவ அலுவலகங்கள் இருந்தன. சேவை புரியும் மருத்துவர்களின் எண்ணிக்கை மிகவும் குறைவாக இருந்தது. பல உடனடி மருத்துவ அலுவலகங்கள் ஏறத்தாழ வெறிச்சோடிக் கிடந்தன. வாரத்திற்கு ஒன்றிரு நாள்களுக்கு மட்டுமே இவை பெரும்பாலும் மருத்துவர்களால் செயல்படுத்தப்பட்டன; பல சமயங்களில் செவிலியர்களால் மட்டுமே.

பர்ரியோ அடென்ட்ரோக்கள் உருவாக்கப்பட்டவுடன் மருத்துவ ஆலோசனை மையங்களின் எண்ணிக்கை ஏறத்தாழ 20 விழுக்காடு குறைந்தது. இதற்குக் காரணம் மீண்டும் தேவைப்படாத தற்கால வசதிகள் மூடப்பட்டதுதான். இந்த அமைப்பு வெனிசுலாவின் அனைத்து 24 மாநிலங்களிலுமுள்ள 355 நகராட்சிகளில் மருத்துவ வசதியைப் பலப்படுத்தும் வகையில் ஒருங்கமைவு செய்யப்பட்டது. 2009ஆம் ஆண்டு அக்டோபர் மாதத்தில் அதிபர் சாவேஸ் தன்னுடைய ஞாயிற்றுக்கிழமை தொலைக்காட்சி நிகழ்ச்சியான அலோ பிரசிடென்டேவைப் பயன்படுத்தி கடந்த ஆறு ஆண்டுகளில் பர்ரியோ அடென்ட்ரோவின் சாதனைகளைத் திரட்டிக் கூறினார். அரசு 6,711 மக்கள் மருத்துவ ஆலோசனை மையங்களைப் பெற்றுள்ளன என்றும், இவை நகரங்களின் ஏழ்மைப் பகுதிகளிலும் கிராமப்புறங் களிலும் சேவை செய்கின்றன என்றும் அறிவித்தார். இவையனைத்தும் முதலாம் பர்ரியோ அடென்ட்ரோக்களாக மாறின. இவையே ஒருங்கிணைந்த சமுதாய மருத்துவ சேவையின் முதல் படியை உருவாக்கின; இந்தச் சேவையை வேண்டும் எந்தவொரு குடிமகனுக்கும் இவை இலவச முதல்நிலை மருத்துவப் பராமரிப்பைக் கொடுத்தன. மருத்துவ ஆலோசனை நிலையங்கள் ஏறத்தாழ 3,249 புதிதாகக் கட்டப்பட்ட மோடுலோஸ் என்று அழைக்கப்பட்ட கட்டடங்களில் அமைக்கப்பட்டன. இந்த மோடுலோஸ்கள் சிறிய, பத்து பக்கங்களைக் கொண்ட, இரண்டு அடுக்கு, சிவப்பு செங்கல் கட்டடங்களாகும். இதன்மூலம் இவற்றை நகரங்களிலும் கிராமங்களிலும் மிக எளிதில் அடையாளம் காணலாம்.

அதிபரின் கூற்றுப்படி, 2009ஆம் ஆண்டில் பொது மருத்துவ மையங்கள் (கன்சுல்டோரியஸ் பாபுலாரிஸ்) ஒருங்கிணைந்த பொது மருத்துவத்தில், கியூபாவின் 6,323 சிறப்பு மருத்துவர்களையும் 1,641 வெனிசுலா மருத்துவர்களையும் பெற்றிருந்தன. வெனிசுலா மருத்துவர்கள் முதலாம் பர்ரியோ அடென்ட்ரோக்களில் பணிபுரியும் போதே இரண்டு

ஆண்டு வதிவிட மருத்துவர்களாகச் சிறப்பு மருத்துவப் பிரிவுகளில் பயிற்சிபெற்றார்கள். முதல்நிலை மருத்துவப் பராமரிப்பு மருத்துவர்களின் எண்ணிக்கை எட்டாயிரத்திற்கும் குறைவாக இருந்தது. இந்த எண்ணிக்கை 2004ஆம் ஆண்டில் பர்ரியோ அடென்ட்ரோவில் தற்காலிகப் பணியில் இருந்த 13,000 மருத்துவர்களை விட குறிப்பிடத் தக்க அளவு குறைவு. இதற்குக் காரணம் பர்ரியோ அடென்ட்ரோ ஒருங்கு சிறிது சிறிதாக ஒருங்கமைந்த மருத்துவ சேவையின் வெவ்வேறு படிநிலைகளாக வளர்ந்ததுதான். அக்டோபர் 2009இல் 5,296 கியூப மருத்துவர்கள் வேறு வகைகளில் பணிபுரிந்தனர்; இவர்களில் பலர் பர்ரியோ அடென்ட்ரோ IIஇல் சிறப்பு மருத்துவர் களாகச் செயல்பட்டனர்; வேறு சிலர் கல்வி, மேற்பார்வை மற்றும் இதர சிறப்புப் பணிகளில் இருந்தனர்.

பர்ரியோ அடென்ட்ரோ I-இன் மற்றொரு முக்கிய அம்சம் பல்மருத்துவம். ஆம்புலேட்டரி (புற நோயர்) மருத்துவமனைகளைப் போன்று அதிக எண்ணிக்கையில் இல்லையென்றாலும், பர்ரியோ அடென்ட்ரோ பல்மருத்துவ அலுவலகங்களும் மிக அதிக தாக்கத்தை ஏழைச் சமுதாயங்களின் உடல்நலத்தில் ஏற்படுத்தின. கடந்த வெனிசுலா அரசாங்காத்தால் அளிக்கப்பட்ட முதன்மை மருத்துவ கவனிப்பு வசதிகள் போன்று பொது மருத்துவத்தில் பல் பாகாப்பு வசதிகளையும் கொடுக்க முயன்றது. 2002ஆம் ஆண்டில் வெனிசுலாவின் 2,371 பல்மருத்துவர்கள் சமுதாயப் பாதுகாப்புச் சேவை அமைப்பாலும், நலவாழ்வுத்துறை அமைச்சகத்தாலும் பதவி அளிக்கப்பட்டனர். எனினும், அவர்களின் செயல்பாடு, சிகிச்சை பெற்ற நோயாளிகளின் எண்ணிக்கை அடிப்படையில் காணும்போது, மிகவும் குறைவே. சாவேஸ் அதிபராக ஆவதற்கு முன்பு இருந்த முதல்நிலை மருத்துவப் பராமரிப்பைப் போன்றே உடல்நலச் சேவையில் குறைந்து வந்த அரசு செலவுகள் பொது பல் பாதுகாப்புச் சேவைகளைக் கொடுப்பதிலும் குறைந்தன. அரசால் பணியில் அமர்த்தப்பட்ட பெரும்பாலான பல்மருத்துவர்கள் சில மணி நேரங்களை மட்டுமே தம்முடைய பொதுநல மருத்துவ சேவைக்கு ஒதுக்கினர். ஏனெனில், அவர்கள் தம்முடைய பணிகளை அதிக வருமானம் கொடுக்கும் தனியார் மருத்துவப் பணிக்கு ஒதுக்குவதற்கு முயன்றனர்.

2000ஆம் ஆண்டின் முடிவில் மூன்று கியூபப் பல்மருத்துவர்கள் ஒரு சோதனை மருத்துவத் திட்டத்தைக் கரகாஸின் அண்டைப் பகுதியில் தொடங்கினர். ஆனால், ஒரு ஆண்டுக்கும் குறைவான காலத்திற்குள்

3,000 கியூபப் பல்மருத்துவர்கள் இவர்களுடன் சேர்ந்தனர். இவர்கள் வெனிசுலாவின் ஒவ்வொரு மாநிலத்திற்கும் பரவலாக விரவினர். 2009இல் 1,600க்கும் அதிகமான பர்ரியோ அடென்ட்ரோ பல்மருத்துவ அலுவலகங்கள் ஏற்படுத்தப்பட்டன.

இவற்றில் 4,767 பல்மருத்துவர்கள் பணிபுரிந்தனர். இவர்களில் 2,683 பேர் கியூபாவையும், 2,084 பேர் வெனிசுலாவையும் சேர்ந்தவர்கள். வெனிசுலா மருத்துவர்களில் சிலர் முந்தைய பொது மருத்துவத் திட்டத்தில் பணிபுரிந்தவர்கள். மற்றவர்கள் மரபுவழிப் பட்ட வெனிசுலா பல்மருத்துவப் புலங்ககளிலிருந்து அண்மையில் வெளிவந்தவர்கள். இவர்கள் தம்முடைய வதிவிட பயிற்சி மருத்துவப் பணியை ஓர் ஒருங்கிணைந்த பொது பல்மருத்துவமனையில் அனுபவம் மிக்க கியூபப் பல்மருத்துவர்களுடன் இணைந்து முடித்தனர். புதிதாகப் பணியில் அமர்த்தப்படுபவர்களின் எண்ணிக்கை பழைய அரசு பல்மருத்துவத் திட்டத்தில் இருந்ததைவிட இரண்டு மடங்குகள் மட்டுமே அதிகமாக இருந்தாலும் 'பர்ரியோ அடென்ட்ரோ பல்மருத்துவ அலுவலகங்கள்' பழைய ஒருங்கைவிட பத்து மடங்கு அதிக நோயாளிகளுக்குச் சிகிச்சையளித்தன.

மருத்துவ சேவை மருத்துவர்களாலும் பல்மருத்துவர்களாலும் மட்டுமே கொடுக்கப்படவில்லை; பல கியூப வல்லுநர்கள் பர்ரியோ அடென்ட்ரோவின் பல்வேறு நிலைகளில் பணிபுரிந்தனர். 2008இல் கியூபன் மெடிக்கல் மிஷன் அமைப்பால் கொடுக்கப்பட்ட தரவுகள் வெனிசுலாவில் 4,158 செவிலியர்கள் இருந்ததைச் சுட்டுகின்றன. இவர்களில் பெரும்பாலானோர் பல்கலைக்கழகக் கல்வியைப் பெற்றிருந்தனர்.

மிக நன்கு பயிற்சிபெற்ற மருத்துவத் தொழில் நுட்பவியலர் ஏறத்தாழ 7,500 பேர் சோதனைக் கூடங்கள், ஒளிப்படமெடுத்தல், மறுவாழ்வுத் துறை, இதர சிறப்புத் துறைகளில் பணிபுரிந்தனர். கண்மருத்துவத் தொழில்நுட்பவியலர் 459 மூக்குக் கண்ணாடி தயாரிப்பு நிறுவனங் களை நடத்தி வந்தனர். எந்தவொரு வெனிசுலா மனிதரும் இவற்றிற்குச் சென்று இலவச மூக்குக் கண்ணாடிகள் பொருத்திக் கொள்ளலாம். முடிவாக, 5,000க்கும் அதிகமான உடற்பயிற்சியாளர்கள் இருந்தனர். இவர்கள் மருத்துவ வல்லுநர்களுடன் இணைந்து பர்ரியோ அடென்ட்ரோக்களிலும், புலங்களிலும் இதர **பொலிவிய** வசதி களிலும் செயல்பட்டனர்.

இரண்டாம் நிலை சிகிச்சை: பார்ரியோ அடென்ட்ரோ II

வெனிசுலா-கியூபக் கூட்டு உடல்நலப் பராமரிப்பு உடன்பாட்டின் தொடக்கத்திலிருந்தே பார்ரியோ அடென்ட்ரோ II, பார்ரியோ அடென்ட்ரோ I-இன் செயல்பாட்டிற்கு மிகவும் அவசியம் என்பது தெளிவாகிறது. ஏனெனில், முதல்நிலை மருத்துவ வலையமைப்பு ஓர் அதிகச் சிறப்பு வாய்ந்த இரண்டாம் நிலை மருத்துவமனைகளின் தொகுப்போடு இணைக்கப்பட வேண்டும் என்பது உணரப்பட்டது. 2004இன் தொடக்கத்தில் கிளினிக்கஸ் டயோக்னோஸ்டிக்கஸ் இன்டெக்ரல்ஸ் (சிடிஐ) என்று அழைக்கப்படும் ஒருங்கிணைந்த நோயறிதல் மருத்துவ மையங்களைக்கொண்ட ஒரு பார்ரியோ அடென்ட்ரோ II அமைய வேண்டிய இடங்களையும் கட்டமைப்புகளை உருவாக்கும் திட்டங்களையும் சாவேஸ் அரசு சிறப்பாகச் செயல் படுத்தத் தொடங்கியது.

இந்த மருத்துவமனைகள் ஒவ்வொன்றும் 10 முதல் 20 அண்டைப் பகுதி உடனடி மருத்துவ ஆலோசனை அலுவலகங்களுக்கு சேவை செய்யும் வகையில் வடிவமைக்கப்பட்டன. உள்ளூர் அளவில் கொடுக்க முடியாத சிறப்பு மருத்துவங்களையும் பகுப்பாய்வையும் இவை கொடுக்கும். அவசரகால பிரிவுகள், சிறப்பு மருத்துவர்களுக்கான அலுவலகங்கள், பல்வேறு அண்மைக்கால ஆய்வக மற்றும் படமெடுக்கும் கருவிகளுக்கான அறைகள், பெரிய மருத்துவ மனைகளுக்கு மாற்ற முடியாத தீவிர சிகிச்சை நோயாளிகளுக்கும் அதிக நோயுற்ற மக்களுக்குத் தேவைப்படும் ஒரு குறைந்த எண்ணிக்கை மருத்துவமனை படுக்கைகள் (பொதுவாக 6 முதல் 12) போன்ற ஓரளவுக்கு அதிக வசதிகளை இவை கொண்டுள்ளன. 2004ஆம் ஆண்டில் அரசின் இலக்கு 600 ஒருங்கிணைந்த நோயறிதல் மருத்துவ மையங்களை (சிடிஐ - கிளினிகஸ் டயோனோஸ்டிகஸ் இண்டெக்ரல்ஸ்) ஒரு பொலிவிய உடல்நல அமைப்புக்குள் உள்ளடக்குதல் தான். 2009ஆம் ஆண்டு அக்டோபரில் இவை 4,477 கியூப மருத்துவர்களையும், பல நூறு வெனிசுலா மருத்துவர்களையும், இரண்டு நாடுகளையும் சேர்ந்த ஆயிரக்கணக்கான தொழில்நுட்பவியலர் களையும், செவிலியர்களையும் கொண்டிருந்தன. 2011இல் 533 ஒருங்கிணைந்த நோயறிதல் மருத்துவ மையங்கள் செயல்பட்டன.

2004இல் பார்ரியோ அடென்ட்ரோ II-க்கான திட்டங்கள் மேலும் இரண்டு முக்கிய கூறுகளுக்கு வழிவகுத்தன: 35 உயர் தொழில்நுட்ப மையங்கள் மற்றும் 600 ஒருங்கிணைந்த மறுவாழ்வு அறைகள்.

உயர் தொழில்நுட்ப மையங்கள் சென்ட்ரோஸ் தெ ஆல்டா டெக்னாலஜியா (சிஏடீ) என்றும் அழைக்கப்படுகின்றன. இவை சிக்கலான மருத்துவ ஆய்வகச் சோதனைகளையும், நோயறிதல் உதவிசார் சேவைகளையும் கொடுக்கின்றன. இவற்றில் அணுக்கரு காந்த ஒத்ததிர்வு (எம்ஆர் ஐ), கணினிமயமாக்கப்பட்ட அச்சு டோமோகிராஃபி, 3 டி அல்ட்ரா சவுண்ட், மமோகிராபி (மார்பக ஊடுகதிர் வரைவி), வீடியோ எண்டோஸ்கோபி (உள்நோக்கி), எலெக்ட்ரோ கார்டியோகிராஃபி (இதய மின்னலை வரைவி) போன்றவை அடங்கும். சலோனிஸ் தெ ரீஹேபிலிடேஷியன் இன்டெக்ரல் (எஸ்ஆர்ஐ) எனப்படும் ஒருங்கிணைந்த மறுவாழ்வு மையங்கள் பல்வேறு உடலியக்கம்சார் சிகிச்சைகளைக் கொடுக்கின்றன. ஒருங்கிணைந்த மறுவாழ்வு மையங்கள் மிகவும் விரிவான இடவசதிகளைக் கொண்டன. இவை நோயறிதல் மருத்துவ மையத்துடன் இணைத்துக் கட்டப்பட்டன; அத்துடன் தனிப்பட்ட வரிசைகளிலோ, அருகிலுள்ள கட்டடங்களிலோ அமைந்திருந்தன. நோயறிதல் மையங்கள் உடற்பயிற்சி கருவிகள், ஹைட்ரோகிராஃபி (நீர்ச் சிகிச்சை), எலெக்ட்ரோபதி (மின்னலை சிகிச்சை), அக்யூபங்சர் போன்றவற்றைப் பயன்படுத்தி சிறப்பான பல்வேறு அதிநவீன மாற்று மருத்துவங்களைக் கொடுக்கின்றன. இவையனைத்தும் அனுபவம் பெற்ற கியூபா மறுவாழ்வு தொழில்நுட்பவியலர்களின் வழிகாட்டலில் கொடுக்கப்படுகின்றன. இவர்களோடு சேர்ந்து வெனிசுலா தொழில்நுட்பவியர்களும் பயிற்சி பெறுகிறார்கள். இவற்றில் பெரும்பாலானவை அக்யூபங்சர், எலெக்ட்ரோபதி போன்ற பலவகை மாற்று மருத்துவங்களையும் கொடுக்கின்றன. 2011ஆம் ஆண்டு தொடக்கத்தில் 31 உயர் தொழில்நுட்ப மையத்தின் வசதிகளும் (சிஏடீ), 570 ஒருங்கிணைந்த மறுவாழ்வு மையங்களும் (எஸ்ஆர்ஐ) முடிக்கப்பெற்று செயல்படத் தொடங்கின.

2009ஆம் ஆண்டு ஜனவரி மாதத்தில் நான் வெனிசுலாவுக்கு மிகவும் குறுகியகால வருகையின் போது நான் கௌடி கார்ஸியாவுடன் பேசினேன். ஐம்பத்து ஐந்து வயதிற்கும் அதிக வயதான இவர் ஒரு பள்ளி ஆசிரியை. இவர் மாண்டே கார் மெலோ கிராமத்திற்கு வெளிப்புறத்தில் அமைந்த பள்ளத்தாக்குப் பகுதிகளில் 30 ஆண்டுகள் விவசாயியாக பணியாற்றிய பிறகு, தன்னுடைய பல்கலைக் கழகப் பட்டத்தைப் பெற்றார். கால், முதுகு வலிகளால் மிக மோசமாக அடிக்கடி பாதிப்படைந்ததால், அவருடைய பர்ரியோ அடென்ட்ரோ மருத்துவர் அவருக்கு வரிசையாக 21 மறுவாழ்வு சிகிச்சைகளைப்

பரிந்துரைத்தார் --ஒவ்வொரு வாரமும் மூன்று முறை, ஒரு மணி நேரம் என்பதாக. இதனை இவர் அருகிலிருந்த சினாரே நகரத்தின் நோயறிதல் மருத்துவ மையத்தின் பின்னால் அமைந்திருந்த மறுவாழ்வு மையத்தில் மேற்கொள்ள வேண்டியிருந்தது. கௌடி சிரித்துக் கொண்டே பின்வருமாறு கூறினார்.

இது நான் வாரத்திற்கு மூன்று விடுமுறைகளைப் பெறுவது போன்றுள்ளது. நான் நீர்ச் சிகிச்சையை (ஹைட்ரோபதியை) மிகவும் விரும்புகிறேன். செவிலியர்களும் மறுவாழ்வு சிறப்பு வல்லுநர்களும் என்னை மகிழ்ச்சியுறச் செய்கின்றனர். நாங்கள் அனைத்து நேரமும் கேலியாகப் பேசிக்கொண்டிருக்கிறோம். எனினும், அவர்கள் தங்களுடைய பணிகளில் மிகவும் முனைப்பாக உள்ளனர். என்னுடைய உடல் வலிமையைப் பெற நான் என்னுடைய அனைத்து உடற்பயிற்சிகளையும் சரியாக மேற்கொள்கிறேனா என்று நிச்சயப்படுத்திக் கொள்கிறார்கள்.

மிகவும் சவாலான படிநிலை: பர்ரியோ அடென்ட்ரோ III

வெனிசுலாவில் புதிய பொது சுகாதார அமைப்பு உருவாக்குவதில் உள்ள மிகக் கடினமான செயல் பர்ரியோ அடென்ட்ரோ IIIஐ உருவாக்குவதுதான். இது நாட்டில் இருக்கும் பொது மருத்துவமனை ஒருங்கை மேம்படுத்துவதைச் சார்ந்துள்ளது. சாவேஸ் அதிகாரத்தை ஏற்றுக்கொள்வதற்குக் குறைந்தபட்சம் 20 ஆண்டுகளுக்கு முன்பிருந்தே இந்த வசதிகள் கவனிக்கப்படாமல், ஒதுக்கப்பட்டு சிதைந்து வந்துள்ளன. எனினும், அடிமட்ட பர்ரியோ அடென்ட்ரோ உருவாகிக் கொண்டிருந்த போது, இவை தகுந்த கவனத்திற்காகக் கட்டாயமாக காத்திருக்க வேண்டியிருந்தன. 2005ஆம் ஆண்டு வரையிலும், அதாவது பர்ரியோ அடென்ட்ரோI தொடங்கி இரண்டு ஆண்டுகளுக்கு மேலாகியும் வெனிசுலா அரசு பர்ரியோ அடென்ட்ரோ IIIஇன் உருவாக்கம் பற்றி அறிவிக்கவில்லை. 'இந்த இலக்குத் திட்டம் ஓர் ஒருங்கிணைந்த லட்சியம். இதில் பின்குறிப்பிட்டவை அடங்கும்: 'மருத்துவத் தொழில் நுட்பத்தை நவீனப்படுத்துதல், மேம்படுத்துதல், உதவிக்கான முன்மாதிரியை மாற்றுதல், கூட்டு முயற்சிகளை மேம்படுத்தும் மேலாண்மை முன்மாதிரியை மறுகட்டமைப்பு செய்தல், சமுதாயப் பங்களிப்பை மேம்படுத்துதல், அனைத்துக் குடிமக்களுக்கும் மருத்துவக் கவனம் கிடைப்பதை உறுதி செய்யும் புதிய மருத்துவ மனைகளைக் கட்டுதல் போன்றவை.' 2006இல் 60 விழுக்காடு மக்கள் தொகைக்கு சேவை செய்யக்கூடிய 42 மருத்துவமனைகள்

மேம்பாட்டிற்காகத் தேர்ந்தெடுக்கப்பட்டன. 2008இல் இந்தத் திட்டம் தொண்ணூறுக்கும் மேற்பட்ட மருத்துவமனைகளுக்கு நீட்டிக்கப் பட்டது. இதன் இறுதி இலக்கு நாட்டிலுள்ள 300 பொது மருத்துவ மனைகளையும் மேம்படுத்துவதுதான்.

மருத்துவ அமைப்பின் மீள்கட்டமைப்பு செயலைத் தொடங்குவதில் உள்ள தாமதத்திற்குக் காரணம், பர்ரியோ அடென்ட்ரோக்களை வடிவமைத்த மருத்துவ வல்லுநர்களால் மேற்கொள்ளப்பட்ட, ஓர் உணர்வுபூர்வமான விருப்பத் தேர்வுதான். இவர்கள் ஓர் இலவச, (அனைவருக்குமான பொது) உடல்நல அமைப்பை அடிமட்ட நிலையிலிருந்து கட்டமைப்பதில் தம்முடைய கவனத்தைச் செலுத்த விரும்பினர். அதாவது, அண்டைப் பகுதியிதிலிருந்து முதல்நிலை மருத்துவப் பராமரிப்பைக் கொடுப்பதிருந்து தொடங்குவதுதான். இது, குறித்த நோக்கத்திற்காக அமைக்கப்பட்டிருந்தாலும், மிக விரைவாக இலக்கை அடைந்தது. 14,800 கியூப மருத்துவர்கள் பணி செய்யவும், மிகவும் மோசமான சூழல்களில் வாழத் தயாராக இருந்ததாலும் அண்டைப் பகுதித் தன்னார்வத் தொண்டர்கள் மிக அதிகமான முயற்சிகளை, மருத்துவச் செயலுக்காக இடம், உணவு, தற்காலிக வாழிடம் போன்றவற்றை ஏற்பாடு செய்து கொடுப்பதற்காக எடுத்ததாலும் இது சாத்தியமாயிற்று.

தேவையின் காரணமாக, பழைய மருத்துவமனைகளைச் சரி செய்வது, அவற்றை நவீன தொழில்நுட்பங்களால் மேம்படுத்துவது, புதிய மருத்துவமனைகளைக் கட்டுவது, உடல்நலப் பராமரிப்பு வலையமைப்பின் இதர கூறுகளுடன் பணிகளை ஒருங்கிணைவு செய்வது போன்றவை மிகவும் நீண்டதாகவும், செலவு வைப்பதாகவும் இருந்தன. இவற்றிற்கு மிகவும் அளவு திட்டமிடுதலும், நிதி ஒதுக்கீடு செய்தலும் தேவையாக இருந்தன. மேலும், பழைய ஒருங்கின் முரண்பாட்டுப் பொறுப்புடைமைகளின் சிக்கலடைந்த வலையமைப்பால் இது கடினமாகியது. கடந்த காலத்தின் அதிகார அமைப்புகளான ஆளுநர்களின் அலுவலகங்கள், வெனிசுலா சமூகப் பாதுகாப்பு நிறுவனம் (ஐவிஎஸ்எஸ்), பீடிவிஎஸ்ஏ, இராணுவ சுகாதார அமைப்பு, கல்வி அமைச்சகத்தின் பணியாளர்களுக்கான சமூக உதவி மற்றும் தடுப்பு நிறுவனம் (ஐபீஏஎஸ்எம்ஈ), கூட்டாட்சி அரசின் சுகாதார அமைச்சரகம் போன்றவை தொடர்ந்து இருந்தன. இவையனைத்துமே தங்களுடைய சொந்த மருத்துவமனை வலையமைப்புகளையும், மருத்துவ வல்லுநர்களைப் பணி

அமர்த்தவும் அவர்களுக்கு ஊதியம் வழங்கவும் தனிப்பட்ட அமைப்புகளைப் பெற்றிருந்தன. மறுகட்டமைப்பிற்கும், மறு சீரமைப்பிற்கும் சிறப்பு ஒழுங்கமைப்புகள் தேவைப்பட்டன. எடுத்துக்காட்டாக, இராணுவ மருத்துவமனைகள் இராணுவத்தில் இல்லாத, இராணுவத்தோடு தொடர்பில்லாத பல நோயாளிகளுக்கும் சிகிச்சையளிக்கக் கேட்டுக்கொள்ளப்பட்டன. ஏனெனில், இவை கடந்த பல ஆண்டுகளாகச் சிறந்த மருத்துவப் பணியைத் தொடர்ந்து செய்து வந்தன என்று பலராலும் கருதப்பட்டன.

பழைய மருத்துவமனைகள் அதிகார வர்க்கத்தினரின் திறமையின்மை மாநில, வட்டார நிலைப் பொதுமக்களின் அசட்டையாலும் அதிகமாகின. பல பழுதுபார்ப்பு மற்றும் புதிய கட்டடத் திட்டங்கள் பட்ஜெட்டையும் மீறின; குறித்த முடிவு தேதிகளைத் தாண்டின; முடிக்கப்பட முடியாமல் பாதியில் நிறுத்தப்பட்டன. இவற்றிற்கெல்லாம் மேலாக, வெனிசுலா 2008-2009இல் உலகம் முழுவதும் ஏற்பட்ட பொருளாதாரச் சரிவால் மிகவும் கடுமையான தாக்கத்திற்கு ஆள்பட்டது. இதன் காரணமாக பெட்ரோலிய விலைகள் சரிந்தன. இதிலிருந்து பெறப்படும் வருமானக் குறைவால் அரசு இந்தப் பல பில்லியன் டாலர் திட்டத்தில் தன்னை ஈடுபடுத்திக்கொள்ள முடியவில்லை. சில மருத்துவமனைகள், பெரும்பாலும் அதிகமாகத் தேவைப்பட்ட மருத்துவமனைகள், பொருள்கள் மருந்துகள் பற்றாக்குறையாலும், பழுதுபட்ட கருவிகளாலும் பாதிக்கப்பட்டன. இதனால் அவற்றால் நோயாளிகளுக்குச் சரியான மருத்துவத்தைக் கொடுக்க முடியவில்லை. 2010இல் உலகப் பொருளாதாரம் சரிவிலிருந்து மீண்டு, பெட்ரோலிய விலைகள் மீண்டும் உயர்ந்த போது, சாவேஸ் அரசு நிலுவையில் உள்ள பல திட்டங்களை விரைந்து முடிக்க முடிந்தது. இதன் மூலம் மிகப் பெரிய அடிப்படைச் சிக்கல்களில் ஒன்றை எதிர்கொள்ள முடிந்தது.

2011ஆம் ஆண்டு பிப்ருவரியில் நலவாழ்வுத்துறை அமைச்சர் மருத்துவர் யூஜீனியா சாடெர் 1998இலிருந்து 148 மருத்துவமனைத் திட்டங்கள் முடிக்கப்பட்டுவிட்டன என்றும், இதர திட்டங்களை முடிக்க அவருடைய அமைச்சகம் அதிக முயற்சிகள் எடுத்துவருகிறது என்றும் தேசிய அவையில் அறிவித்தார். இந்தத் திட்டங்களில் பெரும்பாலானவை தொடர்ந்து முடியாமல் இருப்பதற்குக் காரணம் தனியார் நிறுவனங்களின் நேர்மையற்ற செயல்பாடுகள்தான் என்றும் அவர் வலியுறுத்தினார். கட்டட ஒப்பந்தக்காரர்கள் முழு பணத்தையும்

முன்பாகவே பெற்றுவிட்டனர் என்றும், ஆனால் ஏற்றுக்கொண்ட பணியைப் பாதியில் நிறுத்திவிட்டனர் என்றும் கூறினார். தற்போது அரசு அவர்களைக் கைது செய்ய பிடியாணைகளைப் (வாரண்ட்) பிறப்பித்துள்ளது என்றும் அவர் கூறினார். மருத்துவர் சாடொர் மற்றும் சாவேஸ் அரசின் கடுமையான செயல், வழக்கத்திற்கு மாறானது மட்டுமின்றி, அதிக ஊக்கம் அளிப்பதாகவும் உள்ளது. புரட்சி செயல்பாட்டின் மிகவும் மோசமான எதிரிகளோடு அவர்கள் போராடத் தயார் என்பதை இது சுட்டுகிறது. இது மட்டுமின்றி, கையூட்டும் லஞ்சமும் வெனிசுலா சமுதாயத்திற்கு நீண்ட காலமாகவே உரித்தான ஒன்று என்பதையும், எந்த அரசும் பொலிவிய ஆட்சியையும் சேர்த்து, அவற்றை நீக்க முடியவில்லை என்பதையும் இது சுட்டுகிறது.

பர்ரியோ அடென்ட்ரோ IV

புதிய அமைப்பின் நான்காவது கூறு, மிகவும் சிறப்புத் தன்மையுள்ள மருத்துவமனைகளைக் கட்டுவதுதான். இவை ஆய்வுகள் குறித்தும், குறிப்பிட்ட மருத்துவப் பிரச்சினைகளுக்கும் நோயாளிகளுக்கும் மிகவும் மேம்பட்ட மருத்துவ முறைகளை அளிப்பது குறித்தும் தன் கவனத்தைச் செலுத்தும்.

இவற்றில் ஒன்று ஆகஸ்ட் 2007இல் முடிக்கப்பட்டது. அது கரகாஸில் அமைந்துள்ள மருத்துவர் கில்பெர்ட்டோ ராட்ரிகியூஸ் ஒச்சோவா லத்தீன் அமெரிக்கக் குழந்தைகளின் இதயவியல் மருத்துவமனை. இது மிகவும் நவீனமான மருத்துவமனை மட்டுமின்றி லத்தீன் அமெரிக்காவிலேயே மிகவும் சிறந்த ஒன்று என்ற இலக்கை அடைய வைப்பது. புற்றுநோயியல், சிறுநீரகவியல், குடலியல், பெரியோர் இதயவியல் போன்ற துறைகளைச் சார்ந்த இதர மருத்துவமனைகள் குவாரிக்கோ, அபூரே, மெரிடா, மிராண்டா, பாரினாஸ் மாநிலங்களில் கட்டப்படுவதற்குத் தயாராக இருந்தன. 2008-2009இல் ஏற்பட்ட பொருளாதாரச் சிதைவால் இந்தத் திட்டங்களுக்கான பட்ஜெட் சிக்கல்களால், நிறைவேற்றுவதில் தாமதம் ஏற்பட்டுவிட்டது. எனினும், இந்தத் திட்டங்கள் 2010இல் மீண்டும் நிறைவேற்றப்பட்டன. பர்ரியோ அடென்ட்ரோ IV, IIIஐவிட கையூட்டுகளுக்கு ஆளாக வாய்ப்பில்லை என்றாலும் இதற்கான கட்டட முயற்சிகள் அரசு எதிர்ப்பு அமைப்பால் விமர்சனங்களுக்கு உட்பட்டுள்ளன. பொது மருத்துவத்திற்கு இந்த வகை உயர் செலவு செய்யப்படக்கூடாது என்று இந்த அமைப்பு எதிர்த்து வருகிறது.

சாவேஸின் ஆதரவாளர்கள் சிலரும் இதை எதிர்க்கிறார்கள். இதற்கான நிதியை மிகவும் குறைந்த, தொழில்நுட்பம் வாய்ந்த, நோய்த்தடுப்பை நோக்கிய, பொதுவான மருத்துவ அமைப்புக்குச் செலவிட வேண்டும் என்று அவர்கள் வலியுறுத்துகிறார்கள்.

பர்ரியோ அடென்ட்ரோவின் சாதனைகள்

பொருளாதார வளர்ச்சி, வருவாய் மறுபங்கீடு, சமூகச் செலவீனம் போன்றவற்றின் ஒட்டுமொத்த அடிப்படையில் காணும் போது, பொலிவிய வெனிசுலா உடல்நலப் பராமரிப்புப் பணிக்கு அரசின் முதலீடு குறைவதை மிகவும் தீவிரமாக மாற்றியுள்ளது. மொத்த உள்நாட்டு உற்பத்தியளவு (ஜிடிபீ) விழுக்காட்டில் வெனிசுலா அரசின் உடல்நலப் பராமரிப்புச் செலவு 1972இல் இருந்த 2.8 விழுக்காட்டிலிருந்து 2007இல் 6 விழுக்காட்டிற்கு உயர்ந்தது.[15] உலகப் பொருளாதாரச் சரிவு வெனிசுலாவின் பொருளாதாரத்தை 2008ஆம் ஆண்டின் முடிவில் ஒரு தேக்க நிலைக்குக் கொண்டு வந்தது. மேலும், சமூக நோக்குத் திட்டங்களின் விரிவாக்கத்தைத் தடுத்தது. அந்தக் கால கட்டத்தில் மேற்கூறப்பட்ட மொத்த உள்நாட்டு வீழ்ச்சி எண் மீண்டும் சற்று ஏறத் தொடங்கியது. 2009இல் பர்ரியோ அடென்ட்ரோவால் கொடுக்கப்பட்ட புதிய உடல்நலப் பராமரிப்பு அமைப்பைப் பயன்படுத்திய மக்களின் எண்ணிக்கை குறிப்பிடத் தக்கதாக இருந்தது. ஆய்வு வாக்கெடுப்புகள் எடுத்துக்காட்டியது என்னவெனில், மக்கள்தொகையில் 82 விழுக்காடு மக்கள் பொது மருத்துவர்களையும் வசதிகளையும் பயன்படுத்திக்கொண்டனர். 75 விழுக்காட்டிற்கும் அதிகமானவர்கள் இந்த சேவையில் திருப்தி தெரிவித்தனர் என்று ஐஎன்ஈ என்ற தேசிய புள்ளிவிவர நிறுவனம் குறிப்பிட்டது. தனியார் உடல்நலக் காப்பீட்டுக்கும், தனியார் மருத்துவமனைக்கும் செலவழித்த பெரும்பாலான மக்கள் இந்த அமைப்புகளின் சேவையில் மகிழ்ச்சி தெரிவித்தனர்; கூடவே அவர்கள் மொத்த மக்கள்தொகையில் 18 விழுக்காடு மட்டுமே.[16]

அனைவருக்கும் பொது சுகாதாரம் கிடைப்பதற்கு அரசு மேற்கொண்ட திடமான முயற்சிகளின் காரணமாக, மருத்துவ சேவை பெற்ற நோயாளிகளின் எண்ணிக்கையில் மிக அதிக உயர்வு காணப்பட்டது. 1998இல் இருந்த 3.5 மில்லியன் நோயாளிகளின் வரவில் இருந்து பொது சுகாதாரச் சேவை மிகவும் விரைவாக வளர்ந்தது. இது குறிப்பாக 2003இல் பர்ரியோ அடென்ட்ரோ

தொடங்கப்பட்ட பின்பு. 2004-2010 இடையே பர்ரியோ அடென்ட்ரோ I-இல் மருத்துவர்களின் ஆலோசனை பெற்ற நோயாளிகளின் எண்ணிக்கை ஆண்டுக்குச் சராசரியாக 60 மில்லியனாக இருந்தது. அதிகமான நோயறிதல் மையங்கள் முடிக்கப்பட்டபோது பர்ரியோ அடெண்ட்ரோ II-இல் மேற்கொள்ளப்பட்ட ஆலோசனைகள் ஆண்டுக்கு 15 மில்லியனாக உயர்ந்தது. ஏப்ரல் 2003க்கும் ஆகஸ்ட் 2010க்கும் இடையே பர்ரியோ அடென்ட்ரோ I மற்றும் II-இல் மருத்துவர்களால் கொடுக்கப்பட்ட ஆலோசனைகள் 482 மில்லியன் என்று அதிபர் சாவேஸ் 2010ஆம் ஆண்டு அக்டோபரில் அறிவித்தார். மேலும், 83 விழுக்காடு வெனிசுலா மக்கள் பர்ரியோ அடென்ட்ரோவால் பயனடைந்தனர் என்றும் அவர் குறிப்பிட்டார்.

இந்தக் கூடுதல் மருத்துவக் கவனிப்பு புரட்சியின் முதல் பத்து ஆண்டு காலத்தில் விரைவான நன்மைகளை மனிதர்களுக்குக் கொடுத்தது. 1999க்கும் 2008க்கும் இடையே ஒவ்வொரு 1000 குழந்தைகளின் பிறப்பிற்கும் குழந்தை இறப்பு விகிதம் 19இலிருந்து 13.9 ஆகக் குறைந்தது. ஐந்து வயதுக்குக் குறைந்த அனைத்துக் குழந்தைகளின் இறப்பு விகிதம் 26.5இலிருந்து 16.7 ஆகக் குறைந்தது. பிரசவத்திற்குப் பிந்தைய குழந்தை இறப்பு விகிதம் பாதிக்கும் அதிகமாகக் குறைக்கப்பட்டது. அதாவது ஒவ்வொரு 1,000 உயிருள்ள குழந்தைகளுக்கும் 9.0இலிருந்து 4.2 இறப்பாகக் குறைந்தது. 2000- 2009 இடையே சராசரி வெனிசுலா மனிதனின் வாழ்நாள் காலம் 1.5 ஆண்டுகள் அதிகரித்தது.

கலிஃபோர்னியா பல்கலைக்கழகத்தின் மானிடவியலாளர்களான சார்லஸ் பிரிக்ஸ், கிளாரா மார்ட்டினி பிரிக்ஸ் ஆகியோர் 2009ஆம் ஆண்டு பர்ரியோ அடென்ட்ரோ பற்றி எழுதினர். அதிக நேர்மறையான சமூக சமத்துவமான மருத்துவர்-நோயாளி, வல்லுநர்-சமுதாயம் ஆகிய தொடர்புகளின் வளர்ச்சி 'உடல்நலச் சேவை சமனின்மைகளை நீக்குவதற்கு மருத்துவப்பணி பங்களிக்கக்கூடிய மிகவும் எளிதான, மிகவும் சிறப்பான வழிமுறைகளில் ஒன்றாக இருக்கலாம்' என்றும் அவர்கள் குறிப்பிட்டனர். அவர்கள் தொடர்ந்து பின்வருமாறு எழுதினர்.

...பர்ரியோ அடென்ட்ரோவின் பணி செயல்திட்டம் தீட்டுபவர்கள், மருத்துவ ஆய்வகத் தொழில்நுட்பவியலர், சமுதாயத் தொண்டர்கள், குடிமக்கள் போன்றவர்களுக்கிடையே ஏற்பட்ட இடைவினைகளால் ஏற்பட்டது. இவர்கள் நெகிழ்வான,

> பிரச்சினைகளுக்குத் தீர்வு உத்திகளை மேற்கொண்டதன் மூலம் இது உருவாக்கப்பட்டது. கூடவே, சமூக சமத்துவ மருத்துவர்-நோயாளி உறவுகளும், உள்ளூர் உடல்நலப் பராமரிப்புக் குழுக்களின் நேரடி ஈடுபாடும் நம்பிக்கையின்மையை நீக்கின என்று தரவுகள் சுட்டின. மேலும், இந்தத் திட்டத்திற்கான பொதுமக்கள் ஆதரவையும் உருவாக்கியது. ஊடகங்களும், எதிர்ப்போரின் எதிர்ச் செயல்களும் மருத்துவர்களின் வாழ்க்கையையும் மருத்துவச் செயல்பாடு களையும் சிக்கலாக்கின. எனினும், இவை திட்டத்தின் புலப் பாட்டை அதிகம் உயர்த்தின. சேவை சரியாகக் கிடைக்கப் பெறாத சமுதாயங்களில் வல்லுநர்களுக்கும் குடிமக்களுக்கும் இடையிலான 'கிடைமட்ட' கூட்டுறவுகளைவிட மேலிருந்து—அடி நோக்கிய, அடியிலிருந்து—மேல் நோக்கிய அணுகுமுறை முயற்சிகள் குறைந்த நன்மைகளையே கொடுத்தன. நேரடியான உள்ளூர் ஈடுபாடுகள் இந்தப் பகுதிகளில் உள்ள தீவிரமான உடல்நலப் பராமரிப்பு வேறுபாடுகளைத் தீர்க்க உருவாக்கத் திறன் வாய்ந்த, செயல்திறன் மிக்க விளைவுகளை ஏற்படுத்தியது.[17]

சுருக்கமாகக் கூற வேண்டுமெனில், இதுவரை சேவை பெறாத, ஒரு பெரிய மக்கள்தொகைக்கு முதல்நிலை மருத்துவக் கவனத்தையும் நோய்த்தடுப்புகளையும் பயனுள்ள வகையில் பர்ரியோ அடென்ட்ரோ அளித்துள்ளது என்பதை மேற்கூறிய கூற்றுகள் வலியுறுத்தியுள்ளன. மேலும், பொதுமக்களுக்கிடையே நம்பிக்கையை உருவாக்கும் சமூக சமத்துவ உறவுகளுக்கும் இது சிறப்பு முக்கியத்துவம் கொடுக்கிறது. இந்தக் காரணிகளை உடல்நலப் புள்ளிவிவரங்களில் ஏற்பட்டுள்ள நல்ல மாற்றத்தோடு இணைத்துப் பார்க்கும்போது, அனைவருக்கும் உடல்நலப் பராமரிப்பைக் கொண்டுவர நமக்கு ஓரளவுக்கு நல்ல வழிமுறை ஒன்று இருக்கிறது என்பது தெளிவு.

6

பார்ரியோ அடென்ட்ரோவின் சாட்சியம்

ஒரு மருத்துவராக, அவருடைய அறிவியல் அறிவு ஏழைகளுக்கு அதிகமாகத் தேவைப்படவில்லை என்ற உணர்வு அவரிடம் வளர்ந்தது. எனினும், ஏழைகளிடமிருந்து பிடுங்கப்பட்ட கௌரவத்தை மீட்க வேண்டும்; அவர்கள் பல நூற்றாண்டுகளாக அனுபவித்த அலட்சியத்தை நீக்க வேண்டும்; அவற்றுக்கு உதவக் கூடிய சமூக மாற்றத்தை ஏற்படுத்த தேவைப்பட்டது தன்னுடைய வலிமையும் விடாமுயற்சியும்தான் என்ற உணர்வும் அவரிடம் வளர்ந்தது. யதார்த்த நிலை சரியாக அர்த்தம்கொள்ளப்பட்டால் அது எப்படி ஒரு மனிதனுக்குள் விரவி, அவனுடைய சிந்தனையின் திசையை மாற்றிவிடும் என்பதை, அவர் தன்னுடைய அறிவுத் தேடலுக்கான தாக்கத்துடனும் அன்பாலும் எடுத்துக் காட்டுகிறார்.

- அலெய்டா குவேரா, கியூபாவின் குழந்தைநல மருத்துவர்,
தன்னுடைய தந்தை சே பற்றி எழுதும் போது.

நவம்பர் 2004இல் நான் வெனிசுலாவுக்கு வந்த சில நாள்களுக்குப் பிறகு என்னுடைய வழிகாட்டியான மார்செலும் நானும் யுவான் ராமோன் எக்கவெர்ரியா என்ற சமுதாயப் பணியாளரைச் சந்தித்தோம். அவர் பார்ரியோ அடென்ட்ரோவில் வாழ்நாள் முழுவதும் இருந்தவர். அவர் கரகாஸின் ஆன்டிமனோ பகுதி மருத்துவ வசதி குறித்துச் சுருக்கமான, சிறந்த அரசியல், சமூக வரலாற்றைக் கொடுத்தார். பல ஆண்டுகளின் சமூகப் போராட்டங்களும் எதிர்ப்புகளும்தான் பொலிவரியப் புரட்சிக்கு நீண்ட காலத்திற்கு முன்பே மக்களிடம் ஒரு முன்னேற்றமான அரசியல் உணர்வை வளர்த்தது என்று அவர் வலியுறுத்தினார். அவர் எங்களைக் கூட்டிக்கொண்டு அருகிலுள்ள பொது ஆலோசனை அலுவலகம் ஒன்றிற்குச் சென்றார். இத்தகைய அலுவலகங்கள் இந்த சுற்றுவட்டாரம் முழுவதும் ஆங்காங்கே

பரவிக் காணப்பட்டன. 25,000 மக்களைக்கொண்ட இந்தச் சமுதாயம் நகரின் தெற்குப் பக்கத்து மலைகளில் அமைந்திருந்தது. புதிதாகக் கட்டப்பட்ட ஆலோசனை அலுவலகங்களில் ஒன்று மோடுலோஸ். இது இரண்டு மாடி எட்டு முகப்புக் கட்டடம்; இது சிவப்புச் செங்கல் களால் கட்டப்பட்டது; இதன் கூரை பளபளக்கும் சலவைக் கல்லாலானது. புறநோயாளிகளுக்கான உடல்நலப் பராமரிப்புக் கட்டடம் என்று கண்டறியக்கூடிய இந்தச் சிறப்பான கட்டடம் எளியது, கச்சிதமானது. அடித்தளத்தில் காத்திருக்கும் அறையும் இரண்டு மருத்துவ ஆலோசனை/சோதனை அறைகளும், இரண்டாவது தளத்தில் ஒரு ஜதை குடும்ப மருத்துவர்களுக்கான சிறிய, இரண்டு-படுக்கை அறையும் கொண்டது. மருத்துவர்கள் உள்ளூரிலேயே பணிபுரிந்தனர்; அங்கேயே வாழ்ந்தனர்.

அந்தக் காலகட்டத்தில் வெனிசுலாவில் ஏறத்தாழ 280 புதிய எட்டு முகப்பு அமைப்புகள் மட்டுமே இருந்தன. ஏனெனில், அரசு அப்போது தான் அவற்றைக் கட்டத் தொடங்கியிருந்தது (2010ஆம் ஆண்டு 3,200 புதிய மோடுலோஸ்கள் உருவாக்கப்பட்டன). எனினும், புதிய வசதிகள் இல்லாமை பர்ரியோ அடென்ட்ரோக்கள் விரிவடைவதைத் தடுக்க முடியவில்லை. வெனிசுலாவின் அனைத்து 24 மாநிலங்களில் ஏறத்தாழ ஒவ்வொரு நகராட்சியிலும் இந்த விரிவடைதல் ஏற்பட்டது. பர்ரியோ அடென்ட்ரோவின் அமைவிடங்கள் பல தற்காலிகமானவை: தனிப்பட்டவர்களின் வீட்டு அறைகள், காலியாக உள்ள கடை முகப்புகள், சமுதாயக் கட்டடங்கள், தேவாலயங்களின் காலியிடங்கள் போன்றவை. சில பழைய ஆலோசனை அலுவலகங்கள் ஆம்புலடோரியோஸ் அல்லது ஆம்புலேட்டரி (புறநோயர்) மருத்துவ மனைகள் என்றும் அழைக்கப்பட்டன. இவை முன்னாள் அரசுகளால் நாற்பது ஆண்டுகளுக்கு முன்பு உருவாக்கப்பட்டன, பிறகு கைவிடப் பட்டன. தற்போது இவை மீண்டும் கியூபாவின் மருத்துவப் பணியாளர்களால் ஏற்கப்பட்டுள்ளன. இந்தச் சமயத்தில் அடுத்தகட்ட மருத்துவச் சேவையான பர்ரியோ அடென்ட்ரோ II-ஐ செயல்படுத்த வேண்டி இருந்தது. என்றாலும் இவை பெரும்பாலும் பேச்சளவில்தான் இருந்தன. பர்ரியோ அடென்ட்ரோ II-க்கு அதிக சிறப்பான, பெரிய, ஒருங்கிணைந்த நோய்க்கண்டறிதல் மருத்துவ மையங்களும் (சிடிஐ), உடற்பயிற்சி மருத்துவத்திற்கான மறுவாழ்வு அறைகளும் தேவைப் பட்டன. 2004இன் கடைசியில் தேவைப்படும் 600இல் ஆறு புதிய ஒருங்கிணைந்த நோயறிதல் மருத்துவ மையங்கள் (சிடிஐ) மட்டுமே அந்த நாட்டில் கட்டப்பட்டன.[1]

நாங்கள் பர்ரியோ அடென்ட்ரோ மோடுலோவில் நுழைந்தபோது கியூப மருத்துவர்கள் மிகவும் சுறுசுறுப்பாக இருந்தனர். அவர்களின் மருத்துவ ஆலோசனைகளுக்காக நோயாளிகள் நீண்ட வரிசையில் காத்திருந்தனர்; அதனால் அவர்களுக்கு எங்களுடன் பேசுவதற்கு நேரமில்லை. உள்ளூர் உடல்நலப் பராமரிப்புக் குழுவின் உறுப்பினர் ஒருவரின் கூற்றுப்படி, இந்த மருத்துவர்கள் சாதாரணமாக ஒரு நாளைக்கு நூறு நோயாளிகளுக்குச் சேவையாற்றினர். இவர்களில் சிலர் அந்த மருத்துவ வசதி அமைந்திருந்த பகுதிக்கு வெளியிலிருந்தும் வந்திருந்தனர். இவர்களும் இலவச மருத்துவ சேவை பெற்றனர், வரவேற்பு அறையின் ஒரு சுவரில் ஒட்டப்பட்டிருந்த, கணினியில் அச்சிட்ட தாள் ஒன்றை அவர் சுட்டிக் காட்டினார். இந்தத் தாளில் மக்கள் உடல்நலம் பற்றிய தேவையான புள்ளிவிவரம் கொடுக்கப்பட்டிருந்தது: 1,712 குடிமக்கள், ஆஸ்துமாவால் பாதிக்கப்பட்ட 82 குழந்தைகள், இரத்த மிகை அழுத்தம் கொண்ட 92 முதிர்ந்த வயதினர். சமுதாய நலத்தின் மேல் இருந்த அக்கறை மிகவும் விரிவானதாக இருந்தது. அண்டைப் பகுதியில் பணியில் இருந்த, பணியில் இல்லாத மக்களின் எண்ணிக்கை பட்டியல் இடப்பட்டதிலிருந்து தெளிவாகியது.

புதிய எட்டு முகப்பு அமைப்பிலிருந்து வெளியேறி செங்குத்தான சரிவுகொண்ட மலைப் பகுதியில் மேலும் நடந்து அருகிலுள்ள மற்றொரு சிறிய பகுதிக்கு வந்தோம். அங்கு இருந்த பர்ரியோ அடென்ட்ரோவின் ஆலோசனை அலுவலகம் காலியாக இருந்த ஒரு குடும்பத்தின் வீட்டு அடித்தளத்தில் இரண்டு எளிய கான்கிரீட் அறைகளைக் கொண்டிருந்தது. இதனுடைய கியூபப் பெண் மருத்துவர் விடுமுறையில் தன்னுடைய நாட்டிற்குச் சென்றிருந்தார். இவர் விடுமுறையின்றி தொடர்ச்சியாகப் பதினெட்டு மாதங்கள் பணி செய்திருந்தார். இந்த முற்றிலும் காலியான அறையில் ஒன்றிரண்டு மேசைகளும் ஓர் உயரமான அலமாரியும் இருந்தன. ஏனெனில் மதிப்புமிக்க அனைத்தும், அனைத்து மருந்துகளும், சில மருத்துவக் கருவிகளும் பூட்டப்பட்டு மருத்துவர் திரும்பி வரும்வரை திருட்டுப் போகாமல் வைக்கப்பட்டிருந்தன. மருத்துவரின் வாழிடம் மிகச் சிறிய ஒரு குளியல் அறையையும், அதிக அறைகலனற்ற ஒரு கான்கிரீட் அறையையும் கொண்டிருந்தது. இந்த அறையில் ஒரு சிறிய கட்டிலும் ஸ்டூலும், விளக்கும் இருந்தன. யுவான் ரேமோன் எச்சவேரியா, இந்த அமைப்பு ஆன்டிமனோ முழுவதுலுள்ள பர்ரியோ அடென்ட்ரோக்கள் பலவற்றின் தற்காலிக இடங்களிலும் காணக் கூடியதுதான் என்று விவரித்தார்.

உள்ளூர் உடல்நலப் பராமரிப்புக் குழுவின் ஒரு பெண் உறுப்பினர் குழுவின் முதல் பணி காலியாக உள்ள இடங்களைத் தேடுதல், அவற்றை வாடகைக்கு எடுப்பதற்குத் தேவையான பணத்திற்கு ஏற்பாடு செய்தல், தானமாகப் பெற்ற பொருள்களைக்கொண்டு அந்த வீடுகளை மருத்துவமனைகளாகத் தயார் செய்தல் போன்றவைதான் என்று எங்களிடம் கூறினார். பிறகு, அவர் சிரித்துக்கொண்டே பின்வருமாறு கூறினார்: 'எங்கள் மருத்துவர் வந்து சேர்ந்த போது நாங்கள் செய்த இரண்டாவது விஷயம், அங்குப் பாதுகாப்பை ஒருங்கமைவு செய்ததுதான். அருகிலுள்ள ஒரு மோசமான பகுதி இது. சரியாக வழி தெரியாத அந்த இளம் பெண் மருத்துவருக்கு இது ஒரு பாதுகாப்பான இடமில்லை. எனவே, நாங்கள் மருத்துவருடன் எல்லா இடத்திற்கும் கூடவே சென்றோம். சில நேரங்களில் நாங்கள் பத்து பேர்வரை ஒரே நேரத்தில் கூடவே சென்றோம். எங்களுக்கு எந்த அளவுக்குச் சமூக ஆதரவு இருக்கிறது என்று காட்டுவதற்கு, மருத்துவர் வீடுகளுக்கு வருகைபுரியும் போதுகூட அவருடன் செல்ல வேண்டியது முக்கியமாக இருந்தது. ஏனெனில் சில வீட்டு மக்கள் கூச்ச முடையவர்கள், பயப்படுபவர்கள். குறிப்பாக, கர்ப்பமடைந்த பெண்கள் இலவச மருத்துவ சோதனைகளை நல்லவிதமாக எடுத்துக் கொள்ளவில்லை. அரசு எதிர்ப்பாளர்களாலும் வெனிசுலா மருத்துவக் கழகத்தாலும் மேற்கொள்ளப்பட்ட தொலைக்காட்சி கியூப-எதிர்ப்பு பிரச்சாரங்களை அவர்கள் கேட்டதால்தான் இது நடக்கிறதோ என்றும் கவலையுற்றோம். தற்போது அவர்கள் ஒழுங்காக மருத்துவரிடம் வருகின்றனர்; அவரிடம் நம்பிக்கைக் கொண்டுள்ளனர். மேலும், மகப்பேறு பற்றிய பிரச்சினைகள் இருந்தால் அவர் கர்ப்பிணிப் பெண்களை நோயறிதல் மருத்துவமனைக்கு அனுப்புவார்.'

அலுவலகத்தைவிட்டு வெளிவரும் வழியில், சுவரிலுள்ள புள்ளிவிவர அட்டைகளை நாங்கள் மீண்டும் கண்டோம். ஆனால், இந்தச் சமயம் உடல்நலப் பராமரிப்புக் குழுவின் உறுப்பினர் களின் கையால் எழுதப்பட்ட அட்டைகள். இவைதான் பர்ரியோ அடென்ட்ரோ மற்றும் ஒருங்கிணைந்த சமுதாய மருத்துவக் கருத்துருவின் வெற்றிக்கான முக்கியக் காரணம். தொடக்கத்திலிருந்தே 'நலவாழ்வு' பற்றிய ஒரு பண்பாட்டை உருவாக்குவதில் சுற்றுவட்டார மக்கள் பங்குபெற்று வந்துள்ளனர் என்பதை இது எடுத்துக் காட்டுகிறது. 210 குடும்பங்கள், 1,460 மனிதர்கள் கொண்ட மொத்த சுற்றுவட்டாரத் தரவுகள் மூன்று நோய்கள்தான் சமுதாயத்தின் முக்கியப் பிரச்சினைகளுக்குக் காரணம் என்று சுட்டுகின்றன:

குழந்தைகளுக்கு ஆஸ்துமா, பெரியவர்களுக்கு இரத்த மிகை அழுத்தம், பெரியவர்களுக்கும் குழந்தைகளுக்குமான நீரிழிவு.

இந்த மூன்று தீராத நோய்களைத் தவிர உடனடியாகத் தடுக்க வேண்டிய ஒரு கோளாறும் இருந்தது: ஊட்டச்சத்துக்குறை. இந்தக் குறைபாட்டை 150 மக்கள் பெற்றிருந்தனர். இது மொத்த மக்கள் தொகையில் 10 விழுக்காடாகும். இவர்களில் பலர் தம்முடைய வீட்டைவிட்டு வெளிவந்து, மருத்துவர் வீட்டுக்கு வரும்போது ஆலோசனை பெறுமாறு மருத்துவப் பராமரிப்புக் குழு உறுப்பினர்கள் கேட்டுக்கொண்டனர். பிறகு அவர்கள் பெறும் சிகிச்சையிலும் உதவி செய்தனர். மருத்துவர்கள் அவர்களைச் சோதித்து, அவர்கள் உண்மையிலேயே ஊட்டச்சத்துக்குறை உள்ளவர்கள்தான் என்றும், அவர்கள் போதுமான ஊட்டத்தைப் பெறுவதற்கான வசதியைப் பெற்றிராதவர்கள் என்றும் நிர்ணயித்த பிறகு அவர்களுக்குப் பின்வரும் சிகிச்சை பரிந்துரைக்கப்படுகிறது: ஒரு வீட்டில் ஐந்து அக்கம்பக்கத்து பெண்களால் நடத்தப்பட்ட ஒரு சமுதாயச் சமையலறையில் தயாரிக்கப்படும் இரண்டு வேளை ஊட்டச்சத்து சாப்பாடு. இந்தச் சமுதாய அமைப்பில் இது 'சத்துணவு வீடு' என அழைக்கப்படுகிறது.

இந்தச் சத்துணவு வீடுதான் நமது பயணத்தில் அடுத்த நிறுத்தம். இந்த வீட்டிற்குக் கூடுதல் எரிவாயு அடுப்புகள், பலவித பெரிய பானைகள், பல்வேறு உணவுத் தயாரிப்புக்குத் தேவைப்படும் நல்ல தரமான பொருள்களின் தொடர் வழங்கல் போன்றவற்றிற்கு அரசு ஏற்பாடு செய்துள்ளது. இதில் பணி செய்யும் பெண்கள் தன்னார்வத் தொண்டர்கள். எனினும், இவர்களுடைய குடும்பங்களுக்கு எந்த அளவுக்கு உணவு தேவையோ அந்த அளவு உணவை எடுத்துக் கொள்ள இவர்களுக்கு உரிமை வழங்கப்பட்டுள்ளது. உணவு பெறுவோர் அல்லது அதற்குப் பொறுப்பேற்பவர் இந்த வீட்டிற்குத் தம்முடைய பலவித சொந்த பிளாஸ்டிக் பாத்திரங்களோடு வந்து தங்களுடைய சாப்பாட்டை எடுத்துச் செல்வார்கள். சமுதாய சமையலறை வீடு ஒரு சிறிய, உட்காரும் அறையையும், அதில் ஒரு சாப்பாட்டு மேசை, ஒரு சோஃபா, ஒன்றிரண்டு நாற்காலிகளை மட்டும் கொண்டது. அனைவருக்கும் தயாரிக்கப்பட்ட மதிய உணவை நான் சாப்பிட்டேன்: உப்பு, காரம் கலந்த குழம்பில் கோழிக்கறி, அரிசிச் சோறு, முட்டைகோஸ், கேரட் பச்சடி, வாழைப் பழம், மிகவும் ஊட்டச்சத்து மிகுந்த பீச் ஜூஸ். அவர்களிடம் விடைபெற்றபோது உணவுப் பொருள் வழங்கல் லாரி அந்தத் தெருவிற்கு வந்தது. அக்கம்பக்கத்து குழந்தைகள் அதை உற்சாகத்துடன் வரவேற்றனர். ஐந்து முதல் பத்து

வயது வந்த சிறுவர்/ சிறுமியர் பூண்டு, வெங்காயம், இதர காய்கறி களைப் போட்டிப்போட்டுத் தூக்கிக்கொண்டு தங்களுடைய சத்துணவு வீடுகளின் சமயலறைகள் நோக்கி விரைந்தனர்; இந்தச் சிறுவர்/ சிறுமியர் பல வீடுகளைக் கடந்து சென்று, குறுகலான, வளைந்து நெளிந்த, படிக்கட்டுகளைத் தாண்டி ஓடினர். இவர்களில் ஒரு பெரிய சிறுவன் தன்னுடைய எடைக்குச் சமனான உருளைக் கிழங்கு மூட்டையைத் தன் தோளில் தூக்கிக் கொண்டு தங்களுடைய வீட்டுச் சமையலறை நோக்கி பெருமிதத்துடன் படிக்கட்டில் திறமையாகக் குதித்துக்கொண்டு சென்றான்.

பர்ரியோ அடென்ட்ரோ குழுவின் வெற்றியால்தான் ஒரு சமுதாயத்தின் உள்ளார்ந்த ஈடுபாடு தூண்டப்பட்டது; இந்த ஈடுபாடு எளிதில் மற்றவர்களிடமும் தொற்றிக்கொள்ளக்கூடியதாக இருந்தது. அண்டைப் பகுதி மக்களின் வாழ்க்கைத் தரத்தை உயர்த்தும் இதர முயற்சிகளை ஒருங்கமைக்குமாறும் இந்த ஈடுபாடு தூண்டியது. எடுத்துக்காட்டாக, நான் வருவதற்கு ஒன்றிரண்டு மாதங்களுக்கு முன்பு மேற்கொள்ளப்பட்ட பொது சுகாதாரத் திட்டத்தைக் குறிப்பிடலாம். அரசு இலவசமாகக் கொடுத்த பொருள்களை வைத்துக்கொண்டு, குடிமக்கள் சமுதாயத்தின் தன்னார்வத் தொண்டர்களின் உதவியுடன், முக்கிய வீதியைத் தோண்டி புதிய கழிவு மற்றும் குடிநீர்க் குழாய்களின் வலையமைப்பை சீர் செய்தனர். இந்தப் பணி முடிந்தவுடன் நகராட்சி வீதிக்கு ஒரு புதிய சாலை போட்டது. மீதமிருந்த கூடுதல் குழாய் களையும் பொருத்திகளையும் அந்த அண்டைப் பகுதி மக்களின் மீள்பயன்பாட்டிற்கு ஒதுக்கிவைத்தனர். இவை சமுதாய உறுப்பினர் களுக்கிடையே பிரித்துக் கொடுக்கப்பட்டன. இவர்கள் இவற்றைத் தங்களுடைய சொந்த கட்டடங்களுக்குப் பயன்படுத்த முடிந்தது. எடுத்துக்காட்டாக, பொதுக் கழிவுநீர் ஒருங்கோடு இணைக்கப்பட வேண்டிய குளியல் அறைகளுக்குப் பயன்படுத்தப்பட்டன.

இந்த வகை செயல்பாடு கடந்த காலத்தில் நடைபெற்றிருக்க வாய்ப்பே இல்லையென்று யுவான் ராமோன் எக்கவெர்ரியா விளக்கினார். ஏனெனில், அனைவருக்கும் சேவை செய்யும் நலவாழ்வுக்குழு போன்ற அமைப்புகள் இதற்கு முன்பு அண்டைப் பகுதிகளில் இருந்ததில்லை. சாவேஸின் தொடக்க கால அரசியல் பரப்புரைகளுக்கு மிகவும் உதவியாக இருந்த, அரசியல் தன்னார்வத் தொண்டர் குழுக்களான பொலிவரிய வட்டங்கள் (பொலிவேரியன் சர்கிள்ஸ்) முன்பு இருந்தன என்றாலும், சமுதாய ஒருங்கிணைப்பாய் வளரவில்லை.

நாங்கள் சத்துணவு வீடுகளைவிட்டு வந்த போது ஒரு வயதான மனிதர் அருகிலிருந்த வீட்டிலிருந்து எட்டிப் பார்த்தார். அவர் ஒரு காலத்தில் மிகவும் மோசமான கண்ணழுத்த நோயால் (கிளாக்கோமா) பாதிக்கப்பட்டிருந்தார். எனினும், கியூபாவில் மேற்கொள்ளப்பட்ட வெற்றிகரமான கண்அறுவை சிகிச்சை பெற்று அப்போதுதான் திரும்பியிருந்தார். மீள்பார்வை அறுவை சிகிச்சைக்காக 'அற்புதப் பணி' என்ற திட்டத்தின் கீழ் கியூபாவிற்கு விமானம் மூலம் அனுப்பப்பட்ட 200,000க்கும் மேற்பட்ட வெனிசுலா மக்களில் இவரும் ஒருவர். பிறகு, மேலும் 300,000 வெனிசுலா மக்கள் பல்வேறு கண்நோய் அறுவை சிகிச்சையைத் தம்முடைய சொந்த நாட்டிலேயே உருவாக்கப்பட்ட, புதிய கண் மருத்துவமனைகளில் பெற்றனர். அந்தப் பத்தாண்டின் முடிவில் கியூப-வெனிசுலா மருத்துவர்கள் இது போன்ற அறுவை சிகிச்சைகளை அனைத்து லத்தீன் அமெரிக்க, கரிபிய நாடுகளின் நோயாளிகளிடம் மேற்கொள்ள இருந்தனர்.

அடுத்து நாங்கள் சந்தித்தது 8 வயது மகனைத் தன்னுடன் வைத்துக்கொண்டிருந்த ஒரு தாயை. பர்ரியோ அடென்ட்ரோவைச் சேர்ந்த ஒரு மருத்துவர் அவருடைய மகனுக்கு மூளைக் காய்ச்சல் (மெனிஞ்சைட்டிஸ்) இருப்பதாக சந்தேகப்படும்வரை அவன் மிகவும் அதிகமான காய்ச்சல், கழுத்து வலி, வலுவிழப்பு போன்றவற்றைக் கொண்டிருந்தான். அந்த மருத்துவர் ஒரு நோயறிதல் மருத்துவ மனையில் அவனுடைய இரத்த சோதனையை நடத்த வேண்டும் என்று வலியுறுத்தினார். அந்த மருத்துவரின் சந்தேகம் உண்மையாக இருந்தது. அந்தச் சிறுவன் மருத்துவமனையில் சேர்க்கப்பட்டு சரியான நோயுயிரெதிர்ப்பிகள் (ஆண்டிபயோடிக்ஸ்) மூலம் மருத்துவம் அளிக்கப்பட்டு, நோயிலிருந்து முற்றிலும் குணமடைந்தான். அந்தத் தாய் கூறினாள்: 'இப்படி செய்யாமல் விட்டிருந்திருந்தால் அவன் நிச்சயமாக செத்திருப்பான்.'

மருத்துவர் யோனெலின் அமைதிப்படை

அன்றைய நண்பகல், கடைசியாக நான் கியூப வல்லுநர் மருத்துவர் யோனெலைச் சந்தித்தேன்; இவர்தான் நான் சந்தித்த முதல் கியூப மருத்துவர். இவர் ஓர் இளம் பல்மருத்துவர். இவர் ஏறத்தாழ ஐந்து மாதங்கள் ஆன்டிமனோவில் சேவை புரிந்துகொண்டிருந்தார். பெரும்பாலான கியூப வல்லுநர்கள், தாம் இப்போது செய்வது போல, ஓரிரு ஆண்டுகள் தன்னார்வப் பணிப் பயணம் செய்வதற்கு விருப்பம் கொண்டுள்ளனர் என்று கூறினார். எனினும், குடும்ப

மற்றும் இதர பொறுப்புகளால் தாய்நாட்டிலேயே தங்க விரும்புகின்ற சிலரையும், பயணம் செய்ய நாட்டமே இல்லாத சிலரையும் தனக்குத் தெரியும் என்று அவர் கூறினார். 'நான் இளம் இளைஞர், தனிக்கட்டை, நான் உலகத்தைக் காண விரும்புகிறேன்' என்று கூறிய அவர், மேலும் பின்வருமாறு தொடர்ந்தார்: 'வெளிப்படையாகக் கூறவேண்டுமென்றால், நான் இங்கு இருப்பதற்கான மிகவும் முக்கியமான காரணம், சிறுவயதிலிருந்தே என்னுடைய கனவு ஒரு மருத்துவராவது. என்னுடைய விருப்பமான, உண்மையான கதாநாயகர்கள் மக்களுக்கு, குறிப்பாக அந்தக் காலகட்டத்தில் ஆப்பிரிக்க மக்களுக்கு, உதவ உலகின் இதர பகுதிகளுக்கு பயணம் செய்த கியூப மருத்துவர்கள்தான். இங்கு வருவதற்கு முன்பு நான் 19 மருத்துவர்கள் கொண்ட குழுவில் ஒருவனாக ஹவானாவின் பல்நோக்கு மருத்துவமனையில் பணிபுரிந்தேன். இவர்கள் அனைவருமே இந்த வாய்ப்பை நன்கு பயன்படுத்திக்கொள்ளுமாறு என்னை ஊக்குவித்தனர்.'

சிலர் மருத்துவர் யோனெலை வெறுப்பேற்ற முடிவு செய்தனர். ஏனெனில், அவர் இளைஞராகவும் திருமணமாகாதவராகவும் இருந்தார். 'எங்களுடைய வெனிசுலா பெண்களை உங்களுக்குப் பிடித்திருக்கிறதா? நீங்கள் அவர்களில் ஒருவரை மணக்க விரும்பலாம். அதற்குப் பின் நீங்கள் எங்கு வாழ்வீர்கள், இங்கா அல்லது கியூபாவிலா?'

'உண்மையில், இங்குள்ள பெண்கள் அழகாக உள்ளனர் என்பது மட்டுமின்றி, மிகவும் அழகான ஆக்ரமிப்பவர்களாகவும் உள்ளனர்.' அவர் மேலும் பின்வருமாறு கூறினார்: 'நான் இந்த இரண்டில் எதை வேண்டுமானாலும் தேர்ந்தெடுக்கலாம். எனினும், என்னுடைய பணியும் என்னுடைய சகாக்களும் எனக்காக ஹவானாவில் காத்திருக்கின்றனர். எனவே, நான் அங்குத் திரும்புவதை எதிர்பார்த்துக் கொண்டிருக்கிறேன். ஒரு வெனிசுலா பெண் என்னுடன் அங்கு வாழ தயாராக இருப்பாரா என்ற உறுதி எனக்கில்லை. ஏனெனில், ஒரு கியூப மருத்துவரிடம் மனைவி அதிக உடைமைகளை, தாம் பெற்றிருக்க வேண்டும் என்று எதிர்பார்க்கக் கூடாது.'

இதற்கு முன்பு, நான் பார்த்த, எட்டு முகப்புகள் கொண்ட, முதல்நிலை பர்ரியோ அடென்ட்ரோவின் உடல்நலப் பராமரிப்புக் குழுவின் ஒரு பெண் உறுப்பினர் பின்வருமாறு விளக்கினார்: ஆன்டிமனோவுக்கு முதலில் மருத்துவர்கள் வந்தபோது தன்னுடைய குழு அவர்களின் பாதுகாப்பை நினைத்து பயந்தது. இதனால் அந்த

மருத்துவர்களுடன் அவர்கள் செல்லுமிடத்திற்கெல்லாம் கூடவே குழு உறுப்பினர்கள் செல்ல வேண்டும் என்று கட்டாயப்படுத்தப்பட்டனர். இதைப் பற்றி மருத்துவர் யோனெலிடம் கருத்து கேட்டபோது, 'கியூப மக்கள் புரிந்துகொள்ள முடியாத அளவுக்கு இங்கு தெருக்குற்றங்கள் நடைபெறுகின்றன. எனவே, நான் ஹவானாவில் இருந்தால் கவலைப்படாத விசயங்களுக்காக முன்னெச்சரிக்கை நடவடிக்கைகளை இங்கு மேற்கொள்கிறேன். முதலில் எங்கள் பர்ரியோவின் அக்கம் பக்கத்து மக்கள் தங்களை அரசியல் எதிர்ப்பு சக்திகள் துன்புறுத்தலாம் என்று பயந்தனர். ஆனால், எனக்கு எந்தவிதப் பிரச்சினையும் ஏற்படவில்லை.' முதலாவது கியூப மருத்துவர்களின் வருகைக்கு ஓர் ஆண்டுக்குப் பிறகு இவர் இந்த அண்டைப் பகுதிக்கு வந்தார். தானாகவே, இந்த நகரத்தைப் பற்றிக் கண்டறிவதில் இவர் மிகவும் ஆர்வமாக இருந்தார். பல்வேறு அருங்காட்சியகங்கள் மத்திய பல்கலைக் கழகம் போன்றவற்றிற்குச் சென்றார். வெனிசுலா மக்களிடம் தயக்கமின்றி பேசினார். இவர்களில் சிலர் அதிபர் சாவேஸை எதிர்த்தவர்கள்.

இப்படியிருந்த போதிலும், ஆன்டிமனோ குடிமக்கள் மருத்துவர் யோனெல்லை எச்சரிக்கையாக இருக்கும்படி அறிவுறுத்தினர். உண்மையில் ஒவ்வொருவருக்கும் அச்சுறுத்தும் வகையில் தெருக் குற்றங்கள் இருந்தன என்று அவர்கள் நிச்சயமாக ஏற்றுக்கொண்டனர். இதில் அவர்களின் புதிய மருத்துவரும் அடங்குவார். அராகுவா மாநிலத்தில் ஒரு கியூப மருத்துவர் 2003இல் கொலை செய்யப்பட்டார். மற்றொருவர் அன்சோ டெகூய் மாநிலத்தில் 2004இல் கொலை செய்யப்பட்டார். வேறு பல உடல்நலப் பணியாளர்கள் முதல் ஆறு ஆண்டு பர்ரியோ அடென்ட்ரோ வரலாற்றில் கொல்லப்பட்டுள்ளனர். இவர்களில் சிலர் தங்களுடைய அண்டைப் பகுதி மக்களை ஆயுதம் தாங்கிய கொள்ளையர்களிடமிருந்து காப்பாற்ற முயலும்போது கொல்லப்பட்டவர்கள். அதே சமயத்தில், தங்களுடைய சமுதாயங்களுக்குச் சேவையாற்றும் மருத்துவர்கள் என்று அறிந்த பிறகு கியூப மருத்துவர்கள் குற்றம்செய்வோர்களால் விட்டுவிடப்பட்டனர் என்ற கதைகளும் வழக்கில் இருந்தன. பசுமாட்டைக் கொல்ல பயன்படுத்தப்படும் ஒரு பெரிய கத்தியைத் தாங்கியிருந்த ஒரு கொள்ளையனால் தம்முடைய கரகாஸ் பர்ரியோ அடென்ட்ரோவில், பயமுறுத்தப்பட்ட ஒரு மருத்துவர் தன்னுடைய அனுபவத்தைக் கூறினார். ஒரு கியூப மருத்துவரைக் கொள்ளையடிப்பதற்கு அல்லது காயப்படுத்துவதற்குச் சற்று முன்பு அவர் சேவை செய்யும் மருத்துவர் என்று அறிந்து அவன் உடனடியாக வருத்தமுற்றான். அந்த அண்டைப்

பகுதியிலிருந்த 'உண்மையான குற்றம்புரிவோர்களை' கடந்து அவரைப் பாதுகாப்புடன் வழிகாட்டிச் சென்றான். மிகை கட்டுக்கதை போன்ற மற்றொரு கதை லாரா, மிராண்டா மாநிலங்களில் அடிக்கடி கூறப்பட்டு வந்தது. இதை ஹோண்டுராஸில் செயல்படும் கியூப மருத்துவப்படைக்கு வந்தவர்களும் கூறினர். இந்தக் கதையின்படி, திருடர்கள் தாங்கள் திருடத் துணிந்தவர்களிடம், அவர்களிடம் பணம் எதுவும் இல்லாத காரணத்தால், கோபமுற்று அவர்களைக் கொல்ல விரும்பினர். எனினும், தங்களால் பாதிப்படையப் போகிறவர்கள் கியூப மருத்துவர்கள் என்று அறிந்தவுடன் அவர்களிடம் மன்னிப்பைக் கோரி, அவர்களுக்குத் தங்களுடைய பணத்தில் கொஞ்சத்தையும் கொடுத்தனர். இந்தப் பணம் மருத்துவர்கள் எதிர்கொள்ளும் அடுத்த கொள்ளையர் குழுவிற்குக் கொடுக்க உதவும் என்றும் அதன் மூலம் நீங்கள் உயிர் தப்பலாம் என்றுகூட கொள்ளையர்கள் கூறினர்.

நாங்கள் வெள்ளை, பச்சை நிறத்திலான, புதிய பளபளப்பான இரண்டு பல்மருத்துவ நாற்காலிகளுக்கு அருகில் நின்றுகொண்டு இருந்தோம். இவை சைனாவில் உருவாக்கப்பட்டுக் கியூபாவிலிருந்து பல்மருத்துவர்களுடன் அனுப்பப்பட்டவை. யோனெல் அவற்றைப் பாசத்துடன் தட்டினார். என்றாலும், மேலும் அதிக சாதனங்களையும் பொருள்களையும் மற்றொரு நாள் பெறவேண்டும் என்ற தன்னுடைய ஆசையை வெளியிட்டார். 'நான் இங்கு ஒரு சகாவுடன் பணிபுரிகிறேன். நாங்கள் அதிக அடிப்படை மருத்துவ சிகிச்சைகளைச் செய்கிறோம். இவற்றில் பற்குழி நிரப்புதல், பல்பிடுங்குதல், இதர சில பழுது பார்ப்புகள் போன்றவை அடங்கும். ஏனெனில், பல ஆண்டுகளாக ஆயிரக்கணக்கான உள்ளூர்க் குடிமக்கள் தகுந்த சிகிச்சையைப் பெறாமலேயே இருந்துவந்துள்ளனர். மேலும், அவர்களில் பலர் இதுவரை எந்தவிதப் பல்மருத்துவ சேவையையும் பெற்றதில்லை. எனவே, இங்கு ரூட்கேனால்ஸ் (வேர்க்கால்வாய்கள்) மட்டுமின்றி அதிக சிக்கலான அறுவை சிகிச்சைகளைச் செய்வதற்கும் இதுவரை எந்தவிதச் சாதனங்களும் இல்லை. இதனால் இவை அனைத்தையும் செய்வதற்குக் காத்திருக்க வேண்டியதுதான்.'

'உங்களைப் போன்ற பலர் இங்குள்ளனர். இது ஒரு மருத்துவப் படை' என்று நான் கூறினேன்.

'நீங்கள் வேறு மாதிரியாகவும் குறிப்பிடலாம்' என்று கூறிய அவர், மேலும் கூறினார். அதாவது, 'நாங்கள் ஓர் அமைதிப்படை' என்றார்.

ஆன்டிமனோ உடல்நலப் பராமரிப்புக் குழு

மருத்துவர் யோனெல்லுடன் உரையாடியவுடனே நாங்கள் உடல்நலப் பராமரிப்பு சேவைக் குழு உறுப்பினர்களின் கூட்டம் ஒன்றிற்குச் சென்றோம். இதில் ஆன்டிமனோ பர்ரியோவிலுள்ள நாற்பது அண்டைப் பகுதிகளின் பிரதிநிதிகள் கலந்துகொண்டனர். அந்தப் பகுதியில் இருந்த மிகப் பெரிய அரங்கத்தில் இந்தக் கூட்டம் நடந்தது. இந்த அரங்கம் ஒரு எளிய கான்கிரீட் பெட்டி போன்ற அமைப்பு. மஞ்சள்நிற வண்ணம் அடிக்கப்பட்ட இது, 'கம்யூனிடேட் கிறிஸ்டியனா' (கிறிஸ்த சமுதாயம்) என்றழைக்கப்பட்ட ஒரு சுதந்திரச் செயல்பாடுள்ள பிரச்சார (ஈவான்ஜெலிகல்) பெந்தேகோஸ்தே தேவாலயத்திற்கு சொந்தமானது: நியூவாவிடா (புதுவாழ்வு கிறித்துவ சமுதாயம்) அரங்கம் வெறுமையாக இருந்தது. இதன் ஒரே அலங்காரம் ஒரு மரச் சாய்வு மேசையின் மேல் தொங்கிக்கொண்டிருந்த ஒரு பளபளப்பான துணி. சர்ச்சின் ஒரு மதபோதகர் ஜீன்ஸையும் சே குவேரா டீசர்ட்டையும் அணிந்துகொண்டு, பக்கச் சுவரில் சாய்ந்துகொண்டு பேச்சாளர்களைக் கவனித்துக்கொண்டிருந்தார். நான்கு சமூகவியல் மாணவர்கள் வெனிசுலாவின் மத்திய பல்கலைக்கழகத்திலிருந்து வந்திருந்தனர்; இது பெரும்பாலும் சாவேஸுக்கு எதிரான ஒரு நிறுவனமாகக் கருதப்பட்டது. ஏனெனில், எதிர்ப்பு தெரிவிக்கும் அரசியல் தலைவர்கள் அண்மை ஆண்டுகளில் இங்குதான் உருவானார்கள். இருப்பினும், இது பொலிவரியப் புரட்சியை ஆதரித்த பல பேராசிரியர் களையும் மாணவர்களையும் கொண்டிருந்தது. இந்த நான்கு மாணவர்களில் இரண்டு இளம் பெண்கள் முழுமனதோடு சாவேஸை ஆதரித்தனர். ஆனால், இரண்டு இளம் ஆண்கள் இரண்டுங் கெட்டான்கள் (இவர்கள் அதிபருக்கு ஆதரவாகவும் இல்லை, எதிர்ப்பாகவும் இல்லை). இந்த இருவரும் அரசியல் எதிரிகளுடன் சாவேஸ் கொண்டிருந்த எதிர்ப்பு மனப்பான்மையை விரும்பவில்லை. எனினும், அரசு நடைமுறைப்படுத்திய அனைத்து சமூகத் திட்டங் களையும் ஆதரித்தனர். இந்த நான்கு மாணவர்களும் தங்களுடைய சமூகவியல் பேராசிரியரின் கருத்தை ஏற்றுக்கொண்டனர். அதாவது, அண்டைப் பகுதி மக்களுக்கு உண்மையிலேயே பயன்படும் ஆய்வுத் திட்டங்களை மேற்கொள்ள வேண்டும்.

இந்த மாணவர்கள் உடல்நலப் பராமரிப்புக் குழுக்களுக்கு உதவி வந்தனர். இந்தக் குழுக்கள், தனிப்பட்ட வகையில், தங்களுடைய சொந்த, சிறிய அண்டைப் பகுதிகளின் சமூக மற்றும் உடல்நல

நிலைமை பற்றிய அனைத்துத் தரவுகளையும் சேகரித்துக் கொண்டிருந்தனர். இந்த மாணவர்கள் முழுமையான பட்டியல்களைத் தங்களுடைய கணினிகளில் உருவாக்கவும், ஒவ்வொரு குழுவுக்கும் பொதுவாகப் பொருந்தும் சில வினாக்களையும் தரவுகளையும் ஒழுங்குபடுத்தவும் இணக்கம் தெரிவித்தனர். வாழும் இடங்களின் நிலைமை, எந்த வகைக் கட்டட அமைப்பு, அவற்றில் உள்ள வசதிகள் போன்றவற்றைப் பற்றிய அதிக நம்பகத்தன்மை வாய்ந்த தரவுகளை திரட்டவும் அவர்கள் இணங்கினர். முடிவில், அவர்கள் ஆன்டிமனோ சுற்றுவட்டாரம் பற்றிய ஒரு முழுமையான தரவுத் தொகுப்பைக் கொடுப்போம் என்று நம்பினர். இந்தத் தரவுத் தொகுப்பில் அந்தப் பகுதியின் 250,000 குடிமக்களையும் பாதிக்கும் முக்கியமான சமுதாயப் பிரச்சினைகள் இருக்கும்.

இந்தக் கூட்டத்திற்கு வந்த பார்வையாளர்களில் பெரும் பாலானோர் பெண்கள். இவர்கள் தங்களுக்குக் கொடுக்கப்பட்ட தரவுகள் பற்றி மிகவும் மகிழ்ச்சியுற்றனர். இவர்களில் சிலர் பல்கலைக் கழக மாணவர்களோடு இணைந்து செயல்படுவோம் என்று நினைத்தனர். ஏனெனில், இவர்கள் பள்ளிகளுக்கு மீண்டும் சென்று கணினி அறிவியலையும் சமூக அறிவியலையும் மிஷன் சூக்ரே வகுப்புகளில், பகுதிநேரத்தில் படித்து, தம்முடைய தரவுச் சேகரிப்பையும் பகுப்பாய்வையும் செய்வதற்கான திறன்களைப் பெற விரும்பினர் (மிஷன் சூக்ரே என்பது ஒரு கற்றல் திட்டம்; இது பல்கலைக்கழக அளவில் பகுதிநேர தொடர் கல்வியைப் பெற உதவுகிறது). கூட்டம் நடைபெற்றுக்கொண்டிருக்கும்போது, குழு உறுப்பினர்கள் இதர பிரச்சினைகளை எழுப்பினர். இவற்றில் தாய்ப்பால் கொடுப்பதைத் தொடர்ந்து ஆதரிப்பதன் முக்கியத்துவமும் அடங்கும். ஏனெனில், சில இளம் தாய்கள் செயற்கை ஊட்டச்சத்து பற்றிய வியாபார விளம்பரங்களால் தொடர்ந்து ஈர்க்கப்பட்டனர். குடும்பக் கட்டுப்பாடு பற்றிய ஒரு சிறிய விவாதமும் நடைபெற்றது. நடமாடும் மருத்துவமனை ஒவ்வொன்றிலும் கிடைக்கும் பல்வேறு இலவசக் கர்ப்பத்தடை வசதிகளைப் பற்றி அனைவரும் பாராட்டினர். இதைப் பற்றிய அதிக விவரங்களையும் மருத்துவர்களும், உடல்நலக் குழு தன்னார்வத் தொண்டர்களும் தங்களுக்குக் கொடுக்க வேண்டும் என்று கேட்டுக்கொண்டனர். எனினும், எவரும் கருக்கலைப்பு பற்றிய விவாதத்தை எழுப்பவில்லை. ஏனெனில், இது பொதுவாக, பெரும்பாலான அடித்தள வகுப்பு வெனிசுலா பெண்களால் ஏற்றுக் கொள்ளப்படுவதில்லை. இந்தக் காரணத்திற்காக, வேண்டுவோருக்குத்

தங்களுடைய நாட்டில் கருத்தடை செய்யும் கியூப மருத்துவர்கள், வெனிசுலாவில் நோயாளிகளுக்கு இதைப் பற்றிய மாற்றுக்கருத்தைத் திணிப்பதில்லை என்று எனக்குக் கூறப்பட்டது.

பெண்களுக்கான உடல்நலப் பராமரிப்புக் குழு உறுப்பினர்களில் ஒருவர், 'விளையாட்டுப் பயிற்சியாளர்களும்' தங்களுடைய உடற்பயிற்சி வகுப்புகளை மேற்கொண்ட பெரும்பாலான மக்களும் தங்களுடைய படிப்பை உதாசீனப்படுத்தக் கூடாது என்று பல்கலைக் கழக மாணவர்களுக்குச் சுட்டிக்காட்ட விரும்பினார்: 'அவர்களின் செயல், நம்முடைய சமுதாய நலவாழ்விற்கு மிகவும் முக்கியப் பங்கை வழங்குகிறது. உண்மையில், இந்தத் தேவாலயப் பகுதி அன்றாடம் காலையில் உடற்பயிற்சி செய்யும் நடுத்தர வயதினர் களாலும் தாத்தா-பாட்டிகளாலும் நிரம்பியுள்ளது.'

பர்ரியோ அடென்ட்ரோ விளையாட்டு வசதிகள்

கியூப மருத்துவர்களைத் தவிர வேறு சில கியூபா வல்லுநர்களும் வெனிசுலா மக்களுக்கு உதவுகின்றனர். இவர்களில் செவிலியர், உடற்பயிற்சிசார் மறுவாழ்வு வல்லுநர், பல்மருத்துவர், ஆய்வகத் தொழில்நுட்பவியலர், மூக்குக் கண்ணாடி தொழில்நுட்பவாதிகள் போன்றோர் அடங்குவர். வெனிசுலாவிற்கு நான் மேற்கொண்ட முதல் பயணத்தின் போது நான்கு வெவ்வேறு பர்ரியோ அடென்ட்ரோக்களுக்குச் சென்றேன். எனினும் குடும்ப மருத்துவர் ஒருவருடன் பேசுவதற்கான வாய்ப்பு எனக்குக் கிட்டவில்லை. இரண்டு இடங்களில் அங்கு வந்தவர்களிடம் பேசுவதற்கும் வாய்ப்பு கிடைக்கவில்லை. மற்றொரு இடத்தில் மருத்துவர் இல்லை; ஏனெனில், அவர் மூன்று வார விடுமுறையில் கியூபா சென்றுவிட்டார். நான்காவது இடத்தில் நான் மருத்துவர் யோனெல்லைச் சந்தித்தேன்; இவர் ஓர் இளம் பல்மருத்துவர். அங்கு நான் சந்தித்த மற்றொருவர் மருத்துவரே அல்ல; எனினும், வெனிசுலா மக்களுடன் கியூப மக்கள் பகிர்ந்துகொள்ளும் புரட்சித் தோழமையை எதிரொலிப்ப வராகத் திகழ்ந்தார்.

அவர் ஓர் உயரமான, சற்று ஒல்லியான, கறுத்த நிறத்தவர்; இவர் ஒரு மாலை நேர நிகழ்ச்சியின்போது என் அருகில் இருந்தார். இந்த நிகழ்ச்சி கரகாஸின் மிகவும் ஏழ்மையான பர்ரியோ அடென்ட்ரோ ஒன்றில் நடைபெற்றது. இந்த நிகழ்ச்சியில் 8-9 சிறார் கொடுத்த ஒரு நல்ல நாட்டிய நாடகம் நடந்துகொண்டிருந்தது. இந்த மனிதர்

ஒரு பெரிய லீக் போட்டிக் குழுவின் பேஸ்பால் பந்து எறிபவர் போன்று காட்சியளித்தார்; இவர் போட்டியின் ஒன்பதாவது ஆட்டத்தில் மாற்றுப்பந்து வீச்சாளராக பால்ட்டிமோரில் உள்ள காம்டென் யார்ட்ஸிலிருந்து வந்து ஓரியோல்ஸ் அணியைத் தோற்கடித்தவர் போன்று தோன்றினார். குறைந்தபட்சம், எனக்கு அருகில் இருந்த பெண்ணுக்கு இவர் அவ்வாறுதான் தோன்றினார்; ஏனெனில், அந்தப் பெண் ஒரு பேஸ்பால் விசிறி; கியூபாவில் படித்த போது பல பேஸ்பால் விளையாட்டுகளுக்குப் பார்வையாளராகச் சென்றவர். இந்த மனிதரைக் கண்டவுடன் வியப்புடன் புன்னகைத்த அந்தப் பெண், தன்னுடைய பர்ஸில் வைத்திருந்த ஒரு பேஸ்பால் வீரரான ஃபெலிப்பே ஃபெர்னாண்டெஸ்தான் காமகுவே அணிக்கும் கியூபாவின் தேசிய அணிக்கும் விளையாடியவர். மாற்றுப்பந்து வீச்சாளராக விளையாடிய வாழ்நாள் சாதனையாளர்களில் இவரும் ஒருவர். 1999ஆம் ஆண்டு கோடைக்கால இரவு ஒன்றில் பால்டிமோரில் ஓரியோல்ஸ் அணியை வீழ்த்திய அணியில் இருந்தவர் (அப்போது நானும் அங்கிருந்தேன். பென்சில்வேனியாவில் இருந்த என்னுடைய வீட்டின் தென் திசையில் 90 நிமிட கார் ஓட்டத்திற்குப் பிறகு, நான் என்னுடைய இரண்டு இளம் மகன்களுடன் அந்தப் போட்டியைக் காண அங்கு சென்றிருந்தேன். என்னுடைய நினைவு சரியாக இருக்குமானால், ஓரியோல்ஸ் அணி மிகவும் பின்தங்கிய நிலையில் இருந்ததால் மாற்றீடு பந்து வீச்சாளர்கள் தோன்றவே இல்லை).

பர்ரியோ அடெனட்ரோவின் பெரிய நிகழ்ச்சி, அந்த நீண்ட இரவு முழுவதும் நடந்தபோது, ஃபெலிப்பேவும் நானும் எங்களுடைய பீரை உறிஞ்சிக்கொண்டே உரையாடினோம். வட அமெரிக்கா, ஐரோப்பா, மற்றும் பெரும்பாலான இதர நாடுகளில் விளையாட்டுகளை ஆதிக்கம் செலுத்திய, ஏறத்தாழ அனைத்து தொழில்முறை வெளிநாட்டு விளையாட்டு வீரர்களும் நன்கு அறியாத கதை ஒன்றை அவரிடமிருந்து நான் கேட்டேன். ஓய்வு பெற்ற போது, இந்த நட்சத்திர விளையாட்டு வீரருக்கு ஏறத்தாழ நாற்பது வயதுதான். அவர் நல்ல உடல்நலத்தோடும், தகுதியோடும், அழகுடனும் இருந்தார். அப்படியெனில் அதற்குப்பின் அவர் என்ன செய்துகொண்டிருந்தார்? ஷேவிங் கிரீம் விற்கும் தொலைக்காட்சி விளம்பரங்களை உண்டாக்கினாரா அல்லது உடலோடு ஒட்டிய டீசர்ட்டை அணிந்து மாடலிங் செய்தாரா?

ஃபெலிப்பே மேற்கூறியவாறு செய்யவில்லை. ஓர் ஏழ்மையான, குற்றங்கள் நிறைந்த தென் ஆப்பிரிக்கப் பகுதியில் வாழ தானாகவே முன்வந்தார், ஒரு குறைந்த அளவு ஒப்பந்தத்தில்; புதுப்பிக்கத்தக்க வாய்ப்புள்ள ஒரு இரண்டாண்டு பொறுப்பேற்பு. ஒப்பந்த ஊதியம்: ஒரு மாதத்திற்கு 200 டாலர்கள். ஒப்பந்த இடவசதி: ஒரு அண்டைப் பகுதி குடும்பத்தின் வீட்டின் ஒரு சிறிய, அறைகலனற்ற படுக்கை அறை. ஓய்வு நேரச் செயல்கள்: கந்தைத் துணி உடுத்திய சிறுவர்களுக்குப் பந்து எறிதல், மெட்ரோ பயணம் மூலம் நகரத்தைச் சுற்றுதல், அண்டைப் பகுதி விழாக்களில் அந்தப் பகுதி மக்களுடன் நடனமாடுதல்.

ஃபெலிப்பே பேஸ்பால் விளையாடியபோது, அவர் தொடர்ந்து தன்னை ஒரு இரண்டாவது வாழ்க்கைப் பணிக்குத் தயார் செய்து கொண்டிருந்தார். பேஸ்பால் ஆடாத பருவங்களில் பல ஆண்டுகள் அவர் தன்னை ஒரு பல்கலைக்கழக விளையாட்டு வீரர்களுக்கான பயிற்சியாளர் திட்டத்தில் பதிவு செய்துகொண்டார். இது விளையாட்டுப் பயிற்சிக்கும் கூடுதலாக உடல்நலத்தையும் உடற் பயிற்சியையும் வலியுறுத்தும் தொழில்முறை பயிற்சி. பேஸ்பால் பந்து வீச்சாளர் பணியிலிருந்து ஓய்வு பெற்றபோது, கியூபாவின் தேசிய லீகின் கமாகுவே பேஸ்பால் அணிக்கு பயிற்சியாளராக சிறிது காலம் பணிபுரிந்தார். ஆனால், ஓர் அதிக சவால்விடும் ஒரு வாய்ப்பை அவர் கண்டறிந்தார். மில்லியன் கணக்கிலான ஏழை வெனிசுலா மக்களுக்கு மருத்துவ சேவை கொடுக்கும் கியூப மருத்துவக் குழுக்கள் தம்முடன் பணிபுரிய விளையாட்டுப் பயிற்சியாளர்களை வேண்டின. ஒருங்கிணைந்த உடல்நலம்தான் முழுமையான உடல்நலமாகும்; நோயை எதிர்ப்பதும், உடல் பிரச்சினைகளுக்கு சிகிச்சையளிப்பதும் போன்றே உடல்நலம் கொடுப்பவர்கள் நல்ல உடல்நலத்தை மேம்படுத்தும் செயல்களில் பங்குபெறவேண்டும் என்று எதிர்பார்க்கப்படுகிறார்கள்.

ஃபெலிப்பே தம்முடைய நண்பகல் நேரங்களை சிலசமயம் சிறுவர்களுக்கு பேஸ்பால், கூடைப்பந்து போன்ற விளையாட்டுகளில், பள்ளி நேரம் முடிந்த பிறகு, பயிற்சி கொடுப்பதில் செலவழித்தார்.

எனினும், அவருடைய முதன்மைப் பணிகள் உடற்பயிற்சித் திட்டங்களைச் சுற்றியமைந்தது. இந்தத் திட்டங்கள் பர்ரியோ அடென்ட்ரோகளோடு நேரடியாக ஒருங்கிணைக்கப்பட்டன. காலை நேரத்து மூச்சுப் பயிற்சி, உடற்பயிற்சி வகுப்புகளில் பங்கு பெறுவதற்கு

நடுத்தர வயதினருக்கும் வயதானவர்களுக்கும் மருத்துவர்கள் பரிந்துரைத்தனர்; பல சமயங்களில் சிகிச்சைக் குறிப்பாக எழுதினர். இவர்களில் பலர் பல ஆண்டுகளாக தீராத உடல்நலப் பிரச்சினைகளைக் கொண்டிருந்தனர். ஒவ்வொரு மருத்துவ அலுவலகத்திலும் உள்ள விரிவான பட்டியல்கள் வயதானவர்களில் பலர் இரத்த மிகை அழுத்த நோயால் பாதிக்கப்பட்டிருந்தனர் என்று எடுத்துக்காட்டின. கடந்த காலத்தில் இவர்களில் பலர் ஊட்டச்சத்துக்குறையால் பாதிக்கப் பட்டிருந்தாலும், அதிகமாகிக் கொண்டுவரும் வேலைவாய்ப்பு களாலும், மானியவிலை உணவுகளாலும் பல மக்கள் (இவர்களில் வீட்டுவேலை பார்த்துக்கொண்டிருக்கும் இளம் பெண்களும் அடங்குவர்) அதிக எடையைப் பெற்றனர்.

நோய்த்தடுப்பு மருத்துவத்தை வலியுறுத்தி, ஃபெலிப்பேயும் மருத்துவக் குழுவும் புதிய உடற்பயிற்சியையும் ஊட்டச்சத்து திட்டங்களையும் தனிப்பட்ட மனிதர்களுக்கும், குடும்பங்களுக்கும் உருவாக்கினர். மேலும், எந்த அண்டைப் பகுதி மக்களிடம் உடல்நலப் பாதிப்புகள் அதிகமாக உள்ளனவோ அவர்களுக்கு உதவ, மேற்கொள்ளப்பட்ட சமுதாய முயற்சிகளுக்கு அந்த மக்களுடைய பங்கேற்பையும் ஆதரவையும் திரட்டினர். உடல் தகுதிக்கான நாட்டம் அதிக மக்களிடம் தோன்றத் தொடங்கியது. ஃபெலிப்பேயின் மூச்சுப் பயிற்சி வகுப்புகளில் ஒரு வாரத்தில் மூன்று அல்லது நான்கு முறையில் சந்தித்த பாட்டிகளின் ஒரு குழு மேற்கூறப்பட்ட விழாவில் இரவு முழுவதும் தொடர்ந்து நடனமாடியது.

அந்த நேரத்தில் ஃபெலிப்பேயின் தனிப்பட்ட ஈடுபாட்டை நான் முழுவதுமாக வியந்தாலும், விளையாட்டுப் பயிற்சியில் கியூபாவின் ஒட்டுமொத்த பங்களிப்பின் அளவைப் பற்றி எனக்கு எந்தவிதக் கருத்தும் இல்லை. 2002இல் கரகாஸின் லிபர்ட்டடோர் நகராட்சியில் தான் இந்த முதல் வழிகாட்டித் திட்டம் தொடங்கப்பட்டது என்று நான் பிறகு அறிந்துகொண்டேன். இது முதலாம் பர்ரியோ அடென்ட்ரோ மருத்துவர்கள் வருவதற்குப் பல மாதங்களுக்கு முன்பே சேவையாற்றத் தொடங்கியது. 16 விளையாட்டுப் பேராசிரியர்களின் இந்தச் சிறிய குழு ஜூன் 2003க்குள் ஐம்பதாக வளர்ந்தது. இவற்றின் எண்ணிக்கைகள் நாடு முழுவதும் பல மடங்குகளாகப் பெருக்கமடைந்த போது, இவை பர்ரியோ அடென்ட்ரோ விளையாட்டு வசதிகள் என்று அதிகாரபூர்வமாக அறியப்பட்டன. 2004ஆம் ஆண்டில் 5,000 கியூபா பெண்களும் ஆண்களும் உடல்நலத்தையும் விளையாட்டையும்

கற்பித்தனர். அந்தப் பத்தாண்டின் இதர காலத்தில் இதே எண்ணிக்கை ஆசிரியர்கள் கற்பிக்கப் பணிக்கப்பட்டனர். ஏரியல் போன்ற மேலும் பல விளையாட்டு வீரர்கள் தம்முடைய பங்கைப் பன்னாட்டுத் தோழமைக்குக் கொடுத்தனர்; ஏரியல் ஒலிம்பிக்கில் பதக்கம் வென்றவர்; இவர் நடுத்தர எடை குத்துச்சண்டை வீரர். நாங்கள் லாரா பகுதி மலைகளில் தங்கியிருந்த போது இவர் என்னுடைய மகனுக்கு குத்துச்சண்டை பயிற்சியாளராக இருந்தார். நாங்கள் அமெரிக்காவுக்குத் திரும்பும்வரை இவருடைய உண்மையான அடையாளத்தை எங்களால் அறிய முடியவில்லை; இதற்குக் காரணம் இவருடைய மிகுந்த பணிவுதான்.

பெண்களுக்கு அதிகாரமளிக்கும் உடல்நலக் குழுக்கள்

பல்கலைக்கழக மேனாள் பேராசிரியரும், பீடிவிஎஸ்ஏயின் சமூகக் கல்வித் திட்டங்களின் இயக்குநருமான பேராசிரியை மரியா ஹேன்சன் 2005இல் மரகே பகுதியில் நடந்த ஒரு குழுக் கூட்டத்தில் பின்வருமாறு கூறினார்: 'உடல்நலப் பராமரிப்புக் குழு அடித்தள சமுதாயத்தின் ஓர் அமைப்பு. இதில்தான் மக்களுக்கான அதிகாரம் என்றழைக்கப்படும் அதிகாரத்தை சமுதாயம் பெறத் தொடங்கும்.'[2] சில நேரங்களில் இந்த மக்களின் அதிகாரம் வெளிப்படையான அரசியல் சார்ந்த வழிகளில் மக்கள் குழுக்களால் வெளிப்படுத்தப்படும். 2004ஆம் ஆண்டு ஆகஸ்ட் மாதத்தில் அதிபர் சாவேஸின் ஆதரவாளர்கள், அரசியல் எதிரிகளால் தொடங்கப்பட்ட தேசிய அரசை ரத்து செய்யக்கோரும் வாக்கெடுப்பை எளிதாகத் தோற்கடித்தனர். அப்போது அவர்களுக்குப் பிடித்தமான அரசியல் முழக்கமாக 'ஊ, ஆ, சாவேஸ் நோ சே வா!' (சாவேஸ் விலகமாட்டார்) என்பதாக இருந்தது. யாரகுவே என்ற சிறிய வேளாண் மாநிலத்தில் நடந்த தேர்தலுக்கு முன்பு 15,000 சாவேஸ் ஆதரவாளர்கள் ஒரு கடைசி நிமிட ஊர்வலத்திற்காகக் காத்திருந்தனர். அப்போது அவர்கள் மிகவும் தெளிவாகவும் உரத்த குரலிலும் ஏன் தாங்கள் அதிபரைத் தொடர்ந்து ஆதரிக்கிறோம் என்று விளக்கினார்கள். அப்போது அவர்களின் முழக்கம் புதியதாக இருந்தது: ஊ ஆ பர்ரியோ நோ சே வா![3]

இன்னும் பல சமயங்களில், உள்ளூர் உடல்நலப் பராமரிப்புக் குழுக்களில் பங்கேற்பதன் மூலம் வலுவேற்றப்பட்ட அதிகாரமளித்தல் மிகவும் ஆழமான, சுய ஈடுபாட்டிற்கும் மாற்றங்களுக்கும் காரண மாகியது. என்ரிக் உபீட்டா என்ற கியூப பத்திரிகையாளர் ரோசாரியோ

என்ற பெண்ணின் உணர்வுகளிலும் செயல்களிலும் ஏற்பட்ட மாற்றங்கள் பற்றி விவரித்தார். இந்தப் பெண் நோவா எஸ்பார்ட்டா என்ற இடத்தில் வாழ்ந்து வருகிறார் (இது ஒரு முக்கியமான விடுமுறைச் சுற்றுலா களம்; இது இஸ்லா மார்கரிட்டா என்றும் அழைக்கப்படுகிறது). அவர் முதலில் அவருடைய உள்ளூர் உடல்நலப் பராமாரிப்புக் குழுவில் சேர்ந்து செயல்பட்டார். பிறகு அவரும் அவருடைய கணவரும் அவர்களுடைய வீட்டில் பர்ரியோ அடென்ட்ரோவில் பணிபுரியும் ஒரு கியூப மருத்துவருக்கு ஓர் அறையைத் தங்குவதற்காக ஒதுக்க முடிவு செய்தனர். நாளாக நாளாக, ரோசாரியோ இதர பொதுநலச் செயல்பாடுகளில் பணியாற்ற தானாகவே முன்வந்தார். காலை நேரங்களில் அங்கிருந்த பர்ரியோ அடென்ட்ரோவில் இலவசமாகப் பணிபுரிந்தார். ரிபாஸ் திட்டத்தின் மூலம் அவருடைய உயர் பள்ளிக் கல்வியை முடித்தார். இந்தக் கல்வித் திட்டம் வயதடைந்தவர்கள் அவர்களுடைய உயர் கல்விப் படிப்பை மதிய, மாலைநேரப் பள்ளிகள் மூலம் முடித்துக்கொள்ள வழிசெய்கிறது. முடிவில், ஓர் உள்ளூர் நடமாடும் மருத்துவமனையில் ஊதியம் பெறும் செவிலி-உதவியாளராக பணியேற்கும் கல்வித் தகுதியைப் பெற்றார்.[4]

இதே வகை மாற்றம் என்னுடைய மாண்டே கார்மெலோ அண்டைப் பகுதியைச் சேர்ந்த எல்சி பெரெஸ் என்பவருக்கு ஏற்பட்டது. அவர் முதலாம் உடல்நலப் பராமரிப்புக் குழுவில் ஓர் உறுப்பினராக இருந்தார். இந்தக் குழுதான் முதலாம் கியூப மருத்துவரையும், முதல் பல்மருத்துவரையும் 2004ஆம் ஆண்டு அதனுடைய கிராமத்திற்கு வரவேற்றது. பெரெஸ் மருத்துவருக்கு நிரந்தர வீட்டுவசதிக் கிடைக்கும் வரையில், இவர் அவருக்குத் தன்னுடைய வீட்டில் ஓர் அறையைக் கொடுத்தார். ஓர் உள்ளூர் ஆம்புலடோரியோஸில் பணிபுரிய எல்சி தானாகவே முன்வந்தார். பிறகு, அருகில் சனாரே பகுதியிலிருந்த ஒரு வட்டார மருத்துவ மனையில் செவிலியராகப் பணிபுரிந்தார். மிஷன் சூக்ரே திட்டத்தின் கீழ் மூன்றாண்டு செவிலியர் படிப்பை முடித்தார்; 2009ஆம் ஆண்டு தன்னுடைய ஆய்வேட்டைச் சமர்பித்தார். இந்த ஆய்வேடு உள்ளூர் உடல்நலத் தேவைகள் குறித்த ஒரு பகுப்பாய்வாக இருந்தது. இதுவே அவருடைய பட்டத்தைப் பெறுவதற்கான கடைசி படிநிலையாகும்.

பர்ரியோ அடென்ட்ரோ நன்கு வளர்ந்தவுடன் தற்காலிக அல்லது தன்னார்வ அடிப்படையில் வழங்கப்பட்ட சில பணிகள்

நிரந்தரமாக்கப்பட்டு முறைப்படுத்தப்பட்டன. கரகாஸின் பார்ரியோ அடென்ட்ரோவைச் சார்ந்த பெரும்பாலான சமுதாயச் சமையலறைகளைப் பொருத்தவரை, மருத்துவர்கள் இது தேவையான ஒன்றுதான் என்று முடிவெடுக்கும்வரை, தொடர்ந்து இலவச சாப்பாட்டை அந்தப் பகுதியின் மிகவும் ஏழ்மையானவர்களுக்கும் வயதானவர்களுக்கும் தயாரித்து வழங்கி வருகின்றன. ஆனால், இப்போது இதன் சமையல்காரர்கள் பணிக்காக ஊதியம் பெறுகிறார்கள்; மேலும், அவர்களுடைய குடும்பங்களின் தேவைகளை ஈடுசெய்ய இலவசமாகச் சமையல் பொருள்களையும் பெறுகிறார்கள். மாண்டே கார்மெலோவில் உள்ளூர் வளர்ச்சிக்கான தன்னாட்சிபெற்ற சமுதாயக் குழு மருத்துவரின் சாப்பாட்டிற்கான செலவைக் கிராமமே நேரடியாக ஏற்றுக்கொள்ள அனுமதித்துள்ளது; இதற்கு முன்பு இந்தச் சாப்பாடு தன்னிச்சையாக உடல்நலப் பராமரிப்புக் குழுவால் தயாரிக்கப்பட்டது. இந்த உணவின் பெரும்பகுதி தொடக்கப் பள்ளியின் சமையலறையில் தயாரிக்கப்படுகிறது. இந்தப் பள்ளி தற்போது பள்ளிக் குழந்தைகள் ஒவ்வொருவருக்கும் ஒரு நாளைக்கு இரண்டு வேளை சாப்பாட்டைத் தயாரித்து வழங்குகிறது. எனினும், சமுதாயக் குழு, அதனுடைய நேர்மையாலும் நல்லுணர்வின் காரணமாகவும், மருத்துவருக்காகத் தயாரிக்கும் சாப்பாட்டின் சரியான செலவைத் தன்னிடமிருந்து பெற்றுக்கொள்ளுமாறு பள்ளியை வலியுறுத்துகிறது. இதைத் தவிர தற்போது சமுதாயக்குழு உடல்நலப் பராமரிப்புக் குழுவுடன் ஒன்றிணைந்து பெரிய சமுதாயத் திட்டங்கள் தொடர்பான முடிவுகளை எடுக்கலாம். இத்தகைய திட்டங்களில் கட்டடங்கள் கட்டுதல், வசதிகளின் விரிவாக்கம் போன்றவை அடங்கும். 2009ஆம் ஆண்டில் மாநில அதிகாரிகளின் முடிவிலா நடவடிக்கைகளுக்காகக் காத்திருக்காமல் சமுதாயக்குழு கூட்டாட்சி (ஃபெடரல்) நிதிகளை நேரடியாகப் பெறும் தன்னுடைய உரிமையைப் பயன்படுத்தி ஆம்புலடோரியோஸின் இடவசதியைப் பெருக்க முடிவு செய்தது; இதன் மூலம் அதில் ஒரு சிறிய ஆய்வகத்தையும் கூடுதல் மருத்துவரையும் பெறமுடியும்.

உள்ளூர்ப் பெண்கள் தம்மை வலிமையாக்கிக் கொள்வதற்கும், தம்முடைய சமுதாயத்தின் செயல்பாடுகளில் நன்கு பங்கேற்கவும் உடல்நலப் பராமரிப்புக் குழுக்கள் நல்ல வழிமுறைகளாகப் பயன்பட்டன. பொலிவரியப் புரட்சியின் போது செயல்பட்ட சுற்றுவட்டார இதர பங்கேற்புக் குழுக்கள் போன்றே உடல்நலப் பராமரிப்புக் குழுக்களிலும் பெரும்பாலோர் பெண்களாவர். நாளாக நாளாக

இவர்களில் பலர் தலைமைப் பொறுப்புகளை ஏற்றனர். சமுதாய வங்கிக் குழுக்களின் தலைவர்களாகவும் சமுதாயக் குழுக்களின் தலைவர்களாகவும் இவர்கள் பங்கேற்றனர். உடல்நலச் சேவைக் குழுக்களில் வெனிசுலா பெண்களின் பங்கேற்பு அவர்களுடைய மகள்களின் வாழ்க்கைப் பணிகளையும் ஊக்குவித்தன என்று கூறலாம். ஒருங்கிணைந்த சமுதாய மருத்துவக் கல்வி (எம்ஜசி)யில் படிக்கும் மாணவர்களில் 75 விழுக்காடு மாணவிகளாவர். மேலும், வெனிசுலாவில் பணிபுரியும் கியூப மருத்துவர்களில் ஒரு அதிக விழுக்காடு பெண்களே (பெண் மருத்துவத் தன்னார்வத் தொண்டர் களின் விழுக்காடு பிரசுரிக்கப்படவில்லை என்றாலும், கியூப மக்கள் நலவாழ்வு அமைச்சகம் 1999ஆம் ஆண்டிலிருந்து கியூப மருத்துவர்களில் 50 விழுக்காட்டிற்கும் அதிகமானவர்கள் பெண்கள் என்று பதிவு செய்துள்ளது).

உள்ளூரளவில் மிகச் சிறப்பான எடுத்துக்காட்டுகள்

2007, 2008ஆம் ஆண்டுகளில் எங்களுடைய பர்ரியோ அடென்ட்ரோவில் கியூப மருத்துவர்களுடன் பணிபுரிந்த ஒரே வெனிசுலா மருத்துவர் மருத்துவர் எடிட்டா ஆவார் (எங்களுடைய மாண்டே கார்மெலோ கிராமம், ஒரு பெரிய கிராமப்புற நகராட்சியான ஆன்ட்ரெஸ் எலோய் பெல்லோவில் அமைந்திருந்தது. இதன் மக்கள்தொகை 50,000 . இதில் சனாரே நகரமும் அடங்கும். இதன் மக்கள்தொகை 25,000. எங்களுடைய கிராமத்தில் நூற்றுக்கும் மேற்பட்ட குடிசைகள் மலை முழுவதும் சிதறிக் காணப்பட்டன). இந்தப் பகுதியில் இருந்த பதினோரு தனியார் வெனிசுலா மருத்துவர்களும் தனியாக, முழு நேரமும் மருத்துவம் பார்த்துவந்தார்கள். இவர்களில் ஐவர் பொது மருத்துவர்கள், இதர ஆறு பேர்கள் சிறப்பு மருத்துவர்கள். இவர்களில் எவரும் பொதுமருத்துவமனைகளில் பணியாற்றவில்லை. பொது மருத்துவமனையில் அரசு நியமித்த ஐந்து பகுதிநேர மருத்துவர்கள் இருந்தனர். இவர்கள் தங்களுக்குள் பணிநேரத்தை சுழற்சி அடிப்படையில் பகிர்ந்துகொண்டனர். இவர்கள் அனைவருமே இந்தப் பகுதிக்கு வெளியில் வாழ்ந்தவர்கள். இவர்கள் ஒவ்வொருவரும் சனாரே பகுதிக்கு வெளியிலிருந்து பயணம் செய்து வாரத்தில் சில நாள்கள் மட்டுமே உள்ளூர் மக்களுக்கு சிகிச்சை அளித்தனர். இருவர் அருகிலிருந்த பார்குவிசிமீட்டோ என்ற பெரிய நகரத்திலிருந்து ஒன்றரை மணிநேரம் காரில் பயணம் செய்து இங்கு வருகின்றனர். மீதமுள்ள மூன்று மருத்துவர்கள் மேலும் சற்று தள்ளியுள்ள அண்டை

மாநிலமான ஜூலியாவிலிருந்து வந்தனர். இவர்கள் அடிக்கடி தங்களுக்குக் குறிக்கப்பட்ட நாள்களில் வருவதற்குத் தவறினர். இதன் காரணமாக, நோயாளிகளைக் கவனித்துக்கொள்ளும் மருத்துவரின் தேவை அவசியமாக இருந்தது—குறிப்பாக இரவுநேரங்களில். அப்போதெல்லாம் மருத்துவர் எடிட்டாவை அழைத்தனர்.

'அவர் மிகவும் வியக்கத்தக்கவர்' என்று மருத்துவர் பார்பரா கூறினார். இவர் எடிட்டாவுடன் ஏறத்தாழ இரண்டு ஆண்டுகள் பாலோவெர்டே அருகிலுள்ள அருகமை (வாக்-இன்) மருத்துவ மனையில் பணிபுரிந்தார். இந்தக் கிராமம் நகருக்குச் சற்று வெளியே அமைந்து இருந்தது. 'அவர் இங்கோ மருத்துவமனையிலோ இல்லை என்றால், மக்கள் நேரடியாக அவருடைய வீட்டிற்குச் சென்று கதவைத் தட்டுவர். நிச்சயமாக, அவர் அனைவருக்கும் மருத்துவம் அளிப்பார்.'

மருத்துவர் எடிட்டா ஏற்கனவே தன்னுடைய சிறப்பு மருத்துவப் பயிற்சியை முடித்துவிட்டு, ஒரு குழந்தைநல சிறப்பு மருத்துவராகப் பணிபுரிந்தார். சாவேஸ் அரசு பதவிக்கு வருவதற்கு முன்பே, அவர் ஏழைகளுக்கு உதவுவதற்கு தன்னை அர்ப்பணித்துக் கொண்டவர். பர்ரியோ அடென்ட்ரோ ஒருங்கிணைந்த சமுதாய மருத்துவத்தில் இரண்டு ஆண்டு வதிவிட மருத்துவர்களாகச் சேருவதற்கு வெனிசுலா மருத்துவர்களுக்கு அழைப்பு விடுத்தபோது, அதில் சேர்ந்தவர்களில் இவரும் ஒருவர். அந்தப் பயிற்சியை 2006ஆம் ஆண்டில் முடித்துவிட்டு அதற்கு அடுத்த ஆண்டு மருத்துவர் பார்பரா வுடன் ஓர் அலுவலகத்தைப் பகிர்ந்துகொண்டார். அப்போதுதான் நான் அவரைச் சந்தித்தேன். மருத்துவர் பார்பரா இதற்கு ஐந்து மாதங்களுக்கு முன்பே அங்கு வந்து அங்கிருந்த கியூப மருத்துவருக்குப் பதிலாக சேர்ந்தார். ஒவ்வொரு மருத்துவருக்கும் ஒரு சாய்வு மேசை இருந்தது. அறையின் பக்கவாட்டில் பக்கத்திற்கு ஒன்றாக இந்த மேசைகள் போடப்பட்டிருந்தன. இங்குதான் மருத்துவர்கள் தொடர்ந்து வரிசையாக வந்த நோயாளிகளைக் கவனித்தார்கள். இவர்களோடு சேர்ந்து பணிசெய்வதற்கு, பணிக்கப் பட்ட மருத்துவ மாணவர்கள் பல்வேறு வேலைகளைச் செய்தனர். ஒரு தாய் தம்முடைய நான்கு குழந்தைகளுடன் வந்தார். இவர்களில் இரண்டு குழந்தைகள் அவருடைய கால்களைக் கட்டிக்கொண்டும் மற்ற இரண்டு குழந்தைகள் அவருடைய கால் அருகே தவழ்ந்ததையும் பார்க்க நேரிட்டது. மருத்துவ மாணவர்கள் உள்ளே நுழைந்து

குழந்தைகளை அழைத்து அவர்களின் எடைகளை அளந்தனர். கண்கள், காதுகள், தொண்டை போன்றவற்றை ஆய்வு செய்தனர். அதே நேரத்தில் மருத்துவர் பார்பரா தாயின் மருத்துவ வரலாறு பற்றி விவரமான குறிப்புகள் எடுத்துக்கொண்டார். ஏனெனில், அவர்தான் நோயுற்று இருந்தார்.

குடும்பங்கள், உறவினர்கள் பற்றிய கோப்புகள் மிகவும் விவரமாக இருந்தன. இதனால் மருத்துவர்களும் மாணவர்களும் சமுதாயத்தின் பல்வேறு போக்குகளை ஆய்வு செய்ய முடிந்தது. இந்த விவரங்களைப் பயன்படுத்தி அவர்கள் பாலோ வெர்டே கிராமத்தின் முக்கியமான உடல்நலப் பிரச்சினைகளை விளக்கும்—சுவரில் தொங்கும்வரை படங்களைத் தயாரிக்க முடிந்தது. ஒருங்கிணைந்த சமுதாய மருத்துவம் எதிர்கொள்ள வேண்டிய மிகவும் தேவையான உள்ளூர்த் தேவைகளைப் பற்றிய ஓர் ஒட்டுமொத்த கருத்தை இது அவர்களுக்குக் கொடுக்கிறது. மருத்துவக் குழுப் பணியின் ஒரு முக்கியக்கூறு நோய்த் தடுப்பு முறைகளைப் பற்றி பொதுமக்களுக்கு அறிவுறுத்துவதுதான். சுவரில் தொங்கும் வரைபடங்களில் சுட்டப்பட்டுள்ள, அதிகமாகக் காணப்படும் நோய்களில்—நீரிழிவு, ஆஸ்துமா, இரத்த மிகை அழுத்தம் போன்றவை—பல உடற்பயிற்சித் திட்டங்கள், உணவுத் திட்ட மாற்றம் போன்றவற்றை அறிமுகப்படுத்துவதன் மூலம் நீக்கப்பட்டன. பொது சுகாதார முறைகள், நல்ல ஊட்டச்சத்து போன்றவற்றை விவரிக்கும் பல்வேறு வகைத் தகவல் அடங்கிய வரைபடங்களும் அங்கிருந்தன. நுழைவாயிலுக்கு அருகில் இருந்த சுவரொட்டிகள் பல்வேறு வகை கருத்தடை சாதனங்கள் பற்றியும், அவற்றைப் பற்றி தம்முடைய மருத்துவர்களிடமும் செவிலியர்களிடமும் விவாதிக்குமாறு பெண்களை அறிவுறுத்தின.

முன்னமே விவாதித்தபடி, வெனிசுலா மக்களின் ஒட்டுமொத்த உடல்நலத்தில் ஏற்பட்டுள்ள மிக விரைவான மேம்பாட்டிற்குக் காரணம் ஒரு பொதுவான, சமுதாய அடிப்படையில் அமைந்த, உடல்நலப் பராமரிப்பு நோக்கிய விரைவான மாற்றம்தான். இதற்குக் காரணம், எந்த உயர்தொழில்நுட்ப இரகசியமும் அல்ல. இறப்பு விகிதத்தில் ஏற்பட்டுள்ள பெரிய லாபங்கள் சில ஆண்டுகளுக்குள்ளேயே ஏற்படுத்தப்பட்டன. மருத்துவமனை அளவில் அமைந்த மருத்துவ சேவையில் அப்போதுதான் பெரிய முதலீடுகள் போடப்பட்டாலும் இது நடந்தது. எனினும், சில நடுத்தர தொழில்நுட்பத் தீர்வுகளும் இருந்தன; சமுதாயம் இவற்றிற்கான செலவை ஏற்க

வேண்டிய கட்டாயம் இருந்தால் இவற்றைப் பயன்படுத்தலாம். எடுத்துக்காட்டாக, நம்முடைய நகரசபை அதனுடைய கேம்போ அடென்ட்ரோ திட்டத்திற்கு (மருத்துவ முகாம் திட்டம்) பெரிய அளவு, வலுவான டொயோட்டா ஜீப்களில் முதலீடு செய்தால், ஒதுக்குப் புறமான கிராமப்புறங்களுக்கும் மருத்துவ வசதிகளை எடுத்துச் செல்ல முடியும். ஜீப்கள் 10 முதல் 12 மருத்துவர்களையும் மாணவர்களையும் கொண்ட மருத்துவக் குழுக்களை மிகக் குறைவான மக்கள்தொகை கொண்ட நகராட்சியின் மூலை முடுக்குகளுக்கும் கூட்டிச் செல்ல முடியும். இதர கார்கள் செல்ல முடியாத, கரடுமுரடான மண் சாலைகளில் இரண்டு முதல் ஐந்து மணிநேரப் பயணங்களை இவற்றால் செய்ய முடியும். பெரிய டொயோட்டோ அவசர சிகிச்சைக்கான ஊர்திகளாகச் செயல்பட முடியும் என்பதால், உயிரைப் பயமுறுத்தும் நிலைமைகள் ஏற்பட்டால், இவற்றின் மூலம் நோயாளிகளைக் கிராமங்களிலிருந்து மருத்துவமனைகளுக்குக் கொண்டுவரலாம். மேயர் ஓரோஸ்கோவின் கூற்றுப்படி, இந்தச் சேவை பற்றி மிகச் சிறப்பான உள்ளூர்ப் புள்ளிவிவரம் குறிப்பிடுவது என்னவெனில், 2007ஆம் ஆண்டின் முதல் எட்டு மாதங்களில் முதன் முறையாக, இந்த மொத்தப் பகுதியிலும், ஒரு தாயோ குழந்தையோ பிரசவத்தின் போது உயிரை இழக்கவில்லை என்பதைத்தான்.

7

வெனிசுலாவிற்கான புதிய மருத்துவர்கள்

சொல்வதில் மிகச் சிறந்த வழிமுறை செய்து காட்டுவதுதான்.

- யோஸ் மார்ட்டி

1960ஆம் ஆண்டு ஆகஸ்ட் 19ஆம் தேதியன்று சே குவேரா பொது சுகாதாரத்தை ஒருங்கமைவு செய்வதன் மூலம் 'மிக அதிக எண்ணிக்கை மக்களுக்குச் சிகிச்சை கொடுக்க முடியும்' என்று கியூபாவின் இராணுவப் படைக்கு எடுத்துக் கூறினார். புரட்சிகர மருத்துவ சிகிச்சை பொதுமக்களுக்கான சேவையை அடிப்படையாகக் கொண்ட ஒரு பணி. புரட்சிகர மருத்துவர்கள் தோழமையையும் சமத்துவத்தையும் செயற் படுத்துவது மூலம் தங்களைத் தாங்கள் முன்மாதிரியாக வரையறுத்துக் கொள்ள வேண்டும் என்றும் அவர் மேலும் விளக்கினார். அவர் தன்னுடைய உரையை, தனக்கு மிகவும் பிடித்த, யோஸ் மார்ட்டியின் பின்வரும் கூற்றோடு முடித்துக்கொண்டார்: 'சொல்வதில் மிகச் சிறந்த வழி செய்து காட்டுவதுதான்.'

பர்ரியோ அடென்ட்ரோவில் பணிபுரியும் கியூப மருத்துவர்கள் மார்ட்டியின் பொன்மொழியை அப்படியே பின்பற்றுகிறார்கள். அதாவது செய்து காட்டுவதன் மூலம் அவர்கள் கற்பிக்கிறார்கள். 2006ஆம் ஆண்டு ஜனவரி மாதத்தில், அதாவது பேராவல்மிக்க பொது உடல்நலத் திட்டத்தைத் தொடங்கிய மூன்று ஆண்டுகளுக்கு முன்பே, இந்த மருத்துவர்கள், ஒருநாள் தமக்குப் பதிலாகப் பணியாற்றப் போகும், முதலாண்டு மருத்துவ மாணவர்களுக்கு இதில் பயிற்சி யளிக்கத் தொடங்கிவிட்டனர். பெரும்பாலான வெனிசுலா மக்களுக்கு முதல்நிலை உடல்நலப் பராமரிப்பைக் கொடுப்பது மட்டுமின்றி, கியூப மருத்துவர்கள் பேராசிரியர்கள்/பயிற்சி ஆசிரியர்களின் பணியையும் மேற்கொண்டனர். அதாவது, ஒவ்வொரு நாளும்

மாணவர்களுடன் ஒன்றுசேர்ந்து எப்படி இயல்பான மனித உடல்கள் செயல்படுகின்றன என்பதை அறியும் திறன்களில் அவர்களுக்குப் பயிற்சியளித்தனர். மேலும், நோயின் அறிகுறிகளான இயல்பற்ற பண்புகளைக் கண்டறிவதற்கும் பயிற்சியளித்தனர். இவற்றைத் தவிர மருத்துவ அறிவியலில் முறையான வகுப்பறை உரைகளையும் கொடுத்தனர். பர்ரியோ அடென்ட்ரோக்களில் தம்முடைய நடத்தையாலும் கவனத்தாலும் எப்படி ஒரு புரட்சிகர மருத்துவர் நோய்த்தடுப்பு மருத்துவச் சேவைக்காக நோயாளிகள் மற்றும் சமுதாயத்தின் மேல் நம்பிக்கைகொள்ள வேண்டும் என்றும் நேரடியாகக் கற்றுக் கொடுக்கின்றனர். பிறகு, ஓர் அதிக நலம்கொண்ட சமுதாயமாக உருவாக்குவதில் அவர்களை ஈடுபடுத்துகின்றனர்.

2007ஆம் ஆண்டு ஜனவரியில் லாரா மாநிலத்தின் சனாரே நகரத்திற்கு அமெரிக்க கல்லூரி மாணவர்களின் குழுவுடன் சென்றேன்; அங்கு புதிதாகக் கட்டப்பட்டுள்ள பர்ரியோ அடென்ட்ரோ II-இன் நோய்க் கண்டறிதல் மையத்திற்கு அவர்களை அழைத்துச் சென்றேன். இது ஆன்ட்ரெஸ் ஈலாய் பிளாங்கோ நகராட்சிக்கு சேவை செய்கிறது. இந்த நகராட்சி முக்கிய வேளாண் நகரமான சனாரேயில் 25,000 குடிமக்களையும், கரடுமுரடான மலைப்பகுதியில் விரவிக் காணப்படும் நூற்றுக்கும் மேற்பட்ட கிராமங்களிலும் குடிசைப் பகுதிகளிலும் வாழும் மற்றொரு 25,000 மக்களையும் கொண்டது. இவற்றில் ஒரு கிராமம்தான் மாண்டே கார்மெலோ. இங்குதான் நான் எட்டு மாதங்களுக்குப் பிறகு என்னுடைய வாழ்விடத்தைத் தேர்ந்தெடுத்தேன்.

மருத்துவர் ஃபிராங்க், அவருடைய இளம் சகாவான மருத்துவர் யூலாஜியோ ஆகிய இரண்டு கியூபா கண்மருத்துவர்களுடன் புதிய உடல்நலப் பராமரிப்புத் திட்டங்கள் பற்றி நாங்கள் சில மணி நேரம் விவாதம் செய்தோம். இந்தப் பகுதியிலுள்ள அனைத்து பர்ரியோ அடென்ட்ரோ I-இன் முதன்மை அலுவலகங்களால் பரிந்துரைக்கப் பட்ட நோயாளிகளுடன் நோய்க் கண்டறிதல் மையத்தில் இவர்கள் பணிபுரிந்தனர். இவர்களுக்கு மற்றொரு பணியும் இருந்தது. அதாவது, வருங்காலத்தில் தங்களுக்குப் பதிலாக பணிபுரியக்கூடிய மருத்துவ மாணவர்களுக்குப் பயிற்சியளிப்பது. 2007ஆம் ஆண்டில், ஒருங்கிணைந்த சமுதாய மருத்துவம் என்று அழைக்கப்படும் தீவிர மருத்துவப் பயிற்சி பாடத் திட்டத்தின் முதல், இரண்டாம் ஆண்டு களில் இந்த நகராட்சியின் 42 உள்ளூர் மக்கள் படித்தனர்.

வெனிசுலாவில் ஒவ்வொருவரும் இந்தப் பாடத்திட்டத்தை ஒருங்கிணைந்த சமுதாய மருத்துவப் பாடத்திட்டம் (மெடிசினா இண்டெக்ரல் கம்யூனிடாரியா-எம்ஐசி) என்று அழைக்கின்றனர். எங்களுடைய சந்திப்பின் முடிவில் மருத்துவர் ஃபிராங்க் எங்களை நான்கு மருத்துவ மாணவர்களுக்கு அறிமுகப்படுத்தினார். இவர்கள் 20 முதல் 27 வயதானவர்கள். இவர்களில் மிகவும் வயது கூடிய ஒரு மாணவன், 'எனக்கு 27 வயது; ஆனால், நான் என்னுடைய ஆறு ஆண்டையும் முடித்துவிட்டு பிறகு வதிவிட மருத்துவராக இருக்க வேண்டும் என்று முடிவு செய்துள்ளேன். நான் எப்போதுமே மருத்துவத்தில் ஆர்வம்கொண்டிருந்தேன். நான் 15 ஆண்டுகளுக்கும் மேல் ஒரு மருத்துவருக்கு அவருடைய அலுவலகத்தில் உதவியாளராக இருந்துள்ளேன். எனினும், ஒரு பல்கலைக்கழகத்திற்குச் சென்று மருத்துவராக ஆவது என்பது என்னால் முடியும் என்று எப்போதுமே நான் கனவு கண்டதில்லை.'

யுவானும் இதர மூன்று மாணவர்களும் ஒன்றரை மணி நேர பயணத்திற்குப் பிறகு அடையக்கூடிய பார்குய்சி மீட்டோ என்ற பெரிய நகரத்தில் உள்ள பாரம்பரிய பல்கலைக்கழகத்திற்குச் செல்ல விரும்பவில்லை. மாறாக, ஒரு புதிய பல்கலைக்கழகம் அவர்களுக்காகத் தொடங்கப்பட்டுள்ளது. மருத்துவர் ஃபிராங்க் தன்னுடைய மருத்துவ சோதனைக்காக மருத்துவமனையில் வலம் வரும்போது இந்த மாணவர்கள் அவருடன் கூடவே வந்து தம்முடைய காலை நேரத்தைச் செலவிடுவார்கள். இவர்கள் நோயறிதல் மற்றும் சிகிச்சை முறையைக் கூர்மையாகக் கவனிப்பார்கள். தங்களுடைய தற்போதைய படிப்பிற்குப் பொருத்தமான உடற்செயலியல் (பிசியாலஜி), நோயியல் (பேத்தாலஜி)பற்றி விவரித்தனர். தம்முடைய வகுப்புகளில் ஒவ்வொரு வாரமும் இந்த மாணவர்கள் படிக்கும் பொருள் பற்றி தான் கவனித்து வருவதாக இந்த மருத்துவர் கூறினார்.

இதனால் அவரால் தகுந்த செயல்முறைகளையும் உடலியல் பாடங்களையும் நேரடியாக எடுத்துக்காட்ட முடிந்தது. 'சில சமயங்களில் இது மிகவும் எளிதாக இருந்தது; அவர்கள் நுரையீரல் மண்டலத்தையும் அதன் நோயியலையும் படித்தால், அப்போது அவர்கள் முதலில் அறிய வேண்டியது நல்ல நிலையிலுள்ள நுரையீரல்கள் எப்படிப்பட்ட ஓசையை உருவாக்கும் என்பதாகும். எனவே, நான் என்னுடைய ஸ்டெதாஸ்கோப் மூலம் எவரோ ஒருவருடைய, மிகவும்

நல்ல நுரையீரல்களின் ஓசையைக் கேட்கும்போதும் மாணவர்களும் அதனைக் கேட்க வைப்பேன். மேலும், அவர்கள் எதைக் கேட்கிறார்கள் என்பதைப் பற்றிய வினாக்களைத் தொடுப்பேன்.'

ஆறு ஆண்டுகள் படித்த பின்பும், இரண்டு ஆண்டுகள் ஒருங்கிணைந்த சமுதாய மருத்துவத்தில் வதிவிட (ரெசிடென்ஸி) மருத்துவராகப் பணியாற்றிய பின்பும் ஒருங்கிணைந்த சமுதாய மருத்துவ மாணவர்கள் இந்தப் பகுதி யிலும், நாட்டின் இதர பகுதிகளிலும் உள்ள பர்ரியோ அடென்ட்ரோ அலுவலகங்களில் உள்ள முழு நிலை குடும்ப மருத்துவர் படையின் ஒரு அங்கமாக மாறுவர். மாணவர்களிடம் தேவைப்படும் பொறுப்புத் தன்மைக்கு நீண்டகால முயற்சிகளும், ஆதரவும் அவசியமாகின்றன. இந்த மாணவர்களில் பெரும்பாலோர் குறைந்த வருவாய்கொண்ட கிராமப்புற மக்களாவர். கல்வி இலவசமாகக் கொடுக்கப்படுகிறது என்றாலும், மாணவர்களுக்கு ஒரு சிறிய உதவித் தொகை வழங்கப்படுகிறது. இது அவர்களுக்குத் தேவைப்படும் இதர செலவுகளுக்கு உதவும். குடும்பத்தின் முக்கியத்துவத்தை நான் புரிந்து கொள்ள வேண்டும் என்று யுவான் விரும்பினார். 'நான் மருத்துவ வாழ்வாதாரப் பணியை மேற்கொள்வதற்கான ஒரே காரணம் என்னுடைய மனைவி, அவளுடைய குடும்பம், என்னுடைய பெற்றோர், சகோதரர்கள் போன்றோரிடமிருந்து நான் பெறும் நிதி மட்டுமின்றி நெறிசார்ந்த ஆதரவுகளும்தான்.'

மருத்துவர்களான ஃபிராங்கும் யூலோஜியாவும் தங்களுடைய வெனிசுலா மாணவர்கள் அனைவரும் கியூபாவில் ஏற்பட்ட 'புரட்சிக்குள் புரட்சி'யால் நன்மையடைந்தவர்கள் என்று வலியுறுத்தினர். 2000ஆம் ஆண்டுக்குப் பிறகு கியூபாவின் பல கல்வி அமைப்புகள் மிகவும் வேகமாக மாறிவருகின்றன. எடுத்துக்காட்டாக, 2004இல் கியூப மருத்துவ மாணவர்கள், வெனிசுலா போன்று, தம்முடைய முதலாம் ஆண்டிலேயே நோயாளிகளைக் கவனிக்க மருத்துவமனைகளை வலம்வந்தனர். இதைச் செய்ய அவர்கள் கடந்த காலத்தைப் போன்று தம்முடைய நான்காம் ஆண்டுவரை காத்திருக்க வேண்டியதில்லை. மருத்துவத்தோடு எந்தவித நேரடித் தொடர்பும் இல்லாத இதர வகை முன்னேற்றங்களும் கியூபாவில் ஏற்பட்ட கல்விப் புரட்சியில் காணப்பட்டன. எடுத்துக்காட்டாக, முதல்நிலை, இரண்டாம் நிலைப் பள்ளிகளின் தரத்தை உயர்த்துவதிலும், மேலும் அதிக ஆசிரியர்களை உருவாக்குவதிலும் ஒரு முக்கியத்துவம் கொடுக்கப்பட்டது. வகுப்பின் அளவை 20 அல்லது அதற்கும்

குறைவான எண்ணிக்கை மாணவர்களைக் கொண்டதாக மாற்றியது; வருங்காலத்தில் எந்த வகுப்பிலும் இந்த எண்ணிக்கை 15க்கும் மிகாமல் பார்த்துக்கொள்ளுதல் போன்றவையும் இந்தத் தரமான மாற்றங்களில் அடங்கும்.

தங்களுடைய வெனிசுலா மாணவர்களின் கல்விச் சாதனைகள் குறிப்பிடத்தக்கதாக உள்ளன என்று அவர்கள் கருதினாலும், கியூபக் கண் மருத்துவர்கள் வேறொன்றையும் வலியுறுத்தினர்: 'எங்களுக்கு மேலும் அதிக திருப்தியைக் கொடுப்பது நெறிசார்ந்த, அறம்சார்ந்த விழுமியங்கள் உருவாக்கப்படுவதுதான். இவை மாணவர்களுக்கு அவர்களுடைய சொந்த சமுதாயங்களை நல்வழியில் மாற்ற வழி வகை செய்கின்றன.' கியூபாவில் தாங்கள் பெற்ற அனுபவங்களின் அடிப்படையில் பணிக்குத் தேவையான சமூக உணர்வும் உணர்ச்சிகளின் முதிர்வும் அறிவியல் படிப்பதிலுள்ள ஒரு முன்னேற்றமான நாட்டத்தைப் போன்றே முக்கியமானவை என்று அவர்கள் எண்ணினர். கியூபாவில் பணித் தேர்வு முறைகள் மாறிவிட்டன. கல்வித் தேர்வுகளில் அதிக மதிப்பெண்கள் பெற்றவர்களைத் தேர்வு செய்யும் பழைய முறை மாறிவிட்டது. ஏனெனில், அத்தகைய மாணவர்கள் எப்போதுமே நல்ல உணர்வுகள் கொண்ட மருத்துவர்களாக மாறுவதில்லை. எனினும், அறிவியலில் உள்ள அவர்களின் திறன் தேர்வில் தொடர்ந்து வலியுறுத்தப்படுகிறது. ஆனால், மற்ற சகாக்கள் மட்டுமின்றி சமுதாயத்துடன் சேர்ந்து பணியாற்றுதலுக்கும் அனைத்து வகை நோயாளிகளைப் புரிந்துகொண்டு, அவர்களிடம் பரிவு கொள்வதற்கும் மாணவர்களுக்குத் திறனுள்ளதா என்பதற்கும் தேர்வில் கொடுக்கப்படும் அதே அளவு முக்கியத்துவம் கொடுக்கப்படுகிறது.

'நாங்களும் எங்களுடைய மாணவர்களும் ஒரு மருத்துவ வல்லுநர் எப்படி இருக்கவேண்டும் என்பது தொடர்பான ஒரு புதிய முன்மாதிரியை உருவாக்குகிறோம் என்று நான் நினைக்கிறேன்' என்று மருத்துவர் யூலாஜியோ விளக்கினார். அவர் மேலும் தொடர்ந்தார்: 'ஒரு மருத்துவர் எப்படி இருக்க வேண்டும் என்ற பழைய வெனிசுலா முன்மாதிரியின்படி, குறைந்தபட்சம் நகரங்களிலாவது, அவர் கறுப்பு ஜன்னல்களும் குளிர்ப்பதனமும் கொண்ட ஒரு நவீன காரில் நகரைச் சுற்றி வருபவர். எனவே, எவருக்கும் அவர் யாரென்று அறிய முடியாது. மக்கள் அவரை அவருடைய மருத்துவ அலுவலகங்களில் மட்டுமே காணலாம், அதுவும் அவர்களைக் காண்பதற்கான பணத்தைச் செலுத்தியவுடன்.'

ஒருங்கிணைந்த சமுதாய மருத்துவத் திட்டம் எவ்வாறு உருவாக்கப்பட்டது

முதல்நிலை உடல்நலப் பராமரிப்புக்கான பர்ரியோ அடென்ட்ரோ வெனிசுலாவில் தொடங்கவிருந்தபோது, இந்த மருத்துவ அமைப்பில் பணிபுரிந்துகொண்டிருந்த கியூப மருத்துவர்களின் எண்ணிக்கை வியக்கத்தக்க வேகத்தில் பெருக்கமடைந்தது. கரகாஸின் லிபரேட்டர் மாவட்டத்தில் ஏப்ரல் 2003இல் 53ஆக இருந்த இவர்களின் எண்ணிக்கை மே 2004இல் பத்தாயிரத்திற்கும் அதிகமாக உயர்ந்தன. இந்த நேரத்தில் பர்ரியோ அடென்ட்ரோக்களில் ஈடுபட்டிருந்த கியூபா, வெனிசுலா மருத்துவக் கல்வியாளர்கள் வெனிசுலா மருத்துவர்களை இந்தத் திட்டத்தில் இணைப்பதில் உள்ள சிறந்த வழி என்ன என்பது பற்றியும் எண்ணிக்கொண்டிருந்தனர்.

அந்தக் காலகட்டத்தில் பர்ரியோ அடென்ட்ரோக்களின் ஒருங்கிணைப்பாளராக நலவாழ்வு அமைச்சகத்தில் பணிபுரிந்து கொண்டிருந்த மருத்துவர் யுவான் கார்லோஸ் மார்க்கானோ ஒரு பத்திரிகையாளரிடம் பின்வருமாறு கூறினார்: 'ஏற்கனவே உள்ள வெனிசுலா மருத்துவர்களையோ பாரம்பரியமாக உயர்ந்த பல்கலைக்கழக அமைப்பிலிருந்து வெளிவரும் மருத்துவ மாணவர் களையோ பணிக்குத் தேர்ந்தெடுப்பதில் பிரச்சினைகள் உள்ளன. 'பெரும்பாலான மாணவர்கள் பணம் சம்பாதிப்பதற்காகப் படிக்கிறார்கள்' என்று கூறிய அவர் மேலும் தொடர்ந்தார் 'நன்கு நிறுவப்பட்டுள்ள மருத்துவப் புலங்களை மாற்றுவது மிகவும் கடினம்.'[1] பெரும்பாலான வெனிசுலா மருத்துவர்கள் பணக்கார அண்டைப் பகுதிகளில் அதிகப் பணம் சம்பாதிக்கக்கூடிய, சிறப்பு மருத்துவத்துறைகளில் தனியார் மருத்துவம் செய்வதில் ஈர்க்கப் பட்டுள்ளனர் என்றும் அவர் கூறினார்.

மருத்துவக் கல்வியை மேலும் விரிவுபடுத்துவதற்கான விவாதங் களும் நடைபெற்றுக்கொண்டிருந்தன. புதிதாக உரிமை வழங்கப்பட்ட வெனிசுலாவின் பொலிவியப் பல்கலைக்கழகத்திலும் நாட்டின் சில புதிய சோதனைப் பல்கலைக்கழகங்களிலும் தொழிலாளர் வர்க்கம் மட்டுமின்றி, ஏழை மாணவர்களுக்கும் உயர்கல்வியைத் திறக்கும் ஒரு முயற்சிக்காக இந்த விவாதம் நடைபெற்றது. ஹெக்டர் நவர்ரோ என்ற கல்வி அமைச்சரால் உருவாக்கப்பட்ட மற்றொரு திட்டம் ஒரு மூன்றாண்டு சிறப்புப் படிப்பை உருவாக்குவதாகும். இதன் மூலம் ஒருவகை கூடுதல்—மருத்துவர்களை உருவாக்க முடியும். இவர்கள்

சில அவசரகால அறுவை சிகிச்சை செய்தல் மட்டுமின்றி, உயிர் காக்கும் திறன்களையும் பெற்றிருப்பார்கள். இவர்களின் மூலம் முழுமையான மருத்துவர்களின் சில சுமைகளை நீக்க முடியும். ஆனால், இந்தத் திட்டம் ஏற்கப்படவில்லை.

2003இன் இலையுதிர்க் காலத்தில், இளம் கியூப மருத்துவப் பட்டதாரிகள் அதே ஆண்டின் வசந்த காலத்திலும் கோடை காலத்திலும் தம்மைவிட வயதான, அனுபவம் வாய்ந்த மருத்துவர்களுடன் பர்ரியோ அடென்ட்ரோக்களில் பணிபுரிய பலரும் வந்து சேர்ந்தனர். ஏறத்தாழ ஒவ்வொரு ஆர்வங்கொண்ட கியூபப் பட்டதாரிகள் போன்றே இந்த இளம் மருத்துவர்களும் தங்களுடைய இரண்டு ஆண்டு சிறப்பு மருத்துவப் பயிற்சியை ஒரு முதன்மை பர்ரியோ அடென்ட்ரோவில் முடிக்க வேண்டியிருந்தது. ஹவானாவின் தேசியப் பொது சுகாதாரப் புலத்தின் (நேஷனல் ஸ்கூல் ஆஃப் பப்ளிக் ஹெல்தின்) இயக்குநராகவும், கரகாஸில் உள்ள பர்ரியோ அடென்ட்ரோவுக்கான தேசிய ஒருங்கிணைப்பாளராகவும் இருந்த மருத்துவர் ராடாமெஸ் பொர்ரோட்டோ கியூபா பத்திரிகையாளரான என்ரிக் உபீட்டாவுக்குப் பின்வருமாறு விளக்கினார்: 'தங்களுடைய பயிற்சியை இங்கு முடித்த கியூப மருத்துவர்கள் மிகவும் சிறப்பான, முன்னேற்பாட்டைப் பெற்றிருந்தனர். ஏனெனில், கியூபாவில் அவர்கள் பெறக் கூடியதைவிட அதிக சிறப்பான உதவி மருத்துவர் பயிற்சியை இங்குப் பெற்றனர்.' [2] இந்தத் தருணத்தில்தான் வெனிசுலா மருத்துவர்களுக்குப் பயிற்சி கொடுக்கும் எண்ணம் தோன்றியதாக பொர்ரோட்டோ கூறினார். ஏனெனில், 'பல மாநிலங்களில் ஒரே நேரத்தில் பல மக்கள் எங்களுடைய மருத்துவர்களுடன் ஒன்றுசேர்ந்து பணிபுரிய தானாகவே முன்வந்து வேண்டினர்.'

சில வெனிசுலா மருத்துவர்கள் சிறந்த பல்கலைக்கழகங்களிலிருந்து வந்த மாணவர்கள். இவர்களில் ஒருவர் இளமையும் புரட்சிக் கருத்தும்கொண்ட ஜோயெல் பண்டோஜா. 26 வயதான இவர் வாலென்ஷியாவிலுள்ள கரபோபோ பல்கலைக்கழகத்தின் மருத்துவப் புலத்திலிருந்து அப்போதுதான் பட்டம் பெற்றவர். இவரும் இவருடைய இதர இளம் சகாக்களும் தங்களுடைய சொந்த பர்ரியோ அடென்ட்ரோவைத் திறக்க விரும்பினார். ஏனெனில், இவர்களுடைய உள்ளூர், நகர அரசுகள் சாவேஸ் எதிர்ப்பாளர்களால் ஆளப்பட்டு வந்தன. இந்த அரசுகள் கியூப மருத்துவர்களின் எவ்வித உதவியையும் நிராகரித்தன.[3] பர்ரியோ அடென்ட்ரோக்களில் தங்கி, பணிபுரியும்

இளம் கியூப வல்லுநர்களுடன் மருத்துவர் பண்டோஜா போன்ற அண்மைக்கால வெனிசுலா மருத்துவப் பட்டதாரிகள் சேர்ந்து கொள்ளலாம் என்று கியூபா, வெனிசுலா அரசுகள் முடிவெடுத்தன. எனவே, இவர்கள்தான் தம்முடைய வதிவிட பயிற்சி மருத்துவர் பணியை முடித்த முதல் வெனிசுலா மருத்துவர்கள். 2004ஆம் ஆண்டின் முற்பகுதியில் தங்கிப் பெறும் பயிற்சி மருத்துவர் திட்டம் தொடங்கிய உடனேயே ஏழைச் சமுதாயங்களுக்குச் சேவை செய்ய விரும்பிய வெனிசுலா மருத்துவர்களுக்குத் தம்மைத் தயார்படுத்திக் கொள்ள ஒரு வழிமுறை கிடைத்தது. 2006ஆம் ஆண்டில் 1,013 வெனிசுலா மருத்துவப் பட்டதாரிகள் தம்முடைய வதிவிட பயிற்சி மருத்துவப் பணியை வெற்றிகரமாக முடித்து, பர்ரியோ அடென்ட்ரோக்களில் பணிபுரியும் முழுமையான மருத்துவர்களாக மாறினர்.

இவர்களைத் தவிர பல நூறு வெனிசுலா மாணவர்கள் ஹவானாவில் உள்ள லத்தீன் அமெரிக்க மருத்துவப் புலத்தில் சேர்ந்தனர். இவர்கள் 2005-2008 காலகட்டத்தில் தங்களுடைய பட்டப்படிப்பை முடிப்பார்கள். முடிவில் இவர்கள் 'படைப் பிரிவு 51'ஐ உண்டாக்கினார்கள். தன்னார்வத் தொண்டர்களின் இந்தச் சிறப்புக் குழு, நாட்டின் எளிதில் அடைய முடியாத பகுதிகளிலும், வளர்ச்சியே அடையாத இடங்களிலும் உண்டாக்கப்படும் பர்ரியோ அடென்ட்ரோக்களில் சேவையாற்ற விருப்பம் தெரிவிப்பவர்கள். எனினும், புதிதாகத் தேர்ந்தெடுக்கப்பட்ட இவர்கள் பொது சுகாதாரத் தேவைகளை ஈடுகட்டும் அளவுக்கு இல்லை. ஏனெனில், சாவேஸ் அரசு இருபது முதல் முப்பதாயிரம் மருத்துவர்களின் பெரும்படை ஒன்று நாட்டுக்குத் தேவைப்படும் என்று கணித்திருந்தது. இவர்கள் பர்ரியோ அடென்ட்ரோவின் முடிவில் உருவாக்கப்படும் என்று எதிர்பார்க்கப்படும் நான்கு கட்ட உடல்நலப் பராமரிப்பில் ஈடுபடுவார்கள். வதிவிட பயிற்சி மருத்துவர் திட்டங்கள் பர்ரியோ அடென்ட்ரோக்களுக்குத் தேவைப்படும் வெனிசுலா மருத்துவர்களில் ஒரு மிகச் சிறிய அளவை மட்டுமே உருவாக்கும். எனினும், அவை ஒருங்கிணைந்த சமுதாய மருத்துவப் பாடத் திட்டம் உருவாகக் காரணமாக இருந்தன. இதை முற்றிலும் புதிய ஒரு மருத்துவக் கல்வி அமைப்பாக வெனிசுலா-கியூப மருத்துவக் கல்வியாளர்கள் திட்டமிட்டு உருவாக்கினார்கள். மருத்துவர் ஜோஸ் ஜீன் கார்லோஸ் யேபெஸ் என்ற வெனிசுலா மருத்துவர்தான் 'ஒருங்கிணைந்த சமுதாய மருத்துவத் திட்டத்தின் தந்தை' என்று பெரும்பாலோரால் கருதப் படுகிறார். இவர் ஃபிரான்சிஸ் கோ டி மிராண்டா பல்கலைக்கழகக்

கல்லூரியின் துணை ரெக்டார் (கல்லூரித் தலைவர்). இது ஃபால்கன் மாநிலத்தில் அமைந்துள்ள ஒரு சோதனைப் பல்கலைக்கழகமாகும். மிராண்டா 2000ஆம் ஆண்டு இவர் ஒரு தேசிய குழுவுக்குத் தலைவராக நியமிக்கப்பட்டார். இந்தக் குழு ஒருங்கிணைந்த சமுதாய மருத்துவத்தில் ஒரு தேசிய பயிற்சித் திட்டத்தை உருவாக்கி, அதை மேற்பார்வை செய்தது. மேலும், மக்கள் நலவாழ்வுத்துறை அமைச்சரக உறுப்பினர்கள், ஆறு வெனிசுலா பல்கலைக்கழகங்களின் உறுப்பினர்கள், ஆறு பேர் கொண்ட கியூப மருத்துவக் கல்வியாளர்கள் போன்றோரை இந்தக் குழு ஒன்று திரட்டியது. இந்தக் கியூபக் கல்வியாளர்கள் பர்ரியோ அடென்ட்ரோ உருவாக்கம் மட்டுமின்றி, கியூபாவின் புதிய பல்கலைக் கழகப் பல்நோக்கு மருத்துவமனை மருத்துவர்கள் பயிற்சித் திட்ட உருவாக்கத்திலும் அனுபவம் பெற்றவர்கள்.

மருத்துவர் யேபெஸும் சில வெனிசுலா பிரதிநிதிகளும் ஏற்கனவே சாவேஸ் அரசின் ஒரு பெரிய கல்வித் திட்டமான மிஷன் சூக்ரேவிற்கு திட்டமிடுதலில் ஈடுபட்டுக்கொண்டிருந்தனர். பல்கலைக்கழக அளவிலான கல்வியை நேரடியாக பர்ரியோ அடென்ட்ரோ உள்ள இடங்களிலும் கிராமப்புறங்களிலும் உள்ள ஏழை, தொழிலாளர் வர்க்க மக்களுக்குக் கொடுப்பதற்காக இது உருவாக்கப்பட்டது. இவ்வாறு ஏற்படுத்தப்பட்ட ஒரு உள்ளூர் 'சுவர்களற்ற பல்கலைக்கழகம்' சமுதாயப் பங்கேற்பை அதிகமாக்கியது. மேற்கூறப்பட்ட குழுவில் இருந்த வெனிசுலா, கியூப மருத்துவக் கல்வியாளர்கள் மிஷன் சூக்ரே திட்டத்தைப் பயன்படுத்தி மாணவர் சேர்க்கையை மேற்கொள்ள முடிவு செய்தனர். இந்த மாணவர்கள் பர்ரியோ அடென்ட்ரோவுடன் ஒன்றிணைந்து பயிற்சி அளிக்கப்படுவார்கள்.

வெனிசுலாவிலுள்ள ஏறத்தாழ அனைத்து 335 நகராட்சிகளிலும் உள்ள ஏழ்மையான அண்டைப் பகுதிகளிலும், நகரங்களிலும் மருத்துவத்தைக் கற்பிக்க பர்ரியோ அடென்ட்ரோக்களில் பணிபுரியும் கியூப மருத்துவர்களின் அதிக விழுக்காட்டைப் பயன்படுத்த வேண்டிய தேவை ஏற்பட்டது. எதிர்பாராதவிதமாக, கியூப மருத்துவர்களிடம் ஒரு புதிய மருத்துவப் பாடத்திட்டம் இருந்தது. இது கியூபாவின் பல்நோக்கு மருத்துவப் புலங்களில் பொது மருத்துவப் பாடத்திற்காக 2000ஆம் ஆண்டில் உருவாக்கப்பட்டது (இது பல்கலைக்கழகப் பல்நோக்கு மருத்துவப் பயிற்சிப் பாடத்திட்டம் என்று அழைக்கப் பட்டது). இந்தப் பாடத்திட்டம் வெனிசுலாவின் ஒருங்கிணைந்த சமுதாய மருத்துவத் திட்டத்தின் தேவைகளுக்குத் தக்கவாறு மாற்றம்

செய்வதற்கு இலக்குத் திட்டம் மிகவும் பொருத்தமாக இருந்தது. ஏனெனில், மிஷன் சூக்ரே போன்ற ஒரு சமுதாயம் சார்ந்த அமைப்பினுள் ஏற்றுக்கொள்ளத்தக்க வகையில் இது உருவாக்கப் பட்டிருந்தது.

ஒருங்கிணைந்த சமுதாய மருத்துவத் திட்டத்தின் அமைப்பு

பல்கலைக்கழகப் பல்நோக்கு மருத்துவப் பயிற்சித் திட்டமும் ஒருங் கிணைந்த சமுதாய மருத்துவத் திட்டமும் (எம்ஜசி) அமெரிக்காவில் இருபதாம் நூற்றாண்டின் தொடக்கத்தில் உருவாக்கப்பட்ட மரபார்ந்த மருத்துவப் படிப்பு முன்மாதிரியிலிருந்து வேறுபட்டிருந்தன. அமெரிக்கவின் பாடத்திட்டம் கியூபா, வெனிசுலா மற்றும் இதர நாடுகளின் பல்கலைக்கழக மருத்துவப் பாடத்திட்டங்களை மிகவும் பாதித்தது. 1910இல் ஆப்ரகாம் ஃபிளெக்ஸ்னெர் என்ற கல்விப் புதுமையாளர் ராக்ஃபெல்லர் நிறுவனத்திற்கு ஓர் அறிக்கையைச் சமர்ப்பித்தார். இந்த அறிக்கையின் அடிப்படையில்தான் மருத்துவப் படிப்பிற்கான ஒரு நான்கு ஆண்டு பாடத்திட்டம் ஒழுங்குபடுத்தப் பட்டது. அமெரிக்காவில் உள்ள அங்கீகரிக்கப்பட்ட பல்கலைக்கழகம் சார்ந்த மருத்துவப் புலங்களுக்குள் ஒரு கடுமையான அறிவியல் பயிற்சி கொடுப்பதையும் இந்த அமைப்புதான் ஒழுங்குபடுத்தியது. ஃபிளெக்ஸ்னெர் முன்மாதிரி அமெரிக்கா முழுவதும் மட்டுமின்றி, உலகின் பெரும்பாலான பகுதிகளில் பின்பற்றப்பட்டது—நான்கு அல்லது ஆறு ஆண்டு படிப்பாக. மாணவர்கள் தம்முடைய முதல் ஆண்டில் தனித்தனியான அடிப்படை அறிவியல்களை (உடலியல், உடற்செயலியல் போன்றவற்றை) படித்தனர். பிந்தைய ஆண்டுகளில் மருத்துவப் பாடங்களைப் படித்தனர். முடிவில், அவர்களுக்கு உண்மையான மருத்துவச் சூழல்களில் செயல்முறைப் பயிற்சிகள் மருத்துவமனைகளில் கொடுக்கப்பட்டன.

அறிவியல் மருத்துவத்தில் தொடர்ந்து மருத்துவக் கல்வியைக் கொடுத்துவருகின்றன என்றாலும், கியூபா-வெனிசுலா ஒருங்கிணைந்த சமுதாய மருத்துவப் படிப்பில் பல்நோக்கு மருத்துவப் படிப்பிற்கான மருத்துவப் புலங்கள் பாரம்பரிய பல்கலைக்கழகத்தையும் அதனுடன் தொடர்புடைய கற்பிக்கும் மருத்துவ மனையையும் ஒதுக்கிவிட்டன. முதலாண்டின் தொடக்கத்திலிருந்தே இந்த வகுப்பறைக் கல்வி, குடும்ப மருத்துவ வல்லுநர்களின் அதிக அளவு பங்கேற்பாலும் கவனிப்புகளாலும் வலிமையாக்கப்படுகிறது.

இந்த மருத்துவ வல்லுநர்கள் அருகிலுள்ள பர்ரியோ அடெனட்ரோக் களின் அலுவலகங்களிலும் நோய்க் கண்டறிதல் மருத்துவமனைகளிலும் நோயாளிகளுக்கு சிகிச்சை அளிக்கும்போது, இந்த மாணவர்களும் உடனிருந்து கற்கிறார்கள்/செயற்பயிற்சி பெறுகிறார்கள். நான் சென்று பார்த்த வெனிசுலா களங்களில் சிறிய குழுவாக மாணவர்கள் ஒவ்வொரு காலையிலும் நான்கு மணி நேரத்திற்குப் பணி செய்கிறார்கள். ஒரு கியூப மருத்துவர்/ ஆசிரியருடன் ஒரு சிறிய பர்ரியோ அடென்ட்ரோவின் ஆலோசனை அலுவலகத்திலோ ஒரு பெரிய நவீன நோயறிதல் மையத்திலோ சேர்ந்து இந்த மாணவர்கள் பணிபுரிகிறார்கள். சில சமயங்களில் மாணவர்கள் தங்களுடைய சொந்த பகுதியிலுள்ள பர்ரியோ அடென்ட்ரோவில் பணிபுரி கின்றனர். எனினும், இவர்கள் சுழற்சி அடிப்படையில், அருகிலுள்ள இதர பகுதிகளுக்கும் சென்று வேலை செய்வதால், பல்வேறு சூழல்களில் வேலை செய்யும் அனுபவமும், பல்வேறு மருத்துவர் களுடன் பணியாற்றும் அனுபவமும் பெறுகிறார்கள்.

நண்பகல் வேளைகளில் மாணவர்கள் வகுப்பறைக் கல்விக்காக, மையமான ஓரிடத்தில் திரள்கிறார்கள். காலை வேளைகளில் அவர்களுக்குப் பயிற்சியளித்த அதே மருத்துவர்களால் கற்பித்தல் நடைபெறுகிறது. ஒரு குறிப்பிட்ட நேரத்தில் அவர்களுக்கு வகுப்பு இல்லையென்றால் அவர்கள் கணினி மூலங்களையும் நூலகத்தையும் பயன்படுத்துகிறார்கள்; அல்லது, தமக்குள்ளேயே குழு விவாதப் படிப்பை மேற்கொள்கிறார்கள்.

மிகவும் நன்கு ஒழுங்கமைவு செய்யப்பட்ட வகுப்பறைக் கற்றல் பாடங்கள், ஒரு சிறந்த பாடத்திட்டத்தை அடிப்படையாகக் கொண்டன. இந்தப் பாடத்திட்டம் 60 மருத்துவப் பேராசிரியர்களால் கியூபாவில் தயாரிக்கப்பட்டதாகும். இந்தப் பேராசிரியர்கள் உயிரி மருத்துவத்திலும் சமூக மருத்துவ அறிவியலிலும் வல்லுநர்கள். ஒரு நூற்றாண்டுக்கு முன்பு ஃபிளெக்ஸ்னெர் அடையாளங்கண்ட மரபார்ந்த அறிவியல் பாடத்தின் சாரம் தொடர்ந்து பராமரிக்கப்படுகிறது. ஆனால், இது தனித்தனித் துறைகளின் குறிப்பிட்ட பாடங்களாகக் கற்பிக்கப் படுவதில்லை. கியூப மருத்துவர்களால் வடிவமைக்கப்பட்ட புதிய கல்வித்திட்டம் தற்போது அந்த நாட்டின் அனைத்து மருத்துவப் புலங்களிலும் பயன்படுத்தப்படுகிறது. இது அனைத்து தனித்தனித் துறைகளையும் இணைத்துப் புதிய பல்நோக்குப் பாடங்களாக மாற்றியுள்ளது. இவற்றில் ஒன்று, நான்கு பகுதிகளாலான, முதல்

மற்றும் இரண்டாம் ஆண்டுகளில் உருவ உடற்செயலியல் (மார்ஃபோ-ஃபிசியாலஜி) பாடமாகும். இது உடலியல், உடற்செயலியல், மரபியல், உயிர்மவியல், செல், மூலக்கூறு உயிரியல், நோயெதிர்ப்பியல், (இம்யூனாலஜி) ஆகிய தனித்தனித் துறைகளின் பாடங்களை ஒன்றிணைத்ததாகும். மற்றொரு முக்கிய பல்நோக்குப் பாடம் உருவ-உடற்செயலிய-நோய்க்குறியியல் (மார்ஃபோ-ஃபிசியோ-பேத்தாலஜி) ஆகும். இது இரண்டாம் ஆண்டு கற்பிக்கப்படுகிறது; இது மருத்துவ நடைமுறையுடன் தொடர்புடைய இதர அறிவியல்களை இணைக்கிறது. எடுத்துக்காட்டாக, மருத்துவ ஆய்வகம், இமேஜிங் (படமெடுத்தல்), ஒட்டுண்ணியியல், நுண்ணுயிரியியல், உடற்கூற்று நோயியல் (அனடாமிக்கல் பேத்தாலஜி) மட்டுமின்றி, நோயெதிர்ப்பு, இரத்த இயக்கவியல், மரபியல், மீ-வளர்ச்சி (நியோபிளாஸ்டிக்) நோயியல்சார் செய்முறைகள் கற்பிக்கப்படுகின்றன.[4] ஒவ்வொரு பாடத்திற்கும் நன்கு வடிவமைக்கப்பட்ட டிவிடி போன்ற கற்றலுக்கான கருவிகள் தயாரிக்கப்பட்டு, வகுப்பு உரையோடு கொடுக்கப்படுகின்றன. அவ்வப்போது டிவிடிக்கள் பேராசிரியர்களின் உரையின்போது பயன்படுத்தப்பட்டன. மாணவர்களும் இந்த டிவிடிக்களின் நகல் களைப் பெற்றிருந்ததால், அவர்கள் பாடங்களை மேலும் நன்கு அறிந்துகொள்ள முடிந்தது.

ஹவானாவிலுள்ள லத்தீன்-அமெரிக்க மருத்துவப் புலம் (ஈலாம்) தனிப்பட்ட ஒரு வளாகத்தைப் பன்னாட்டு மாணவர்களுக்கென்று தொடர்ந்து பராமரித்து வருகிறது. இதன் பாடத்திட்ட விவரங்கள் ஒரு சில ஒருங்கிணைந்த சமுதாய மருத்துவத் திட்டத்திலிருந்தும், கியூபாவின் பல்நோக்குப் பல்கலைக்கழகத் திட்டத்திலிருந்தும் வேறு பட்டவை. எனினும், லத்தீன் அமெரிக்க மருத்துவப்புலம் பிற மருத்துவப் பாடத்திட்டங்கள் பயன்படுத்தும் அதே பல்நோக்குப் பாடங்களைக் கொண்டுள்ளது. மருத்துவர் யுவான் கர்ரிஜோ கனடா, ஆஸ்திரேலியா, வெனிசுலா, ஃபிலிப்பைன்ஸ் போன்ற நாடுகளில் உள்ள மருத்துவக் கல்விப் புதுமையாளர்களிடம் அறிவியல் பாடத் திட்டத்தின் நல்ல அம்சங்களைப் பின்வருமாறு விவரித்தார்.

> அறிவியல்களைத் தனித்தனியாகப் பிரித்து நடத்தும் முறையை நாங்கள் மாற்றிவிட்டோம்—உடலியலை ஒரு பாடப் பருவத்திலும் நுண்ணுயிரியியலை மற்றொரு பாடப் பருவத்திலும் நடத்துவதை. உருவ உடற்செயலியல் ரீதியிலான கல்வியியல் அணுகுமுறையை, பாடம் நடத்தும்போது நாங்கள் பின்பற்றுகிறோம். இது மாணவர்

களுக்கு ஓர் ஒட்டுமொத்தமான, ஒருங்கிணைந்த முறையில் நன்கு பகுப்பாய்வு செய்யவும், பிரச்சினைகளுக்குத் தீர்வு காணவும், அறிவை ஒருங்கிணைக்கவும் உதவுகிறது. நாங்கள் எங்களுடைய பாடங்கள் அனைத்தையும் இணைக்கும் வகையில் வடிவமைக்கிறோம். இதனால் நோயாளிகளைப் பற்றி ஒட்டுமொத்தமாக மாணவர்கள் எளிதில் அறிந்துகொள்ள முடிகிறது. அதே நேரத்தில் மாணவர்களின் அறிவியல் பயிற்சியின் தரத்தை எந்த விதத்திலும் பாதிக்காமல் கவனமாகப் பார்த்துக்கொள்கிறோம். மாணவர்கள் இந்த வழிமுறை மூலம் அறிவியல் அறிவை நன்கு பெற முடிகிறது என்று நாங்கள் கண்டறிந்துள்ளோம். மேலும், அவர்களால் உடல்நலப் பிரச்சினைகளை எளிதில் தீர்க்க முடிகிறது. மேலும், அவர்களால் ஆய்வு மேற்கொள்ளவும், தம்முடைய தொழிலில் வளர்ச்சியடையவும் முடிகிறது.[5]

வெனிசுலாவில் பணிபுரிந்த கியூப மருத்துவ வல்லுநர்கள் ஒருங்கிணைந்த சமுதாய மருத்துவத் திட்டம் போன்ற சமுதாய அடிப்படையில் அமைந்த திட்டங்களுக்குள் பல்நோக்குப் பாடங்கள் நன்கு செயல்படுகின்றன என்று நம்பினர். இந்தக் கல்வி அமைப்பு பழைய கியூப முன்மாதிரியில் ஏற்பட்ட ஒரு குறிப்பிடத்தக்க முன்னேற்றம் என்று மருத்துவர் பார்பரா கருதினார். இவர் பர்ரியோ அடென்ட்ரோ அலுவலகத்தில் ஒருங்கிணைந்த சமுதாய மருத்துவ மாணவர்களுடன், தான் தினமும் மேற்கொள்ளும் பணிகளைக் கவனிக்க என்னை அனுமதித்தார். மாணவர்களின் படிப்பை அவர்களுடைய பணியுடனும் சமுதாயங்களுடனும் ஒருங்கிணைக்கும் சமூக அனுபவத்தின் காரணமாக, இந்த முன்னேற்றம் ஏற்பட்டது என்று கருதக் கூடாது என்றும் மருத்துவர் பார்பரா கூறினார். அவர்கள் மிகவும் விரைவாகக் கற்றுக்கொள்கிறார்கள் என்றும் அவர் கருதினார். மாணவர்களின் கள பங்கேற்பும் உற்றுநோக்கலும் மிகவும் கடுமையான வகுப்பறைக் கல்வியுடன் ஒன்றிணைப்பு செய்யப்படுவதால், அவர்கள் தகவல்களை மிகவும் விரைவாகக் கிரகித்துக் கொள்ள முடிகிறது. மேலும், அதிகப் பொருத்தமான வினாக்களை எழுப்ப முடிகிறது என்று அவர் கருதினார். அவருடைய மாணவர்களின் ஒழுங்கான படிப்பை மாணவர்கள் மேற்கொள்ளும் அன்றாடப் பணிக் கூறுகள் திசை திருப்புகின்றனவா என்று நான் அவரைக் கேட்டேன். இதற்கு அவர் சிரித்துக்கொண்டே பதிலளித்தார்: 'மாறாக, அவர்களுடைய கற்றலுடன் நோயாளிகளைப் புரிந்துகொள்ளுதலும், அவர்களுடன் இடைவினை புரியவும் எழுந்த ஊக்கமும் இணைவதால்

அவர்களுக்கு எழுந்த உள்ளக் கிளர்ச்சி, அனைத்து நேரமும் வினாக்களை எழுப்ப அவர்களைத் தூண்டின. இதன் காரணமாக, கியூபாவின் மரபார்ந்த பல்கலைக்கழகங்களின் மாணவர்கள் அடைவதைவிட, ஆக்கபூர்வமான அதிக அனுபவங்களைப் பெறுகிறார்கள். இது அவர்களுடைய கற்றலை விரைவுபடுத்துகிறது. அவர்கள் தங்களுடைய மூன்றாம் ஆண்டுக்கு செல்லும் போது பாரம்பரிய கியூப மருத்துவ மாணவர்களைவிட ஓராண்டு முன்னேற்றம் பெற்றவர்களாக உள்ளனர் என்று நான் கருதுகிறேன். அவர்கள் மாணவர்களைப் போன்றல்லாமல் அதிக நம்பிக்கையுள்ள மருத்துவ சகாக்கள் போன்று காணப்படுகிறார்கள்.'

வெனிசுலா முழுவதும் ஒருங்கிணைந்த சமுதாய மருத்துவப் பயிற்சியின் முதல் மூன்று ஆண்டுகளின் சாதனை பற்றிய முறையான மதிப்பாய்வுக்குழு ஒன்றுக்கு தலைமை ஏற்ற மருத்துவர் பொர்ரோட்டோ மேற்கூறப்பட்ட கருத்தைத் தன்னுடைய பேட்டியில் உறுதிப்படுத்தினார்: 'நான் கூறுகிறேன், பெற்ற முடிவுகளை உள்ளடக்கத்திலும் பொருள்களைக் கற்றுக்கொள்வதிலும் கியூபாவில் காணப்பட்ட அளவுக்கு இருந்தன. ஆனால், அறிவைப் பகிர்ந்து கொடுப்பதைப் பொருத்தவரை இது கியூபாவைவிட மேலானதாகத் திகழ்ந்தது.'[6] இது உண்மையானதுதான் என்று அவர் நினைப்பதற்கான காரணங்களில் ஒன்று வெனிசுலா நிலைமை முற்றிலும் புதிது; மற்றொன்று, இது பழைய கற்பித்தல் முறைகளிலிருந்து முழுவதும் வேறுபட்டது. கியூபாவில் முதன் முதலில் ஒருங்கிணைந்த பல்நோக்குப் பாடங்களின் கற்பித்தல் தொடங்கப்பட்டபோது, பல்நோக்கு மருத்துவமனைகளிலும் அண்டைப் பகுதி ஆலோசனை அலுவலகங்களிலும் அதிக அளவு மாணவர்களின் பயிற்சிகளை அது உள்ளடக்கி வைத்திருந்தது. ஆனால், மருத்துவத்துறை அறிவியலைக் கற்பிக்க மேற்கொள்ளப்படும் தன்னுடைய அணுகுமுறையை மாற்றிக்கொள்ள அவசியமில்லை. 'அவர்கள் பழைய அடிப்படை அறிவியலைப் பல்நோக்கு மருத்துவமனைக்கு மாற்றுவதற்கு மட்டுமே விரும்பவில்லை' என்று பொர்ரோட்டோ விளக்கினார்.[7]

அடிப்படை அறிவியல்களைப் புதிதான ஒன்றாக மாற்றுவதற்கு நவீனத் தொழில்நுட்பம், கணினிகள், டிவிடி, சிடி, வீடியோ போன்றவற்றைப் பயன்படுத்தும் ஒரு புதிய அமைப்பு போன்றவை பற்றிய கருத்துரு குறித்து சிறிது காலத்திற்குக் கியூபாவில் எதிர்ப்பு

இருந்தது. ஆனால், வெனிசுலாவின் ஒருங்கிணைந்த சமுதாய மருத்துவத் திட்டத்தில் இந்த முன்னேற்றங்கள் முழுவதுமாகச் சேர்க்கப்பட்டன என்பதால், இந்தப் பயன்பாட்டுக் கருவிகளுடன் பழகிக்கொண்ட கியூப மருத்துவர்கள் தங்களுடைய நாட்டிற்குச் சென்றபோது தங்களுடைய பல்நோக்கு மருத்துவமனை சூழல்களிலும் இந்தப் புதிய கற்பித்தல் முறைகளைப் பயன்படுத்த முடிந்தது.

ஒருங்கிணைந்த சமுதாய மருத்துவக் கல்வித்திட்டம்

இந்தத் திட்டத்தின் சுருக்கம் கீழே கொடுக்கப்பட்டுள்ளது. இது பாடங்கள், மருத்துவப் பகுப்பாய்வுகள், பயிற்சி மருத்துவம் போன்றவற்றின் தேவைகளை விளக்குகிறது. ஆறு ஆண்டுகளில் ஒவ்வொரு ஆண்டும் முடிக்கப்பட வேண்டிய ஒருங்கிணைந்த சமுதாய மருத்துவப் பட்டத்திற்கான பாடங்களை இது விளக்குகிறது.

முதல் ஆண்டு மனித உருவ உடற்செயலியல் பாட வகுப்புகளால் நிரம்பியுள்ளது. இது அனைத்து அடிப்படை அறிவியல்களின் பல்நோக்கு இணைப்பால் ஆனது. இந்தப் பாடங்கள் மரபார்ந்த ஃபிளெக்ஸிரிய மருத்துவப் புலத்தில் தனித்தனியாகப் போதிக்கப் படுகின்றன. அதில் சமுதாய உடல்நலமும் மருத்துவக்கூறுகளும் (சமூக-மருத்துவ அறிவியல்களும் சமூக அறிவியல்களும்) அடங்கி உள்ளன. சமூக அறிவியல்களுக்கான ஓர் அறிமுகம், முதல்நிலை உடல்நலப் பராமரிப்புக்கான அறிமுகம், சமூகத் தொடர்பாடல், குடிமையியல் போன்றவை அடங்கும்.

இரண்டாம் ஆண்டில் மனித உருவ உடற்செயலியல் தொடர்பான அறிவியல்களின் படிப்புடன் தொடர்கிறது. அத்துடன், மனித உருவ உடற்செயலியல் நோய்க்குறியியல் தொடங்குகிறது. சமுதாய உடல்நலம், மருத்துவக்கூறுகள் பற்றிய பாடம், பொது சுகாதாரம், தொற்றுநோயியல், சுத்தம், உடல்நல வரலாறு, நோய்க்குறியியல், மருத்துவ ஆய்வு, சமுதாயக் குறுக்கீடு, உடல்நலப் பகுப்பாய்வு, லத்தீன் அமெரிக்க அரசியல் சிந்தனை போன்றவற்றை உள்ளடக்கியது.

மூன்றாம் ஆண்டில் மருந்துசார் மருத்துவம் குறித்து அதிக அறிவியல் அழுத்தத்திற்கு முக்கியத்துவம் கொடுக்கப்படுகிறது. இதில் மருந்தியல் I, II, உடல்நலப் பராமரிப்பின் உளவியல்; சமுதாய நலம் மற்றும் மருத்துவம் இரண்டாம் ஆண்டின் அதே பாடங்களை உள்ளடக்கியது. இதனோடு மருத்துவ நெறி (மெடிக்கல் எதிக்ஸ்) பற்றிய ஒரு பாடமும் உண்டு.

நான்காம் ஆண்டில் மீண்டும் மருந்துசார் மருத்துவத்துடன் தொடர்ந்து கவனம் செலுத்தப்படுகிறது. இதில் குழந்தை மருத்துவம் I, II, உளநோயியல், பொது அறுவை சிகிச்சை, எலும்பியல், ஏதக் காயவியல் (அதிர்ச்சியியல்), பேற்றியல் மற்றும் பெண்ணோயியல் I போன்றவை சேர்க்கப்பட்டுள்ளன. அத்துடன் சமுதாய நலம் மற்றும் மருத்துவம் என்ற பாடத்தில் இயல்பான வளர்ச்சி, குடும்பநலம், புற்றுநோய் நோயாளிகள் பராமரிப்பு, சமுதாய உடல்நல பகுப்பாய்வு, சமுதாய மறுவாழ்வு, சிறப்புச் சூழல்கள் போன்றவை அடங்கும்.

ஐந்தாவது ஆண்டு மாணவரை மருந்துசார் மருத்துவப் பயிற்சி நிலைக்குக் கொண்டு செல்கிறது. மேலும், இந்த ஆண்டில் பொது அறுவை சிகிச்சை, எலும்பியல், ஏதக்காயவியல்/ விபத்து அறுவை மருத்துவவியல் (ட்ரமடாலஜி), மறுவாழ்வியல் போன்றவற்றில் கவனம் செலுத்தப்படுகிறது; அத்துடன் குழந்தை மருத்துவம் III; மருத்துவமனைப் பராமரிப்பு, பேற்றியல் மற்றும் பெண்ணோயியல் II; சிறுநீரகவியல், தோல் மருத்துவம்; மூக்கு- தொண்டையியல் மற்றும் கண்மருத்துவம்; சமுதாய நலம் மற்றும் மருத்துவம் தொடர்பான துறைகளான பொது சுகாதாரம், நிர்வாகம், பேரிடர் மருத்துவம், குற்ற அறிவியல், நச்சுயியல், மருத்துவ ஆய்வுக் கொள்கைகள், இயற்கை மற்றும் மரபுசார் மருத்துவம் ஆகியற்றிலும் கவனம் செலுத்தப்படுகிறது.

ஆறாம் ஆண்டு, ஒருங்கிணைந்த சமுதாய மருத்துவத்தில் பயிற்சி மருத்துவம் வலியுறுத்தப்படுகிறது; வயதுவந்தோர் நலம், குழந்தை நலம், பெண்கள் நலம், கர்ப்பம் ஆகிய ஒவ்வொன்றிலும் மூன்று மாதச் சுழற்சிகளில் மாணவர்கள் பணி செய்கின்றனர்; மேலும், அறுவை சிகிச்சை நோயாளிகள் நலத்தில் ஒன்பது வாரங்களுக்கு ஒரு சுழற்சியும் அடங்கும்.

வெனிசுலாவில் ஒருங்கிணைந்த சமுதாய மருத்துவத்தின் விரைவான வளர்ச்சி

2005ஆம் ஆண்டு லத்தீன் அமெரிக்க மருத்துவப் புலத்தின் முதல் 1,500 பட்டதாரிகளிடம் உரையாற்றியபோது, ஃபிடெல் காஸ்ட்ரோ நடக்க சாத்தியமில்லாத ஒன்றைப் பற்றி கனவு காண்கிறார் என்று நினைத்தவர்களும் உண்டு. கியூபா ஒரு இலட்சம் புதிய மருத்துவர் களுக்குப் பயிற்சி கொடுக்கத் தொடங்கும் என்று அவர் கூறினார். இந்த மருத்துவர்கள் உலகின் வளரும் நாடுகளின் ஏழைகளுக்கும் ஒதுக்கப்பட்டவர்களுக்கும் சேவையாற்றுவர் என்றும் அவர் கூறினார்.

இந்தச் செயல் பத்து ஆண்டுகளுக்குள் நிறைவேறும் என்றும் அவர் கூறினார்!

புரட்சிகர லத்தீன் அமெரிக்காவில் இந்த விசித்திரமான நம்பிக்கை மற்றவர்களாலும் பகிர்ந்துகொள்ளப்பட்டது. சே ஒருமுறை தன்னுடைய தாய்க்குப் பின்வருமாறு எழுதினார்: நான் 'ரோசி நான்டேயின் (இது டான்குவிக்ஸாட்டின் குதிரையின் பெயராகும்) மார்பெலும்புகளைத் தன்னுடைய குதிகாலுக்கு அடியில் உணர முடிகிறது.' இதனை அவர் மற்றொரு துணிகரச் செயலைச் செய்யக் கிளம்புவதற்குமுன் எழுதினார்.

ஹியூகோ சாவேஸ் அடிக்கடி தன்னுடைய சொந்த விசித்திரமான போக்குகள் பற்றி தானே கேலி செய்துகொண்டுள்ளார். நாட்டின் வளர்ச்சிகு பேராவல்மிக்க இலக்குகளை அவர் எடுத்துக் கூறியபோது, அவருடைய அரசியல் எதிரிகளும் அவர் கற்பனையான எதிரிகளைத் தாக்குகிறார் என்று அடிக்கடி அவர் மேல் குற்றம் சாட்டினர். 2004இல் இதற்கான அவருடைய அரசின் எதிர்வினையாக டான்குவிக்ஸாட் என்னும் நூலின் ஒரு மில்லியன் பிரதிகளை வெனிசுலா மக்களுக்கு இலவசமாக விநியோகம் செய்ததுதான். இதன்மூலம் அவர்கள் ஸ்பானிஷ் இலக்கியத்தின் ஒரு முக்கியமான நூல் பற்றி அறிந்து கொள்ளலாம் என்று சாவேஸ் நம்பினார். 2005இல் வெனிசுலா அதிபர், ஃபிடெலின் பக்கத்தில் தோன்றினார். மேலும், எந்தவிதத் தயக்கமுமின்றி பேராவல்மிக்க இந்த மருத்துவத் திட்டத்தில் இணைவதற்கு ஒத்துக் கொண்டார்: இந்த இரண்டு சிறிய நாடுகளும் ஒன்றுசேர்ந்து ஒரு இலட்சம் மருத்துவர்களை உருவாக்குவதற்கு சபதம் எடுத்துக்கொண்டன.

இந்த மொத்த எண்ணிக்கையில், வெனிசுலா 30,000 மருத்துவர்களைக் குடும்ப மருத்துவத்தில் கற்பிப்பது என்று பொறுப்பேற்றுக் கொண்டது. பத்து ஆண்டுகளுக்குள், அதாவது 2015ஆம் ஆண்டுக்குள், கியூப மருத்துவர்களிடமிருந்து பர்ரியோ அடென்ட்ரோக்களின் செயல்பாட்டை இவர்கள் எடுத்துக்கொள்ள தயாராக இருப்பார்கள். நான்கு ஆண்டுகளுக்குப் பிறகு தன்னுடைய அலா பிரசிடென்டே தொலைக்காட்சி நிகழ்ச்சியில் பேசும்போது அதிபர் சாவேஸ் தம்முடைய பேராவல்மிக்க இலக்குகள் அடைந்துவிடலாம் என்பதற்கு அனைத்து வாய்ப்புகளும் உள்ளன என்று சுட்டிக் காட்டினார். சமுதாய ஒருங்கிணைப்பு மருத்துவத் திட்டத்தில் தற்போதைய மாணவர் சேர்க்கை 24,811 என்று அறிவித்தார். இவர்களில் 8,875 மாணவர்கள் தங்களுடைய நான்காவது ஆண்டையும், 7,819 பேர் மூன்றாம்

ஆண்டையும், 3,513 பேர் இரண்டாம் ஆண்டையும், 4,604 பேர் முதலாம் ஆண்டையும் முடித்துக்கொண்டிருந்தனர். இவர்களில் முன்-மருத்துவ வகுப்புகளில் (பிரீ-மெடிக்கல் கிளாஸ்) சேர்ந்திருந்த, 2,010இல் ஒருங்கிணைந்த சமுதாய மருத்துவத்தில் முதலாண்டுக்கு வரும், ஏறத்தாழ 5,000 மாணவர்கள் சேர்க்கப்படவில்லை. 'வெண் மேலங்கிப்படை' 2010இல் பர்ரியோ அடென்ட்ரோ மருத்துவ மையங்களிலும் மருத்துவமனைகளிலும், இதர மருத்துவமனைகளிலும் 'போருக்கு' செல்லும். மேலும், இது ஒரு புதிய பொது மருத்துவ அமைப்பைத் தொடங்கும் போராட்டத்தில் வெற்றிபெற உதவும் என்றும் சாவேஸ் அறிக்கைவிட்டார். அவர் மருத்துவர்களின் வெண்மேலங்கிகளை அணிந்துள்ள 8,875 மாணவர்களைப் பற்றிக் கூறினார். இவர்கள் ஒருங்கிணைந்த சமுதாய மருத்துவப் படிப்பின் நான்காவது ஆண்டை முடித்தவுடன் ஏறத்தாழ 14,000 கியூபா, வெனிசுலா மருத்துவர்களுடன் கூடவே தம்முடைய பயிற்சி மருத்துவர் பணியை மேற்கொள்வார்கள். இந்த மருத்துவர்கள் ஏற்கனவே வெவ்வேறு பணி நிலைகளில் பர்ரியோ அடென்ட்ரோவில் பணிபுரிந்து வந்தனர்.

பயிற்சிபெறும் இந்த அனைத்து மருத்துவர்களும் வருங் காலத்தில் ஐந்து ஆண்டு ஒப்பந்த அடிப்படையில் பணியில் அமர்த்தப்படுவார்கள் என்று 2010இல் எழுதப்பட்ட இந்தக் குறிப்பு நிச்சயமாக உத்திரவாதம் தர முடியாது. எனினும், குறைந்தபட்சம் என அது கியூபா, வெனிசுலா ஆய்வாளர்கள் மேற்கொண்ட சில ஆய்வுகளால் சுட்டப்பட்டுள்ளது. இந்த ஆய்வு முடிவுகளின்படி ஒருங்கிணைந்த சமுதாய மருத்துவம் சரியான திசையில் செல்கிறது என்பது தெளிவாகிறது. 2008இல் வெளியான ஓர் ஆய்வின்படி ஒருங்கிணைந்த சமுதாய மருத்துவத் திட்டத்தின் முதல் இரண்டு ஆண்டுகளில் (2006, 2007) படிப்பைவிட்டு இடைநிற்கும் மாணவர்களின் விழுக்காடு அதிகமாக இருந்தது. அதாவது, அனைத்து மாணவர்களிலும் அது 4,503 மாணவர்களாக அல்லது 26 விழுக்காடாக இருந்தது. இதற்குக் காரணம் அவர்களின் மோசமான கல்விச் செயல்பாடாகும். தொடர்ந்து படிப்பைத் தொடர்ந்தவர்களின் 74 விழுக்காடு என்பது, ஒருங்கிணைந்த சமுதாய மருத்துவத் திட்டத்தின் தொடக்ககாலக் குறைகள் நீக்கப்பட்டவுடன் மேலும் மேம்பட்டது. அடுத்த கல்வி ஆண்டில் படிப்பில் இடைநிற்காத முதலாண்டு மாணவர்களின் விழுக்காடு 82ஆகவும், இரண்டாம் ஆண்டு மாணவர்களின் விழுக்காடு 94ஆகவும் இருந்தன. மாணவர்கள்

தங்களுடைய மூன்றாம், நான்காம் ஆண்டுப் படிப்புகளை முடித்த போது, தொடர்ந்து படித்தவர்களின் விழுக்காடு தொடர்ந்து அதிகரித்து வந்தது என்று நிச்சயமாக முடிவு செய்யலாம்—இந்தக் கால கட்டத்தின் தரவுகள் கிடைக்கப் பெறவில்லை என்றால்கூட. ஏனெனில், மாணவர்கள் ஏற்கனவே தங்களுடைய தரத்தை அடைந்து விட்டனர். 2009-2010ஆம் ஆண்டுகளில் அதிக மாணவர்கள் சேர்ந்ததால், புதிதாகச் சேர்ந்தவர்கள் எண்ணிக்கையில் ஒரு சிறு தொய்வு காணப் பட்டது. இருப்பினும், 2010-2017க்கு இடைப்பட்ட காலங்களில் ஒருங்கிணைந்த சமுதாய மருத்துவப் பட்டங்களுடன் வெளிவரும் பட்டதாரிகளின் எண்ணிக்கை முப்பதாயிரமாக இருக்கும்.

அதிகமாக வேண்டப்பட்ட ஆறு ஆண்டு கல்வித்திட்டத்தில் மாணவர்களைத் தள்ளுவதின் மூலம், அவர்கள் அதிக எண்ணிக்கை களில் மாணவர்களைச் சேர்ப்பதில் மட்டுமே ஆர்வம் கொண்டிருப்ப தில்லை என்று ஒருங்கிணைந்த சமுதாய மருத்துவத் திட்டத்தின் மருத்துவ இயக்குநர்கள் விவரித்தனர். இந்தத் திட்டம் நன்கு வளர்ந்துகொண்டிருப்பதால், அதை மேலும் மேம்படுத்தும் எண்ணத்தைக் கொண்டிருந்தனர். 2008ஆம் ஆண்டு மார்ச் மாதத்தில் மருத்துவ மாணவர்களுடன் ஏற்கனவே ஏற்பாடு செய்யப்பட்டிருந்த உரையாடல் ஒன்றை மேற்கொள்வதற்காக நான் சனாரே அருகில் பாலோ வெர்டேவிலுள்ள ஒரு உடனடி மருத்துவமனைக்குச் சென்றேன். அங்கு வரவேற்பாளராகப் பணி செய்துகொண்டிருந்த உடல்நலப் பராமரிப்புக் குழு உறுப்பினர் அங்கிருந்த அனைவரும் சனாரேவுக்கு விரைந்துள்ளனர் என்று எனக்கு அறிவித்தார். அந்தப் பகுதியிலிருந்த எல்லா பர்ரியோ அடென்ட்ரோ பணியாளர்கள் மட்டுமின்றி, அனைத்து மாணவர்களின் 'அவசரக் கூட்டம்' ஒன்றுக்குச் சென்றுள்ளனர் என்று கூறினார். நான் பிறகு அறிந்தபடி, இந்த அவசரக் கூட்டம் ஒரு செயல் ஆய்வுப் படிப்பாகும். இது பர்ரியோ அடென்ட்ரோக்களின் தேசியக் கல்வி ஒருங்கிணைப்புக் குழுவால் மேற்கொள்ளப்பட்டது. இந்தக் குழு நாடு முழுவதும் ஒரு தீவிரப் பயணம் மேற்கொண்டு, ஒருங்கிணைந்த சமுதாய மருத்துவத் திட்டத்தில் ஒன்றாகப் பணிபுரியும் மாணவர்களுடனும் பேராசிரியர்களுடனும் பேட்டிகள் பணிக்கப்பட்ட ஒரு குழு. இந்தக் குழுவின் ஆய்வாளர்கள் இரண்டு மாதங்களில், குறுக்குவெட்டாக மொத்த ஒருங்கிணைந்த சமுதாய மருத்துவத் திட்டத்தின் மக்களில் ஒரு குறிப்பிடத்தக்க அளவு மக்களைப் பேட்டி எடுத்துள்ளனர்: 1,277 பணியாளர்கள், 2,594 மாணவர்கள். ஆகஸ்ட் 2008இல் அவர்கள் தாம் பெற்ற தரவுகளை ஆய்வு செய்து எதிர்

கொள்ளவுள்ள முக்கியப் பிரச்சினைகளை எடுத்துக்காட்டியுள்ளனர்:

1. மாணவர்களைத் தேர்வு செய்வதிலும் அவர்களைத் தொடர்ந்து தக்கவைப்பதிலும் நல்ல பணியைச் செய்கிறது; இதன் காரணமாக, குறிப்பாகக் குறைந்த வருமானம் கொண்டவர்களும் ஒதுக்கப் பட்டவர்களும் தடைகளைக் கடந்து வெற்றி பெறுவதை எளிதாக்குகிறது.

2. புதிய கற்பித்தல் கருத்துருக்களைக் கியூபக் குடும்ப மருத்துவ வல்லுநர்கள் சிறப்பாக ஏற்றுக்கொள்ள வழிவகை செய்கிறது. ஏனெனில், அவர்கள் நிறுவன ரீதியாக, கல்வி மற்றும் தனிப்பட்ட நிலைகளில் கூடுதல் முயற்சிகளை மேற்கொள்ள வேண்டியிருந்தது. இதற்குக் காரணம் அவர்கள் மருத்துவ மாணவர்களாகக் கியூபாவில் படித்தபோது இருந்த பாடங்களிலிருந்து இங்கு (வெனிசுலாவில்) முற்றிலும் மாறுபட்டதாக இருந்ததுதான்.

3. பர்ரியோ அடென்ட்ரோ விரிவுபடுத்தப்படுவதாலும், ஒரு புதிய தேசிய உடல்நலப் பராமரிப்பு அமைப்பின் ஒரு பகுதியாக மாற்றியமைக்கப்படுவதாலும் அது நாட்டின் வெவ்வேறு பகுதிகளில், ஒரு சமனற்ற வளர்ச்சியைப் பெற்றிருப்பதாலும் அதற்கு ஏற்ற வகையில் செயல்பட வேண்டும்.

4. சமுதாயங்கள் நோயாளிகளின் வளர்ந்துவரும் தேவைகளையும் ஈடுசெய்ய வேண்டும். ஐந்து ஆண்டு பர்ரியோ அடென்ட்ரோ சேவைக்குப் பிறகு இவர்களுக்கு நல்ல மருத்துவக் கவனிப்பு எது என்பது பற்றிய புதிய, உயர்ந்த எதிர்பார்ப்புகள் உள்ளன.

மருத்துவர் பொர்ரோட்டோ ஒருங்கிணைந்த சமுதாய மருத்துவத் திட்டத்தை வளர்த்தெடுப்பதிலும் இந்த நாள்வரை அதன் வளர்ச்சியின் மேற்கூறப்பட்ட மதிப்பீட்டைத் தயாரிப்பதில் தேசியக் கல்வி சார்ந்த ஒருங்கிணைப்புக் குழுவோடு பணிபுரிந்ததிலும் முக்கியப் பங்காற்றியவர். எனினும், இவர் ஓர் எச்சரிக்கைக் குறிப்பை வைப்பதில் மிகவும் கவனமாக இருந்தார்: 'உடல்நலச் சேவைகளிலும் அவை மக்களுக்குக் கிடைப்பதிலும், பொதுமக்களின் உடல்நலத்தைப் பேணுவதிலும், பொதுமக்கள் சேவையில் ஒரு வாழ்க்கைப் பணியை மேற்கொள்வதற்கு விரும்பும் பட்டதாரிகளின் எதிர்கால ஈடுபாட்டிலும், இந்தத் திட்டத்தின் வெற்றியைக் குறிக்கும் எந்தவொரு முடிவான அளவீடு பற்றியும் அறிய பல ஆண்டுகள் காத்திருக்க வேண்டும்.'

ஒருங்கிணைந்த சமுதாய மருத்துவத் திட்டத்தின் இதர முக்கிய நன்மைகள்

இந்தத் திட்டத்திலிருந்து வெனிசுலா மக்கள் மிக அதிக அளவு நன்மைகளைப் பெறுகின்றனர். ஏனெனில், இதன் மூலம் அவர்கள் மிக அண்மையான எதிர்காலத்தில், ஒரு பொதுவான உடல்நலச்சேவை அமைப்பிற்கான மருத்துவப் பணியாளர்களைப் பெற முடியும். எனினும், அவர்கள் மட்டுமே இந்த வகை புரட்சிகர மருத்துவக் கல்வியால் பயனடையப் போவதில்லை. ஒருங்கிணைந்த சமுதாய மருத்துவத்தின் வளர்ச்சியின் போது, கிடைக்கப்பெற்ற வசதிகளின் அடிப்படையில், மேம்பாடுகள் செய்து, கியூப மக்கள் முற்றிலும் ஒரு புதிய துறை நிபுணத்துவத்தைப் பெற்றனர். கியூப மருத்துவர்களில் தம்முடைய சிறப்பு மருத்துவத்துறையில் நன்கு தேர்ந்தவர்களும், கடந்த காலத்தில் வெளிநாடுகளில் வளர்ந்தவர்களும் அடங்குவர். இவ்வாறு அனுபவம் பெற்ற கியூப மருத்துவர்களுக்குப் புதிய வகைக் கல்வியால் பல நன்மைகள் கிட்டின. மருத்துவர் பொர்ரோட்டோவும் அவருடைய பொது உடல்நல ஆய்வாளர்களின் குழுவும் வெனிசுலாவில் கற்பிக்கும் கியூப மருத்துவர்கள், தங்களுடைய சொந்தப் பணிசார்ந்த பயிற்சியைத் தொடர்ந்து மேம்படுத்திக்கொள்ள வேண்டும் என்று வலியுறுத்தினர். இதன் மூலம்தான் அவர்களால் தங்களுடைய ஒருங்கிணைந்த சமுதாய மருத்துவ மாணவர்களின் கடினமான படிப்புப் பணியைச் சரியாகக் கையாளலாம். 2008இல் பல்வேறு பணிநிலைகளில் பணிபுரிந்த 13,000 கியூப மருத்துவர்களில் ஏறத்தாழ பாதி பேர் ஒருங்கிணைந்த சமுதாய மருத்துவத் திட்டத்தின் கீழ் மருத்துவ ஆசிரியர்களாக இருந்தனர். இவர்களில் பெரும்பாலோர் தங்களுடைய ஆசிரியர் பணிகளின் தேவைகளை.நிரப்புவதற்கு, அதிக கல்விசார் படிப்பை முடிக்க வேண்டியிருந்தது.

மெடிக் ரெவ்யூ என்ற பத்திரிகையில் வந்த அறிக்கை ஒன்றின்படி, 2008இல், '6,715 மருத்துவ ஆசிரியர்கள்—முதல்நிலை மருத்துவப் பராமரிப்பு வல்லுநர்கள் பர்ரியோ அடென்ட்ரோவிலும் பணியாளர்களாக இருப்பவர்கள்—இந்தத் திட்டத்தின் கீழ் பணிபுரிகிறார்கள். இவர்களில் 4,602 (68.5%) பேர் குறைந்தபட்சம் பயிற்சியாளர் அல்லது துணைப் பேராசிரியர் பதவி நிலையை அடைந்தவர்கள். இவர்கள் கியூப உயர்கல்வி அமைச்சகம் உருவாக்கிய தேவைகளை நிறைவேற்றினர். பெரும்பாலும் அவர்களுடைய உயர் படிப்பு (அட்வான்ஸ்டு ஸ்டடி) கியூபப் பாடங்களின் இணைப்பையும், வெனிசுலாவில் பணிபுரியும்

இதர மருத்துவர்களுடன் சேர்ந்த ஆய்வுரைகள், மேலும் கணினி மூலம் நிகழ்நிலையில் (ஆன்லைன்) படிக்கக்கூடிய பலவகை களபாடங்கள் போன்றவற்றையும் ஈடுபடுத்தியது. மாநில, நகராட்சி நிலைகளில் உள்ள பிரச்சினைகளை மேலாண்மை செய்ய பணிக்கப்பட்டவர் களுக்கு மருத்துவக் கல்வியில் 18 முதல் 24 மாத முதுநிலை பாடத் திட்டம் ஒன்று கொடுக்கப்பட்டது. இது கியூபாவின் தேசிய பொது சுகாதாரத்துறை மூலம் கொடுக்கப்பட்டது. வெனிசுலாவில் பல்வேறு நிலைகளில் பணிபுரியும் 126 ஆசிரியர்களும் திட்ட இயக்குநர்களும் தம்முடைய முதுநிலை மருத்துவப் பட்டத்தைப் பெற்றனர்.

பர்ரியோ அடென்ட்ரோ-ஒருங்கிணைந்த சமுதாய மருத்துவம் ஆகியவற்றின் திட்டம் கூட்டுச் செயல்பாடுகளில் பங்குபெறும் அனைத்துக் கியூப மருத்துவர்களும் பயிற்சியாசிரியர்களாகவோ, பேராசிரியர்களாகவோ, குடும்ப மருத்துவர்களாகவோ கடுமையான பணியை மேற்கொள்கிறார்கள். இதன் காரணமாக அவர்கள் ஒரே நேரத்தில் தம்முடைய கவனத்தை மருத்துவம் பார்ப்பதிலும், சமுதாயத்திற்குக் கற்பித்தலிலும், அதிக அனுபவமுள்ள சகாக்களுடன் கருத்துத் தொடர்பு வைத்துக்கொள்வதிலும், மாணவர்களுக்குக் கற்பித்தலிலும் செலுத்த வேண்டியுள்ளது. ஒரு புதிய பாடத்திட்டத்தை முறையாகக் கற்பிப்பதற்கு, கூடுதல் கற்றல் தேவைப்படுகிறது. இதற்கான வகுப்புகளுக்காக கியூபாவுக்குத் திரும்புதல், வெனிசுலாவில் இதர மருத்துவ வல்லுநர்களுடன் கருத்தரங்களுக்குச் செல்லுதல், கணினி மூலம் தொடர்கல்விப் பாடங்களை முடித்தல் போன்றவற்றை மேற்கொள்ள வேண்டியிருந்தது. என்ரிக் உபீட்டா கோமெஸ் என்ற பத்திரிகையாளர் மற்றும் தத்துவ அறிஞரின் கூற்றுப்படி கியூப மருத்துவர்களுக்கு 'மிகவும் கடினமான செயல் ஆசிரியர்களாவதுதான். அவர்கள் மருத்துவப் புலத்திற்குத் திரும்ப வேண்டியிருந்தது; எனினும், ஒவ்வொரு நாளும் பலவிதப் பணிகள் அவர்களுக்கு இருந்தன— ஆலோசனைகள், மருத்துவம் பார்க்க வீடுகளுக்குச் செல்லுதல், மாணவர்களுக்காகத் தனியாகக் கற்பித்தல், மிஷன் சூக்ரே திட்டத்தின் கீழ் வகுப்புகள் எடுத்தல்', தாங்களே பட்டமேற்படிப்பு வகுப்பு களுக்காகச் செல்லுதல்.[8]

ஒரு புதிய வகை மருத்துவக் கல்வியை வெனிசுலாவில் வளர்க்க கியூப மருத்துவர்கள் தங்களுடைய சொந்த வளர்ச்சி தொடர்பான பணியையும் மேற்கொள்ள வேண்டியிருந்தது. ஏற்கனவே 'ஐந்து

நட்சத்திர' அந்தஸ்தை அடைந்திருந்தாலும் அவர்கள் 'ஆறு நட்சத்திர மருத்துவர்களாக' மாற முடிந்தது. ஐந்து நட்சத்திர அந்தஸ்தே உலக மருத்துவத் தொழிலில் ஓரளவுக்கு அரிது. 'ஐந்து நட்சத்திர மருத்துவர்' என்பது உலக சுகாதார நிறுவனத்தில் மருத்துவர் சார்லஸ் போலன் என்பவரால் உருவாக்கப்பட்டிருந்த ஒரு மருத்துவக் கருத்துரு. இது பொதுவான, சமுதாய அடிப்படையிலான உடல்நலத் திட்டங்களின் தேவைகளை எதிர்கொள்ள பொருத்தமாக உள்ள ஒரு மருத்துவரைக் குறிக்கும். கியூப மருத்துவர்களில் பெரும்பாலானோர் வேறு எந்த மருத்துவத்துறையிலும் சிறப்புப் பயிற்சியைப் பெறுவதற்கு முன்பு குடும்ப மருத்துவர்களாகப் பயிற்சி பெற்றவர்கள். தேவை என்று போலன் வலியுறுத்திய ஐந்து பண்புகளைத் தம்மிடம் பெற்றிருந்தனர்: 1) பரிவு கொடுப்பவர் (கேர் கிவர்) 2) முடிவு எடுப்பவர் (டெஷிசன் மேக்கர்) 3) தொடர்புறுத்துபவர் (கம்யூனிகேட்டர்) 4) மேலாளர் (மேனேஜர்) 5) சமுதாயத் தலைவர் (கம்யூனிட்டி லீடர்).

வெனிசுலாவில் அவர்கள் ஓர் ஆறாவது நட்சத்திரத்தைச் சேர்த்தனர்: ஆசிரியர் (டீச்சர்).[9]

இந்த நூற்றாண்டின் முதல் பத்து ஆண்டுகளில் மருத்துவப் புலங்களிலிருந்து பட்டம் பெற்ற, வெனிசுலாவில் ஒருங்கிணைந்த பொது மருத்துவத்தில் தங்களுடைய பயிற்சி மருத்துவர் காலத்தை முடித்த, அதிக இளமையான கியூப மருத்துவர்கள் மற்றொரு வகையில் தங்களுடைய மருத்துவத் திறனை விரிவாக்கிக்கொள்ள முடிந்தது. கியூபாவில் அவர்கள் எதிர்கொள்ளாத பல நோய்கள், கோளாறுகள் பற்றிய பல்வேறு அனுபவங்களை அவர்கள் பெற்றனர். இவை இதர பன்னாட்டு மருத்துவ சேவைக்கு ஒரு நல்ல தயார் நிலையைக் கொடுக்கும். இவற்றில் இதர ஏழையான, வளர்ந்துவரும் நாடுகளில் மருத்துவக் கல்வியின் வருங்கால செயல்களும் அடங்கும். மற்றொரு இளம் கியூபப் பட்டதாரிகளின் குழுவுக்கு இதே போன்ற அனுபவம் ஏற்பட்டது. இவர்கள் கியூபப் பல்கலைக்கழகங்களில் தங்களுடைய பல்மருத்துவப் பட்டத்தை முடித்துவிட்டு, தங்களுடைய இரண்டு ஆண்டு பயிற்சி மருத்துவர் காலத்தை ஒருங்கிணைந்த பொது மருத்துவத்தில் (ஈஜிஐ) முடிப்பதற்கு வெனிசுலாவுக்கு வந்து, அங்குள்ள பர்ரியோ அடென்ட்ரோ பல்மருத்துவ அலுவலகங்களில் பயிற்சியை முடித்தவர்கள்.

ஒருங்கிணைந்த பல்மருத்துவத்தில் சிறப்பு பெறுவது பத்து ஆண்டுகளுக்கு முன்பே கியூபாவில் உருவாக்கப்பட்டுவிட்டது. எனினும், அங்கு அது அதிக ஆர்வத்தைத் தூண்டவில்லை. இதற்கு

ஓரளவு காரணம் என்னவென்று மருத்துவர் பொர்ரோட்டோ விளக்குகிறார்: அடிப்படை மருத்துவ சேவைகளையும் கல்வியையும் 'சமுதாய மட்டத்தில்' கொடுப்பதன் முக்கியத்துவத்தைப் பற்றி கியூபாவின் பல்மருத்துவர்கள் கொண்டிருந்த மதிப்பீடுதான் அதை நிராகரிப்பு மனநிலையில் வைத்தது. கியூபப் பல்மருத்துவர்கள் ஒருங்கிணைந்த சமுதாய மருத்துவர்களுக்கு எதிராக, வெளிநாட்டு மருத்துவத் திட்டங்களில் எப்போதும் பங்கேற்கவில்லை என்ற காரணத்தால்தால்தான் இந்த ஒதுக்கல். அத்துடன், இதர நாடுகளில் பல்மருத்துவத்துக்கான அதிகத் தேவை இருப்பது பற்றியும் பல் பாதுகாப்பு உணர்வு இல்லாமை பற்றியும் கியூப மருத்துவர்கள் அறிந்து கொள்ளவில்லை என்பதும் ஒரு காரணம். எப்படி இருந்த போதும், வெனிசுலாவுக்குச் சென்று பர்ரியோ அடென்ட்ரோவில் பணி செய்துகொண்டிருக்கும் 2,900 கியூபா பல்மருத்துவர்களில் நான்கில் மூன்று பகுதி இளம் மருத்துவர்கள். இவர்கள் ஒருங்கிணைந்த பொது பல் மருத்துவ சிறப்புப் பிரிவில் பயிற்சி மருத்துவர்களாக இருந்தனர். இது ஒரு 'புரட்சிகரமான' வளர்ச்சி என்று மருத்துவர் பொர்ரோட்டோ கருதினார். ஏனெனில், 'நம்முடைய நாட்டின் உடல்நலத் தேவைக்கு அதிகத் தொடர்புடையதாகவும் மேம்பட்ட தாகவும் உள்ள ஒருவகைப் பயிற்சியுடன் இருந்ததே.'[10] இந்தப் பல்மருத்துவர்கள் கியூபாவுக்குத் திரும்பத் தொடங்கியிருந்தனர். இந்த ஒருங்கிணைந்த பல்மருத்துவப் பயிற்சித் திட்டத்தின் ஒரு கூடுதல் நன்மை என்னவெனில், அது வெனிசுலா பல்மருத்துவப் புலங்களின் பட்டதாரிகளுக்கும் திறந்துவிடப்பட்டுள்ளது என்பதுதான். இதன் காரணமாக இரண்டாயிரத்திற்கும் மேற்பட்ட வெனிசுலா பல் மருத்துவர்கள் பர்ரியோ அடென்ட்ரோக்களில் கியூப மருத்துவர் களுடன் ஒன்றுசேர்ந்து பணியாற்றுகிறார்கள். எனினும், வெனிசுலாவின் பல்மருத்துவக் கல்வித் திட்டம் வருங்கால மருத்துவர்களுக்காக ஒருங்கிணைந்த சமுதாய மருத்துவத் திட்டம் கொடுக்கும் அதே வகையான படிப்புகளைப் போன்று, ஒரு முழு ஆறு ஆண்டு படிப்பாக பல்கலைக்கழக அளவுக்கு விரிவடையவில்லை.

கியூப மருத்துவர்கள் வெனிசுலாவில் பெற்ற மருத்துவ நிபுணத்துவம் நிச்சயமாக அவர்களுடைய பன்னாட்டு மருத்துவ சேவை இலக்கு களுக்கு உதவும். எனினும், மற்றொரு வகையில் இந்த அனுபவம் அவர்களுக்கு நன்மையளித்தது. இதை வரையறை செய்வது சற்று கடினம்; எனினும், தென் அமெரிக்காவில் நடைபெறும் சமூக மாற்றங் களுக்குக் கியூப மருத்துவர்கள் தம்மை உட்படுத்திக்கொள்வது,

தங்களுடைய சொந்த வரலாற்றைப் பற்றி அறிந்துகொள்ள உதவும் என்று என்ரிக் உபீட்டா கோமெஸ் கருதுகிறார். 'வெனிசுலாவிலும் தற்போது பொலிவியாவிலும் கியூப மக்களுக்குத் தம்முடைய நாட்டின் புரட்சி வரலாற்றுடன் ஒரு மீள்இணைவுகொள்வதற்கான ஒரு கூடுதல் வாய்ப்பு உள்ளது; கியூபா மக்களில் பெரும்பாலோருக்கு இதுவரை இந்த அனுபவம் கிடைக்கவில்லை.'[11]

உபீட்டா கோமெஸின் கூற்றுப்படி, 'புரட்சியை மறுசுழற்சி செய்வது' பற்றிய இந்த அனுபவம் கியூபாவில் ஏற்பட்ட பன்னாட்டுவாத மற்றும் புரட்சிகர உணர்வுக்கான ஒரு பொதுவான கிளர்வூட்டல்தான்; இது 1998இல் மத்திய அமெரிக்காவிலும் ஹைதியிலும் மேற்கொள்ளப் பட்ட கியூப மருத்துவ சேவைப் பணியோடு தோன்றியது. கியூபச் சமுதாயத்தில் ஏற்பட்ட மதிப்புமிக்க இந்தக் கிளர்வூட்டம் வெனிசுலா வுடனும், இதர ஆல்பா நாடுகளுடனும் கியூபாவுடன் வளர்ந்துவரும் கூட்டுறவு மூலம் பெறப்பட்டதாக அவர் நம்புகிறார். இது வெனிசுலாவின் மலிவான எண்ணெய்க்காகப் பரிமாற்றம் செய்யப் பட்ட உடல்நலப் பராமரிப்புச் சேவை கொடுத்த நன்மையைவிட அதிக மதிப்பு வாய்ந்தது.

இந்தப் புதுப்பிக்கப்பட்ட பன்னாட்டுவாத உணர்வு தொற்றிக் கொள்ளக்கூடியது. ஏனெனில், கியூப மருத்துவர்கள் தம்முடைய மாணவர்களுக்கும் தாம் சேவையாற்றும் சமுதாயத்திற்கும் உணர்வூட்டும் முன்மாதிரிகளாக இருந்தார்கள். ஒருங்கிணைந்த சமுதாய மருத்துவக் கல்வி அமைப்பு மாணவர்களை மருத்துவர் களுடன் வலுவான பிணைப்புகளை ஏற்படுத்திக்கொள்ள உதவுகிறது. இந்த மருத்துவர்கள் தங்களுடைய அறிவைப் பகிர்ந்துகொள்ளும் ஆசிரியர்களாக மட்டுமின்றி, தங்களிடம் கற்பவர்களுக்குப் பாட விவரங்களையும் தேவையான திறன்களையும் கொடுக்கும் சிறந்த வழிகாட்டிகளாகவும் செயல்படுகிறார்கள். இவற்றைவிட முக்கியமாக இவர்கள் மனிதாபிமானம்கொண்ட அர்ப்பணிப்பாளர்களாகவும் முன்மாதிரிகளாகவும் திகழ்கிறார்கள்.

இவர்கள் தம்முடைய பொதுவுடமை விழுமியங்களைக் கட்டாயப் படுத்தாமல், தாமே எடுத்துக்காட்டுகளாகச் செயல்பட்டு மாணவர் களுக்கு மாற்றி விடுகிறார்கள். தன்னுடைய நோயாளிகளுடனும் மாணவர்களிடமும் தன்னுடைய பர்ரியோ அடென்ட்ரோ அலுவலகத்தில் மருத்துவர் பார்பரா ஒன்றுசேர்ந்து பணியாற்றுவதை நான் கண்டுள்ளேன்.

வெனிசுலாவிற்கு வருவதற்கு முன்பு இவர் ஏமன், எத்தியோப்பியா, ஹைதி போன்ற நாடுகளில் பல்வேறு மருத்துவ சேவைகளைச் செய்தவர். இவர் சனாரே, மாண்டே கார்மெலோ பகுதிகளின் ஒருங்கிணைந்த சமுதாய மருத்துவ மாணவர்களுக்குத் தன்னுடைய ஆற்றலாலும் துணிச்சலான உணர்வுகளாலும் உண்மையாகவே ஊக்கமளித்தவர். தற்போது அவர்களில் சிலர் அவரைப் பின்பற்றும் கனவுடன் உள்ளனர். ஒருநாள் தாங்களும் வெளிநாட்டு மருத்துவ சேவைகளுக்குத் தாங்களாகவே முன்வருவோம் என்ற கனவுடனே.

8

சமுதாய மருத்துவத்தை நாள்தோறும் கட்டமைத்தல்

நான் பொதுவுடைமைவாதியாகப் பிறந்தவன். எனவே என்னுடைய வாழ்க்கையை முடித்துக்கொள்வதற்கான சரியான வழி இதுதான்: மக்களுக்குச் சேவையாற்றுதல்.

– ஜோஸ், 71 (வயது)

ஒருங்கிணைந்த சமுதாய மருத்துவம், முதலாமாண்டு

நான் வெனிசுலாவிலிருந்த ஓர் ஆண்டில் வாரத்திற்கு இரண்டு அல்லது மூன்று முறைகள் மாண்டே கார்மெலோவிற்கு மேலே அமைந்திருந்த மலைப்பகுதியில் ஏறி, கூட்டுறவு கரிம வேளாண் பண்ணைக்குச் செல்வேன். இது மேகம் சூழ்ந்த காட்டிற்குச் சற்று கீழே இருந்த சரிவில் அமைந்திருந்தது. செங்குத்தான சாலையில் நான் ஒருநாள் ஏறிச் சென்றுகொண்டிருந்தபோது, ஒரு மோட்டார்பைக் சாலையின் மிகவும் வளைந்த பகுதியில் உறுமலுடன் வந்து, மலையின் கீழ்ப்பகுதியில் புழுதிமேகத்திற்குள் மறைந்துவிட்டது. நான் சற்று நின்று, மூச்சு வாங்கினேன். தன்னுடைய பத்து பசுக்களில் இரண்டுடன் கம்பியோரம் நின்றிருந்த ஒரு விவசாயியுடன் பேச்சு கொடுத்தேன். 'அவர் சனாரேவில் தன்னுடைய வகுப்புகளுக்குச் செல்கிறார்' என்று கீழே இருந்த அடுத்த சாலை வளைவில் மீண்டும் தோன்றிய மோட்டார் பைக்கைப் பார்த்துக்கொண்டே அந்த விவசாயி என்னிடம் கூறினார். 'யோனாஸ் தன்னுடைய இரண்டாம் ஆண்டில் படிக்கிறார்; இவர் ஏற்கனவே நோயாளிகளைக் கவனிக்கத் தொடங்கிவிட்டார்.'

அந்த விவசாயி தன்னுடைய மகன் யோனாஸ் ஒரு மருத்துவர் ஆவதற்குப் படிக்கிறான் என்று மிகவும் பெருமிதம் கொண்டார். அடுத்த ஞாயிற்றுக்கிழமை அவரும் அவருடைய மகனும் என்னைத்

தங்கள் வீட்டுக்கு அழைத்தனர். நான் அங்கு சென்றபோது அவருடைய பெருமிதம் மீண்டும் வெளிப்பட்டது. அவர் மீண்டும் கூறினார்: 'தன்னுடைய இரண்டாம் ஆண்டில் அவர் ஏற்கனவே நோயாளிகளைப் பார்க்கத் தொடங்கிவிட்டார்.'

அப்போது யோனாஸ் இடையில் புகுந்து, 'அப்பா! ஞாபகம் வைத்துக்கொள்ளுங்கள். நான் நோயாளிகளைப் பார்த்து அவர் களுடன் பேசினாலும், நான் எந்தவித சிகிச்சை முடிவையும் எடுப்பதில்லை. அவர்களை நன்கு கவனித்துவிட்டு எங்களுடைய ஆசிரியர்களுக்கு உதவி செய்கிறோம்; நோயைப் பற்றிய வினாக்களைத் தான் அவரிடம் கேட்கிறோம்.'

'எனக்கு அது தெரியும்' என்று கூறிய தந்தை மீண்டும் தொடர்ந்தார். 'நான் சொல்ல வந்தது என்னவெனில் நீங்கள் அனைவரும் நோயாளி களிடம் பேசுவதற்குக் கற்றுக்கொள்கிறீர்கள் என்பதுதான் முக்கியம். அவர்களைச் சக மனிதர்களாக நடத்துகிறீர்கள். உங்களை நம்பலாம் என்று அவர்களை நம்ப வைக்கிறீர்கள்.' பிறகு, அவர் என்னிடம் ஏன் இது முக்கியத்துவம் வாய்ந்தது என்று விளக்கினார். அவருடைய பெரிய குடும்பத்திலிருந்து மருத்துவப் புலத்தில் சேர்ந்து படிக்கும் முதல் மாணவன் அவருடைய மகன் அல்ல. அவருடைய ஒன்றுவிட்ட சகோதரி பல ஆண்டுகளுக்கு முன்பு மருத்துவராக வேண்டும் என்று கனவு கண்டார். மிகவும் ஏழையான அந்தச் சகோதரியின் தாயார் தொடர்ந்து வேலை செய்து, ஒவ்வொரு காசாகச் சேர்த்து தன்னுடைய மகளை நன்றாகப் படிக்குமாறு கூறினார். குடும்ப உறுப்பினர்கள் பலரும் நண்பர்களும் பல்வேறு வகைகளில் அந்தத் தாய்க்கு உதவினர்.

'எனவே என்னுடைய ஒன்றுவிட்ட சகோதரியான அவள் நகரத்தில் உள்ள பெரிய பல்கலைக்கழகத்தின் மருத்துவப் புலத்திற்குச் சென்றாள்' என்று விளக்கிய யோனாஸின் தந்தை மேலும் கூறினார். 'ஒரு கிராமத்துப் பெண் அந்தக் காலத்தில் பல்கலைக்கழகத்திற்குச் சென்று படிப்பது மிகவும் அரிது. தனக்கு விருப்பமான சிறப்பு மருத்துவத் துறையில் படிப்பை முடித்துவிட்டுத் தற்போது அவர் கரகாஸில் வாழ்ந்து வருகிறார். தன்னுடைய பணக்காரப் பகுதியிலுள்ள நோயாளிகளைக் கவனித்து வருகிறார். எனினும், அவளைப் பொறுத்தவரை நான் உயிருடன் இல்லை. குடும்பத்தில் உள்ள எவருடனும் அவள் தொடர்பு வைத்துக்கொள்ளவில்லை. எங்களில் எவருடனும் பேசுவதும் இல்லை.' யோனாஸும் அவருடைய தந்தையும் தங்களுடைய குடும்பத்துடனும் ஒருங்கிணைந்த சமுதாய

மருத்துவப் புலத்தின் இரண்டாம் ஆண்டு, மூன்றாம் ஆண்டு பயிலும் இதர ஏழு மாணவர்களுடனும் தொடர்பு வைத்துக்கொள்வதற்காக என்னை அழைத்தனர். இசை மற்றும் நடனமாடி மகிழவும், உட்கார்ந்து உரையாடவும், கீழே அமைந்துள்ள பள்ளத்தாக்கின் அழகைக் கண்டு மகிழவும் அவர்களுக்கு அரிதாகவே சிறிது நேரம் கிடைத்தது.

வாரத்தின் இதர ஆறு நாள்களில் ஒருங்கிணைந்த சமுதாய மருத்துவ மாணவர்களை ஒரு கடுமையான பணியில் ஈடுபடுத்திய கியூப மருத்துவர்களில் ஒருவர் மருத்துவர் பார்பரா. குடும்ப சமையலறையின் பொறுப்பை ஏற்று, தன்னுடைய சில மாணவர்களின் உதவியோடு, ஒரு பானை சூடான சான்கோசோ என்ற உள்ளூர் உணவைச் சமைக்கக் கற்றுக்கொண்டார். இது பண்டிகை நாள்களில் கிராமங்களில் பெரும்பாலும் உண்ணப்படும் ஒரு சுவையான மாமிசம்-காய்கறி கலந்த உணவாகும்.

யோனாஸ் ஒருங்கிணைந்த சமுதாய மருத்துவப் பாடத்திட்டம் தொடங்கப்படுவதற்கு முன்பு தன்னுடைய உயர்நிலைப் பள்ளிப் படிப்பை முடித்தார். பொலிவாரியப் புரட்சியின் தொடக்க ஆண்டுகளில் அவரும் இதர மாணவர்களும் எழுத்தறிவு புகட்டும் தன்னார்வத் தொண்டர்களாகக் குடிசைப் பகுதிகளில் செயல்பட்டனர். அவர்கள் எழுத்தறிவு இல்லாத பெரியவர்களுக்குப் படிக்கக் கற்றுக் கொடுத்தனர். அவர்களை ராபின்சன் திட்ட இலக்கை அடைய தொடர்ந்து முயலவும், முதல்நிலை பள்ளிப் படிப்புக்கு இணையான படிப்பை முடிக்கவும் வலியுறுத்தினர். இந்தக் காலகட்டத்தில் யோனாஸ் தொடர்ந்து தன்னுடைய தந்தைக்குப் பசுக்களைப் பராமரிக்க உதவினார்; அண்டைப்பகுதி மக்களுடன் சேர்ந்து அறுவடைக் காலத்தில் வேலை செய்தார்; குடும்பத்திற்காக ஒரு எளிய கான்கிரீட் வீட்டைக் கட்ட உதவினார்; இதற்காக அரசிடமிருந்து வட்டியில்லாக் கடனைப் பெற்றார்.

யோனாஸின் வீட்டிலிருந்த எட்டு மாணவர்கள் தங்களுடைய முன்-மருத்துவப் படிப்பாண்டும், முதல் ஆண்டும் மிகவும் கடினமாக இருந்தன என்று கூறினர். இந்த இரண்டு ஆண்டுகளும் மருத்துவப் பணியில் மிக்க ஆர்வம்கொண்ட மாணவர்களை அதில் நாட்டமில்லா மாணவர்களிடமிருந்து பிரித்தறிய உதவுகின்றன. விவசாயப் பண்ணைகளில் வளர்ந்த யோனாஸும் லூயிசாவும் தங்களைப் போன்ற மாணவர்கள் மருத்துவப் படிப்புத் திட்டத்தில் சேர்வது சாத்தியமான ஒன்றுதான் என்று எண்ணினர். ஏனெனில், அவர்கள் குழந்தைப் பருவத்திலிருந்தே கடினமான வேலைகள் செய்வதற்குப்

பழக்கப்பட்டவர்கள். லா புகாரிட்டா என்ற பகுதியில் வளர்ந்தவர் லூயிசா. அது நகராட்சியிலிருந்து சற்று தள்ளி அமைந்திருந்த காப்பி பயிரிடப்படும் இடம். சனாரே நகரத்திலிருந்து மூன்று மணி நேர பயண தூரத்தில் இப்பகுதி அமைந்திருந்தது. சனாரேவில் இருந்த வயதான ஓர் உறவினருடன் அவர் தங்கி ஒருங்கிணைந்த சமுதாய மருத்துவ வகுப்புகளில் படிக்க வேண்டியிருந்தது. தன்னுடைய பெரிய குடும்பத்தின் உறவினர்களுடன் சேர்ந்திருக்க முடியாத போதும் அவர் கூறினார்: 'அவர்கள் என்னைத் தொடர்ந்து உற்சாகப்படுத்தினர். எனவேதான் என்னுடைய மருத்துவப் படிப்பை முடிப்பதில் உறுதியுடன் இருக்க முடிகிறது.' லூயிசா லா புகாரிட்டாவுக்குத் திரும்பி வந்து அங்கு ஒரு முழுநேர மருத்துவராகப் பணிபுரிய விரும்பினார். ஒருநாள் பிற நாடுகளின் முடுக்குகளுக்கெல்லாம் பயணம்செய்து பன்னாட்டு உணர்வுகொண்ட ஒரு மருத்துவராக சேவை யாற்றுவேன் என்று மிகுந்த நம்பிக்கையுடன் யோனாஸ் கூறினார்.

மாணவர்களுக்கு ஞாயிற்றுக்கிழமை ஓய்வு நாளாகக் கருதப் பட்டாலும் அவர்கள் சிலசமயங்களில் இந்த நாளை யாகாம் பூ என்ற பகுதியின் குடிமக்களைக் காண பயன்படுத்தியதுண்டு. இந்தப் பகுதி ஒரு மருத்துவரை ஏறத்தாழ பார்த்ததே இல்லை. இந்தப் பசுமையான, அடர்ந்த காடுகளைக்கொண்ட பகுதியில் ஒரு நூற்றுக்கும் சற்று மேலான எண்ணிக்கையில் சிறிய குடிசைகள் இருந்தன. இவை லா புகாரிட்டாவிலோ, மாண்டே கார்மெலாவிலோ காணப்பட்ட குடிசைகளைவிட மிகமிகச் சிறியவை, எளிமையானவை. இவை அனைத்திலும் மிகவும் ஏழ்மையான காப்பித் தோட்டப் பணியாளர்கள் இருந்தனர். ஒரு ஜீப்பில் பயணம் செய்தாலும் இவற்றில் சிலவற்றை அடைய குறைந்தபட்சம் நான்கிலிருந்து ஆறுமணி நேரங்கள் பிடித்தன. ஜீப் மண் சாலைகளையும், வழிந்தோடும் ஓடைகளையும், மேகம் சூழ்ந்த காட்டுப் பகுதிகளையும் கடந்து செல்ல வேண்டும். மழைக்காலத்தில் மேயர் அலுவலகத்தின் மிகப் பெரிய நான்கு சக்கர 'மருத்துவ வசதி முகாம்' வண்டி இந்தப் பகுதிகளுக்குச் செல்ல தயார்படுத்தப்படும். கியூப மருத்துவர்களும் அவர்களுடைய மாணவர்களும் இந்த வண்டியில் மருத்துவ, பல்மருத்துவப் பொருள்களை நிரப்பி, தற்காலிக ஒருநாள் - சிறு மருத்துவமனைகளை ஏற்பாடு செய்வர். சாலை நன்றாக இருக்கும் இதர பருவங்களில் பழைய கார் ஒன்றை வைத்திருந்த ஜோஸ் போன்ற மாணவருடன் இந்தப் பகுதிக்குச் செல்வர். இந்த மாணவருக்கு யாகாம் பூ முழுவதும் உள்ள தெளிவற்ற பாதைகள் பற்றி நன்கு தெரியும்.

சனாரே பகுதியைச் சேர்ந்த முதலாண்டு மாணவரான ஜோஸ் 71 வயதானவர். இவருடைய சக மாணவர்கள் என்னிடம் கூறியது என்னவெனில், இவர் 50 ஆண்டுகளுக்கு முன்பு புரட்சி கொரில்லா படைக்கு ஆதரவளித்தவர்; மேலும் அவர்களுக்குத் தேவையான பொருள்களை அவர்கள் ஒளிந்திருந்த மலைப்பகுதிகளுக்கு எடுத்துச் சென்றவர். இளம் மாணவர்கள் ஜோஸ் பற்றி மிகப் பெருமையுடன் கூறினர். இவர் அதிக வயதானவராக இருந்த போதும் மற்ற எந்தவொரு மாணவரையும் போன்றே மிகவும் கடுமையாகப் படித்தார். சில மாணவர்கள் 19 அல்லது 20 வயதானவர்கள், உயர் நிலைப் பள்ளியிலிருந்து அப்போதுதான் தேர்ச்சி பெற்று வெளிவந்தவர்கள். வேறு சிலர் இருபத்து ஐந்திற்கும் அதிக வயதை எட்டிய இளம் தாய்மார்கள். சிலர் முப்பது, நாற்பது வயதுகளில் இருந்தனர்.

'நாங்கள் அனைவருமே உயர்ந்த அளவு பொறுப்பைக் கொண்டுள்ளோம்' என்று ஹிலாரியோ என்ற மூன்றாம் ஆண்டு மாணவர் கூறினார். அவர் மேலும் பின்வருமாறு கூறினார்: 'எனினும், குறிப்பாக நீங்கள் பெண்களைப் பாராட்ட வேண்டும். இவர்களில் பலர் தாய்மார்கள், இளம் குழந்தைகளையும் குடும்பப் பொறுப்பு களையும் கொண்டவர்கள். இவர்களால் எப்படி இந்தப் படிப்பை மேற்கொள்ள முடிகிறது என்பது பற்றி உண்மையில் என்னால் அறிந்துகொள்ள முடியவில்லை.' ஹிலாரியோ கூன்விழுந்த ஒரு மனிதர்; நாற்பத்து மூன்று வயதான அவருடைய உடல் வலுவிழந்து காணப்பட்டார். இவர் தன்னுடைய கடந்த காலத்தில் பல்வேறு வகை வேலைகளில் இருந்துள்ளார். இவற்றில் லாரி ஓட்டுநர், தச்சர், கொத்தனார் போன்றவை அடங்கும். 'எங்களில் சில மாணவர்களால் தங்களுடைய குடும்பங்களிலிருந்து எந்தவித உதவியுமின்றி வாழ முடியும். எனினும், அவர்கள் எங்களை ஊக்குவிக்கிறார்கள், ஆதரவு அளிக்கிறார்கள். எங்களுக்கு ஆகும் செலவுகளுக்கான பண உதவியைக் கொடுக்கும் எவரோ ஒருவர் எங்கள் அனைவருக்கும் உள்ளார்' என்று அவர் கூறினார்.

ஒவ்வொரு மாணவரும் அரசிடமிருந்து ஒரு சிறிய உதவித் தொகையைப் பெறுகின்றனர். இது வீட்டில் பெற்றோருடன் வாழும் ஒருவருக்குப் போதுமானதாக இருந்தாலும், தங்களின் சொந்த குடும்பங்களைப் பராமரிக்கும் மாணவர்களுக்கு இது போதுமானதாக இல்லை. சனாரே பகுதியைச் சேர்ந்த இளம் தாயான டில்பெக்ஸ் கூறினார்: 'பெரிய குடும்பத்தின் பல உறுப்பினர்கள் நிதியுதவி

செய்கிறார்கள் என்றாலும், இவர்களில் முக்கியமானவர்கள் தாத்தா, பாட்டிகள்தான். அவர்கள் என்னுடைய குழந்தைகளை நன்கு கவனித்துக்கொள்வதை அறிந்ததால் என்னுடைய படிப்புபில் நான் அதிக கவனம் செலுத்த முடிகிறது.'

மருத்துவம் பார்ப்பதும் படிப்பதும்

பயிற்சியில் இருக்கும் மருத்துவர்கள் தம்முடைய காலை நேரங்களில் சனாரேவிலுள்ள மருத்துவர்களுடன் இணைந்து பணிபுரிகிறார்கள்; அல்லது அருகமை (வாக்-இன்) மருத்துவ மையங்கள் கொண்ட தம்முடைய சொந்த கிராமங்களில் பணிபுரிகிறார்கள். பிறகு நண்பகல் நேரங்களில் கல்வி சார்ந்த பொருள்களைப் பெறுவதில் கவனம் செலுத்துகிறார்கள். முறையான வகுப்புகளுக்காக சனாரேவின் ஒரு மையப் பகுதியில் அவர்கள் ஒன்று சேர்கின்றனர். ஒளிநகலாக எடுக்கப்பட்ட பாடப் புத்தகப் பக்கங்கள் கட்டுரைகளின் 400 முதல் 500 தாள்கள் நிறைந்த பெரிய, தடிப்பான கோப்புகளுடன் அவர்கள் வகுப்புகளுக்குச் செல்கின்றனர். தங்களுடைய வகுப்பறைப் பகுதிகளில் கூடுதல் பாடப் பொருள்களைப் புத்தக வடிவிலும், கணினிகளிலும் அவர்கள் பெற்றனர். எதிர்பாராத விதமாக வகுப்புகள் இல்லாதபோது மாணவர்கள் இந்தப் பாடப் பொருள்களைப் பயன்படுத்தியது மட்டுமின்றி, ஒருவொருக்கொருவர் பாடங்கள் பற்றி விவாதித்துக்கொள்ளவும் முடிந்தது.

மகலியும் டில்பெக்ஸும் தாங்கள் படித்த மூன்றாண்டுகள் முழுவதும் பாடங்கள் மேலும் மேலும் அதிக சவால்களை ஏற்படுத்தின என்று கூறினர். கியூப மருத்துவர்களின் நண்பகல் நேர உரைகளின்போது மாணவர்கள் அதிக அளவு குறிப்புகள் எடுத்துக்கொண்டனர். 'பிறகு, முன்மாலை நேரத்தில் எங்களில் பலர் ஒருவரோடு ஒருவர் சந்தித்துப் பாடங்களைப் பற்றி வினாக்கள் தொடுத்துக்கொண்டனர்' என்று அவர்கள் கூறினர். அவர்கள் எடுத்துக் கொண்ட குறிப்புகள், ஒருங்கிணைந்த சமுதாய மருத்துவத் திட்டத்தின் பாட மூலப்பொருள்களில் மிகவும் முக்கியமான ஒன்றான டிவிடி போன்றவற்றால் வலுவேற்றப்படுகின்றன. இவை ஒவ்வொரு வகுப்பிலும் தொடர்ந்து கொடுக்கப்படுகின்றன. பெரும்பாலான முதல், இரண்டாம் ஆண்டு மாணவர்கள் சொந்தமாகக் கணினிகளை வாங்க முடியாது என்றாலும், அவர்களுடைய கூட்டுக் குடும்பங்களில் எவரோ ஒருவர் ஒரு டிவிடி பிளேயரைப் பெற்றிருந்தார். இதன் மூலம்

வீட்டிலும் தங்களுடைய பாடங்களை மீண்டும் பார்த்து நன்கு தெளிவு கொள்ளலாம். மாணவர்கள் ஒருவருக்கொருவர் தொடர்ந்து ஊக்கமளித்துக் கொள்வதாலும், உதவி செய்துகொள்வதாலும் டிவிடியை கவனிக்கப் போதுமான கருவிகள் இல்லாவிட்டாலும் மற்றவர்களின் உதவியுடன் பாடங்களை அறிந்துகொள்கிறார்கள். நிச்சயமாக, இதில் குடும்பங்களும் ஒத்துழைக்க வேண்டும்; ஏனெனில், தொலைக்காட்சி பார்க்கும் நேரத்தில் கொஞ்சம் விட்டுக் கொடுத்து குடும்பத்தின் மருத்துவ மாணவர்களின் படிப்பிற்கு உதவ இவை முக்கியமானவையாக உள்ளன.

மிலேனாவும் மேரியெல்லாவும் மூன்றாம் ஆண்டு மாணவிகள். இவர்களின் கூற்றுப்படி 2006இல் ஒருங்கிணைந்த சமுதாய மருத்துவத் திட்டம் தொடங்கியபோது, அது மிகவும் கடினமாக இருந்தது. 'நாங்கள் அந்த முதல் ஆண்டில் முன்னோடி மாணவிகளாக இருந்தோம். அப்போது படிப்பிற்கான பல பாட உதவிப் பொருள்கள் தொடர்ந்து தயாரிப்பு நிலையிலேயே இருந்தன. அடிக்கடி நாங்கள் வகுப்பறைத் தொலைக்காட்சியில் காட்டப்பட்ட பழைய மருத்துவத் திரைப்படங்களை அல்லது விஹெச்எஸ் வீடியோக்களைக் காண்போம். எனினும், இவற்றிற்கான கூடுதல் நகல்கள் இல்லை. எப்படி இருந்தபோதும் இங்கிருந்த எவருடைய வீட்டிலும் விஹெச்எஸ் பிளேயர் இல்லை. முதல் டிவிடி வந்தபோதுகூட நிலைமை கடினமாக இருந்தது; ஏனெனில், நகல்கள் எடுக்க முடியாத குறுவட்டுகள்தான் அப்போது இருந்தன; இதனால் பாடங்களை எங்களால் நகல்கள் எடுக்க முடியவில்லை. ஆனால், தற்போது இவையனைத்தும் சரி செய்யப்பட்டுவிட்டன. தற்போது முதல், இரண்டாம் ஆண்டு மாணவர்களுக்கு நிலைமை எளிதாக மாற்றப் பட்டுவிட்டது.'

இந்த இரண்டு பெண்களும் நகராட்சியின் முதல் ஒருங்கிணைந்த சமுதாய மருத்துவத் திட்டத்தின் அங்கமாக இருக்கும் மூன்றரை ஆண்டு படிப்பை உள்ளூரில் படிக்கத் தொடங்கியவர்கள். ஆர்வமுள்ள மக்களை உள்ளூர் மிஷன் சூக்ரே அலுவலகங்களில் அலுவலர்களைச் சந்திக்குமாறு கேட்டுக்கொள்ளப்பட்ட அறிவிப்பு களைக் கேட்டு இவர்கள் எதிர்வினையாற்றினர். இந்த அலுவலகங்கள் தான் பல்கலைக்கழக அளவிலான அனைத்துக் கல்வித் திட்டங்களுக்கும் பொறுப்பேற்றிருந்தன. உயர்நிலைப் பள்ளிக் கல்வியை முடித்திருந்த மேரியெல்லா தான் ஒரு மருத்துவராக வேண்டும் என்ற கனவை

எப்போதுமே கொண்டவர். எனினும், பெரிய நகர பல்கலைக்கழகம் ஒன்றில் தான் படிப்பதற்கு வாய்ப்பு கிட்டுமா என்று சந்தேகம் கொண்டிருந்தார். 'எனவே, ஒருங்கிணைந்த சமுதாய மருத்துவம் பற்றிய ஒரு பாடத்தில் நுழைவதற்கு நாங்கள் தகுதி பெறலாம் என்று கேள்விப்பட்ட போது நான் மலையிலிருந்து சனாரேவுக்கு என்னுடைய பெயரைப் பதிவு செய்ய விரைந்தேன்.'

இந்தத் திட்டத்தில் சேர்க்கப்பட்டபோது, மிலேனா ஏற்கனவே திருமணமானவர், 2 வயது பெண்குழந்தைக்குத் தாய். தன்னுடைய கணவராலும் அவருடைய குடும்பத்தாலும் ஊக்கமடைந்த அவர், தாம் ஓர் அதிர்ஷ்டசாலி என்று உணர்ந்தார். நான் மாண்டே கார்மெலோவில் வாழத் தொடங்கியபோது, அவருடைய மகள் 5 வயதை அடைந்திருந்தாள்; அவருடைய தந்தை அல்லது தாத்தா காலை 8.15 மணிக்குச் சாலை வழியே நடந்து மழலையர் பள்ளிக்கு அந்தக் குழந்தையை அழைத்துச் செல்லவதை நான் அடிக்கடி கண்டிருக்கிறேன். ஏனெனில், ஏற்கனவே மிலேனா ஒரு பர்ரியோ அடென்ட்ரோவில் பணிபுரிந்துகொண்டிருந்தார். அவரும் மேரியெல்லாவும் மருத்துவத் திட்டத்திற்குள் ஏற்கப்பட்டவுடன் அவர்கள் முதலில் முன்-மருத்துவப் படிப்பில் வெற்றி பெற வேண்டியிருந்தது. இந்தப் படிப்பு உயர்நிலைப் பள்ளியிலிருந்து புதிதாக வரும் அல்லது நீண்டகால இடைவெளிக்குப் பிறகு வகுப்பு களுக்கு வரும் அனைத்து மாணவர்களையும் ஓரளவுக்குச் செயல்திறம் மிக்கவர்களாக மாற்றுவதற்காக உருவாக்கப்பட்டதாகும்.

ஒருங்கிணைந்த சமுதாய மருத்துவப் படிப்பின் மூன்றாம் ஆண்டில் அவர்கள் நுழைந்தபோது, அரசிடமிருந்து அவர்களின் முயற்சி களுக்காகச் சிறப்பு வெகுமதிகள் பெற்றனர்: புதிய மடிக்கணினிகள். இது பாட டிவிடிக்களையும் எண்ணிலக்க (டிஜிட்டலைஸ்டு) திரைப் படங்களையும், மருத்துவக் கட்டுரைகளையும் படிக்க உதவியது. மேலும் அவர்களுக்குத் தேவைப்பட்டபோதெல்லாம் மருத்துவ இணையதளங்களைக் காண உதவியது. இதனால் இவர்கள் மிகவும் மகிழ்ச்சியுற்றனர்; ஏனெனில், மூன்றாம் ஆண்டில் அவர்களுடைய வேலையின் சிக்கல்களும் தீவிரமும் அதிகரித்ததை அவர்கள் உணர்ந்தனர். குறிப்பாக, அவர்கள் தம்முடைய மருந்தியல் பாடத்தைக் குறிப்பிட்டனர். ஏனெனில், இதில் பல்வேறு வேதியக் கூட்டுப் பொருள்கள் மட்டுமின்றி மருந்துகளின் பெயர்களை அதிகமாக நினைவில் வைத்துக்கொள்ள வேண்டியிருந்தது; மேலும் கொடுக்க

வேண்டிய மருந்தளவு பற்றிய அறிவையும், அவற்றின் பக்க விளைவுகள் பற்றியும் நன்கு அறிந்துகொள்ள வேண்டியிருந்தது. மூன்றாம் ஆண்டு மாணவர்கள் ஒவ்வொரு நாளும் தங்களுடைய கியூபப் பயிற்சியாளர்களுடன் கூடவே பணியாற்ற வேண்டியிருந்தது, சிறப்புப் பணிகளையும் செய்யவேண்டியிருந்தது. ஒவ்வொரு பதினான்கு இரவுகளுக்கும் ஒருமுறை, 28 வயதான மூன்றாம் ஆண்டு மாணவர்கள் இரண்டு பேர் நோயறிதல் இயல்வரைவு மையத்தில் (சென்டர் ஃபார் டயோக்னஸ்டிக் இமேஜிங்- சிடிஐ) இரவு முழுவதும் தங்கவேண்டும். 2006ஆம் ஆண்டு திறக்கப்பட்ட இந்த ஒருங்கிணைந்த நோயறிதல் மருத்துவ மையம் சனாரே நகரத்தின் ஒரு பெரிய மையம். காலை 8 முதல் இரவு 8 மணி வரை அவர்கள் அவசர சிகிச்சை நோயாளிகளை மருத்துவமனைகளில் சேர்ப்பதில் உதவி செய்தனர். அத்துடன், பணியில் இருக்கும் ஒரே கியூப மருத்துவருக்கும் உதவி செய்ய வேண்டும்.

'இது மிகவும் கடுமையான நடைமுறையாகும்' என்று நான் கூறியபோது மேரியெல்லாவும் மிலேனாவும் இதுதான் அவர்கள் இதுவரை எதிர்பார்த்த ஒன்று என்பது போல, சிரித்துவிட்டுத் தோள்களைக் குலுக்கிக்கொண்டனர்.

அதன் பிறகு நான் கேட்டேன்: 'மூன்றாம் ஆண்டு மாணவர்கள் எவ்வளவு பேர் படிப்பிலிருந்து இடையிலே விலகினர்?'

'29 பேரில் 5 பேர் இப்போது எங்களுடன் இல்லை. இவர்களில் ஒருவர்தான் இந்தப் படிப்பு மிகவும் கடினமாக உள்ளது; அதிக வேலை உள்ளது என்று கருதினார். மற்றொருவருக்குக் குழந்தை பிறந்துள்ளது; அவர் மீண்டும் படிக்க திரும்பி வந்துவிடுவார் என்று நம்பிக்கை உள்ளது. மீதமுள்ள மூன்று பேர்களுக்கு நிதி அல்லது குடும்ப அழுத்தங்கள் மிகவும் அதிகமாக இருந்தன.'

'ஆனால் நீங்கள் 28 பேர்கள் உள்ளீர்கள்' என்று நான் சுட்டிக் காட்டினேன்.

'உண்மைதான். எங்களுடைய முதல் தொகுப்பில் ஆறு பேர்கள் இங்கு சனாரேவில் படிக்கவில்லை; என்றாலும் தொடர்ந்து மருத்துவப் புலத்தில்தான் உள்ளனர். இவர்கள் கியூபாவில் படிக்கிறார்கள்.' முதல் தொகுப்பின் ஐந்து பேர்கள் முதல் அல்லது இரண்டாம் ஆண்டுக்குப் பிறகு படிப்பில் இடைநிற்றலின் விழுக்காடு பத்துக்கும் அதிகம். இதுகுறித்து ஒருங்கிணைந்த சமுதாய மருத்துவத் திட்டம்

பற்றிய தேசிய அளவிலான ஆய்வால் அறிவிக்கப்பட்ட தேசிய இடைநிற்றல் விழுக்காடு 26ஐ விட இது மிகவும் குறைவானதாகும்.

சமுதாயத்துடன் ஒருங்கிணைக்கப்படுதல்

மாண்டே கார்மெலோவிலிருந்த மருத்துவ மாணவர்கள் பல நண்பர்களிடமிருந்தும் அண்டை மக்களிடமிருந்தும் ஊக்கம் பெற்றனர். ஊக்கமளித்தவர்களில் எல்சி பெரெஸ் என்ற பயிற்சி செவிலியும் ஒருவர். 2001இல் முதல் கியூப மருத்துவர்கள் வந்தபோது இவர் கிராம உடல்நலப் பராமரிப்புக் குழுவில் முதலிலிருந்தே உறுப்பினராக இருந்தார். இவருக்கு அருகிலிருந்த சனாரேவின் ஒரு நகராட்சி மருத்துவமனையில் ஊதியத்தோடு வேலையில் இருந்தார். இருப்பினும் தன்னுடைய நேரத்தைத் தன்னார்வத்தோடு ஆம்புலடோரியோ பணிக்காகச் செலவிட்டார். மாலை நேரங்களிலும் வார இறுதியிலும் எல்சி தன்னுடைய நேரத்தைப் பல்கலைக்கழக மிஷன் சூக்ரே திட்டத்தின்கீழ் செவிலியத்துறை (நர்சிங்) பட்டப் படிப்பில் ஈடுபடுத்திக் கொண்டார். ஒருநாள் எல்சியும் செவிலியர்களும் மருத்துவ மாணவர்களும் அடங்கிய ஒரு குழு தாமறிந்த வெனிசுலா மருத்துவர்களைப் பற்றி விவாதித்தனர். இவர்களில் சனாரே நகராட்சி மருத்துவமனையில் பணிபுரிந்த ஐந்து மருத்துவர்களும் அடங்குவர். இவர்களில் சிலர் தங்களுடைய நோயாளிகளுடன் ஒரு வித அலட்சியமான, விலகிய மனப்பான்மையைக் கொண்டிருந்தனர். இதற்குக் காரணம் இவர்கள் பல ஆண்டுகளுக்கு முன்பு பெரிய நகரங்களின் நன்கு நிலைபெற்ற மருத்துவப் புலங்களில் படித்துப் பயிற்சி பெற்றதுதான் என்று சிலர் கருதினர். எல்சியுடன் தான் பணிபுரிந்த மருத்துவமனையில் வெனிசுலா மருத்துவர்களால் சிகிச்சை பெற்ற நோயாளிகளில் சிலர் அவர்களால் நன்கு கவனிக்கப்படுகின்றனர், வேறு சிலர் கவனிக்கப்படுவதில்லை என்று ஒரு செவிலி கூறினாள். இது அவர்களுடைய பாரபட்சத்தைச் சுட்டுகிறது என்று அவர் கருதினார். ஏழை, கிராமப்புற நோயாளிகள் முட்டாள்கள் என்றோ, தங்களுடைய சிகிச்சையையும் நோயைப் பற்றிய தங்களுடைய விளக்கங்களையும் பற்றிப் புரிந்துகொள்ள முடியாதவர்கள் என்றோ இந்த மருத்துவர்கள் நினைக்கிறார்கள் என்று இந்தச் செவிலி கூறினார்; இது கியூப மருத்துவர்களின் எண்ணங்களுக்கு எதிர்மறையாக இருந்தது. அவர் மேலும் கூறினாள்: ‘அவர்கள் (கியூப மருத்துவர்கள்) ஒவ்வொரு நோயாளிக்கும் சமமான கவனத்தையும் சிகிச்சையையும்

கொடுக்கிறார்கள். மக்களைத் தம்முடைய நெகிழ்வான, நட்பு நிறைந்த செயலுடன் நடத்துகின்றனர். ஒவ்வொருவரும் அவர்களுடைய முதல் பெயரை வைத்து அவர்களை அழைக்கிறார்கள்.'

எனினும், சனாரேவில் பரிவு காட்டும் சில வெனிசுலா பொது மருத்துவர்கள் இருந்தனர். இவர்கள் காலப்போக்கில் மாண்டே கார்மெலோவின் குடும்பங்களின் நம்பிக்கையைப் பெற்றனர். வயதானவர்கள் சிகிச்சைக்காக அவர்களிடம் தொடர்ந்து சென்றனர். செவிலி மாணவி ஒருவர் தன்னுடைய மாமாவைப் பற்றிக் கேலியாகக் குறிப்பிட்டார்: 'இவர் சனாரேவின் நோயறிதல் மையம் ஒன்றிலுள்ள ஒரு கியூப மருத்துவரிடமிருந்து இலவச மருத்துவப் பரிசோதனை யையும் நோயுயிர்முறியையும் நுரையீரல் தொற்றுக்காகப் பெற்றார். பிறகு, இவர் தன்னுடைய பழைய குடும்ப மருத்துவரிடம் சென்று பணம் கொடுத்து, நோயை உறுதிப்படுத்திக்கொண்டார். அவர் கூறினார்: 'செலவழிப்பதற்குத் தேவையான கொஞ்சம் கூடுதல் பணம் அவரிடம் இருந்தது என்று நான் நினைக்கிறேன்.'

மற்றொரு நேரத்தில் மாண்டே கார்மெலோவைச் சேர்ந்த ஒரு முதலாண்டு மாணவியான எய்னி, தானும் வேறுபட்ட ஒருவகை மருத்துவத்தைக் கற்பனை செய்துள்ளேன் என்று என்னிடம் கூறினார். இது அரிலிஸ் குறிப்பிட்ட அதே வகை மனிதாபிமான விழுமியங்களின் அடிப்படையில் அமைந்ததாகும். இது நாட்டுப்புற மருத்துவ மரபோடு தொடர்புடையது. குழந்தையாக இருந்த போதே எய்னி உள்ளூர்த் தாவரங்களின் நோய்த்தீர்வுப் பண்புகளின்மேல் ஒரு நம்பிக்கையை வளர்த்துக்கொண்டவர். தடுமல், காய்ச்சல், வயிற்றுப் பிரச்சினை, தலைவலி போன்றவற்றுக்கு அவர்கள் பயன்படுத்தும் டஜன் கணக்கிலான தாவரங்களைக்கொண்ட மூலிகைத் தோட்டங்கள் பராமரிக்கப்படுவதைவிட—தன்னுடைய அத்தைகள் உள்பட, உள்ளூர்ப் பெண்கள் பயன்படுத்துவதை—அவர் கவனித்துள்ளார். பள்ளிக்குச் செல்வதை நிறுத்திய, தன்னுடைய சிறுகுழந்தையை வளர்த்த ஆண்டுகளில் அவர் இயற்கை மருத்துவத்தில் உள்ள தன்னுடைய ஆர்வத்தை மேலும் வளர்த்துக்கொண்டார். இதற்காக அவர் உள்ளூர்ப் பாதிரியார் மரியோவுடன் சேர்ந்து பணிபுரிந்தார். இந்தப் பாதிரியார் எப்போதாவது தேவாலயத்தில் வந்து போதிப்பார். ஆனால், தன்னுடைய பெரும்பாலான நேரங்களில் கூட்டுறவுப் பண்ணைகளில் கிராம மக்களுடன் சேர்ந்து வேலை செய்வார். மரியோ உருவாக்கிய சிறு ஆய்வகத்தில் எய்னி நூற்றுக்கணக்கான

உள்ளூர்த் தாவரங்களிலிருந்து பெறப்பட்ட நோயைக் குணப்படுத்தும் டிங்சர், தேநீர், இதர நாட்டுப்புற சிகிச்சைப் பொருள்களைத் தயாரிப்பதில் அவருக்கு உதவினார். எய்னி ஒருங்கிணைந்த சமுதாய மருத்துவப் பாடத்திட்டத்தில் தன்னுடைய 27ஆம் வயதில் நுழைந்தபோது, கியூப மருத்துவர்களுடன் பெற்ற பெரும்பாலான மருத்துவப் பயிற்சிகள் மேற்கத்திய அறிவியலை அடிப்படையாகக் கொண்டிருந்தன. ஆயினும், மரபுசார் நாட்டுப்புற சிகிச்சைகளில் அமைந்த மாற்று மருத்துவம் தேவையற்றது என்று ஒதுக்கவில்லை.

மருத்துவப் பயிற்சியாளரோடு ஒன்றுசேர்ந்து கற்றல்

ஒருங்கிணைந்த சமுதாய மருத்துவ மாணவர்கள் தங்களுடைய கியூப மருத்துவப் பயிற்சியாளர்களுடன் பணிபுரிந்தனர். அப்போது நான் கண்டறிந்த அனைத்து விவரங்களும் மாண்டே கார்மெலோ மற்றும் பாலோ வெர்டே கிராம வெளிநோயர் (ஆம்புலலேட்டரி) மருத்துவமனைகளிலிருந்தும், சனாரேவின் மையப் பகுதியில் அமைந்திருந்த புதிய ஒருங்கிணைந்த நோயறிதல் மருத்துவ மையத்திலிருந்தும் (சிடிஐ) பெறப்பட்டன. பாலோவெர்டேவுக்கு நான் முதன் முறையாகச் சென்றபோது மருத்துவர் பார்பராவும் அவருடைய வெனிசுலா சகாவான மருத்துவர் எடிட்டாவும் தங்களுடைய ஆலோசனை அலுவலகத்திற்கு என்னை அழைத்தனர். தங்களுடைய சாய்வு மேசைகள் இரண்டிற்குமிடையே உள்ள நாற்காலியில் என்னை உட்காருமாறு கூறினர்.

மருத்துவமனையின் வரவேற்பறையிலிருந்து உள்ளே வரிசையாக அனுப்பப்பட்ட நோயாளிகளைக் கவனித்துக்கொண்டும், அவர்கள் கூறுவதைக் கேட்டுக்கொண்டும், என்னுடைய காலை நேரத்தைச் செலவிடுமாறு என்னைக் கேட்டுக்கொண்டனர். ஏழு மருத்துவ மாணவர்கள் அங்கு இருந்தனர். இவர்களில் முதலாம் ஆண்டு மாணவர்களும் இருந்தனர், குறிப்பாக இரண்டு மாணவர்கள் 19 வயதே ஆனவர்கள். இவர்கள் அனைவரும் மருத்துவர்கள் அணிந்திருந்த அதே வெண்மேலங்கியை அணிந்திருந்தனர். இவர்கள் கண்ணியமான உணர்வையும், அலட்சியமற்ற தன்மையையும், அதிக கவனத்தையும் கொண்டிருந்தனர். இவை அனைத்தையும் தங்களுடைய கியூப ஆசிரியர்களிடமிருந்து பெற்றிருந்தனர். அவர்களுடைய நடத்தை அவர்களை ஏற்கனவே ஒரு நம்பிக்கைமிக்க மருத்துவ உதவியாளர்களாக மாற்றிவிட்டது என்று உலகிற்கு

உணர்த்தியது. சிகிச்சைக்காக வந்த சமுதாய மக்கள் (இவர்களில் சிலர் மாணவர்களுடன் நன்கு அறிமுகமானவர்கள்) இந்த முன்னேற் பாட்டை நன்கு ஏற்றுக்கொண்டனர்; தங்களுடைய தனிமைப்பட்ட சிரமங்களைப் பற்றி எந்தக் கவலையும்படவில்லை. நல்ல உடல்நலம் பற்றி மொத்த சமுதாயமே மிகவும் தெளிவாக அறிந்திருந்தது.

நோயாளிகளை நன்கு சோதிக்க மருத்துவர்களும் மாணவர்களும் அவர்களைக் கூட்டிச் செல்ல, மருத்துவமனையின் ஒருபக்கத்தில் ஒரு சிறிய தனி அறை ஒன்று இருந்தது. ஆனால், முதலில் அவர்களிட மிருந்து விரிவான நோய் வரலாறு பெறப்பட்டது. அவர்களுடைய நோய்க்குறிகள், உடல்நிலை பற்றிய தகவல்களும் பெறப்பட்டன. நோயாளிகளுக்கு அறிவுரை வழங்கும் பணியைச் செய்யும் மருத்துவராக பார்பரா செயல்பட்டார். அவர் தன்னுடைய மாணவர்கள் தன்னிடம் அடிக்கடி வினாக்கள் தொடுக்க வேண்டும் என்று வலியுறுத்தினார். நோயாளிகளுடன் நேரில் பேசும் போது தான் சேகரிக்கும் தகவல்களின் அடிப்படையிலும் நோயாளிகளைப் பரிசோதிக்கும் போது அவர் க்வனிக்கும் நோய்க்குறிகளின் அடிப்படை யிலும் இந்த வினாக்கள் கேட்கப்பட வேண்டும் என்று அவர் வலியுறுத்தினார்.

2007-2008இல் மாண்டே கார்மெலோவில் இருந்த ஒரே மருத்துவர் மருத்துவர் டோமாசாதான். ஒரு சமயத்தில் அவர் நீண்ட விடுமுறை எடுத்துக்கொண்டு கியூபாவில் உள்ள தன்னுடைய வீட்டிற்குச் சென்றார்; அங்கு அதிக நோயுற்ற தன்னுடைய வயதான பெற்றோர் களைக் கவனித்துக்கொள்ள தேவையான முன்னேற்பாடுகளைச் செய்ய வேண்டியிருந்தது. 2009ஆம் ஆண்டின் தொடக்க காலத்தில் மாண்டே கார்மெலோவுக்கு ஒரு குறுகிய கால வருகை புரிந்தபோது ஆம்புலடோரியோவுக்கு நான் சென்றேன். அப்போது அங்கிருந்த மக்கள் என்னிடம் டோமாசா பற்றிக் கூறினார்கள். அவர் தன்னுடைய இரண்டாண்டு பணி சுழற்சியை வெனிசுலாவில் விரைவிலேயே முடித்துக்கொண்டு கியூபாவுக்குத் திரும்பி, தன்னுடைய பெற்றோர்களை நேரிடையாகக் கவனித்துக்கொள்ளச் சென்றார். ஏனெனில், அவர்களுடைய உடல்நிலைமை மேலும் மோசமடையத் தொடங்கியது. மாண்டே கார்மெலோவில் இருந்தபோது மேற்கூறிய பிரச்சினைகளால் அவர் கவலையுற்றிருந்தாலும் தன்னுடைய வேலையில் மிகவும் கவனமாக இருந்தார். காலையில் அவரும் மாணவர்களும் சேர்ந்து வேலை செய்யும் போது, மாணவர்கள் வினாக்களை

எழுப்ப வேண்டும் என்று மருத்துவர் பார்பராவைவிட இவர் அதிக அளவு வலியுறுத்தினார். சனாரேவைச் சேர்ந்த மாணவர்களில் ஒருவரான அண்டோனியோ பின்வருமாறு கூறினார்: 'அவர் எப்போதுமே அதிகம் கேள்விகள் கேட்பார். ஏனெனில், வெற்றி கரமான மருத்துவர்களாக ஆவதற்கு வினா எழுப்பும் ஆர்வம் மிகவும் முக்கியமானது.'

கிராமப்புறப் பெண்களில் அதிகமானோர் நாள்பட்ட மூச்சுக்குழாய் அழற்சியாலும் நுரையீரல் பிரச்சினைகளாலும் பாதிக்கப்பட்டிருந்தனர். மருத்துவர் டோமாசாவின் சொந்த ஆர்வம் இந்த நோய்கள் குறித்து அதிகம் எண்ண வைத்தது. எனினும், அவர்கள், ஆண்களைப் போலல்லாமல், அரிதாகவே சிகரெட் பிடித்தனர். அந்த நேரத்தில் அவரும் இதர பர்ரியோ அடென்ட்ரோ மருத்துவர்களும் சனாரேவில் உள்ள பர்ரியோ அடென்ட்ரோ II-இன் நோயறிதல் மையத்தின் ஆய்வக மற்றும் படமெடுத்தல் வசதிகளை எவ்வளவு அதிகமாகப் பயன்படுத்த முடியுமோ அவ்வளவு அதிகமாகப் பயன்படுத்த ஆர்வம்கொண்டனர். இதன் மூலம் அவர் ஒவ்வொரு குடிமகன்/குடிமகள் பற்றியும், அவர்கள் நலமுடன் இருந்தாலும் இல்லாவிட்டாலும், ஒரு ஒழுங்கமைந்த அடிப்படைத் தரவை உருவாக்க விரும்பினார். மார்பு எக்ஸ்-ரே, இரத்த செல்களின் எண்ணிக்கை போன்ற அடிப்படை சோதனைகளை எந்த அளவுக்கு முடியுமோ அந்தளவுக்கு எடுக்க வேண்டுமென முடிவெடுத்தார். மாண்டே கார்மெலோ குடிமக்களை குறிப்பாக பெண்களை வலியுறுத்த வேண்டுமெனத் தன்னுடைய மருத்துவ மாணவர்களிடம் வேண்டினார். இதற்காக அவர்களை நோய்க் கண்டறிதல் மருத்துவமனைக்குச் செல்லுமாறும் பணிக்க முடிவு செய்தார். அவர்கள் தாங்களாகவே வர முடியாவிட்டால், அவர்களைக் கூட்டி வருமாறு மாணவர்களிடம் பணித்தார். பெண்களிடம் நோயுறாத, இருமல் இல்லாத பெண்களையும் சேர்த்து, எடுக்கப்பட்ட எக்ஸ்-ரே சோதனை முடிவுகள் தீவிர புகைப் பிடிப்பவர்களிடம் காணப்படுவது போன்று, நுரையீரல் அடைப்புகள் நிறைந்த நிழல் பகுதிகளைக் காட்டின. மழைக்காலத்து ஈரமான, குளிர்ந்த தட்பவெப்பநிலை இதற்குக் காரணமாக இருக்கலாம் என்றாலும், மற்றொரு பாதகமான காரணி செயல்படுவதற்கான சான்றுகள் தற்போது கிடைத்துள்ளன. சமையலறைப் புகை, உயரம் குறைந்த, காற்றோட்டமில்லாத, புகைப்போக்கி இல்லாத, பெரும்பாலும் மூடப்பட்ட அறைகளில் தொடர்ந்து பெண்கள் விறகுகளைப் பயன் படுத்தி சமைப்பதால் உண்டான புகைதான் இதற்குக் காரணம்.

தாங்கள் பணி செய்யும் பகுதிகளிலுள்ள குறிப்பிட்ட சூழலையும், சமூக நிலைமைகளையும் பற்றி முதலில் அறிந்துகொள்வது முக்கியம்: சமுதாய உடல்நலப் பிரச்சினைகளில் மேற்கொள்ளப்பட்ட தீவிர ஆய்வுகளின் மூலம், மாணவர்கள் தங்களுடைய தொழில்சார் பணிகளின் தொடக்கத்தில் விழிப்புணர்வு அடைகின்றனர். பிறகு, சமுதாயம் பற்றி நன்கு அறிந்துகொண்டு, அதன்மேல் நம்பிக்கை கொண்டு, அவர்கள் நோய்த்தடுப்பு முறைகளை மேம்படுத்தலாம். தடுப்பூசிகள் போடுவது தொடர்பான பரப்புரைகளில் உள்ளூர்க் குடிமக்கள் பங்குபெறுவதற்கு மாணவர்கள் உறுதுணையாக இருந்தனர். மழைக் காலங்களில் டெங்கு காய்ச்சலைப் பரப்பும் கொசுக்களின் பெருக்கத்திற்கு உதவும் கிடைதண்ணீரை (தேங்குநீர்) நீக்கும் முயற்சிகளில் பள்ளி மாணவர்களைச் சேர்த்துப் பங்கேற்கவும் மருத்துவ மாணவர்கள் உதவினர். மேலும், பெரும்பாலான மருத்துவ மாணவர்கள் இளமையானவர்களாகவும், குழந்தை பெற்றுக்கொள்வதைப் பொதுவாகத் தள்ளிப்போடுபவர்களாகவும் இருப்பதால் தங்களை ஒத்த வயதுள்ளவர்களுடன் பால்தன்மைப் பற்றியும், பல்வேறு வகைக் கருத்தடைகள் பற்றியும் பேசுவதற்கு மிகவும் பொருத்தமானவர்கள்.

சூரிநாமின் புதிய சகாக்கள்

மாண்டே கார்மெலோவின் பல குடிகள் பல்லாயிரக்கணக்கான ஆண்டுகளாக ஆண்டெஸ் மலையின் அடிவாரக் குன்றுகளில் வாழ்ந்து வந்த பழங்குடி வழிவந்தவர்கள். பதினாறாம் நூற்றாண்டின் தொடக்கத்தில் இவர்கள் கடற்கரைப் பகுதியிலிருந்து உள்நோக்கி இடம் பெயர்ந்த ஐரோப்பிய காலனி மக்களுடனும், ஐரோப்பியர்களை எதிர்த்துக் கரும்புத் தோட்டங்களில் ஒளிந்து வாழ்வதற்காக, தப்பிவந்த ஆப்பிரிக்கர்களுடனும் கலப்புத் திருமணங்கள் மேற்கொண்டனர். தனிப்பட்ட பழங்குடி மொழிகளும் பழக்கவழக்கங்களும் நாட்டின் இந்தப் பகுதியில் மறைந்தன. பாரம்பரிய நடனங்களும் இசையும் மேற்கிந்திய, ஸ்பானிஷ் மற்றும் ஆப்பிரிக்கக் கலப்பை பல நூற்றாண்டுகளாகப் பெற்றிருந்தன. வெளித்தோற்றத்தைப் பொறுத்தவரை பெரும்பாலான மனிதர்கள் பழுப்புநிறத் தோலையும் பல்வேறு வகை முகப் பண்புகளையும் பெற்றிருந்தனர். இவை அவர்களுடைய கலப்புப் பாரம்பரியத்தைச் சுட்டின.

2008ஆம் ஆண்டு ஜனவரி மாதத்தில் ஒருநாள் மாண்டே கார்மெலோவின் குடிமக்கள் தமக்குள் இரகசியமாகப் பேசிக்

கொள்ளத் தொடங்கினர். ஏனெனில், ஆப்பிரிக்க-கரிபிய வமிசாவளியைச் சேர்ந்தவர்களாக இருக்கலாம் என்று நம்பப்பட்ட மூன்று இளம்வயதினர் வெண்மேலங்கி அணிந்துகொண்டு மாண்டே கார்மெலோவின் முக்கிய சாலையில், சில இதர மருத்துவ மாணவர் களுடன் காணப்பட்டனர். அவர்கள் பார்லோவென்டோவைச் சேர்ந்தவர்களா என்று மக்கள் வியந்தனர். பல நூற்றாண்டுகளுக்குப் பிறகு மழைக்காடுகளுக்குத் தப்பித்து வெனிசுலாவின் கடற்கரையோரப் பகுதிகளுக்கு அருகில் தம்முடைய சுதந்திரமான நகரங்களை உருவாக்கிய, போராட்டக்கார அடிமைகளா இவர்கள்? அல்லது, சனாரேவின் நோயறிதல் மையத்தைச் சேர்ந்த தீவிர சிகிச்சை மருத்துவரான புகழ்பெற்ற மருத்துவர் ஃபிராங்க் போன்ற ஆப்பிரிக்க-கியூபா மக்களா?

பின்பு, ஆம்புலடோரியாவைத் தாண்டி நான் நடந்துகொண்டிருந்த போது, மாணவர்கள் என்னை அழைத்துத் தம்முடைய மூன்று புதிய சகாக்களை அறிமுகப்படுத்தினர். புதிதாக வந்தவர்களில் ஒருவரான ஜியர்கோ என்னை உடனடியாக அறிந்துகொண்டார்: ‘உங்களுடைய ஸ்பானிஷில் ஓர் அமெரிக்க ஒலிப்பு இருப்பது போல உணர்கிறேன்.’ அவரும் அமெரிக்க ஒலிப்போடு பேசினார், ஆனால் ஆங்கிலத்தில். தன்னுடைய நாட்டு மக்களின் மொழி டச்சு என்றும், இதற்குக் காரணம் தாம் சூரினாமைச் சேர்ந்தவர் என்றும் அவர் கூறினார்.

எனினும், தன்னுடைய நாட்டில் உயர்நிலைப் பள்ளியிலும் பல்கலைக்கழகத்திலும் ஆங்கிலம் ஒரு முக்கியமான மொழி. ஜியார்கோ, அவருடைய ஒன்றுவிட்ட சகோதரி இசபெல்லா, அவருடைய நண்பரான மெரிடித் ஆகிய மூவரும் 2007இல் வெனிசுலாவுக்கு வந்த வெளிநாட்டு மாணவர்களின் குழுவில் அடங்குவர். இந்தக் குழு ஹவானாவில் உள்ள லத்தீன் அமெரிக்க மருத்துவப் புலத்தின் கீழ் அனுப்பப்பட்டதாகும். இந்தக் குழுவில் உள்ளவர்கள் ஒருங்கிணைந்த சமுதாய மருத்துவ மாணவர்களுடன் சேர்ந்து படிக்க வந்தவர்களாவர். கரகாஸுக்குச் சற்று வெளியிலமைந்த ஒரு இடத்தில் முன்-மருத்துவப் படிப்பை முடித்தவுடன் மருத்துவர் படிப்பிற்காகத் தேர்ந்தெடுக்கப்பட்ட, 335 மாணவர்கள் முதலாண்டு வகுப்புகளுக்காக வெனிசுலா மாணவர்களுடன் கலந்து நாட்டின் பல்வேறு பகுதிகளுக்கு அனுப்பப்பட்டனர். இவ்வாறு வந்த மாணவர்களில் ஏறத்தாழ பாதி மாணவர்கள் பொலிவியாவிலிருந்து

வந்தவர்கள். மற்றவர்கள் ஸ்பானிஷ் அமெரிக்க நாடுகளிலிருந்தும், ஒரு குறிப்பிட்ட எண்ணிக்கை மாணவர்கள் ஸ்பானிஷ் பேசாத பிரேசில், சூரிநாம் போன்ற நாடுகளிலிருந்தும் வந்தவர்கள்.

சூரிநாமின் தலைநகரான பாரமாரிபோ நகரின் ஒரு சிறந்த மாணவராக ஜியார்கோ திகழ்ந்தார். தேசத்தின் ஒரு சிறிய மருத்துவப் புலத்தின் இடங்களுக்கான 'குலுக்குச் சீட்டில்' அவர் தோல்வி அடைந்திருந்தார். எனவே, மருத்துவம் படிக்க வேறு வழிமுறைகளைத் தேடினார். நெதர்லாந்தின் மருத்துவப் புலங்களில் சேர தகுதி பெறுவதற்கு ஒரு நீண்ட காத்திருப்புக் காலம் தேவைப்பட்டது. அமெரிக்க மருத்துவப் புலங்கள் மிகவும் செலவு வைக்கக்கூடியவை. கியூபாவின் மருத்துவப் பயிற்சி பற்றி அவர் முதன் முதலில் சூரிநாமின் நலவாழ்வுத் துறையின் அமைச்சரிடமிருந்து கேள்விப்பட்டார். ஏனெனில், அமைச்சரே அங்குதான் மருத்துவம் பயின்றார். லத்தீன் அமெரிக்க மருத்துவப் புலத்தில் சேர்வதற்கு நீண்டகாலம் காத்திருக்க வேண்டிய தில்லை என்றும் அவர் கூறினார். லத்தீன் அமெரிக்க மருத்துவப் புலத்தில் சேர்வதற்கு விண்ணப்பிப்பவர்கள் எண்ணிக்கை பெருகி விட்டது. எனவே, அந்தப் புலத்தின ரெக்டரான (தலைவர்) மருத்துவர் யுவான் கர்ரிஜோ ஒவ்வொரு தகுதிபெற்ற இருபது மாணவர்களுக்கு ஒருவரை மட்டுமே சேர்க்க முடியும் என்ற கருத்தை ஏற்றார்.

லத்தீன் அமெரிக்க மருத்துவப்புலத்தின் ஒரு சிறப்புக் கிளை வெனிசுலாவில் தொடங்க இருப்பதாக ஜியார்கோ அறிந்தபோது அவரும் அவருடைய சகோதரியான இசபெல்லாவும் நேரடியாக சூரிநாமில் உள்ள வெனிசுலா தூதரகம் மூலம் இந்த மருத்துவப் படிப்பிற்கு விண்ணப்பித்தனர். கரகாஸுக்கு வந்து சேர்ந்த 40 பெரு நாட்டு மாணவர்களில் பலர் பொதுவுடைமை இளைஞர் குழுக்கள் மூலம் விண்ணப்பம் செய்தவர்கள் என்று பெருவைச் சேர்ந்த கேரென் கூறினார். கேரெனையும் உள்ளடக்கிய பலர் ஹவானாவில் உள்ள லத்தீன்-அமெரிக்க மருத்துவப் புலத்திற்கு முன்பு விண்ணப்பம் செய்தவர்கள். ஆனால், அவர்களும் காத்திருப்போர் பட்டியலில் வைக்கப்பட்டிருந்தனர். 2008ஆம் ஆண்டின் வசந்தகாலத்தில் ஒருங்கிணைந்த சமுதாய மருத்துவத்தில் தங்களுடைய முதலாண்டு மருத்துவப் படிப்பைத் தொடங்கியபோது, லத்தீன் அமெரிக்க மருத்துவப் புலத்தால் தேர்வு செய்யப்பட்ட மற்றொரு 600 வெளிநாட்டு மாணவர்கள் அடங்கிய ஒரு குழு வெனிசுலாவுக்கு மருத்துவப் படிப்பிற்காக வந்து சேர்ந்தது (ஜியார்கோ அடுத்த ஆண்டு கியூபாவுக்கு

இடம்பெயர்ந்தார்—அங்கு லத்தீன் அமெரிக்க மருத்துவப் புலத்தில் மைய வளாகத்தில் படிப்பதற்காக. கியூபாவில், தான் பயிலும் வகுப்புகளை மிகவும் விரும்புவதாக அவர் குறிப்பிட்டார். எனினும், பர்ரியோ அடென்ட்ரோவில் கியூப மருத்துவர்களுடனும் வெனிசுலா மாணவர்களுடனும் இணைந்து தான் பெற்ற மிகவும் வளமான பயிற்சி அனுபவங்களோடு ஒப்பிட்டு ஹவானாவின் மருத்துவப் படிப்புச் சூழலைக் குறைத்தே மதிப்பிட்டார்).

முதலாண்டு மாணவர்களுடன் வகுப்புகள்

புதிய மாணவர்களைச் சந்தித்த ஒரு வாரத்திற்குப் பிறகு 20 முதலாண்டு மருத்துவ மாணவர்களுடைய பிற்பகல் வகுப்பிற்கு என்னால் செல்ல முடிந்தது. இவர்களில் 13 பேர் சனாரே நகரையும், மீதி 7 பேர் வெளிநாடுகளையும் சேர்ந்தவர்கள். சனாரேவின் பின்தங்கிய பகுதி ஒன்றிலுள்ள பர்ரியோ அடென்ட்ரோவின் ஆலோசனை அலுவலகத்தில் காலை நேரங்களில் பணிபுரிந்த மருத்துவர் அலினா, தன்னுடைய வகுப்பை சனாரே பகுதியின் 13 மாணவர்களுடன் தொடங்கினார். கடந்த வாரத்தில் கவனம் செலுத்தப்பட்ட பாடமான மூலக்கூறு மரபணுவியலில் ஒரு சிறிய புதிர்கேள்வியுடன் வகுப்பைத் தொடங்கினார். பிற ஏழு மாணவர்களும்—இவர்களில் மூன்று பேர் சூரிநாமையும், இருவர் கொலம்பியாவையும், ஒருவர் பிரேசிலையும், மற்றொருவர் பெருவையும் சேர்ந்தவர்கள்—வெளியிலிருந்த தெருவில் பொறுமையாகக் காத்திருந்தனர்; ஏனெனில், அவர்கள் முதல் இரண்டு வார வகுப்புகளுக்கு வரமுடியவில்லை.

சிறிய புதிர்கேள்வி வகுப்பிற்குப் பிறகு மருத்துவர் அலினா வெளிநாட்டு மாணவர்களை வகுப்பிற்குள் அனுமதித்தார். பிறகு, அவர்களிடம் புதிர்கேள்வி தொடர்பான சில கருத்துகளை விளக்க முடியுமா என்று வினவினார். அரிலிஸ் என்ற மாண்டே கார்மெலோ மாணவிக்கு எந்தவிதப் பிரச்சினையும் இல்லை. அவரால் மிகவும் சுருக்கமாக XX, XY, XYY குரோமோசோம்களுக்கிடையே ஏற்படும் இடைவினைகள் பற்றி விளக்கமளிக்க முடிந்தது. பிறகு, மருத்துவர் பிற மாணவர்களின் படிப்புத் தரத்தை எட்ட முயன்ற வெளிநாட்டு மாணவர்களில் ஒருவர் பக்கம் திரும்பி இயக்கிகள் (ஓப்பரான்ஸ்), ஊக்கிகள் (புரோமோட்டார்ஸ்), கட்டுப்படுத்திகள் (ரெகுலேட்டார்ஸ்), சிஸ்ட்ரான்கள் தொடர்பான ஓர் ஆறு-பகுதி வரைபடத்தைத் தயாரிக்க உத்தரவிட்டார். இந்தக் குறிப்பிட்ட மாணவர் ஓரளவு குழப்பமுற்று,

முகத்தில் ஒருவித தூக்கக் கலக்கத்தோடு, அசட்டுச் சிரிப்புடன் கரும்பலகையில் வரைபடத்தை உருவாக்கத் தொடங்கினார். அவருடைய அசட்டுத்தனத்தால் பாதிப்படையாத மருத்துவர், அவரைக் கடிந்துகொள்ளாவிட்டாலும், மொத்த மாணவர்களும் படிப்பில் அதிக பொறுப்புடன் இருக்க வேண்டும் என்று எடுத்துக் கூறினார். புதிதாகச் சேர்ந்த மற்றொரு மாணவரான ஜியார்கோவிடம் அதே கேள்வியை மீண்டும் கேட்டார். இவருக்கு இது தொடர்பான வரை படத்தை வரைவது கடினமாக இல்லை. இதைப் பற்றி மிகவும் விரிவாக அவரால் விளக்க முடிந்தது.

இந்தக் காலகட்டம்வரை மாணவர்கள் அனைவரும் அதிக மக்களால் நிரம்பிய, ஒரு வரவேற்பறையில் திணிக்கப்பட்டனர். இதன் ஒருபக்கக் கதவு, தெருவை நேரடியாக ஒட்டிக் காணப்பட்டது. இதன் மற்றொரு பக்க மூலையில் ஒரு சாய்வு மேசையும் ஒரு கணினியும் மருத்துவர் ஹம்பெர்ட்டோவுக்காகக் காணப்பட்டன. இவர் இந்த ஒருங்கிணைந்த சமுதாய மருத்துவச் (எம்ஐசி) செயல்பாடுகளின் இயக்குநராகப் பணியாற்றினார். இவரும் நோயறிதல் மையத்தின் மருத்துவர் ஃபிராங்க்கும் ஒரு கணினிக்குமுன் அமர்ந்து இதயத் தமனி அடைப்புகள் பற்றி விவாதித்துக்கொண்டும், அதைப் பற்றிய பல்வேறு ஆய்வுத் தரவுகளை இணையதளத்தில் தேடிக்கொண்டும், தாம் தீர்வுகாண வேண்டிய பிரச்சினைத் தொடர்பாக மிகவும் விரிவான குறிப்புகள் எடுத்துக்கொண்டும் இருந்தனர். அருகிலுள்ள ஒரு வகுப்பறையில் மூன்றாம் ஆண்டு மாணவர்கள் தம்முடைய வகுப்பை முடித்துக்கொண்ட போது, முதலாம் ஆண்டு மாணவர்கள் அந்தப் பெரிய அறைக்குள் சென்றனர். இந்த அறை அதிக சத்தமின்றியும், மிகவும் பழைய-வகை சாய்வு மேசைகளையும் கொண்டிருந்தன. ஒரு கணினியும் டிவிடி படங்கள் காட்டுவதற்கான ஒரு பெரிய தொலைக் காட்சி சாதனங்களும் அங்கு இருந்தன.

மருத்துவர் அலினா வகுப்பு நேரத்தைப் பாடம் நடத்தவும், திரைப்படம் காட்டவும் பிரித்தார். இரண்டரை மணி நேரத்தில் ஏறத்தாழ 70 விழுக்காடு பாடம் நடத்தவும் 30 விழுக்காடு திரைப்படம் காட்டவும் அவர் ஒதுக்கினார். அசைவூட்டம் (அனிமேஷன்), விளக்கப்படங்கள் ஆகியவற்றை உள்ளடக்கிய திரைப்படத்தில் ஒரு தெளிவான, விளக்கமான உரை ஒரு பெண் குரலால் கொடுக்கப் பட்டிருந்தது. இது நான் எதிர்பார்த்தது போன்றில்லை; ஏனெனில், வகுப்புகளில் காட்டப்படும் திரைப்படங்கள் கியூபப் பல்கலைக்

கழகப் பேராசிரியர்களால் கொடுக்கப்படும் வழக்கமான சொற் பொழிவுகளிலிருந்து உண்டாக்கப்படுகின்றன என்ற ஒரு தவறான கருத்தை நான் வளர்த்துக்கொண்டுவிட்டேன். ஒருங்கிணைந்த சமுதாய மருத்துவப் பாடபோதனை 2006இல் தொடங்கியபோது, மிகவும் குறைந்த காலத்திற்கு, பழைய படக்காட்சிகளும் (சிலைடு ஷோ) விஹெச்எஸ் நாடாக்களும் பயன்படுத்தப்பட்டன. ஆனால், தற்போது இவை எல்லாமும் டிவிடிக்களால் மாற்றீடு செய்யப் பட்டுவிட்டன. மொத்த ஒருங்கிணைந்த சமுதாய மருத்துவப் பாடத் திட்டத்தை உள்ளடக்கும் வகையில், இதன் காட்சித் தொகுப்புகள் வடிவமைக்கப்பட்டன. ஆறாண்டு மருத்துவப் படிப்பின் ஒவ்வொரு வாரத்திற்கும், ஒவ்வொரு பாடப் பகுதிக்கும் ஏற்ற பாடங்களை விளக்க இவை தயாரிக்கப்பட்டன.

இந்த அறிவை மாணவர்களுக்குப் பரப்புவது எவ்வளவு முக்கியமோ அவ்வளவு முக்கியமாக கடந்த இரண்டு ஆண்டுகளில் கியூபாவின் மருத்துவ-ஆசிரியர் பயிற்சியாளர்கள் தாங்களே வகுப்பு களுக்குத் திரும்பி வந்தது அமைந்தது. ஒருங்கிணைந்த சமுதாய மருத்துவக் கல்வித் திட்டத்தையும் டிவிடிக்களின் அமைப்பையும் சார்ந்திருந்த கல்விக் கருத்துகளைத் தாங்களே படித்தறிந்த பிறகுதான் அவர்கள் தங்களுடைய வகுப்பறைப் பாடங்களை நடத்த, காட்சிகளின் உள்ளடக்கத்தைத் தகுந்த முறையில் பயன்படுத்தத் தயாரானார்கள்.

நான் பங்கேற்ற முதல் வகுப்பை மருத்துவர் அலினா ஒரு டிவிடி காட்சியுடன் தொடங்கினார். ‘மனித உருவ உடற்செயலியல்: (மார்ஃபோ பிசியோலஜி): பகுதி இரண்டு, முதல் மூன்றாம் பருவம், முதலாண்டு’ என்பதை மாணவர்கள் தற்போது கவனிக் கிறார்கள் என்று அந்தத் திரைப்படம் அறிவித்தது. இந்தத் திரைப்படக் காட்சி ஓர் இடை-ஊடாட்டக் கருவியாக வடிவமைக்கப் பட்டிருந்ததால் மருத்துவர் அலினா தன் விருப்பத்திற்கேற்ப தொலைக் கட்டுப்பாட்டுக் கருவியைப் பயன்படுத்தி படத்தை அடிக்கடி நிறுத்தி நிறுத்தி மீண்டும் தொடங்கினார். அவர் மிகவும் கூர்மை யாகவும், தகுந்த உடலசைவுகளுடனும் தேவையான விவரங்களை ஆங்காங்கே சேர்த்தார். தொடர்புடைய பாட விளக்கங்களை வலியுறுத்தினார். தகவல்களை மீண்டும் மீண்டும் கூறி, மாணவர்கள் பாடச் செய்திகளை நன்கு புரிந்துகொள்ளச் செய்தார். அவர் கையை உயர்த்தி, வினாக்கள் தொடுக்குமாறு மாணவர்களை அடிக்கடி வலியுறுத்தினார்.

கடந்த வாரத்தில் நடத்தப்பட்ட பாடமான மரபணுப் பொருள், அதனுடன் இயல்பாகவே தொடர்புப் பாடம் மனித இனப் பெருக்கவியல், இந்த வகுப்பின் பொதுவான பாடமாக அமைந்தது: ஒரு குழந்தையின் செல்கள் எவ்வாறு உருவாகின்றன? ஓர் இயற்கையான கருவுறுதல் எவ்வாறு நடைபெறுகிறது? தலைப்புப் பக்கம் ஒன்று தொடர்புடைய பாடங்கள் பற்றி அறிவித்தது: 'கேமீட்கள் உருவாக்கம், கருவுறுதல், கருமுட்டை வளர்ச்சி, மாற்றங்கள், கருத்தடை.' குரோமோசோம் இணைவு பற்றிய பல்வேறு பாங்குகள் பற்றியும், குறிப்பிட்ட விதிவிலக்குகள் பற்றியும் திரைப்படம் மூலம் விளக்கிய பிறகு, மருத்துவர் அலினா பிறவிக் குறைகளுக்கு காரணமாக இருக்கக்கூடிய, இயல்புக்குப் புறம்பான, சில செயல்பாடுகள் பற்றி சுட்டிக்காட்டினார். கருவுற்ற முட்டை எப்படி கருவறையின் சுவரில் பதிகிறது என்று திரைப்படம் எடுத்துக்காட்டிய பிறகு, அவர் அதிக நேரம் செலவழித்து மாணவர்கள் எழுப்பிய வினாக்களுக்கு விளக்கமான விடைகளை அளித்தார். குறிப்பாக, வெற்றி பெறாத கருவுறுதல்கள் பற்றியும், தன்னிச்சைக் கருக் கலைப்பிற்குக் காரணமான, சரியில்லாத கருமுட்டை பதிதல் வகைகள் பற்றியும் விளக்கினார்: 'இந்த வகைச் செய்திகள் பற்றிதான் நீங்கள் நன்கு அறிந்துகொள்ள வேண்டும்; ஏனெனில், உங்களுடைய நோயாளிகள் சிலருக்கு இந்தச் செயல்பாடுகள் பற்றி நீங்கள் எதிர்காலத்தில் விளக்க வேண்டியிருக்கும்' என்று அவர் மாணவர் களிடம் வலியுறுத்தினார்.

பிளாஸ்டோசிஸ்டிஸ், பெல்லுசிட் பகுதி, ட்ரோஃபோபிளாஸ்ட்' மற்றும் இதர புரியாத (குறைந்தபட்சம் எனக்குப் புரியாத) கரு வளர்ச்சி தொடர்பான வரையறைகள் பற்றிய விளக்கங்களை மருத்துவர் கொடுத்தார். பிறகு, 'பெண்களின் பாலியல்சுழற்சி (செக்ஸுவல் சைக்கிள்)' பற்றிய விரிவான விவாதம் நடைபெற்றது. மாதவிடாய் காலத்திலும், முட்டை உருவாகும் காலத்திலும் காணப்படும் தனிப்பட்ட வேறுபாடுகள் பற்றி பெண்கள் புரிந்துகொள்ள உதவும் பல்வேறு வழிவகைகள் பற்றி மருத்துவர் அறிவுறுத்தினார். இது தொடர்பாக மலக்குடல் வெப்பமானியின் பயன்பாட்டையும் பற்றிய ஒரு விளக்கத்தைக் கொடுத்தார். இந்த விவாதங்கள் மாணவர்களின் முதலாவது வீட்டுப்பாட வேலை தொடர்பாக இருந்தன: கருமுட்டை உருவாதல், விந்து உருவாதல் போன்றவை எவ்வாறு உருவாகின்றன என்பது பற்றிய ஒரு விரிவான விளக்கத்தை மாணவர்கள் வீட்டில் தயாரித்துக்கொண்டு வர வேண்டும்.

சிறிது நேரம் கழித்து மருத்துவர் அலினா மற்றொரு வீட்டுப்பாட வினாவை எழுப்பினார். மாதத்தின் பெரும்பாலான நாள்களில் சாலையில் லாரி ஓட்டிச் செல்லும் ஓர் ஆணுக்கும், வெனிசுலாவில் ஒரு புதிய சமுதாய இலக்கைச் செயல்படுத்துவதற்காக, பெரும்பாலும் பயணம் செய்துகொண்டிருக்கும் ஒரு பெண்ணுக்கும் நடந்த திருமணத்தைக் கற்பனை செய்துகொள்ளுமாறு மாணவர்களைக் கேட்டுக்கொண்டார். திருமணம் நடந்து மூன்றாண்டுகள் முடிந்த பின்னும் அந்தப் பெண் கருதரிக்கவில்லை என்று கற்பனை செய்து கொள்ளுமாறு அவர் மாணவர்களைக் கேட்டுக்கொண்டார். 'அவர்களுடைய மருத்துவராக நீங்கள் அவர்களுக்கு என்ன அறிவுரை வழங்குவீர்கள்? ஒரு குழந்தை பெறுவதற்கான நல்ல வாய்ப்பு ஏற்பட எந்த எளிய வழிமுறைகளை அவர்கள் பின்பற்ற வேண்டும்?' என்று அவர் கேட்டார்.

கொலம்பியாவைச் சேர்ந்த ஒரு மாணவர் தன் கையை உயர்த்தி பின்வருமாறு கூறினார்: 'நான் நீண்ட தூரம் சுமையூர்திகள் ஓட்டும் ஓட்டுநர்களைப் பற்றி ஒரு கட்டுரையில் படித்ததாக நினைவு— அவர்கள் அதிக அசைவின்றி ஒரே இடத்தில் நீண்ட நேரம் உட்கார்ந்து ஓட்டுவதால் அவர்களின் விந்து உற்பத்தித்திறன் பெருமளவு குறைந்து விடுவதாக.'

மருத்துவர் தன்னுடைய கண்களைக் கூரையை நோக்கித் திருப்பிக் கொண்டு தன்னுடைய தலையை மிகவும் வலுவாக அசைத்து இந்தக் கருத்தை எதிர்த்தார். 'இல்லை, இல்லை. இது ஒரு கருத்தளவிலான ஊகம்தான். புகழ்பெற்ற பத்திரிகைகளில் இத்தகைய தகவல்கள் வருகின்றன என்றாலும், அவை உண்மையாகவோ பொய்யாகவோ இருக்கலாம். இது தொடர்பான ஒரு நேரடி அணுகுமுறை உள்ளது. அது இந்தக் கணவன்-மனைவி இணையின் பிரச்சினைகளைத் தீர்க்க வல்லது. இந்த அணுகுமுறையை நீங்கள் முதலில் பரிசோதிக்க வேண்டும்.'

அவருடைய கடைசி வீட்டுப்பாடக் கேள்வி, இளம் மருத்துவர்களாக, ஒருங்கிணைந்த சமுதாய மருத்துவத்தின் பயிற்சியாளர்களாக அவர்களின் பாத்திரங்களில் ஒன்றை அறிமுகப்படுத்துவதை நோக்கமாகக் கொண்டனர். பல்வேறு உடல்நலப் பிரச்சினைகளைப் பற்றிய பொதுமக்களின் விழிப்புணர்வை மேம்படுத்தும் செயலில் ஈடுபடப் போகிறவர்களாக அவர்களே இருக்கப் போவதால் அவர்கள் தங்களுடைய அறிவை மற்றவர்களுடன் பகிர்ந்துகொள்ள வேண்டும்; அவர்கள் சிகிச்சை அளிக்கும் மக்களிடம் பரிவு காட்ட வேண்டும்.

'நீங்கள் மிகவும் பின்தங்கிய, ஏழ்மையான பகுதியில் அமைந்த உங்களுடைய பர்ரியோ அடென்ட்ரோ அலுவலகத்தில் இருக்கிறீர்கள். உங்களிடம் ஓர் இளம்பெண் வந்து 'நான் கருவுற்றிருக்கிறேன்; ஆனால் நான் எவ்வாறு கருவுற்றேன் என்று எனக்குத் தெரியவில்லை' என்று கூறுவதாக நினைத்துக்கொள்ளுங்கள். நீங்கள் அப்போது அவரிடம் என்ன கேட்க வேண்டும்? அவருக்கு என்ன விளக்கத்தை நீங்கள் கொடுக்க வேண்டும்?'

சில வாரங்கள் கழித்து நடந்த மற்றொரு வகுப்பில் மருத்துவர் அலினா மாணவர்களின் இருக்கைகளுக்கு இடையே இருந்த பாதையில், ஒரு சிறிய வண்டியில், ஒரு மனித எலும்புக்கூட்டின் முழு-அளவு உருவபோலியைக் (நகல் எலும்புக்கூடு-ரெப்லிகா) கொண்டுவந்தார். தண்டுவடம் பற்றிய வினாக்களுடன் பாடம் தொடங்கியது. பல்வேறு வகை முதுகெலும்புகளின் வேலைகள் பற்றியும் வினாக்கள் தொடுக்கப்பட்டன. சூரிநாமிலிருந்து வந்த மூன்று மாணவர்களே எப்போதும் வினாக்களுக்கு விடையளிக்க ஆர்வம் காட்டியதால், தங்களுடைய கைகளை உயர்த்தி விடையளிக்க விரும்பினர். 'நீங்கள் அதிக ஆர்வத்துடன் உள்ளீர்கள், உங்களுடைய கைகளைக் கீழே போடுங்க' என்று மருத்துவர் அலினா கூறினார். மற்றவர்கள், குறிப்பாக வட்டார கிராமப்புற மாணவர்கள் சிரித்தனர். ஏனெனில், ஜியார்கோவுக்கும், அவருடைய சகோதரி இசபெல்லாவுக்கும் இடையே இருந்த சகோதர எதிர்ப்பைக் கண்டு அவர்களுக்குச் சிரிப்பு வந்தது. அல்லது, சூரிநாமின் தலைநகரில் வளர்ந்த காரணத்தால் ஏற்பட்ட அவர்களின் நடத்தை அவர்களுக்குச் சிரிப்பை ஏற்படுத்தி யிருக்கலாம் (இந்தத் தலைநகர் மிகப்பெரிய நகரமல்ல; இதில் 250,000 மக்கள் மட்டுமே இருந்தனர்; எனினும், இது சனாரேவைவிட பத்து மடங்கு பெரிய நகரம்). நகரத்து மக்கள் பொதுவாகவே அதிகப் போட்டி மனப்பான்மை கொண்டவர்கள். ஏனெனில், அவர்கள் அதிக அதிகாரம் கொண்ட பள்ளிகளுக்கு—அதுவும் டச், ஆங்கிலம் ஆகிய இரண்டு மொழிவழிக் கல்வி கற்பிக்கப்படும் பள்ளிகளுக்கு— அனுப்பப்பட்டனர்.

'இதற்கான விடையை வேறு மாணவர்கள் கொடுக்கலாம்' என்று கூறிய மருத்துவர், மேலும் தொடர்ந்தார்: 'எய்னி! மார்பு முள்ளெலும்பு களின் மூன்று பண்புகளைக் கூறுங்கள்.' மாண்டே கார்மெலோவைச் சேர்ந்த 28-வயதான எய்னி தன்னுடைய மென்மையான குரலில் இதற்கான சரியான விடையை விவரமாகக் கூறினார்.

மற்றொரு வினா: 'ஏன் அடிமுதுகு முள்ளெலும்புகள் பெரிதாக உள்ளன?' பதில் கூற இசபெல்லா உடனே எழுந்ததால், மருத்துவர் அவரைக் கேலி செய்தார்: 'நீங்கள் நிறுத்தாவிட்டால் உங்களுடைய கைத்தசைகள் பாதிப்படையக்கூடும்.' அவரை ஒதுக்கிவிட்டு வகுப்பிலேயே மிக அதிக வயதான ஜோஸ் என்பவரை அழைத்து விடை கூற பணித்தார்.

அவர் கூறினார்: 'இந்த அடிமுதுகு முள்ளெலும்புகள் பெரியவை. காரணம் இவை முதுகுத் தண்டுவடத்தின் அடியில் இருப்பதுதான். இவை அதிக எடையைத் தாங்க வேண்டியுள்ளது.' முதுகுத் தண்டு வடத்தின் வேலைகள் பற்றிய இதர வினாக்களுக்கு அவர் சரியான பதில்களைக் கூறினார்.

அடுத்த ஒரு மணிநேரத்தில் மருத்துவர் அலினா மனித எலும்புக் கூடு ஒன்றை வைத்துக்கொண்டு மாணவர்களிடம் வேறு சில வினாக்களைக் கேட்டார். அவர்களையும் வினாக்களைக் கேட்கத் தூண்டினார். ஓர் உள்ளூர் மருத்துவரைக் குழப்பமடையச் செய்யும் நோய்க்குறிகள் தொடர்பான கருத்தளவிலான குழப்பநிலை குறித்து விவரித்தார். சூழ்ந்துள்ள பகுதியில் மிகவும் சாதாரணமாகக் காணப்படும் ஒரு நிகழ்வு தொடர்பான பிரச்சினை ஒன்றை எழுப்பினார்: 'மிக அதிகமாக பீர் குடிக்கும் ஒரு மனிதர் கிராமப்புற சாலையில் தன்னுடைய மோட்டார் பைக்கில் செல்லும் போது விழுந்து விடுகிறான். தன்னுடைய கால்களையோ, கைகளையோ, மண்டை யோட்டையோ உடைத்துக்கொள்ளவில்லை என்று தோன்றினாலும் அவனால் சரியாக மூச்சுவிட முடியவில்லை. அவனுடைய நுரையீரல்கள் ஒருவித கசிவுப் பொருளால் நிரம்பிவிடுகிறது. அவனுடைய மார்பு எலும்புகளில் ஒன்று அவனுடைய நுரையீரலைக் குத்தியிருப்பதும் இதற்கான ஒரு காரணமாக இருக்கலாம்' என்று எலும்புக்கூட்டை வைத்துக்கொண்டு அவர் விளக்கினார்.

அடுத்து, டிவிடி ஒன்று எலும்பு மண்டலத்தைப் பற்றி விளக்கியது. அது மூன்றாவது வாரக் குழந்தையின் கருமுளையத்திலிருந்து தொடங்கியது. ஆறாவது வாரத்தில் எலும்பு செல்களின் முதல் இருப்பிடத்தைக் காட்டியது. எட்டாவது வாரத்தில் ஏற்படும் பெரிய எலும்பு உருவாக்கத்தின் தொடக்கத்தைக் காட்டியது, முதலில் கைகளிலும், இரண்டு நாள்களுக்குப் பிறகு கால்களிலும். ஒரு தருணத்தில் மருத்துவர் அலினா திரைப்படத்தை நிறுத்திவிட்டு, எலும்பு மண்டலத்தில் ஏற்படும் சிறிய பிறவிக் குறைகளைப் பற்றி

சுருக்கமாகப் பேசினார். இந்தக் குறை பெற்றோரிடமிருந்து பெறும் பண்புகளால் ஏற்படலாம் என்று எடுத்துக்காட்டினார். இவற்றில், காணப்படாத அல்லது கூடுதலான கைவிரல்கள், கால்விரல்கள் அடங்கும். பிறகு அவர் கூறினார்: 'பல்வேறு வகை பிறவிக்குறைகள் பற்றியும் அவற்றிற்கான காரணங்கள் பற்றியும் நாம் அதிக விவரமாக மூன்றாம் ஆண்டு படிப்பில் காண்போம். இந்தக் காரணிகளில் மரபணு ரீதியாகவும் சூழலியல் மூலமாகவும் ஏற்படுவதும் அடங்கும்.'

வீட்டுப்பாட வேலைகள் கொடுக்கப்பட்டபோது, முதல் வினா பின்வருமாறு: 'எலும்பு அமைப்புகளிலும் இணைப்புத் திசுக்களிலும், ஆண்களுக்கும் பெண்களுக்கும் இடையே காணப்படும் வேறுபாடுகளை நீங்கள் விளக்க வேண்டும் என்று நான் விரும்புகிறேன். குறிப்பாக, இடுப்பிற்கும் கீழே இடுப்பெலும்புக்கூடு, கால்கள், இடுப்பு போன்றவற்றில் உள்ள வேறுபாடுகள் பற்றி.' மருத்துவர் அலினா சுட்டிக்காட்டியபடி இயல்பான வேறுபாடுகள் பற்றி மட்டுமே அறிந்துகொள்ள வேண்டும். 'எடுத்துக்காட்டாக, பெண்களின் எலும்புகளைவிட ஆண்களின் எலும்புகள் அதிக அடர்த்தி கொண்டவை என்பதை நீங்கள் எதிர்பார்ப்பீர்கள். ஆனால், கடந்த பல ஆண்டுகளாக, குறிப்பாக வெனிசுலாவின் கிராமப்புறங்களிலும், நாங்கள் பணிபுரியும் பர்ரியோ அடென்ட்ரோ பகுதிகளிலும் நாங்கள் மேற்கொண்ட ஆய்வில் ஆண், பெண்களின் எலும்பு அடர்த்தியில் பெரிய வேறுபாடுகள் இருக்க வேண்டும் என்பது அவசியமில்லை என்பது எங்களுக்கு அதிக அதிர்ச்சியைக் கொடுத்தது. இதற்கு ஒரே காரணம்தான் இருக்கலாம்: வெனிசுலா மக்களில் பலர் வாழ்நாளின் பெரும்பகுதியில் பெற்ற ஊட்டச்சத்துக்குறைதான்.'

இரண்டாவது, வீட்டுப்பாட வேலை, வெனிசுலா அல்லது பிரேசிலின் ஒரு மழைக்காட்டின் எளிதில் அடைய முடியாத பகுதியில் எதிர்காலத்தில் மருத்துவராகப் பணிபுரிய நேர்ந்தால் இவர்கள் ஆற்றும் பங்கு என்னவாக இருக்கும் என்பதுதான். 'அமேசானின் பழங்குடி சமுதாயத்திற்குச் சேவையாற்றும் ஒரு மருத்துவராக நீங்கள் உள்ளீர்கள். ஓர் இளம் சிறுவன் அலைந்து திரிந்துகொண்டிருக்கிறான். உள்ளூர் மக்கள் பெரும்பாலோருக்கு அவன் யார் என்று தெரியவில்லை. அவன் மிகச் சிறிய உருவத்தைக் கொண்டிருக்கிறான் என்றாலும், அந்தப் பகுதியிலுள்ள பெரும்பாலான மக்களும் சிறிய உருவத்தையே கொண்டுள்ளனர். ஒரு மருத்துவராக நீங்கள் அவனுடைய வயதை கணிக்க வேண்டுமென்றால் (உங்களிடம் ஒரு எக்ஸ்-ரே கருவியும்

எக்ஸ்-ரே தாளும் இருக்கிறது என்று வைத்துக்கொண்டால்), என்ன செய்வீர்கள்? அவனுடைய கையின் ஒரு பகுதியில் எலும்பு முழுவதுமாக வளர்ச்சியடையவில்லை. அவனுடைய குத்துமதிப்பான வயதைக் கண்டுபிடிக்க அவனுடைய எலும்புகளில் எந்தப் பகுதியை இதற்காக ஆய்வு செய்வீர்கள்?

மிஷன் சூக்ரே: ஒரு மிகச் சிறப்பான திட்டம்

ஒருங்கிணைந்த சமுதாய மருத்துவக்கலைத் திட்டத்தின் பெரும் பாலான கூறுகள் கியூப மருத்துவர்களுடன் கூடவே வெனிசுலாவுக்கு இடப்பெயர்ச்சி அடைந்தது. எனினும், ஒருங்கிணைந்த சமுதாய மருத்துவத் திட்டத்தை உடனடியாக நூற்றுக்கணக்கான வெனிசுலா நகரசபைகளில் நடைமுறைப்படுத்த முடிந்தது. ஏனெனில், அந்த நாடு பொலிவியக் கல்வித் திட்டத்திற்கு மாற்றான ஒன்றைத் தொடங்கியது. 2000ஆம் ஆண்டுக்குப் பிறகு செயல்படத் தொடங்கிய பல கல்வி மிஷன் சூக்ரேயின் கீழ் மில்லியன்கள் கணக்கான வெனிசுலா மக்கள் தங்களுடைய தொடக்க, உயர்நிலைப் பள்ளிக் கல்வியையும், வேறு வகை உயர் பல்கலைக்கழக அல்லது தொழில்நுட்பக் கல்வியையும் பெற ஒரு வாய்ப்பைப் பெற முடிந்தது.

மிஷன் ராபின்சன் என்று அழைக்கப்படும் ராபின்சன் இலக்குத் திட்டம்(மிஷன்) கல்வியறிவு இல்லாதவர்களுக்குப் படிக்கவும் எழுதவும் உதவத் தொடங்கியது. இதுவே விரைவாக மிஷன் ராபின்சன் II திட்டமாக வளர்ச்சியடைந்தது. இது மாணவர்களைத் தொடக்க நிலைப் பள்ளியின் ஆறு வகுப்புகளைக் கடக்க உதவியது. மிஷன் ரிபாஸ் திட்டம் இதர மக்களைத் தங்களுடைய உயர்நிலைப் பள்ளிப் படிப்புகளை முடிக்க உதவி செய்தது. இவர்களில் இளம்வயதினரும் வயதுவந்தவர்களும் மக்கள் அடங்குவர். இவர்களில் பலர் பல்கலைக்கழக அளவில் படிப்புகளைத் தொடர விரும்பினர். பாரம்பரிய உயர்நிலைப் பள்ளிப் படிப்பை ஒரு காலத்தில் முடித்துவிட்டு, பாரம்பரிய பல்கலைக்கழகங்களில் சேர தகுந்த வாய்ப்புகள் கிட்டாதவர்கள் பலரும், மேற்கூறப்பட்டவர்களும் பல நூறு ஆயிரங்கள் எண்ணிக்கை களில் மிஷன் சூக்ரே என்ற மிகச் சிறப்பான திட்டத்தின்கீழ் சேர்க்கப் பட்டனர். இவர்கள் படிப்பதற்குப் பல்வேறு துறைகள் திறக்கப்பட்டன. இவற்றில் நன்கு அறிமுகமான சில பின்வருமாறு: சமூக அறிவியல், கணினி அறிவியல், வேளாண் சூழ்நிலையியல், சட்டம், செவிலியர் கல்வி, விளையாட்டுப் பயிற்சி, அறிவியல் தொழில்நுட்பம், கல்வியியல்.

2010ஆம் ஆண்டின் முடிவில் வெனிசுலாவில் இரண்டு மில்லியன்களுக்கும் அதிகமான பல்கலைக்கழக அளவில் மாணவர்கள் இருந்தனர். சாவேஸ் அதிபராகப் பதவியேற்றவுடன் இருந்த எண்ணிக்கையைவிட இது மூன்று மடங்கு அதிகம். இவர்கள் பயிலும் கல்வி நிறுவனங்களில் பல, எட்டு ஆண்டுகளுக்கு முன்பு இருந்ததில்லை. ஏறத்தாழ நான்கு இலட்சம் மாணவர்கள் வழக்கமான பொதுக்கல்வி நிறுவனங்களில் பயின்று வந்ததாகத் தகவல்கள் குறிப்பிடுகின்றன. இவற்றில் ஆசிரியர் பயிற்சிக் கல்லூரிகள், தொழில் நுட்பக் கல்லூரிகள், மிகவும் சிறப்பான கரகாஸின் வெனிசுலா மத்திய பல்கலைக்கழகங்கள், கல்லூரிகள் போன்ற நிறுவனங்களும் படித்து வந்தனர். இவற்றில் பல கத்தோலிக சர்ச்சுடன் தொடர்பு பெற்றவை. ஏறத்தாழ, ஐந்து இலட்சம் மாணவர்கள், புதிய பொலிவரிய மற்றும் விரிவுபடுத்தப்பட்ட ஆய்வுப் பல்கலைக்கழகங்களில் படித்து வந்தனர். ஏறத்தாழ ஆறு இலட்சம் மாணவர்கள் 'சுவரற்ற பல்கலைக் கழகங்களில்' சேர்ந்திருந்தனர். இவை மிஷன் சூக்ரே திட்டத்தின் வடிவில் நாடு முழுவதும் நிறுவப்பட்டன. 1998இல் முதன்முதலாக அதிபர் சாவேஸ் தேர்ந்தெடுக்கப்பட்டபோது, மொத்த வழக்கமான உயர்கல்வி அமைப்பில் இருந்த ஆறு இலட்சம் மாணவர்களுக்கு இணையான எண்ணிக்கையில் மிஷன் சூக்ரே திட்டத்தின் மூலம் மாணவர்கள் சேர்ந்தனர் என்பது குறிப்பிடத்தக்கது.

2008ஆம் ஆண்டில் மிஷன் சூக்ரே திட்டங்களின் தொடக்கநிலை, இரண்டாம் நிலைக் கல்விப் பட்டதாரிகள் பொலிவரியப் பள்ளிகளில் கற்பித்தனர். மாண்டே கார்மெலோவில் தன்னுடைய கற்பித்தலை மேற்கொண்ட ஜீசஸ், சனாரேவிலுள்ள ஒரு மேல்நிலைப் பள்ளியில் கற்பிக்கத் தேர்ந்தெடுக்கப்பட்டார். மாண்டே கார்மெலோவில் எங்களுக்கு அடுத்த வீட்டில் வாழ்ந்த ஓர் இளம்பட்டதாரி ஒவ்வொரு ஞாயிறு மாலையிலும் ஜீப் மூலம் யாகாம் பள்ளத்தாக்கின் காடுகளுக்குள் ஐந்து மணி நேரம் பயணம் செய்வார். அங்கு ஒரு குடும்பத்துடன் வாரம் முழுவதும் தங்கி வெவ்வேறு வயதான குழந்தைகளுக்கு ஓர் ஓரறை பள்ளியில் கற்பித்தார். பிறகு வெள்ளி மாலைகளில் ஜீப் மூலம் மீண்டும் தன் வீட்டுக்குத் திரும்புவார்.

வெனிசுலாவிலுள்ள ஒவ்வொரு நகராட்சியிலும் (இவை அமெரிக்காவின் கவுன்டி பகுதிகளுக்குச் சமனானவை) மிஷன் சூக்ரே திட்டத்தின் மைய அலுவலகமும் பல்வேறு பாடங்களுக்கு மாணவர்களின் சேர்க்கையை மேற்கொள்ளும் ஒருங்கிணைப்பாளர்களும்

உள்ளனர். ஒருங்கிணைந்த சமுதாய மருத்துவப் பாடத்திட்டத்திற்காக, மாணவர்களைப் பேட்டி கண்டு, தேர்வு செய்வதில் இந்தத் திட்டம் உதவினாலும், மிஷன் சூக்ரே திட்டத்தின் முக்கியப் பணி, உள்ளூர்ச் சமுதாயங்களில் இதர பல்கலைக்கழகப் படிப்புகளைக் கொடுப்பதாகும். இவற்றில் பல எடுத்துக்காட்டாக, செவிலியர் படிப்பு, விளையாட்டுப் பயிற்சி, உடல்பயிற்சிசார் மறுவாழ்வு, மருத்துவத் தொழில்நுட்பம் போன்றவை—சமுதாய நலத்தையும் நல வாழ்வையும் உறுதிசெய்யும் பங்கைச் செய்கின்றன.

மிஷன் சூக்ரே திட்டம் இதர வழிகளிலும் சமுதாய அளவில் மக்கள் நலவாழ்வு உணர்வுக்குப் பங்களிக்கிறது. எடுத்துக்காட்டாக, சமூக அறிவியல் பட்டம் பெறும் ஒவ்வொரு மாணவரும் ஒரு குழுவின் ஒரு கூறாகச் செயல்படவேண்டும்; ஓர் உள்ளூர்ச் சமுதாயத்தின் பிரச்சினையை அல்லது கவலையைக் கண்டறிய வேண்டும். தம்முடைய இயல்பான பாடவேலையைத் தவிர மாணவர்களின் குழு சமுதாயத்துடன் மேற்கொண்டுள்ள கூட்டங் களில் அடையாளம் கண்டறியப்பட்ட ஒரு பிரச்சினை தொடர்பாக தம்முடைய படிப்பு-முடிவு ஆய்வேட்டைக் கட்டமைக்க வேண்டும். அதன்பின், சமூக அறிவியல் விவரணங்களை இந்தக் குறிப்பிட்ட பிரச்சினைக்காகப் பகுப்பாய்வு செய்ய வேண்டும். பிறகு, சமுதாயத் திற்கான தீர்வைச் சுட்டும் வகையில் முடிவுகள் எழுதப்பட வேண்டும். இதற்கான கேள்விக் காட்சி (ஆடியோவிஷுவல்) பொருள்கள் ஆய்வேட்டுடன் சமர்ப்பிக்கப்பட வேண்டும். பட்டம்பெற்ற மாணவர்கள் பொதுமக்கள் கூட்டத்தில் பங்குபெற்று அங்கு ஆர்வமுள்ள குடிமக்களுக்கு (நகராட்சியின் அனைத்துப் பகுதி குடிமக்களுக்கு) தங்களுடைய முடிவுகளை விளக்க வேண்டும்—குறிப்பாக, அவர்களுடைய ஆய்வு கவனம் செலுத்திய அந்தச் சிறிய சமுதாயம் அல்லது அண்டைப் பகுதிக்கு.

இந்த ஆய்வேட்டுத் திட்டங்கள் பெரும்பாலும் தீர்க்கப்பட வேண்டிய அல்லது தீர்க்கக்கூடிய சமுதாய நலப் பிரச்சினைகளுடன் நேரடித் தொடர்பு கொண்டுள்ளன. சமூக அறிவியல் மாணவி கார்மென் அலிசியா. இவர் மாண்டே கார்மெலோவைச் சேர்ந்த ஒரு பாட்டி (இவர் எய்னி என்ற முதலாண்டு மருத்துவ மாணவியின் தாயார்). இவர் உள்ளூர்க் கிராம மக்களுக்கும், அவர்களுடைய குடும்பங்களுக்கும் உயிரிக்கொல்லிகளால் ஏற்படும் அபாயங்களை நீக்கும் நீண்டநாள் பிரச்சினை பற்றி ஆய்வு மேற்கொண்டார். இவருடன் கூடவே அருகில்

உள்ள போஜோ கிராமத்தைச் சேர்ந்த இரண்டு இளம் பெண்களும் சேர்ந்து ஆய்வு செய்தனர். சமுதாயம் ஏற்கனவே தன்னுடைய உயிரிக் கொல்லிப் பயன்பாட்டை 60 விழுக்காடு அளவுக்குக் குறைத்திருந்தது. சில மக்களும் கூட்டுறவு அமைப்புகளும் இயற்கை (ஆர்கானிக் ஃபார்மிங்) வேளாண்மையில் ஈடுபட்டிருந்தது; எனினும், அது தொடர்ந்து விவசாயிகளை நச்சு வேதிப்பொருள்களிலிருந்து விலகி இருக்க உதவியது. இதுமட்டுமின்றி மிகவும் அதிக நல்ல வேளாண்மை வழிமுறைகளைப் புகுத்தியது. இலக்குகளில் மிகவும் முக்கியமான ஒன்று, மனிதத் தாய்ப்பாலிலிருந்து உயிரிக் கொல்லிகளை அறவே நீக்குவது. இது மிகவும் முக்கியமானது என்று தம்முடைய சுற்று வட்டாரப் பகுதி மக்களை உணரவைக்க மாணவர்களால், லாரா மாநிலத்தில் மேற்கொள்ளப்பட்ட மருத்துவ ஆய்வுகளிலிருந்து ஆதாரங்களைத் திரட்டினர். அருகிலுள்ள நகரமான குவிபோரில் குழந்தை பெற்ற 80 விழுக்காடு தாய்களின் தாய்ப்பால் வேளாண் உயிரிக்கொல்லிகளால் கலப்படமாய் இருந்தது. 1990இல் பார்குசி மீட்டோ என்ற இடத்தின் மருத்துவமனையில் ஏற்பட்ட 15,000 பிறப்புகளை ஆய்வு செய்தபோது அங்கு தேசிய சராசரியைவிட ஐந்து மடங்கு அதிக அளவு பிறவிக்குறை இருப்பது கண்டறியப் பட்டது. 1994இல் மேற்கொள்ளப்பட்ட இதே போன்ற ஆய்வின்படி, சராசரி அளவைவிட பதினோரு மடங்கு அதிகப் பிறவிக் குறைகள் காணப்பட்டன.

மக்கள் உடல்நலக் குழுவின் தன்னார்வத் தொண்டரான எல்சி, மிஷன் சூக்ரே திட்டம் ஒன்றில் தன்னுடைய செவிலியர் படிப்புப் பாடத்தில் ஆய்வு அறிக்கையைத் தயாரித்துவந்தார். கடந்த காலத்தில் பல்கலைக்கழக செவிலியத்துறையில் பட்டப் படிப்பை முடித்த, மாண்டே கார்மெலோவைச் சேர்ந்த ஒரே மனிதர் இவர்தான். பார்குவிசிமீட்டோ நகரத்தில் உள்ள உறவினர்களுடன் வாழ்ந்து, அவர் இந்தப் படிப்பை முடித்தார். எல்சியும் 46 இதர மாணவர்களும் அனுமதியளிக்கப்பட்ட செவிலியர்களாக ஆவதற்கு ஒரு மூன்றாண்டு படிப்பை முடித்துக்கொண்டிருந்தனர். இவர்கள் மேலும் இரண்டு ஆண்டு பாடத்திட்டத்தை முடித்தால், செவிலியப் படிப்பில் இளநிலை அறிவியல் பட்டத்திற்குச் சமமான ஒரு பட்டத்தைப் பெறுவர். அவர்களுடைய இறுதி ஆய்வறிக்கை அவரும் அவருடைய வகுப்பு மாணவர்கள் மூன்று பேரும் மாண்டே கார்மெலோ கிராமத்தின் தற்போதைய உடல்நலத் தேவைகளை மதிப்பிட்டனர். அவர்கள் குறிப்பிட்ட இதர பரிந்துரைகளில் ஒன்று, மிகவும் நல்ல பொது

பொழுதுபோக்கு வசதிகளின் தேவையைக் கண்டறிந்தது. மேலும், கிராமத்தில் இருந்த ஒரே சிறிய விளையாட்டுப் பகுதியை மேம்படுத்தும்படி பரிந்துரைத்தனர். இந்த விளையாட்டுப் பகுதியில் கான்கிரீட் தரைகொண்ட ஒரு கூடைப்பந்து மைதானம் அமைந்து இருந்தது. இதே மைதானம் வலைப் பந்தாட்டத்திற்கும், சிறிய-அளவு கால் பந்தாட்டத்திற்கும் பயன்படுத்தப்பட்டது. அவர்கள் ஒரு திறந்தவெளி கூரையைக் கட்டுமானம் செய்ய ஆலோசனை வழங்கினர். ஏனெனில், மழைக் காலத்தில் அந்த இடத்தின் பயன்பாடு மிகவும் குறைவாக இருந்தது. இதேபோன்று, ஆண்டின் இதர மாதங்களில் நண்பகல் கடும்வெப்பம் நிலவும். ஆகவே குழந்தைகள் அங்கு விளையாட இயலாது. தங்களுடைய ஆய்வு முடிவுகளை எல்சியின் குழு, பொதுமக்களுக்கு எடுத்துக் கூறிய போது, அவர்கள் இந்தப் பரிந்துரைகளைக் கிராம சமுதாயக் குழுவிற்குக் கொண்டு சென்று, கட்டுமானத்திற்கான நிதியுதவியைக் கூட்டாட்சி நிதியிலிருந்து பெறுமாறு வேண்டினர்.

இலக்குத் திட்டங்கள் (மிஷனரீஸ்): கல்விக்கு அர்ப்பணிப்பு

2005ஆம் ஆண்டின் ஜூன் மாதத்தில் சனாரே-மாண்டே கார்மெலோ பகுதிக்கு நான் முதல்முறையாகச் சென்றபோது ஆண்ட்ரெஸ் இலோய் பிளாங்கோ நகராட்சிக்கான கிராமப்புற ஆசிரியர்களின் இயக்குநரான ஹோனோரியோடாம் என்பவரை நல்வாய்ப்பாகச் சந்தித்தேன். பல ஆண்டுகளாக ஹோனோரியோ மிகவும் நல்ல ஆசிரியர்களின் குழுவோடு பணிபுரிந்தவர். இந்த ஆசிரியர்கள் சோதனை வகைப் பள்ளிகளுக்குத் தம்மை அர்ப்பணித்துக்கொள்ள விருப்பம் கொண்டவர்கள். மிகவும் செங்குத்தான மலைகளையும், கரடுமுரடான பள்ளத்தாக்குகளையும், மிகுந்த 'மடிப்புகளையும்' கொண்ட நிலத்தோற்றப் பகுதிகளினூடே சிதறிக் கிடக்கும் 123 குக்கிராமங்களையும், ஆயிரக்கணக்கான சிறிய வேளாண் பண்ணை களையும் சேர்ந்த மக்களுக்குச் சேவையாற்றும் மிகவும் கடினமான செயல்களை மேற்கொள்ளவும் இவர்கள் தயாராக இருந்தனர். பெரும்பாலான ஆசிரியர்கள் முற்போக்குத் தன்மைகொண்ட கத்தோலிக்கர்கள். இவர்களில் பலர் பாவ்லோ ஃபிரெய்ரே கருத்திலும் விடுதலை இறையியலின் கல்வித் தத்துவத்திலும் தாக்கம் கொண்டவர்கள். இவர்கள் சாவேஸ் அதிகாரம் பெறுவதற்கு நீண்ட காலத்திற்கு முன்பே கிராமப்பகுதிகளுக்கு நன்மை பயக்கும் சோதனைப் பாடத்திட்டங்களைத் தொடங்கியவர்கள். சாவேஸ்

அரசுக்குத் தம்முடைய ஆதரவை நல்குவதில் இவர்கள் ஒருமித்துச் செயல்பட்டனர். ஏனெனில், இது ஏழைகளிடமும் ஒடுக்கப்பட்ட மக்களிடமும் வாழ்க்கையைப் பொருளாதார அளவில் மேம்படுத்தியது மட்டுமின்றி, கல்வித் திட்டங்களும் புதிய கிராமப்புற உயர்நிலைப் பள்ளிகளின் கட்டமைப்பும் கல்விச் செயல்பாட்டைப் புரட்சிகர மாக்குவதற்கு வழிவகை செய்தது.

'வெனிசுலாவில் ஏற்பட்ட மிகப் பெரிய மாற்றம் 2005இல் மில்லியன் கணக்கில் வெனிசுலா மக்கள் பள்ளிக்குச் சென்றனர் என்பதுதான். இவர்கள் 1997இல் கல்வியறிவற்றவர்களாக இருந்தனர்' என்று ஹோனோரியோ வலியுறுத்தினார். 2009ஆம் ஆண்டின் புள்ளிவிவரங்கள் நிச்சயமாக அவரின் கூற்றை நிரூபித்தன: மிஷன் ராபின்சன் திட்டத் தொடக்கக் கல்வியை 437,000 வயதுவந்தோர் முடித்தனர். மிஷன் ரிபாஸ் திட்ட உயர்நிலைக் கல்வியை 510,000 மக்கள் முடித்தனர். மிஷன் சூக்ரே திட்டத்தில் 600,000 மக்கள் தங்களை இணைத்துக்கொண்டனர் அல்லது பட்டம் பெற்றனர். 3 முதல் 5 வயது வரையுள்ள குழந்தைகளுக்கு இலவச பகல் பராமரிப்புச் சேவை கொடுக்கப்பட்டது. இதில் 66 விழுக்காடு குழந்தைகள் பயன்பெற்றனர். தொடக்கக் கல்வி பெறுவோர் எண்ணிக்கை 86 விழுக்காட்டிலிருந்து 93 விழுக்காடாக உயர்ந்தது. பல தொடக்கக் கல்விப் பள்ளிகள் தற்போது மாணவர்களுக்கும் ஒரு நாளைக்கு இரண்டு வேளை இலவச உணவு வழங்குகின்றன. உயர்நிலைப் பள்ளியில் படிப்போர் எண்ணிக்கை 47இல் இருந்து 68 விழுக்காடாக உயர்ந்தது. உயர்கல்வி பெறுவோர் எண்ணிக்கை இரண்டு மடங்காக அதிகரித்தது. இதற்குக் காரணங்கள் புதிய பொலிவிய பல்கலைக் கழகங்கள் உருவாக்கப்பட்டதும் மிஷன் சூக்ரே திட்டம் தொடங்கப் பட்டதும்தான்.

ஹோனோரியோ டாம் 2005ஆம் ஆண்டு ஜூன் மாதம் நடந்த முதலாம் மிஷன் ரிபாஸ் பட்டமளிப்பு விழாவுக்குத் தன்னுடன் வருமாறு என்னை அழைத்தார். இது ஒரு பெரிய நிகழ்ச்சி. இதில் 58 நபர், பெரும்பாலும் பெண்கள், நகர மேயரையும் உள்ளடக்கிய பெரிய மனிதர்களால் பாராட்டப்பட்டனர். பெரும்பாலான கிராமப்புற ஆசிரியர்கள் பட்டம் பெறும் மாணவர்களின் சார்பில் சிறப்பான உறுதிமொழி அளித்தனர். பெரும்பாலும் அவர்களைக் குழந்தைகளாக அறிந்தவர்கள் பல ஆண்டுகளுக்குப் பிறகு வயதுவந்தோருக்கு மீண்டும் கல்வி கற்பித்தனர். இந்த மாணவர்கள் உயர்நிலைப் பள்ளிப்

பட்டத்தை முடிப்பதற்கு அனுபவித்த கஷ்டங்கள் பற்றி ஆசிரியர்கள் எடுத்துக்காட்டியபோது, ஆசிரியர்கள் தாங்கள் செய்த தியாகங்கள் பற்றி எதுவும் கூறவில்லை. இவர்கள் மாலை வேளைகளிலும், வார முடிவுகளிலும் தங்களுடைய ஓய்வு நேரங்களை இழந்து, முதலாம் மிஷன் ரிபாஸ் திட்டத்தில், தன்னார்வ ஆசிரியர்களாகச் சேவை புரிந்தவர்கள். இந்தப் பட்டதாரிகளின் நண்பர்கள், குடும்பங்கள் மற்றும் பலருடைய குழந்தைகளும் இந்த நிகழ்ச்சியில் பங்கேற்று இதற்கு ஒரு விழாக்கோலத்தைக் கொடுத்தனர்.

இந்த நிகழ்ச்சி முடிந்தபோது, பல பட்டதாரிகள் மிகுந்த ஆர்வத்துடன் தம்முடைய எதிர்காலப் பல்கலைக்கழகக் கல்வி பற்றியும், தாங்கள் படிக்க விரும்பும் பாடத்துறை பற்றியும் தமக்குள் பேசிக்கொண்டனர். 2005ஆம் ஆண்டில் நான் மேற்கொண்ட வருகை பற்றி ஐந்து ஆண்டுகளுக்குப் பிறகு மீண்டும் ஆய்வு செய்தபோது, தொலைக்காட்சி நிகழ்ச்சி ஒன்றில் நகர மேயரின் பேட்டியைப் பார்த்தேன். மிஷன் ரிபாஸ் திட்டத்தில் படித்த தன்னுடைய நகராட்சியைச் சேர்ந்த மிகவும் சிறந்த ஐந்து மாணவர்கள் அடுத்த ஆண்டு கியூபா வுக்குச் சென்று அங்கு மருத்துவம் படிக்க இருப்பதாகத் தெரிவித்தார். அந்த நகர மேயர் ஏதாவது அரசியல் தந்திரத்தில் ஈடுபட்டுள்ளாரா என்று நான் வியந்தேன். அந்தக் காலகட்டத்தில் வெனிசுலா கிராம மாணவர்கள் ஏற்கனவே லத்தீன்-அமெரிக்க மருத்துவப் புலத்தில் மருத்துவப் படிப்புக்குச் செல்கிறார்கள் என்பதை நான் அறியவில்லை.

அதிக நம்ப முடியாத வளர்ச்சிகள் ஏற்பட்டிருப்பது பற்றியும் நான் அறியவில்லை. அந்தக் கோடைக்காலத்தில் வெனிசுலாவின் அனைத்துப் பகுதிகளையும் சேர்ந்த 24,000 மாணவர்கள் ஒருங்கிணைந்த சமுதாய மருத்துவத் திட்டத்தின் முன்-மருத்துவப் படிப்புக்கான தகுதித் தேர்வு வகுப்பில் சேர்ந்தனர். இதைத் தொடர்ந்து ஜனவரி மாதத்தில் இந்த வகுப்பில் நன்கு செயல்படும் மாணவர்கள் ஆறு ஆண்டு மருத்துவக் கல்வியைக் கற்கத் தொடங்குவர். எவ்வித சந்தேகமுமின்றி மிஷன் ரிபாஸ் விழாவில் நான் கண்ட சில பெண்கள் நிச்சயமாக மருத்துவப் புலத்திற்குச் சென்றிருப்பர்—கியூபாவில் இல்லாவிட்டாலும் தங்களுடைய சொந்த நாட்டின், சொந்த சமுதாயத்தின் மருத்துவப் புலங்களில் சேர்ந்திருப்பார்கள்.

9
கடந்த காலத்துடன் முரண்படும் புரட்சிகர மருத்துவம்

> பல்கலைக்கழகங்கள் பழமையானதாக இருக்க வேண்டும் அல்லது புதுமைப் புரிவதற்கான திடீர் களமாக மாறவேண்டும் என்பது ஒரு தவிர்க்க முடியாத உண்மையா?
>
> -சே குவேரா, 1959

'ஒரு பட்டமேற்படிப்புப் பயிற்சி (வதிவிட) மருத்துவராக இங்கு இருக்கும் மூன்று ஆண்டுகளில் ஒரு மருத்துவர் பெறும் ஊதியம் அவர் தனியாக வாழ்வதற்குக்கூட போதாது; அவர் ஒரு சொந்த வீட்டையோ, வாகனத்தையோ ஒரு குடும்பத்தையோ நடத்துவதற்கும் போதுமானதாக இருக்காது.' வெனிசுலாவின் மிகவும் சிறப்பான பொதுப் பல்கலைக் கழகமான கரகாஸ் மத்திய பல்கலைக்கழகத்தில் ஒரு பழமைவாத (கன்சர்வேடிவ்) மருத்துவ மாணவராக அனுமதிக்கப்பட்ட ஜோஸ் என்ற மாணவர் மேற்கூறியவாறு விளக்கினார். தன்னுடைய வதிவிட மருத்துவக் கல்வியைப் பெற 2009இல் ஸ்பெயினுக்குச் செல்ல ஏன் அவர் தீர்மானித்தார் என்பதை அவர் மேற்கூறியவாறு விளக்கினார்.

இளம் தாயும், லாரா மாநிலத்தின் சனாரே ஒருங்கிணைந்த சமுதாய மருத்துவப் படிப்பில் சேர்ந்திருந்த சாதாரணக் குடும்ப மாணவியான அரிலிஸ் பர்ரியோ அடென்ட்ரோ அமைப்புக்குள் ஒரு சமுதாய மருத்துவராக வருங்காலத்தில் பணிபுரிய ஏன் தான் ஆர்வம் கொண்டிருந்தார் என்று விளக்கினார்: 'நாங்கள் மருத்துவத்தை ஒரு சேவையாக நினைக்கிறோம். அது எங்களுடைய வாழ்க்கை இலட்சியம். அது மக்களுக்கு சேவையாற்றுவதற்கான எங்களுடைய வழிமுறை; அது சமூக விழுமியங்களைக் கட்டமைக்கவும் உதவுகிறது. பணத்தாலும் அந்தஸ்தாலும் உந்தப்பட்ட மருத்துவர்களைக் கொண்ட, பழைய அடிப்படைகளில் அமைந்த, ஒரு மருத்துவர் வேலை எங்களுக்குத் தேவையில்லை. அவர்கள் நோயாளிகள், செவிலியர்கள்

மற்றும் அனைவரையும்விட தாங்கள் உயர்ந்தவர்கள் என்று எண்ணும் மருத்துவர்கள்.'

2000ஆம் ஆண்டில் கூறப்பட்ட ஜோஸின் கூற்று அதிபர் சாவேஸ் 1999இல் பதவியேற்ற நாள் முதல் கொண்டிருந்த கருத்துகளுக்கு எதிரானது என்று ஒரு பெரிய கரகாஸ் நாளிதழில் சுட்டிக்காட்டப் பட்டது. வெனிசுலாவின் தனியார் ஊடகங்களிலும் இது சுட்டிக் காட்டப்பட்டது. இந்தக் கட்டுரை நாட்டின் மருத்துவ அமைப்பு சிதையும் நிலையை அடைந்துவிட்டது என்று கருத வைத்தது. ஏனெனில், ஜோஸும் பழமையான மருத்துவப் பல்கலைக்கழகங்களின் ஏறத்தாழ 20 விழுக்காடு மாணவர்களும் வெளிநாடுகளில், குறிப்பாக ஸ்பெயினில், பயிற்சி (வதிவிட) மருத்துவப் படிப்பை மேற்கொள்ள விண்ணப்பித்திருந்தார்கள். ஒருங்கிணைந்த சமுதாய மருத்துவம் படிக்கும் அரிலிஸ் போன்ற சாதாரண மாணவர்களைப் பற்றி இந்தக் கட்டுரையில் எந்தவிதத் தகவலும் இல்லை. ஒருங்கிணைந்த சமுதாய மருத்துவ மாணவர்களின் எண்ணிக்கையில் காணப்பட்ட, மிகவும் அதிகமான பெருக்கம் பற்றிய செய்தியைத் தனியார் செய்தி ஊடகங்கள் சாதாரணமாக ஒதுக்கிவிடுகின்றன. இவர்களின் எண்ணிக்கை 2009ஆம் ஆண்டில் பழமையான கல்வி நிறுவன மருத்துவ மாணவர் களின் எண்ணிக்கையைவிட மிகவும் அதிகமாக இருந்தது.

ஜோஸின் கூற்று இங்கு சுட்டிக்காட்டியிருப்பதால், அவரைக் குறை கூறுகிறோம் என்று கருதக்கூடாது. அவர் நினைத்தது போன்று உலகெங்கும் உள்ள பெரும்பாலான இளம் மருத்துவர்களும் நினைத்தனர். இவர்கள் அனைவருமே தம்முடைய தொழிலுக்கேற்ற வகையில் பணத்தால் ஈடு செய்யப்பட வேண்டும் என்று கருதினர். வல்லுநர்கள் வெளிநாடுகளுக்குச் செல்வது ஒரு புதிய நிகழ்வு அல்ல; தனித் தன்மையானதும் அல்ல. ஏனெனில், ஹியூகோ சாவேஸ் அதிபராவதற்கு முன்பு ஏறத்தாழ 10 விழுக்காடு இளம் வெனிசுலா மருத்துவர்கள் ஸ்பெயினுக்கும் இதர நாடுகளுக்கும் சென்றனர். உலகின் மிகவும் ஏழ்மையான நாடுகளில் இதைவிட அதிக விழுக்காடு மருத்துவப் பட்டதாரிகள் (50%-க்கும் அதிகமானவர்கள்) பணக்கார, தொழில்மயமான நாடுகளின் சிறு நகரங்களுக்கும் பெருநகரங் களுக்கும், அதிக வசதி வாய்ப்புகளுக்காகச் செல்வதை இயல்பாகக் கொண்டுள்ளனர். ஆனால், வெனிசுலாவில் நாட்டைவிட்டு வெளியேறும் இந்த இயல்பின் அளவு அதிகரிக்கலாம் என்பதற்கான ஒரு காரணம் இரண்டு வெவ்வேறு மருத்துவ அமைப்புகளுக்கிடையே

காணப்படும் முரண்பாடுதான். வழக்கத்திலுள்ள முதலாளித்துவம் சார்ந்த முன்மாதிரி, இது பணக்கார, நடுத்தர மக்களுக்குத் தனிப்பட்ட மருத்துவ சிகிச்சையை அளிக்கிறது. மற்றொன்று புதிய பொலிவரிய முன்மாதிரி; இது பர்ரியோ அடென்ட்ரோ மூலம் ஒரு பொதுவான உடல்நலப் பராமரிப்பைக் கொடுக்கிறது. உண்மையில் இது மருத்துவ முரண்பாடு மட்டுமல்ல, ஒரு வர்க்க முரண்பாடுகூட. இந்த வகை முரண்பாட்டைக் கியூபாவில் ஐம்பது ஆண்டுகளுக்கு முன்பு சே குவேரா எதிர்கொண்டார் என்பது குறிப்பிடத்தக்கது.

1959ஆம் ஆண்டு அக்டோபர் மாதத்தில், அதாவது ஹவானாவுக்குள் வெற்றிபெற்ற கொரில்லா இராணுவம், நுழைந்த பத்து மாதங்களுக்குள், சே பல்கலைக்கழக வளாகங்களுக்கு வருகை புரிந்தார். தங்களுடைய சமுதாயத்தை மாற்றியமைப்பது பற்றிய ஆர்வமற்றவர்களாகப் பல மாணவர்கள் இருந்ததை அவர் கண்டார். இந்த மாணவர்கள் ‘மைய ஓட்டத்தில் சேராமலும், தங்களுடைய பேராசிரியர்களின் அரசுக்கு எதிரான போக்கை ஆதரித்தும், புரட்சி செயல்களில் சேர்வதற்கான அழுத்தத்தை எதிர்த்தும்’ காணப்பட்டனர்; இவ்வாறு சேவின் வாழ்க்கை வரலாற்றை எழுதிய இக்னாசயோ டெய்போ II பதிவு செய்துள்ளார்.[1] அர்ஜெண்டைனாவைச் சேர்ந்த சே, சாண்டியாகோ டே என்னும் நகரத்தில் கியூபாவின் ஓரியண்ட் புரோவின்ஸ் பல்கலைக்கழக மாணவர்களுடன் ஒரு விறுவிறுப்பான விவாதத்தில் ஈடுபட்டார். மேலும், அவர்களுடைய கருத்துகளுக்குச் சவால் விட்டார்: ‘பல்கலைக் கழகங்கள் பழமையானதாக மாறவேண்டும் அல்லது புதுமை புரிவதற்கான திடீர் களமாகக்கூட மாற வேண்டும் என்பது தவிர்க்க முடியாத உண்மையா?’

சே வருங்கால மருத்துவர்களிடம் பேச முடியவில்லை; ஏனெனில், சாண்டியாகோ டே என்னும் கியூப நகரம் அதுவரை ஒரு மருத்துவப் புலத்தைக் கொண்டிருக்கவில்லை. எனினும், புரட்சி நோக்கி சில இளையோரை மாற்ற முடியும் என்ற நம்பிக்கையைக்கொண்டிருந்தார்; இவர்களில் பெரும்பாலோர் உயர் அல்லது நடுத்தர வர்க்க குடும்பங் களிலிருந்து வந்தவர்களாக இருந்தபோதிலும் இந்த நம்பிக்கையை அவர் கொண்டிருந்தார். இந்தக் குடும்பங்கள் தம்முடைய குழந்தைகளுக்கான புரட்சிகர ஆசைகளைக் கொண்டிருக்கவில்லை. அவர்கள் வியாபாரத்தை நன்கு மேலாண்மை செய்வார்கள் அல்லது நல்ல ஊதியமளிக்கும் பணிகளில் சேர்வார்கள் என்ற எதிர்பார்ப்பு களுடன் மாணவர்கள் பல்கலைக்கழகத்திற்கு அனுப்பப்பட்டனர்.

விரைவிலேயே அவர்களுக்கு இந்த விருப்பத் தேர்வுகள் இருக்க வில்லை. 1960, 1961ஆம் ஆண்டுகளில் புரட்சியின் திசை நிர்ணயிக்கப் பட்டுவிட்டது. புதிய கியூபாவின் மனிதாபிமான எதிர்பார்ப்புகளுக்கு ஏற்றவாறு தம்மைத் தகவமைவு செய்துகொள்ளுமாறு இளையோர் கேட்டுக்கொள்ளப்பட்டார்கள். சிலர் இந்த ஏற்பை மறுத்துவிட்டு, தம்முடைய நாட்டைவிட்டு வெளியேறினர்; எனினும், பல பல்கலைக் கழக மாணவர்கள் ஏழ்மையாக்கப்பட்ட கிராமப்புற மக்களுக்கு உண்மையில் சேவையாற்ற முன்வந்தனர். இதற்காக அவர்கள் கல்வியறிவு இயக்கத்தில் பணிபுரிந்தார்கள் அல்லது கிராமப்புற மருத்துவ சேவையில் ஈடுபட்டனர். பின்பு, இவர்கள் ஒரு புதிய, முற்றிலும் மாறுபட்ட உடல்நல, கல்வி அமைப்புகளின் முதுகெலும் பாகத் திகழ்ந்தனர். இவர்கள் இளமை ததும்பும் கொள்கைப் பிடிப்புகளால் ஊக்கமடைந்தனர் என்பதில் எந்தவித சந்தேகமும் இல்லை; எனினும், இவர்களும் ஒரு முன்நிபந்தனையால் பயனடைந்தனர். சேவின் 1960ஆம் ஆண்டு உரையான 'புரட்சிகர மருத்துவம் பற்றி' என்னும் தலைப்பில் ஆற்றிய உரையின் கூற்று, பழைய மருத்துவ, சமூக அமைப்பை முற்றிலும் மாற்ற இது தேவைப் பட்டது: 'ஒருவர் ஒரு புரட்சிகர மருத்துவராக அல்லது ஒரு புரட்சிக்காரராக இருப்பதற்கு முதலில் ஒரு புரட்சி தேவைப்படுகிறது' என்பதே அது.

பொலிவரியப் புரட்சி: ஒரு மாறுபட்ட பாதை

பொலிவரியப் புரட்சி கியூபா புரட்சியிலிருந்து பெரிதும் வேறுபட்ட பாதையைப் பின்பற்றியது. வெனிசுலாவில் புரட்சி தோன்றுவதற்கு எந்தவொரு இராணுவ வெற்றியும் வழிகோலவில்லை. பழைய ஆட்சி அதிகாரங்கள் தோல்வியுறச் செய்யப்பட்டதால் இந்தப் புரட்சி தோன்றியது. ஏற்கனவே இருந்த முதலாளித்துவச் சமுதாயத்தில் ஒரு மறுசீரமைப்பு மற்றும் அமைதியான வழியில், வேண்டுமென்றே மேற்கொள்ளப்பட்ட ஒரு பாதையைப் பொலிவரியப் புரட்சி நிகழ்வு பின்பற்றியது. ஒரு புதிய வகை ஜனநாயகப் பொதுவுடைமைத் தன்மையை முடிவில் அடைய வேண்டும் என்ற நோக்கத்தில் இந்தப் பாதை மேற்கொள்ளப்பட்டது. ஐந்து ஆண்டுகாலமாக ஆட்சியில் இருக்கும் அதிபர் சாவேஸ், முதல்முறையாக, சோஷலிசத்தைப் பற்றி வெளிப்படையாகப் பேசினார். அதில் முற்றிலும் மாறுபட்ட ஒரு கருத்தை முன்வைத்தார்: பன்னாட்டு எழுத்தாளர்கள் கலைஞர்கள் குழுக்களிடம் வெளிப்படையாகப் பொலிவரின் நடவடிக்கைகளைப்

போல பகுப்பாய்வும் மிகவும் முக்கியத்துவம் வாய்ந்தவை.' சில மாதங்களுக்குப் பிறகு, அதாவது 2005ஆம் ஆண்டின் தொடக்கத்தில் பிரேசிலில் நடந்த உலகப் பொதுவுடைமைக் கூட்டமைப்பின் (வேல்ட் சோஷியலிஸ்ட் ஃபோரம்) மாநாட்டில் அவர் தன்னுடைய விரிவான அரசியல் தொலைநோக்கை, உலகின் பெரிய பகுதியுடன் பகிர்ந்து கொண்டார். தன்னுடைய இந்தக் கருத்துகளை '21ஆம் நூற்றாண்டிற்கான பொதுவுடைமை' என்று அவர் அழைத்தார். அந்த நாளிலிருந்து அவருடைய கருத்துகள் தனித்தன்மை வாய்ந்ததாக இருந்தன. எனினும், அடிப்படையில் அவை மாறாமல் இருந்தன. 2010ஆம் ஆண்டில் சாவேஸ், 'லாஸ் லீனியாஸ் டி சாவேஸ்' என்னும் தன்னுடைய வாராந்திர செய்திப் பத்தியில் பின்வரும் சொற்களால் தொடர்ந்து முடித்துக் கொண்டுவந்தார்: *கோன் மார்க்ஸ், கோன் கிரிஸ்டோ, கோன் பொலிவர்*. அவருடைய புதிய பொதுவுடைமைக் கருத்தையும் செயல்பாட்டு இழைகளையும் கொண்டு பொலிவரியப் புரட்சி பத்தாண்டுகளுக்கும் மேலாக வளர்ந்துவருகிறது.

அதே நேரத்தில் வெனிசுலாவின் முதலாளித்துவ வர்க்கம் தன்னுடைய சொத்துக்களில் பெரும்பான்மையானவற்றையும் பொருள்சார்ந்த நன்மைகளையும் தொடர்ந்து தக்கவைத்து வந்துள்ளது. உயர்நடுத்தர வர்க்கத்தில் பெரும்பான்மையானோர் தங்களுடைய பழைய கலாச்சார, கல்வி ஆதிக்கத்தின் சலுகைகளையும் உரிமைகளையும் பாதுகாத்துக்கொள்ள முயன்று வருகின்றனர். இவற்றில் சிறந்த வாழ்வாதாரப் பணிகள் கிடைக்கப் பெறுதலும் அடங்கும். இந்தச் சிறப்பு உரிமை பெற்ற சிறுபான்மையோர் ஒரு வலுவான அழுத்தத்தை (பொலிவரிய) புரட்சியின் முற்போக்கு அலைக்கு எதிராகக் கொடுத்தனர். வெனிசுலாவின் பொது மற்றும் தனியார் பல்கலைக் கழகங்களின் பெரும்பாலான மாணவர்கள் தம்முடைய பெற்றோர் களிடமிருந்து பெற்ற நன்மைகளைத் தாமும் பெற தகுதி வாய்ந்தவர்கள் என்று நம்புகின்றனர். மேலும், அதிகப் பொருள்சார் (மெட்டீரியலிஸ்டிக்) அனுகூலங்களை எதிர்பார்ப்பதன் மேல் அவர்களுடைய கவனத்தைத் திருப்பும் அமெரிக்கத் தாக்கமுள்ள உலக நுகர்வோர் கலாச்சாரத்திலும் அவர்கள் ஊறியுள்ளனர். தற்போது இவர்கள் ஒரு சமத்துவமான சமுதாயத்தில் வாழ்ந்து வருவதால், அதிக வருவாய்களுக்கும் சமூக அந்தஸ்துக்கும் வழிவகுத்த மருத்துவப் பணி போன்ற வாழ்வாதார பணிப்பாதைகள், ஒரு காலத்தில் தடைபட்டுவிடும் என்று இவர்கள் பயப்படுவதில் எந்தவித வியப்பும் இல்லை.

எனினும் சாவேஸ் அரசு, பழைய மாதிரிப் பராமரிப்பைத் தனியார் மருத்துவப் பராமரிப்பைக் கொடுப்பதிலோ வழக்கமான பல்கலைக்கழகங்களில் மருத்துவர்கள் பயிற்சி பெறுவதிலோ தலையிடவில்லை. ஏறத்தாழ 20 விழுக்காடு மக்கள் தொகைக்கான உடல்நலப் பராமரிப்புச் சேவை தொடர்ந்து தனியார் காப்பீட்டு நிறுவனங்களால், நிதியுதவி பெறப்படுகிறது. இந்தச் சேவை தனியார் மருத்துவமனையிலுள்ள சிறப்புத்துறை மருத்துவர்களால் கொடுக்கப் படுகிறது. ஜோஸ் போன்ற இந்த மருத்துவர்கள் நாட்டின் மிகவும் சிறந்த பல்கலைக்கழகங்களில் பயிற்சிபெற்றவர்கள். இந்த வகை மருத்துவ சேவையின் விலை, சாவேஸ் 1998இல் அதிபராக தேர்ந்தெடுக்கப்பட்டபோது, நாட்டின் 80 விழுக்காட்டு மக்களுக்கு மிகவும் அதிகமாக இருந்தது. இது 2010ஆம் ஆண்டிலும் மிகவும் அதிக செலவு வைக்கக்கூடிய ஒன்றாகவே இருந்தது. இதே போன்று, சாவேஸ் அரசு இதர வகை தனியார் வணிகங்களில் தலையிடவில்லை. எடுத்துக்காட்டாக, 20ஆம் நூற்றாண்டின் இறுதிப் பகுதியில் தனியார் சொத்து உரிமைகளின் அடையாளங்களாகத் திகழ்ந்த நவீன பெரு வணிக வளாகங்களையும் (மால்ஸ்), தனி வீடுகள் கொண்ட கூட்டுச் சமுதாயங்களையும் (கேட்டட் கம்யூனிட்டிஸ்) உருவாக்கும் வியாபாரிகள் பொருளாதாரம் சிறப்பாக வளர்ந்த காலகட்டம் (2003-2008) வரை, மிகவும் அதிக அளவு செயல்பட்டு இந்த வளாகங்களை உருவாக்கினர். பொதுவாக, தனியார்துறை வியாபாரமும் அனைத்து மக்களின் தனிப்பட்ட செலவுகளும் அதிபர் சாவேஸாலோ, நாட்டு அல்லது உள்ளூர் அரசாலோ தடுக்கப்படவில்லை. இதற்கு மாறாக, கூட்டாட்சி அரசு தன்னுடைய பெரும்பான்மையான ஆற்றலையும் வருவாய் களையும் சமுதாய இலக்குகளைக்கொண்ட ஓர் இணையான (பாரலெல்) அரசை வளர்ப்பதில் செலவழித்துள்ளது. இந்தச் சமுதாய இலக்குகள், மக்களில் பெரும்பான்மையானோருக்கு வாழ்க்கைத் தரத்தை மேம்படுத்தியுள்ளன. மேலும், இவை மாற்றுகளைக் கட்டமைப்பதற்கான அடிப்படையாக இப்போது செயல் படுகின்றன—இலவச பொது சுகாதாரத்திற்கான நாடு தழுவிய நிறுவனங்கள், உலகளாவிய அமைப்பு போல.

உயர்-நடுத்தர வர்க்கத்தின் விலகல்

2009ஆம் ஆண்டின் வசந்த காலத்தில் கியூபாவின் எழுத்தாளரும் தத்துவ அறிஞருமான என்ரிக் உபீட்டா கோமெஸுடன் 2005இலும் 2006இலும் வெனிசுலாவில் அவர் செலவழித்த பத்து மாத

அனுபவங்கள் பற்றி பேசினேன். அவர் வெனிசுலாவின் அனைத்து 24 மாநிலங்களிலும் இருந்த பர்ரியோ அடென்ட்ரோக்களுக்கும் வருகை புரிந்ததோடு அங்கிருந்த நூற்றுக்கணக்கான மக்களைப் பேட்டி எடுத்துள்ளார். இவர்களில் கியூப மருத்துவர்கள், அண்டைப் பகுதியில் வாழ்பவர்கள், கிராமப்புற மக்கள், பெரும் பணக்காரர்கள், தனியார் நாளிதழ் ஆசிரியர்கள், பிளாஸ்டிக் அறுவை சிகிச்சையில் ஈடுபட்டிருந்த மருத்துவர்கள், அழகுப் போட்டிகளை ஆதரித்து நடத்துபவர்கள் போன்றோர் அடங்குவர். பிறகு, அவர் வெனிசுலா ரெபெல்டே: சாலிடேரிடாட் வெர்சஸ் டைனீரோ (கலகத்தில் வெனிசுலா ஒருமைப்பாடா, பணமா) என்னும் நூலை வெளியிட்டார். பிற எந்த நூலையும் போன்றே இதுவும் தற்போதைய வெனிசுலாவின் அனுபவங்களைப் பற்றிப் பதிவு செய்தது; மேலும், அங்கு நடந்து வரும் பெரும் போராட்டத்தைப் பற்றியும் சிறப்பாக எடுத்துக் காட்டுகிறது. இந்தப் போராட்டம் சமூகத் தோழமைக்கான புதிய பொறுப்புகளைச் சார்ந்துள்ள, ஒரு ஜனநாயகப் பெரும்பான்மை யினருக்கும் தாம் கட்டுப்படுத்தும் முதலீடு மூலம், தங்களுடைய அதிகாரத்தை நிலைநிறுத்த முயலும் வலுவான, ஆனால் மறைந்து வரும் சிறுபான்மையினருக்கும் இடையே நடை பெறுகிறது.

பணக்காரர்களுக்கும் ஏழைகளுக்கும் இடையே காணப்படும் மிகப் பெரிய பிளவு வருவாய் வேறுபாட்டால் ஏற்பட்டதில்லை. ஏனெனில், வாஷிங்டனிலுள்ள பொருளாதார மற்றும் செயல்திட்ட கொள்கை ஆய்வு மையம் (CEPRW) போன்ற நிறுவனங்களால் மிகவும் கவனமாக மேற்கொள்ளப்பட்ட பொருளாதாரப் பகுப்பாய்வு எடுத்துக்காட்டுவது என்னவெனில், மக்கள்தொகையின் ஏழ்மையான 80 விழுக்காட்டு மக்கள் நாட்டின் வருமானத்தில் ஒரு பெரிய பங்கை நிலையாக ஈட்டி வருகின்றனர். சமனின்மைக்கான, நல்ல அளவீடான கினி குணகம் குறிப்பிடத்தக்க வகையில் குறைந்து வருகிறது.

2009இல் தனிமனித வருமானத்தில் தென் அமெரிக்காவிலுள்ள மிகவும் பணக்கார நாடுகளில் ஒன்றான வெனிசுலா அதிக சமச்சீர் வருமானப் பரவலை (ஈக்வல் இன்கம் டிஸ்டிரிபூஷன்) கொண்ட நாடாக மாறியது. உயர்வர்க்க சமுதாயம் பொருளாதாரப் புள்ளி விவரத்தில், தன்னுடைய நிலைப்பாட்டை இழந்தாலும் மனித வர்க்கங்களிடையே உள்ள 'பெரிய' இடைவெளி அரசியல் கலாச்சார காரணங்களுக்காகத் தொடர்ந்து வளர்ந்துகொண்டே வருகிறது என்று உபீட்டா நம்புகிறார். இது உயர்-நடுத்தர வர்க்கத்தின் விலகலால்

ஏற்பட்டதாகும். நிலையாகிக் கொண்டுவரும் வெனிசுலாவின் இதர சமூகத்திலிருந்து இந்த விலகல் ஏற்படுகிறது.

இதர வெனிசுலா மக்களிடமிருந்து மேலும் மேலும் தங்களைத் தனிமைப்படுத்திக்கொள்ளும் உயர்தர வர்க்கங்களின் விருப்பத்தால் இந்த 'விலகல்' தோன்றியிருப்பதற்கு ஒரு வாய்ப்பிருக்கிறது. ஏனெனில், இவர்களின் சமூகம் *1980, 1990*ஆம் ஆண்டுகளில் சிதைந்து கொண்டிருந்தது. பெரும்பாலான இதர லத்தீன் அமெரிக்க நாடுகளில் உள்ளது போல வளர்ந்துவரும் சமத்துவமின்மையும் சமூகத் துயரமும் புதிய தாராளமயம், தனியார்மயமாதல், உலகநிதி உதவி களைச் சடங்குத்தனமாக ஏற்றுக்கொள்ளுதல், பொதுச் சேவைகளின் குறைப்பு போன்றவற்றால் உருவாயின. அதே நேரத்தில் நுகர்வுக் கலாச்சாரம் மூலம் வளரும் உலகமயமாக்கப்படுதல், தொலைக்காட்சி, இணையம் போன்றவற்றாலும் முடுக்கிவிடப்பட்ட மியாமியையும் அமெரிக்காவையும் பார்த்த உயர்-வர்க்க சுற்றுலாப் பயணிகள், மாணவர்கள் போன்றோர் அவை அனுபவங்கள், சமன்பாட்டிற்குத் தகுதியானவை எனப் பார்த்தனர். எனினும், நீண்டகால அடிப்படையில் காணும்போது இந்த விலகல் ஒருதலைப்பட்சமானதல்ல. ஏனெனில், சலுகைபெற்ற மக்களிடம் இந்த நிகழ்வு தொடங்கிய பிறகு சாவேஸ் அதிபராகத் தேர்ந்தெடுக்கப்பட்டார். மேலும், பெரும்பாலான மக்கள் ஒரு சிதைந்த, அதிகம் எதிர்பார்க்கும், உயர்-நடுத்தர வர்க்கத் திற்கே உரித்தான தாழ்ந்த எண்ணங்களுக்கு இனிமேல் உடன்படக் கூடாது என்று முடிவு செய்தனர்.

பர்ரியோ அடென்ட்ரோ மட்டுமின்றி, இதர பங்கேற்புச் செயல்பாடுகளின் தொடக்கங்களுக்குப் பிறகு அடித்தட்டு மக்கள் நாட்டின் அரசியல் செயல்பாடுகளில் ஒரு தீவிர பங்கை ஏற்றுக் கொண்டனர். இதனால் இவர்கள் பணக்காரர்களால் ஆதரிக்கப்படும் கருத்துகளை உருவாக்குபவர்களின் அறிவிப்புகளைத் தன்னிச்சை யாகவே மதிக்கவில்லை. ஒரு காலத்தில் உயர்வர்க்கத்தினரால் மக்களால் மட்டுமே பெரும்பாலும் பங்கேற்கப்பட்ட பண்பாட்டு/ கலாச்சார இடங்களை அடித்தட்டு மக்களையும் உள்ளடக்கிய எல்லாத் தரப்பு மக்களாலும் பங்கேற்பை சாவேஸ் அரசு நிச்சயப்படுத்தியது. இவற்றில் கரகாஸின் முக்கியப் பகுதியில் அமைந்திருந்த தெரஸா கர்ரீனோ தேசிய அரங்கம் ஒன்றாகும். நான் கரகாஸிலிருந்த ஒரு சமயத்தில் அரங்கத்தில் இருந்த ஆயிரக்கணக்கான இருக்கைகள் பன்னாட்டுக் கவிதைத் திருவிழாவுக்கு அனுமதிக்கப்பட்ட, ஆர்வம்

கொண்ட குடிமக்களால் நிரம்பியிருந்தன. பணக்கார கரகாஸ் மக்களில் பலர் 'அங்கு நாற்றமடிக்கிறது' என்று குற்றம் சாட்டிக்கொண்டு இந்த வகை நிகழ்ச்சிகளில் பங்கேற்பதை நிறுத்திவிட்டனர் என்று என்னுடைய நண்பர் எனக்குக் கூறினார். இவற்றில் இசை நிகழ்ச்சிகளும் அடங்கும். அவர்களைப் பொறுத்தவரையில் இந்த அரங்குகள் சுத்தமற்றவர்களால் களங்கப்பட்டுவிட்டன போலும்.

சாவேஸ் நிர்வாகம் பெரும்பாலான மக்களுடன் தன்னைத் தோழமையாக்கிக் கொண்டதால் விலகலடைந்த உயர்-நடுத்தர வர்க்கம் மேன்மேலும் ஓரங்கட்டப்பட்டது. பொருளாதார நோக்கில் காணும்போது, இவர்களில் பெரும்பாலானோர் மிகவும் குறைந்த அளவே சிரமப்பட்டனர். எனினும், சமூகச் சிறப்புரிமையை, சமூக அதிகார நோக்கில் காணும்போது, அதிகமாகிக்கொண்டிருக்கும் அரசின் ஜனநாயக சாதனத்தைத் தாம் கட்டுப்படுத்த முடியாது; ஆகவே, வெகுமக்களின் பார்வையில் தங்களுடைய மதிப்பு குறைவதாலும் அவர்கள் மேன்மேலும் ஏமாற்றமடைந்தனர். ஏனைய மக்கள் அனைவரும் அவர்களிடம் பின்வருமாறு கூறியது போன்றிருந்தது: 'நாங்கள் எங்களுடைய சொந்த மதிப்பீடுகளின் அடிப்படையில், கட்டமைக்கப்பட்ட, எங்களுடைய சொந்த, சமூக உண்மை நிலைமையை உருவாக்கப் போகிறோம்.'

1980ஆம் ஆண்டுகளில் தொடங்கிய தீவிர வர்க்கப் பிரிவினை 1990ஆம் ஆண்டுகளில் மிகவும் அதிகமாகியது. பிற நாடுகளைப் போலவே இது வெனிசுலாவையும் பாதித்தது: பணக்காரர்களுக்கு வரியைக் குறைப்பதன் மூலம் புதிய தாராளமய செயல்திட்டங்கள் பொதுச் சேவைகளைக் குறைத்தன. இந்தச் சூழலில் சிறப்புமிக்க பொதுப் பல்கலைக்கழகங்களுக்கான புதிய நுழைவுத் தேர்வுகள் புகுத்தப்பட்டன. இவை உயர்வர்க்க மாணவர்கள் தனியார் பள்ளிகளில் படிப்பதை ஊக்குவித்தன; மேன்மேலும் அதிகமாக அடித்தட்டு மாணவர்களைத் தவிர்த்தன. 2008ஆம் ஆண்டு மார்ச் மாதத்தில் லாரா மாநிலத்தின் கிராமப் பகுதிகளில் சமூகவியல் அறிஞரான கார்லோஸ் கன்ஸ் என்பவருடன் உள்ளூர்ப் பள்ளி ஆசிரியர்கள் மேற்கொண்ட ஒரு விவாதத்தின் போது, ஒரு பங்கேற்பாளர் யுசிவி (கரகாஸின் வெனிசுலா மத்திய பல்கலைக் கழகம்: இது நாட்டின் மிகச் சிறப்பான பொதுப் பல்கலைக்கழகம்) மாணவர்களைப் பற்றிய புள்ளிவிவரங்களைச் சுட்டிக் காட்டினார். இருபது, முப்பது ஆண்டுகளுக்கு முன்பு ஏறத்தாழ 20 விழுக்காடு

யுசிவி மாணவர்கள் அடிமட்ட வர்க்கத்திலிருந்து (அதாவது ஏழை, தொழிலாளர் வர்க்கத்தினர்) வந்தார்கள்; ஆனால் 2000ஆம் ஆண்டில் 4 விழுக்காடு மட்டுமே வந்தனர். 1980, 1990ஆம் ஆண்டுகளில் அரசால் பொதுமக்கள் கல்விக்கு ஒதுக்கப்பட்ட பணத்தின் அளவு மிகக் குறைவாக இருந்ததும் இதற்கு ஒரு காரணம். இதனால் மேன்மேலும் அதிக எண்ணிக்கையில் உயர், நடுத்தர வர்க்க தனியார் உயர்நிலைப் பள்ளிகளில் சேர்ந்தனர். இவை பல்கலைக் கழகத்திற்கான நுழைவுத் தேர்வுகளில் பங்குகொள்ள அவர்களைத் தயார்படுத்த உதவியது.

அரசு நிதிக்காகப் பொதுக்கல்வி சிரமப்பட்டது போன்று பொது சுகாதாரச் சேவையும் கடினமாகியது. இதன் காரணமாக பொது வசதிகளில் முதல்நிலை உடல்நலப் பராமரிப்பும் மருத்துவமனைப் பராமரிப்பும் மிக விரைவாகச் சிதைந்தன. பல்கலைக்கழகங்களில் தொழில் படிப்புப் பட்டங்கள் பெறும் அதிகப்படியான நடுத்தர, உயர்-வர்க்க மாணவர்களின் எண்ணிக்கையோடு இது பொருந்தியது; பொதுச் சேவையில் நுழைவதற்குப் பதிலாக, தனியார் மருத்துவ மனைகளில் நல்ல ஊதியம் பெறும் பணிகளைத் தேடுவதற்கு இவர்களைத் தூண்டியது. மறுபுறம், வெனிசுலாவின் வழக்கமான மருத்துவப் புலங்களின் பட்டதாரிகள் அனைவரும் தனியார் மருத்துவ சிகிச்சை மூலம் அதிக அளவு பணம் சம்பாதிக்க முற்பட வில்லை. இதற்குக் காரணம் மருத்துவம் மிகவும் குறைவாகவே பெறும் பெரும்பாலோருக்கு வேலை செய்ய அவர்கள் விரும்பி யிருக்கலாம்; அல்லது, தனியார்துறை மட்டுப்படுத்தப்பட்டதால், ஒரு குறிப்பிட்ட எண்ணிக்கை மருத்துவர்களை மட்டுமே 20 விழுக்காடு மக்கள்தொகையுடன் பணியாற்ற உள்வாங்க முடியும் என்பதாலும் இருக்கலாம்.

சாவேஸ் பதவிக்கு வருவதற்கு நீண்ட காலம் முன்பே ஆயிரக் கணக்கான மருத்துவர்கள் நல்ல ஊதியம் கொடுக்காத பொது மருத்துவமனைப் பணிகளில் வேலை செய்தனர். மருத்துவ வசதிகளின் மோசமான நிலைமைகளாலும், பணியிடங்களைப் பர்ரியோ அடென்ட்ரோ அமைப்புடன் ஒருங்கிணைக்கத் தவறியதாலும், சாவேஸ் அரசின் தொடக்க ஆண்டுகளின்போது சம்பளம் உயர்த்துவதற்குத் தாமதம் ஏற்பட்டதாலும் பலர் வெறுப்படைந்தனர். சமாளிக்கக்கூடிய அளவுக்கு எண்ணெய் விற்பனை வருவாய் அதிகரிக்கத் தொடங்கிய பிறகும் மேற்கூறப்பட்ட நிலைமை

காணப்பட்டது. எடுத்துக்காட்டாக, 2010ஆம் ஆண்டுக்கு பிறகுதான் ஊதிய அளவுகளும் கூடுதல் நன்மைகளும் உயர்த்தப்பட்டு, இரண்டு வெவ்வேறு வகை பொது வசதிகளான மக்கள் நலவாழ்வுத் துறை மருத்துவமனைகளிலும், சமூகப் பாதுகாப்பு மருத்துவமனை களிலும் (பல ஆண்டுகளாக இவை நல்ல ஊக்கத் தொகைகளை வழங்கிவந்தன) பணியாற்றும் மருத்துவர்களுக்கு ஊதிய வேறுபாடு ஒன்றாக்கப்பட்டன. இது பழைய பொது மருத்துவ அமைப்பில் பணிபுரியும் பல்மருத்துவர்கள், மருத்துவர்கள், செவிலியர்கள் ஆகியோருக்கு முன்விரோத சிகிச்சையாக இருக்கவேண்டிய அவசிய மில்லை. ஏனெனில், பர்ரியோ அடென்ட்ரோவில் பணிபுரிந்தவர்கள் கூட அவர்கள் தகுதியான எழுச்சியை அடைய போராட வேண்டியிருந்தது. வழக்கமான (முந்தைய வகை) பல்கலைக்கழகங்களில் பட்டம் பெற்று, பிறகு ஒருங்கிணைந்த சமுதாய மருத்துவத்தில் தங்களுடைய வதிவிட (பயிற்சி) மருத்துவப் பணியை முடிக்க முயன்ற ஏறத்தாழ 2,500 வெனிசுலா மருத்துவர்களும் பொலிவரிய நடவடிக்கைகளை ஆதரிக்க உணர்வுபூர்வமான முடிவுகளை மேற்கொண்டனர். அத்துடன், பர்ரியோ அடென்ட்ரோ I மற்றும் IIஇல் கியூப மருத்துவர்களுடன் சகாக்களாகப் பணிபுரிந்தனர். இவர்களில் சிலர் தேசிய நலவாழ்வு அமைச்சரகத்தின் குறைகளை எடுத்துக் காட்டினர்.

மருத்துவர் அடால்ஃபோ டெல்காடோ ஒருங்கிணைந்த பொது மருத்துவத்திற்கான பொலிவரியக் கழகத்தின் தலைவர். இது பர்ரியோ அடென்ட்ரோவினுள் பல்வேறு மருத்துவப் பணிகளிலுள்ள வெனிசுலா வல்லுநர்களைப் பிரதிநிதிகளாகக்கொண்ட அமைப்பு. மருத்துவர் அடால்ஃபோ டெல்காடோ அபொர்ரியா என்னும் இணையதளத்தின் பக்கங்களில் வரிசையாகப் பல கடிதங்களை வெளியிட்டார். இது செய்திகள், கருத்துகள், தவறுகள் சுட்டிக் காட்டப்படுதல் போன்றவற்றை வெளியிடும் ஓர் இணையதளம். 2008ஆம் ஆண்டில் பர்ரியோ அடென்ட்ரோ மருத்துவர்களுக்கு உறுதியளிக்கப்பட்ட, ஊதிய உயர்வைப் பெறுவதற்கு அவர் முயற்சிகள் மேற்கொண்டார். இதற்கான ஒரு வலுவான போராட்டத்தையும் மேற்கொண்டார். இதன் காரணமாக 2009இல் தேசத்தின் நலவாழ்வு அமைச்சரான ஜீசஸ் மான்டில்லாவை வெளியேற்றுவதில் வெற்றி பெற்றார். சில பர்ரியோ அடென்ட்ரோ திட்டங்கள் சிதைவு அடைவதற்கு அனுமதித்ததாக இந்த அமைச்சர்மீது பலரும் குற்றம் சாட்டினர். டெல்காடோ தன்னுடைய சகாக்கள் பலரும் பங்கேற்ற ஒரு பொதுப் போராட்டத்தில் பர்ரியோ அடென்ட்ரோ

திட்டத்தின் தேசிய அமைப்பில் செய்ய வேண்டிய தீவிர மாற்றங்களைப் பரிந்துரைத்தார். 'பர்ரியோ அடென்ட்ரோ ஃபவுண்டேஷனில் பிராந்தியக் குழுக்கள் அறவே நீக்கப்பட வேண்டும் அல்லது மாற்றி அமைக்கப்பட வேண்டும். அவை 90 விழுக்காடு நேர்வுகளில் பணியாளர், மருத்துவக் கருவி, ஊதியம் போன்ற பிரச்சினைகளுக்குப் பதிலளிப்பதில் பயனற்றவர்களாக உள்ளன.'

இந்தப் போராட்டங்களின் போது மருத்துவர் டெல்காடோ தானும் தங்களுடைய நிறுவனத்தைச் சேர்ந்த இதர புரட்சிகர மருத்துவர்களும் பொது சுகாதாரச் சேவையை சிதைப்பதில் ஆர்வம் கொள்ளவில்லை என்பதைத் தெளிவுபடுத்தினார். இதற்குக் காரணம் பர்ரியோ அடென்ட்ரோ தோன்றிய காலத்திலிருந்தே அதற்கு எதிராக அரசியல் எதிரிகள் அறிக்கைவிட்டுக் கொண்டிருந்தார்கள். மேலும், இந்தப் புதிய மருத்துவ அமைப்பை அழிக்குமாறு பொது மருத்துவர்களை வலியுறுத்திவந்தார்கள். ஏறத்தாழ 10 விழுக்காடு பொது மருத்துவர்கள் வேலை நிறுத்தம் செய்ய அவர்களை வலியுறுத்தும் தங்களுடைய போராட்டங்களால் ஈர்க்கப்பட்டனர் என்று டெல்காடோ அனுமானித்தார். இதன் காரணமாகப் பின்வருமாறு அவர் பிரகடனப்படுத்தினார்: 'இந்த எதிர்ப்பு சக்திகளுக்கு அடிபணிய மாட்டோம். இவர்கள் நாம் கடமையாற்றுவதி லிருந்து விலகவேண்டும் என்று விரும்புகிறார்கள்.' 2009ஆம் ஆண்டு மார்ச் மாதத்தில் அபொர்ரியாவுக்கு டெல்காடோ மற்றும் இதர மருத்துவர்களால் எழுதப்பட்ட ஒரு கடிதத்தில் முதல்நிலை உடல்நலப் பராமரிப்பு என்பது உலகளாவிய புதிய பொது மருத்துவ அமைப்பின் அடிப்படை என்றும், பொலிவிய அரசியல் சாசனம் 'உடல்நல மேம்பாட்டிற்கும் நோய்த்தடுப்பிற்கும் முன்னுரிமை' அளிக்கிறது என்றும் வாசகர்களுக்குத் தகவல் அளிக்கப்பட்டிருந்தது. பர்ரியோ அடென்ட்ரோ வசதிகளை II, III, IVஆம் நிலைகளுக்கு விரிவுபடுத்துவதிலுள்ள சிக்கல்களுக்குக் கவனம் செலுத்தத் தவறினால் ஒருங்கிணைந்த சமுதாய உடல்நலச் சேவையின் முக்கிய நிலையான பர்ரியோ அடென்ட்ரோ I ஐ ஆபத்தில் ஆழ்த்தும்.

டெல்காடோவும் இதர சகாக்களும் கூறிய இந்தக் கருத்துகள் நல்ல விளைவை ஏற்படுத்தின. அரசு ஒரு புதிய மக்கள் நலவாழ்வுத் துறை அமைச்சரை நியமித்தது. இவர் பர்ரியோ அடென்ட்ரோ திட்டத்தின் குறைகளைக் கண்டறியும் முயற்சிகளைத் தொடங்கினார். அதே ஆண்டின் கோடைக்காலத்தில் (அதாவது, ஆகஸ்ட் 2009இல்)

அதிபர் சாவேஸ் நாடளாவிய தொலைக்காட்சி உரையில் பர்ரியோ அடென்ட்ரோ I-இன் ஏறத்தாழ 2,000 முதல்நிலை உடல்நலப் பராமரிப்பு இடங்கள் பணியாளர்கள் இல்லாததால், சரியாகச் செயல்படவில்லை அல்லது முழுவதுமாக மூடப்பட்டுவிட்டன என்று தெரிவித்தார். அதே ஆண்டின் அக்டோபரில் அவர் ஆற்றிய இரண்டாவது உரையில் பொதுமக்களுக்குச் சரியான சேவையை மீண்டும் கொடுப்பதற்காக எடுக்கப்பட்டுள்ள மாற்று வழிமுறைகளை விவரித்தார். இவற்றில் அந்த ஆண்டின் முடிவுக்குள் 1,000 கியூப மருத்துவர்கள் வருகை புரிவதும் அடங்கும். 2010ஆம் ஆண்டு ஜனவரியில் அனைத்து பர்ரியோ அடென்ட்ரோ I ஆலோசனை அலுவலகங்களும் மீண்டும் நன்கு செயல்படத் தொடங்கிவிட்டன.

பர்ரியோ அடென்ட்ரோவின் மீது அரசியல் எதிரிகளின் தாக்குதல்கள்

வெனிசுலா மருத்துவக் கூட்டமைப்பின் (ஏஎம்ஏ)தலைவரான மருத்துவர் டக்லஸ் லியோன் நடேரா 2003இல் முதல் கியூப மருத்துவர்கள் வருகை புரிந்ததிலிருந்து பர்ரியோ அடென்ட்ரோ பற்றிய எச்சரிக்கைகளை எழுப்பிவந்தார். பல ஆண்டுகளாக கியூப மருத்துவர்களின் செயல்பாடுகள் பற்றி அவர் முற்றிலுமாக இழிவாகப் பேசிவந்தார்: 'அவர்கள் மருத்துவர்கள்தான் என்று அறிந்துகொள்வதற்கு முன்பே அவர்களுக்குப் பணிகள் கொடுக்கப் பட்டன. இது பெரிய பொது சுகாதாரப் பிரச்சினைகளை உருவாக்குகிறது.' மேலும் கூறினார்: 'மார்க்ஸிய-லெனினியத்தில் பயிற்சிபெற்ற மருத்துவர்கள் என்று அழைக்கப்படுபவர்களாலும் கரிபியத் தீவான கியூபாவின் சர்வாதிகாரி காஸ்ட்ரோ-பொதுவுடைமை தத்துவத்தாலும் நாம் படையெடுக்கப்பட்டிருக்கிறோம்.'[2] அந்தக் காலகட்டத்தில், அதாவது சாவேஸ் அரசு பொலிவரிய நடவடிக்கையை நன்கு நிலை நிறுத்தியதற்கு முன்பு, தீவிர வலதுசாரிகள் ஏழைகளைப் பயங்கரவாத சொற்களால் பயமுறுத்தலாம் என்று நம்பினார்.

2003-2004இல் சாவேஸ்-எதிர்ப்புப் போராட்டங்களுக்குத் தலைமை தாங்கிய எதிர்ப்புக் குழுவான ஜனநாயக ஒருங்கிணைப்புக் குழுவின் ஆதரவாளர்களின் போராட்ட அட்டைகளில் 'தேசபக்தர்களாக இருங்கள், கியூப மருத்துவர்களைக் கொல்லுங்கள்'[3] என்ற வாசகங்கள் எழுதப்பட்டிருந்தன. அடுத்த ஆண்டு, மற்றொரு எதிர்ப்புக் குழுவின் அரசியல் இயக்குநரான ஆஸ்வால்டோ ஆல்வாரெஸ் பாஸ்

பின்வருமாறு கூறினார்: 'மொத்த தேசத்திலும் இராணுவப் பயிற்சி பெற்ற 45 ஆயிரத்திற்கும் அதிகமான கியூப மக்கள் காணப்படுகிறார்கள். இவர்கள் மருத்துவர், துணை மருத்துவ வல்லுநர், ஆசிரியர், பேராசிரியர், விளையாட்டுப் பயிற்சியாளர் போன்ற சிறப்புப் போர்வைகளில் காணப்படுகின்றனர்.' 2010ஆம் ஆண்டு ஓர்வெக்ஸ் வெனிசுலா மக்களுக்கான அகதி நிறுவனம் ஒரு சிறிய திரைப் படத்தைத் தயாரித்தது. இந்த நிறுவனம் நாட்டைவிட்டு வெளி யேற்றப்பட்ட பணக்காரர்களால் மியாமியில் தொடங்கப்பட்டது. லா யூனிவெர்சிடாடு டெல் டெர்ரரிஸ்மோ பேட்ரோசினாடா போர் டெல் கோபியெர்னோ டி வெனிசுலா என்னும் தலைப்பில் வெளியிடப்பட்ட இந்தத் திரைப்படத்தின் மூலம் இந்த நிறுவனம் மிகவும் மோசமான எதிர்ப்பை வெளியிட முடிந்தது. யூடியூபில் வெளியிடப்பட்ட இந்தப் பொய்ப் பிரச்சாரத்தின்படி, ஹவானாவின் லத்தீன்-அமெரிக்க மருத்துவப் புலத்தில் ஒரு 'பயங்கரவாத பல்கலைக்கழகம்' உருவாக்கப் பட்டுவிட்டது. இங்கு ஹியூகோ சாவேஸின் வெனிசுலா அரசு ஆதரவின் கீழ் மொத்த மேற்கத்திய அரைக்கோளத்தையும் தாக்குவதற்குப் பயங்கரவாத மருத்துவர்கள் தயார்படுத்தப்படுகிறார்கள்.

பர்ரியோ அடென்ட்ரோ மற்றும் கியூபாவின் மருத்துவப் பயிற்சிகள் பற்றிய இத்தகைய சொற்போர்கள் தொடர்ந்து அரசு எதிர்ப்பாளர்களின் கட்டுப்பாட்டில் இருக்கும் சில நகரங்களிலும் மாநிலங்களிலும் காணப்பட்டன. பர்ரியோ அடென்ட்ரோவில் மருத்துவர்களை நியமிப்பதை அவர்கள் எதிர்த்தனர்.

2003இல் அஞ்ஜோடேகூய் மாநிலத்தின் தலைநகரமான பார்சிலோனா நகரில் கியூப மருத்துவரான ஜெர்மான் கர்ரீராஸ் ஒரு பர்ரியோ அடென்ட்ரோவுக்கு வந்தபோது, அதில் ஆலோசனை அலுவலகத்திற்கான இடம் காணப்படவில்லை. அண்டைப் பகுதி உடல்நலக் குழுவும், மருத்துவ வல்லுநர்களும் ஒரு சிதைவடைந்த, கைவிடப்பட்ட காவல் நிலையத்தை மீள்கட்டமைப்பு செய்யத் தொடங்கினர். இது மருத்துவ சேவைக்கான ஒரு தற்காலிக இடமாகத் திகழ்ந்தது. அந்தக் காலகட்டத்தில் உள்ளூர் அரச-சாவேஸ் எதிர்ப்பாளர்களான ஓர் ஆளுநர், மேயர் தந்தையின் கட்டுப்பாட்டில் இருந்தது. இவர்கள் தற்காலிக மருத்துவமனையை மூடுவதற்குச் சட்ட அதிகாரிகளை அனுப்ப முடிவு செய்தனர். ஆனால், இவர்கள் அதில் வெற்றிபெற முடியவில்லை. ஏனெனில், புதிய அலுவலகத்தைச் சூழ்ந்துகொண்ட காவல் அதிகாரிகளைத் தடுக்க ஏறத்தாழ நூறு

நபர்கள் அங்குக் கூடினர். இந்த மக்களின் எண்ணிக்கை முந்நூறாக உயர்ந்தது. உடல்நலப் பராமரிப்பு பெறுவது தம்முடைய வாழ்வுரிமை என்று முடிவுசெய்து அலுவலகத்தைக் காப்பதில் உறுதியாக இருந்தனர். மருத்துவர்கள் தம்முடைய பணியைத் தொடர்ந்து ஆற்றிக்கொண்டிருந்த போது, குடிமக்கள் காவல் அதிகாரியிடம் பின்வருமாறு கூறினர்: 'மருத்துவர்களை விலக்குவதற்கு நீங்கள் செல்ல வேண்டுமென்றால், எங்களுடைய பிணத்தின் மேல் ஏறிச் செல்லுங்கள்.'[4] காவல் அதிகாரிகள் மீண்டும் அந்த பர்ரியோ அடென்ட்ரோவுக்கு வரவே இல்லை. 2004இல் அஞ்ஜோடெகூய் மாநில வாக்காளர்கள் கவிஞரும் வழக்குரைஞருமான டாரெக் வில்லியம் சாப் என்ற சாவேஸ் ஆதரவு ஆளுநரைத் தேர்ந் தெடுத்தனர். அதற்குப் பிறகு பர்ரியோ அடென்ட்ரோக்கள் பயமுறுத்தப்படுவதற்குப் பதிலாக பாதுகாக்கப்பட்டன.

2004ஆம் ஆண்டுக்குப் பிறகு எதிர்ப்பு ஊடகங்களும் அரசியல் சக்திகளும் பர்ரியோ அடென்ட்ரோக்களைத் தாக்குவதில் அதிக வெற்றி பெறவில்லை. பல தனியார் மருத்துவர்கள் எதிர்ப்பாளர் களாகத் தொடர்ந்து காணப்பட்டாலும், ஒரு குறிப்பிட்ட எண்ணிக்கை யிலான நன்கு நிலைத்து நின்ற மருத்துவர்கள், அவர்களுடைய திறமை, ஆர்வம் காரணமாக, பர்ரியோ அடென்ட்ரோ அமைப்புகளில் மருத்துவர்களாகப் பணி அமர்த்தப்பட்டனர். இவர்களில் ஒருவர் மருத்துவர் கிளாடியோ லெட்டிலியர். இவர் 2004இல் வெனிசுலாவில் திறக்கப்பட்ட முதல் பர்ரியோ அடென்ட்ரோ II-இன் மருத்துவமனை மற்றும் நோயறிதல் மையத்தின் இயக்குநர். இந்த மருத்துவமனை கரகாஸுக்குச் சற்று வெளியே இருந்த கரிகுவா சுற்றுவட்டாரத்தில் அமைந்திருந்தது. புதிய பொலிவரிய நலவாழ்வுக்குப் பொறுப் பேற்றிருந்த பெரும்பாலான மூத்த மருத்துவ வல்லுநர்கள் போன்றே இவரும் சிறந்த பல்கலைக்கழக அமைப்பில் உருவானவர்தான். எனினும், ஒரு புதிய பொது சுகாதார அமைப்பை உருவாக்குவதன் அவசியத்தை அவர் உணர்ந்திருந்தார். அவரும் ஒரு சிறந்த குடும்பப் பின்னணியிலிருந்து வந்தவர். 'நான் நகரத்தின் கிழக்குப் பகுதியில் வாழ்கிறேன்' என்று 2005இல் மருத்துவர் லெட்டிலியர் ஒரு செய்தியாளரிடம் கூறினார்: 'என்னுடைய குடும்பம் ஒரு தீவிர வலதுசாரி பின்னணியைக் கொண்டது. நாங்கள் நிலவுடைமையாளர்க் குடும்பத்தைச் சேர்ந்தவர்கள். எனினும், என்னுடைய பெற்றோர்கள் சமூகப் பொறுப்புடைமை பற்றியும் எனக்குக் கற்றுக் கொடுத்தனர். இந்த அரசாங்கத்தின் சுகாதாரத் திட்டங்கள் வெனிசுலா மக்களுக்கு

மிகவும் நன்மை பயக்கும் திட்டங்கள். நான் அவற்றை ஆதரிக்க விரும்புகிறேன். இதன் காரணமாகவே இந்தச் செயல்திட்டத்தை நான் ஆதரிக்கிறேன்... இதற்கு முன்பு, சில மருத்துவமனைகளில் இருந்த நிலைமை மிகவும் மோசமாக இருந்தது. மருத்துவர்கள் அல்லது மருந்துகள் பற்றாக்குறையால் நோயாளிகள் பலர் இறந்தனர். தற்போது பெரும்பாலான மருத்துவமனை இயக்குநர்கள் பொலிவரியச் செயல்பாட்டை ஆதரிக்கின்றனர்.'

மருத்துவர் லெட்டிலியரின் பர்ரியோ அடென்ட்ரோ- IIஇன் மருத்துவமனை வெனிசுலா பணியாளர்களால் ஆனது. இது சுற்று வட்டாரத்திலிருந்த, தம்முடைய நோயாளிகளைப் பரிந்துரைக்கும் அனைத்து 72 சிறிய வெளிநோயர் (ஆம்புலேட்டரி) மருத்துவமனைகளுடனும் ஒரு மிகுந்த வெற்றிகரமான தொடர்பைப் பெற்றிருந்தது. இந்தச் சிறிய மருத்துவமனைகள் அனைத்தும் ஒருங்கிணைந்த சமுதாய மருத்துவத்தில் வல்லுநர்களாகத் திகழ்ந்த கியூப மருத்துவர்களால் செயல்படுத்தப்பட்டன. 'எதிர்பாராத விதமாக, வெனிசுலாவின் சில மருத்துவ அமைப்புகள் அதிக அளவுக்கு அரசியலாக்கப்படுகின்றன' என்று கூறிய மருத்துவர் லெட்டிலியர் மேலும் தொடர்ந்தார்: 'அனைத்துக் கியூப மருத்துவர்களும் பொதுவுடைமைக் கருத்துகொண்டவர்கள் என்றும், அவர்கள் கொடுக்கும் பணியின் தரம் நம்முடைய பணியின் தரம் போன்று இருக்காது என்றும் அவை கூறின. ஆனால், கியூப மருத்துவர்கள் இங்கு உதவி செய்வதற்காக வந்துள்ளனர். அவர்கள் தங்களுடைய பணியில் மிகுந்த ஈடுபாடு கொண்டவர்கள் என்பதால் அவர்களுக்கு அரசியலில் ஈடுபட நேரமில்லை, ஆசையும் இல்லை. அவர்கள் இங்கு ஒரு மனிதாபிமான இலக்குடன் மட்டுமே வந்துள்ளனர்.'[5]

மூன்று அல்லது நான்கு ஆண்டுகளுக்குப் பிறகு பர்ரியோ அடென்ட்ரோ அமைப்பை மூடும் ஆசை உள்ளது என்று கூறுவதற்கு விருப்பமுள்ள எந்த எதிர்க்கட்சி பேச்சாளரோ, பொது அலுவலர் பதவிக்கு ஆசைப்படுபவரோ ஏறத்தாழ எவரும் இல்லை. இதனால் பர்ரியோ அடென்ட்ரோ மேல் தாக்குதல்கள் முடிந்துவிட்டன என்று பொருள் கொள்ளக்கூடாது. ஏனெனில், வெனிசுலாவில் பிரதிநிதித்துவ அரசியல் அமைப்பு ஜனநாயகமாகவும் வலதுசாரிகளிடமிருந்து போட்டி சவால்களுக்குத் திறந்ததாகவும் இருந்தது. எனவேதான், 2008ஆம் ஆண்டின் இலையுதிர் காலத்தில் பல சாவேஸ்-எதிர்ப்பு வேட்பாளர்கள் ஆளுநர்களாகவும் மேயர்களாகவும்

தேர்ந்தெடுக்கப்பட்டனர்—குறிப்பாக, திறமையற்றவர்களாகவோ, நேர்மையற்றவர்களாகவோ சாவேஸ் ஆதரவாளர்கள் காணப்படும் இடங்களில். புதிதாகத் தேர்ந்தெடுக்கப்பட்ட எதிர்க்கட்சியின் கோபமடைந்த சில ஆதரவாளர்கள், தங்களுடைய தேர்தல் வெற்றி ஏழைகளுக்கு எதிரான வர்க்கப் போரைப் புதுப்பிக்க அளிக்கப்பட்ட உரிமமாக உணர்ந்தனர். அத்துடன் பர்ரியோ அடென்ட்ரோ பணியாளர்களை பயமுறுத்தத் தொடங்கினர். எடுத்துக்காட்டாக, கரகாஸின் சூக்ரே நகராட்சியின் லாஸ் டோஸ் கேமினோஸ் சுற்றுவட்டாரத்தில் அமைந்திருந்த பர்ரியோ அடென்ட்ரோ II-இன் ஒருங்கிணைந்த நோயறிதல் மையத்தின் பணியாளர்கள், பிரைமீரா ஜஸ்டிசியா உறுப்பினர்கள் தங்களுடைய மருத்துவக் கட்டடத்தை எரித்துவிடுவதாக அச்சுறுத்தியதாகவும் கியூப மருத்துவர்களை நீக்குவதற்கான மனுவைப் பரப்பியதாகவும் தெரிவித்தனர். எதிர்க்கட்சி ஆளுநரை அப்போதுதான் தேர்ந்தெடுத்த மற்றொரு இடமான கரபோபோ மாநிலத்தில் நோயறிதல் மையத்தில் நுழைந்து மதிப்புமிக்க கருவிகளை எதிர்க்கட்சி ஆதரவாளர்கள் அழித்தனர்; இந்தத் தாக்குதலில் இரண்டு கியூப மருத்துவர்கள் மிகவும் மோசமாகக் காயமுற்றனர்.[6]

இத்தகைய வன்முறை விரோதப் போக்கின் மட்டுப்படுத்தப்பட்ட அணிதிரட்டல், எந்த ஒழுங்கையும் பெறவில்லை; மேலும் அவை கண்டனமும் செய்யப்பட்டன. ஓரளவுக்குச் சட்டபூர்வமான சில செயல்முறைகளுக்கும் இது பொருந்தும். எடுத்துக்காட்டாக, மிராண்டா மாநிலத்திலுள்ள பர்ரியோ அடென்ட்ரோவைச் செயலிழக்க எடுத்த முயற்சிகளைச் சுட்டலாம். இங்கு வலதுசாரி சாவேஸ் எதிர்ப்பாளரும், கடுமையாக வாதம் செய்பவருமான ஹென்ரிக் கேப்ரி லெஸ் ராடோன்ஸ்கி 2008இல் ஆளுநராகத் தேர்ந்தெடுக்கப்பட்டார். 2009இன் தொடக்கத்தில் ஆளுநரின் அலுவலகம் 25 கியூப மருத்துவர்கள் எல் ஹட்டிலோவில் இருந்த ஒரு வீட்டைக் காலி செய்வதற்காக, காவல்துறையை அனுப்பியது. இது ஒரு அழகிய நகரக் காலனி ஒன்றைச் சுற்றி அமைந்திருந்த ஒரு வளமான பகுதி. இந்தப் பகுதி குறைந்த வருவாய்கொண்ட சிறுபான்மை குடிமக்கள் வாழும் பகுதிகூட. இதனால் இந்தப் பகுதியின் பர்ரியோ அடென்ட்ரோ ஏழைகளுக்கு மட்டுமின்றி, வெவ்வேறு வருவாய்கொண்ட மக்களின் பர்ரியோவாகவும் செயல்பட்டது. இந்த மருத்துவ வசதிப் பகுதியைச் சேர்ந்தவர்கள் தங்களுடைய உடல்நலம் பாதிக்கப்படக் கூடாது என்று முடிவு

செய்து, உடனே எழுபது வெவ்வேறு சமுதாயக் குழுக்களை ஒன்றுசேர்த்தது; மேலும், இந்தக் கட்டடத்தைச் சுற்றி மருத்துவப் பணியாளர்களுக்கு ஆதரவான நூற்றுக்கணக்கானவர்களை வரவழைத்தனர். இவர்கள் உள்ளூர்க் காவல்துறையோ வேறு எவருமோ தங்களுடைய மருத்துவர்களின் இடத்தைக் காலிசெய்ய முயல்வதை அனுமதிக்க மாட்டோம் என்று அறிவித்தனர். காவல் துறையும் ஆளுநரும் முடிவில் பின்வாங்குவதைத் தவிர வேறு வழியில்லை என்று அறிந்தவுடன் ஓமைரா கமாச்சோ என்ற ஒரு வட்டார வழக்குரைஞர் ஒரு செய்தியாளரிடம் பின்வருமாறு அறிவித்தார்: 'பர்ரியோ அடென்ட்ரோவை மூடுவது கடினமானது; ஏனெனில், அது ஏழைகளுக்கு மட்டும் சேவை செய்வதில்லை. லா லகுனிட்டா, லா பாஸ்சீரா, லோஸ் நரன்ஜோஸ் பகுதிகளின் பல உயர்வகுப்பு குடிமக்களும் இலவச ஆலோசனைகளையும் சிகிச்சை களையும் பெறுகின்றனர்' என்று அவர் கூறினார்.

2009இல் பர்ரியோ அடென்ட்ரோ அமைப்பின் சில பகுதிகளை அரசு சரியாகப் பராமரிக்கவில்லை. அதிபர் சாவேஸ் இந்தப் பிரச்சினையைத தன்னுடைய விரிவான தொலைக்காட்சி உரைகளில் நேரடியாக ஏற்றுக்கொண்டது மட்டுமின்றி, குறைகளைத் திருத்துவதற்கு மிகவும் விரைவாகச் செயல்பட்டார். அவருடைய அரசியல் எதிரிகளும், தேசிய மருத்துவக் கழகத்தின் தலைவரான மருத்துவர் லியோன் நடேராவும் இந்தச் சீரழிவால் மகிழ்ச்சியடைந்தனர். இது மட்டுமின்றி, மீண்டும் சாவேஸ் எதிர்ப்பு ஊடகங்களைப் பயன்படுத்தி அதிபரைத் தாக்கினர். ஆனால், இந்தமுறை லியோன், பர்ரியோ அடென்ட்ரோ வைத் தாக்குவதற்குப் பதிலாக, அதை ஆதரித்தார். பர்ரியோ அடென்ட்ரோ அமைப்பின் ஆலோசனை அலுவலகங்களில் 80 விழுக்காட்டு அலுவலகங்கள் செயல்படவில்லை என்ற அவருடைய கூற்று மிகவும் மிகைப்படுத்தப்பட்டது. எனினும், அவருடைய வாதம் மக்களிடம் ஒரு சிறிய விளைவையாவது உருவாக்கும். சாவேஸ் அரசு 'மிக அதிக அளவு திறனற்றது மட்டுமின்றி ஊழல் நடப்பதால் பர்ரியோ அடென்ட்ரோ சரியாகச் செயல்பட வைக்காமல் அது வெனிசுலா மக்களை ஏமாற்றுகிறது' என்றும் அவர் கூறினார்.

ஓர் ஆண்டிற்குப் பிறகு, 2010இல், வெனிசுலாவின் தேசிய சட்டசபையில் அனைத்து இடங்களுக்கும் தேர்தல் நடைபெற இருந்தபோது, மருத்துவச் சங்கத்தின் மருத்துவர் லியோன் நடேரா ஓர் எதிர்க்கட்சி வேட்பாளராகத் தேசிய சட்டசபைக்கு மார்ச் 2010இல்

எல் ஹாட்டிலோவில் போட்டியிட முடிவு செய்தார். ஓர் ஆண்டுக்கு முன்பு, கியூப மருத்துவர்களை அதிகாரிகள் நீக்க முயற்சி செய்த அதே சமுதாயம்தான் இது. 'மூடப்பட்ட அனைத்துச் செயல் அலகுகளும் (அண்மையில் கட்டமைக்கப்பட்ட பர்ரியோ அடென்ட்ரோ ஆலோசனை அலுவலகங்கள்) மீண்டும் திறக்கப்படும்' என்று அவர் உறுதியளித்தார் (உண்மையில், அனைத்து அலுவலகங் களும் புதிய பணியாளர்களால் நிரப்பப்பட்டுவிட்டன; அப்போது மீண்டும் திறக்கப்பட்டுவிட்டன. எனினும், லியோன் நடேரா ஒரு நல்ல ஆதரவுப் பிரச்சார வாக்குறுதியை விடப் போவதில்லை!).

பர்ரியோ அடென்ட்ரோவின் சில குறைபாடுகள்

தனியார் ஊடகங்களில் அடிக்கடி தோன்றும் பழைய மருத்துவ நிர்வாகத்தால் உருவாக்கப்பட்ட, கோபமூட்டுகின்ற தாக்குதல்கள் மேல்வர்க்க எதிர்ப்புகள் பொலிவரியப் புரட்சியைப் பலவீனப் படுத்தும் வரையில் மறையாது. எனினும், பர்ரியோ அடென்ட்ரோவின் வளர்ச்சியோடு தொடர்புடைய பிரச்சினைகளும் இருந்தன. இந்தப் பிரச்சினைகளுக்காக எதிர்க்கட்சிகளைக் குறை கூறக் கூடாது. இவை பொலிவிய அரசியல், சமூகச் செயல்பாட்டின் உள்ளார்ந்தவையாக இருந்தன. ஏறத்தாழ அனைத்து வெனிசுலா மக்களும் பெறும் அளவுக்கு ஒருங்கிணைந்த உடல்நலப் பராமரிப்பு களைக் கொண்டு வந்திருப்பதால் இந்தத் திட்டம் மிகச் சிறந்த சாதனை. என்றாலும், இது மிகவும் விரைவாக ஒன்றிணைக்கப் பட்டதால் இதன் சில கூறுகளைக் கையாளுவது கடினமானதாகும். பர்ரியோ அடென்ட்ரோவின் குறைந்த பணியாளர்களைக் கொண்ட ஆலோசனை அலுவலகங்களின் விரைவான மறுபயன்பாடு 2008ஆம் ஆண்டின் முடிவில் சாத்தியமாயிற்று. ஏனெனில், உள்ளூர் உடல்நலக் குழுக்களின் வலிமையான அடிப்படையும், கியூப மருத்துவர்களின் தொடரும் தோழமையும் தன்னார்வலருக்குப் புதிய உத்வேகத்தையும் வழங்கியது. பர்ரியோ அடென்ட்ரோ ஏன் இவ்வாறு ஆட்டங்கண்டது என்பதற்கான எந்தவொரு விரிவான பகுப்பாய்வும் இன்றுவரை செய்யப்படவில்லை. எனினும், கடந்த சில ஆண்டுகளாக இதற்கான பல காரணிகள் விவாதிக்கப்பட்டுள்ளன:

1. பர்ரியோ அடென்ட்ரோவின் முதல்நிலை உடல்நலப் பராமரிப்பு வசதிகள் இந்தத் திட்டத்தின் முதல் ஆண்டுக்குள்ளேயே (அதாவது 2003-2004இல்) பணியாளர்களால் நிரப்பப்பட்டு விட்டாலும், பெரும்பாலான ஆலோசனை அலுவலகங்கள்

தற்காலிகப் பிரச்சினைகளுக்கான அமைப்புகளாக இருந்தன. மேலும், இவற்றின் தேவை அதிகமாக இருந்த இடங்களில் அவை அமைக்கப்பட்டிருக்க வேண்டும் என்ற அவசியத்தைப் பெற்றிருக்கவில்லை. அதிக மக்கள்தொகை பெற்ற, பல நூறாயிரம் மக்களைப் பெற்ற, நகரப் பகுதிகளில் சிறிய அண்டைப் பகுதிகள் பிற பெரிய பகுதிகளைவிட இந்த வசதியால் நன்கு பயனடைந்தன. கியூப- வெனிசுலா மருத்துவப் பணியாளர்களுக்குத் தேவையான ஆதரவை சுற்றுவட்டாரப் பகுதியில் திரட்டுவதற்கு ஏதுவான, வலிமைகொண்ட உடல்நலக் குழுவைத் கையாளுவதற்கு சில சமுதாயங்களால் முடியவில்லை.

2. பல கியூப மருத்துவர்கள் காலை வேளைகளில் முதல்நிலை மருத்துவ ஆலோசனைகளை வழங்குவதிலும் பிற்பகல் நேரங்களில் முறையான மருத்துவ வகுப்புகளுக்கான பாடங்கள் தயாரிப்பதிலும் கற்பிப்பதிலும் ஈடுபட வேண்டிய, தவிர்க்க முடியாத, இரட்டைக் கடமைகளைக் கொண்டிருந்தனர். மேலும், பல இடங்களில் பிற்பகல் நேரங்களில் நோயாளிகளைக் காண முடியாத நிலைமை ஏற்படுவதை இது சுட்டியது. இதர வகைத் தடங்கல்களும் ஏற்பட்டன. எடுத்துக்காட்டாக, வெனிசுலா மாணவர் களுக்குப் பாடங்களைக் கற்பித்த, பல கியூப மருத்துவர்கள் குறுகியகால பயிற்சி வகுப்புகளுக்காகவும், சான்றிதழ்கள் பெறுவதற்காகவும் கியூபாவுக்குத் திரும்பிச் செல்ல வேண்டியிருந்தது. இந்தப் பயிற்சி வகுப்புகள் புதிய மருத்துவக் கல்வித் திட்டத்தையும் கணினிவழி உருவாக்கப்படும் பாடப் பொருள்களையும் சமாளிக்க வழிவகை செய்தது.

3. காலம் செல்லச் செல்ல, சமுதாயங்களின் தேவைகளும் நோயாளிகளின் வருகையும் மாறின. முதலாண்டு சேவையின் போது குடிமக்களின் நம்பிக்கையை ஈட்டுவதற்கு, கியூப மருத்துவர்கள் அடிக்கடி வீடுவீடாகச் சென்றனர். ஆம்புலேட்டரி (வெளிநோயர்) மருத்துவமனைகளுக்கோ நோயறிதல் மையங் களுக்கோ எளிதாக நேரடியாகச் செல்வதற்குத் தயாரான பிறகு இது அதிகமாகத் தேவைப்படுவதில்லை. சில நோயாளிகள் பெரிய நோயறிதல் மையங்களைத் தேர்வுசெய்கின்றனர். ஏனெனில், பகல் நேரத்தில் அவை நீண்ட நேரங்களுக்குத் திறந்திருக்கின்றன; அதிநவீன வசதிகளைப் பெற்றுள்ளன.

4. மருத்துவத் தன்னார்வத் தொண்டர்களின் சுழற்சிகளாலோ சிறப்புச் சூழ்நிலைகளாலோ எந்தவொரு கொடுக்கப்பட்ட பகுதியிலும் மருத்துவர்களின் வேலைத் திட்டங்கள் குழப்பப் படுதல். எடுத்துக்காட்டாக, மருத்துவர் டோமாசா நோய் வாய்ப்பட்ட தமது பெற்றோரைப் பராமரிப்பதற்காக கியூபாவுக்குத் திரும்பியபோது (காண்க இயல் 8) மற்றொரு கியூப மருத்துவர் தமது நேரத்தை வேறொரு சமுதாயத்தோடு பிரித்துக்கொண்டு, மாண்டே கார்மெலோவுக்குப் பயணித்து வாரத்தில் இரண்டு அல்லது மூன்றுமுறை நோயாளிகளைப் பார்க்கச் செல்ல வேண்டியிருந்தது.

5. பல பகுதிகளில் பர்ரியோ அடென்ட்ரோ அமைப்பு இருந்த முதல் சில ஆண்டுகளில் மருத்துவர்கள் பல ஆண்டுகளாக, சிகிச்சை அளிக்கப்படாத நோய்களுக்கு சிகிச்சை அளித்த பிறகு அவசர சிகிச்சைக்கும், நீண்ட காலமாக ஒதுக்கப்பட்ட உடல்நலப் பிரச்சினைகளுக்கும் கவனம் செலுத்த வேண்டிய தேவை குறைந்தது. காலப்போக்கில் மிகவும் தேவையான முதல்நிலை மருத்துவப் பராமரிப்புத் தேவைகளும் குறைந்து கொண்டு வந்தன. எனவே, இரண்டு மருத்துவர்களால் சேவை செய்யப்பட்ட பகுதி ஒன்றில், ஒரே ஒரு மருத்துவர் சேவையாற்ற நேர்ந்தது. அல்லது, இதற்கு முன்பு சேவை செய்த பகுதியை விட பெரிய பகுதிகளில் மருத்துவப் பணியாளர்கள் சேவை யாற்ற வேண்டிய நிலை.

6. கியூப மருத்துவர்களைக் கொடுப்பது முடிவற்ற ஒன்றல்ல. பலர் இரண்டு ஆண்டு தன்னார்வப் பணிச் சுழற்சிகள் முடிந்த பிறகு வீடு திரும்புவதற்கு விரும்பினர். தங்களுடைய வெளிநாட்டுச் சேவையைத் தொடர விரும்பும் வேறு சிலர் இதர நாடுகளுக்குக் கியூபா கொடுத்த, வளரும் மருத்துவ பொறுப்பேற்புகளுக்குத் தேவைப்பட்டனர். எடுத்துக்காட்டாக, 2006இல் மிகவும் அனுபவம்வாய்ந்த திறமையான மருத்துவர்கள் பொலிவியா நாட்டுக்குத் தேவைப்பட்டனர். ஏனெனில், ஏறத்தாழ இரண்டாயிரத்திற்கும் அதிகமான மருத்துவப் பணியாளர் தேவையுள்ள பொலிவியா, மிகவும் வேகமாக, கியூபாவின் இரண்டாவது பெரிய வெளிநாட்டு சேவைப் பணியிடமாக மாறியது.

இந்த மிகப் பெரிய மருத்துவத் திட்டத்தின் குறிப்பிட்ட இலக்கை

நோக்கும் போது மேற்கூறப்பட்ட அனைத்துக் குறைபாடுகளும் வியக்கத்தக்கவை அல்ல. ஆனால், அண்டைப் பகுதியின் அடித்தள மட்டத்தில் செயலூக்கமுள்ள பங்கேற்பாளர்களுக்குத் திறம்பட சேவையாற்றும் வகையில், மத்திய அரசின் வழிகாட்டுதல்களை நடைமுறைப்படுத்துவதில் தடைகள் உள்ளன. அந்தத் தடைகள் மட்டும் இல்லையெனில், தேவையான மாற்றங்கள் ஏற்படுத்தப் பட்டிருக்கலாம். பர்ரியோ அடென்ட்ரோ அமைப்பின் மிகப் பெரிய பிரச்சினைகள் வெனிசுலாவில் மேற்கொள்ளப்பட்ட, பல சமூக நோக்குத் திட்டங்களுக்கு ஏற்பட்ட பொதுவான குறைபாடுகளிலிருந்து தோன்றியவை. இது ஒருங்கிணைந்த பொது மருத்துவத்திற்கான பொலிவரிய சங்கத்தின் மருத்துவர் டெல்கடோவால் துல்லியமாக அடையாளம் கண்டறியப்பட்டுள்ளது.

இவர் மண்டல, மாநில அதிகாரிகளின் குறையைச் சுட்டிக்காட்டி உள்ளார்: '90 விழுக்காடு விஷயங்களில் அவர்கள் திறமைமிக்கவர் களாக இருந்தார்கள்.' பல ஆண்டுகளாகப் பாதித்துவந்த அதிகாரிகளின் அதிகாரத்துவ 'நோயால்' வெனிசுலா தொடர்ந்து பாதிக்கப் பட்டிருக்கிறது. இதனால் முன்பிருந்த அதிபர்கள் மற்றும் மாநில அரசு களிடமிருந்து புரிந்துகொள்ள முடியாத, புதிரான, பயனற்ற அலுவலகங்களை சாவேஸ் பெற்றார். அத்துடனே அதிக எண்ணிக்கை யிலான பொதுநலத் திட்டங்களின் பெருக்கமும் இந்தப் பிரச்சினையை மேலும் சிக்கலாக்கியது.

வெனிசுலாவில் பொது மற்றும் குடிமை நிர்வாகத்தில் திறமையான, நேரடித்தன்மையான முன்மாதிரிகள் மிகக் குறைவாக இருந்தன. எனவே, நாட்டின் பல பகுதிகளில் உள்ளூரளவில் மருத்துவ, சமூக நலத்திட்டங்களை ஒருங்கிணைக்கும் வேலையைக் கட்டுப் படுத்தும் அலுவலகங்கள் திறனற்று, கவனிப்பாரற்று, களங்க முடையதாக இருந்தன என்பதில் எந்தவித வியப்புமில்லை. எதிர்பாராத விதமாக, பர்ரியோ அடென்ட்ரோ குழுக்களிலும் சமுதாயக் குழுக்களிலும் மக்கள் பங்குபெற்றனர்; ஜனநாயகத்தில் வளர்ந்துவரும் இந்த அமைப்புகளால், இந்தப் பிரச்சினைகள் பெரும்பாலும் வெளிக்கொணரப்பட்டன. எனினும், இத்தகைய அடிப்படை ஜனநாயக அமைப்புகளிலிருந்து வலிமையைப் பெறும் பொறுப்புடைமையும் அதிகாரம் பெற்ற வலையமைப்புகளை ஒருங்கிணைப்பதும் பொலிவரியப் புரட்சியின் பெரும் சவால்களாய் திகழ்கின்றன.

மருத்துவ இலக்குத் திட்டங்களை முறியடிக்க மேற்கொள்ளப்பட்ட புரட்சி எதிர்ப்பு முயற்சிகள்

வெனிசுலாவிலிருந்தும் கியூபாவிலிருந்தும் நாடு கடத்தப்பட்ட அதிருப்தியாளர்களின் ஒரு கூட்டம் பர்ரியோ அடென்ட்ரோக்கள் நிறுவப்பட்டவுடனேயே கியூபாவின் மருத்துவப் பணியாளர்களைத் தம்முடைய வெளிநாட்டுப் பணித் திட்டங்களிலிருந்து விலகி விடுமாறு மிகவும் தீவிரத்துடன் தூண்டியது. 2004ஆம் ஆண்டில் மியாமியைச் சேர்ந்த சாலிடாரிட்டி வித்தவுட் பார்டர்ஸ் (எல்லைகளற்ற தோழமை) என்ற இத்தகைய ஒரு சிறிய அமைப்பு வெனிசுலாவில் இருந்த எதிர்க்கட்சி உறுப்பினர்களோடு இணைந்து, 'அண்டைப் பகுதிக்கு வெளியே' என்று பொருள்படும் பர்ரியோ அஃப்யூரா என்ற ஓர் அமைப்பை உருவாக்கியது. கரகாஸில் இருந்த முக்கிய எதிர்ப்பாளர்களின் செய்தித்தாள்களில் ஒன்று எல் யூனிவெர்ஸல், 2004ஆம் ஆண்டில் ஒரு கட்டுரையை வெளியிட்டது. இது 'கியூப மருத்துவர்கள் ஒரு வெனிசுலா வலையமைப்பான பர்ரியோ அஃப்யூரா உதவியுடன் தப்பித்தனர்' என்ற தலைப்பில் வந்த ஒரு கட்டுரையாகும்.

2003ஆம் ஆண்டு அக்டோபர் மாதம் வெனிசுலாவை வந்தடைந்த ஒரு மருத்துவரான ஓட்டோ சான்செஸ், பர்ரியோ அஃப்யூராவுக்கு ஆதரவாக எதிர்வினையாற்றிய ஒரு கியூப மனிதர். அரசு எதிர்ப்பு ஆதரவாளர்களின் உதவியுடன் அவர் வெனிசுலாவைவிட்டு வெளியேற சதி மேற்கொண்டார். அவர் மியாமிக்குத் தப்பித்து ஓட அமெரிக்கத் தூதரகம் ஒப்புதல் அளித்து, உதவும்வரை அரசு எதிர்ப்பு ஆதரவாளர்கள் இலவச தங்கும் வசதியையும் ஆதரவையும் அவருக்கு வெனிசுலாவில் கொடுத்தனர். தன்னுடைய நாட்டிலிருந்து வெனிசுலா வுக்கு அனுப்பப்பட்டதற்கு அவர் மனவருத்தம் அடைந்ததாகவும், தான் 'அரசியல் திட்டம்' ஒன்றிற்காகப் பயன்படுத்தப்பட்டதாகவும் அவர் கூறினார். தனக்குக் கொடுக்கப்பட்ட ஊதியத்தைப் பற்றியும் அவர் புகார் கூறினார்: 'உங்களுக்குக் கொடுக்கப்பட்ட ஊதியத்தின் அளவை வைத்து நீங்கள் சுரண்டப்படுகிறீர்கள் என்பதை நீங்களே உணர்வீர்கள்.' உண்மையில் இந்தக் காரணங்கள் ஒரு சாக்குபோக்கே ஆகும். சான்செஸ் பிறகு கூறியது போன்று, அவர் அவருடைய பொறுப்புகளிலிருந்து தப்பித்துச் செல்லும் எண்ணத்தை வெனிசுலாவுக்கு வந்துசேர்வதற்கு நீண்ட காலத்திற்கு முன்பே கொண்டிருந்தார். ஏனெனில், கியூபாவில் அவர் பல ஆண்டுகளாக ஒரு சிறிய அரசு எதிர்ப்புக் குழுவில் உறுப்பினராக இருந்தார். அதே

எதிர்ப்புக் குழுவின் மற்றொரு உறுப்பினராக இருந்த அவருடைய ஒன்றுவிட்ட சகோதரன் பல ஆண்டுகளுக்கு முன்பே வெளிநாட்டுக்குத் தப்பிச் சென்றுவிட்டான். மேலும், மியாமியில் எல்லைகளற்ற தோழமைக் குழுவை உருவாக்கியவர்களில் அவரும் ஒருவர்.

அடுத்த சில ஆண்டுகளில் ஒரு சிறிய எண்ணிக்கையிலான மருத்துவப் பணியாளர்கள் தங்களுடைய பார்ரியோ அடென்ட்ரோ அமைப்பின் பதவிகளைவிட்டு வெளியேறினாலும், புஷ் நிர்வாகம் 2006இல் விலகல் அளவை அதிகரிக்க முயன்றது. கியூபாவின் மனிதாபிமான நோக்குத் திட்டங்களைக் கெடுக்க மேற்கொள்ளப் பட்ட, ஒரு தன்னிச்சையான முயற்சியாக, வெனிசுலா மட்டுமின்றி உலகின் அனைத்துப் பகுதிகளிலும், கியூப மருத்துவப்பணி விடுதலைத் திட்டத்தை அமெரிக்கா உருவாக்கியது. இதன்மூலம், மனிதாபிமான திட்டத்துடன் நெகிழ்வான தொடர்பு ஒன்றைக் கொண்டுள்ள கியூப மருத்துவர், செவிலியர், நிர்வாகி, ஆய்வகத் தொழில்நுட்பவியலர், விளையாட்டுப் பயிற்சியாளர், இதர வல்லுநர் தங்களுடைய விருந்தாளி (ஹோஸ்ட்) நாட்டின் அமெரிக்கத் தூதரகத்திற்குச் சென்று அமெரிக்காவில் உடனடியான, எளிதான நுழைவுக்கு விண்ணப்பிக்கலாம்.

அமெரிக்காவில் நுழைந்தவுடன் நாடு கடத்தப்பட்டவர்களுக்கு உதவும் சாலிடாரிட்டி வித்தவுட் பார்டர்ஸ் போன்ற அமைப்புகளும், மியாமியில் உள்ள இதர குழுக்களும் இவ்வாறு வந்தவர்களுக்கு ஆதரவளிக்கும் என்று வாக்குறுதி கொடுத்தது. கியூபாவின் மக்கள் உடல்நலப் பராமரிப்பு, மருத்துவப் பன்னாட்டுவாதம் (இண்டர் நேஷனலிசம்) ஆகியவற்றில் வல்லுநரான அமெரிக்காவின் ஜூலி எம் ஃபெயின் சில்வர் பின்வருமாறு எழுதினார்.

> புஷ் நிர்வாகம் கியூபாவின் மருத்துவ இராஜதந்திரத் திட்டத்தின் மூலம் கியூபா அடைந்த அரசியல், பொருளாதார நன்மைகளைப் பற்றி உணர்ந்து, அதை நாசப்படுத்த மூன்றாம் உலக நாடுகளில் மருத்துவ உதவி கொடுக்கும் கியூப மருத்துவர்களுக்கு, தன்னுடைய நாட்டில் மிகவும் விரைவான புகலிடம் கொடுக்க முடிவு செய்தது.[7]

2010ஆம் ஆண்டின் ஆகஸ்ட் மாதத்தில் காஸ்ட்ரோ-எதிர்ப்பு கியூப அமெரிக்கரால் எழுதப்பட்ட வால்ஸ்ட்ரீட் ஜர்னல் கட்டுரை ஒன்று பின்வருமாறு அறிவித்தது: சொந்த நாட்டுப் பாதுகாப்புத் துறையின் தகவலின்படி ஏறத்தாழ 1,500 கியூப மருத்துவப் பணியாளர்கள் 2006-2010க்கும் இடையே கியூப மருத்துவப்பணி

விடுதலைத் திட்டத்தின் மூலம் அமெரிக்காவில் நுழைந்தார்கள். இது ஒரு மிகைப்படுத்தப்பட்ட எண்ணிக்கையாகத் தோன்றியது. இது 2010இல் விக்கி லீக்ஸ் மூலம் வெளியிடப்பட்ட கரகாஸின் அமெரிக்கத் தூதரகத்தின் தொலை அஞ்சலில் சுட்டப்பட்ட எண்ணிக்கையைவிட மூன்று மடங்குகள் அதிகம்.[8] கியூபாவிலிருந்து தப்பித்து காஸ்ட்ரோ-எதிர்ப்பு மக்களுடன் மியாமியில் வாழும் மக்களிடம் மேற்கொண்ட ஒரு பேட்டியின் அடிப்படையில் தயாரிக்கப்பட்ட மற்றொரு தலைப்புச் செய்தி பின்வருமாறு கூறியது: 'ஏறத்தாழ ஐந்நூறு கியூப மருத்துவர்கள் அமெரிக்காவுக்குத் தப்பித்துவிட்டனர்.' பொது சுகாதாரத் துறைகளில் பணிபுரியும் அனைவரிலும் ஏறத்தாழ ஐந்நூறு பேர்கள் மட்டுமே கியூபாவிலிருந்து தப்பிச் சென்றவர்களாவர் என்று இந்தக் கட்டுரையில் எடுத்துக்காட்டப்பட்டிருந்தது. இந்த எண்ணிக்கை தப்பெண்ணம் கொண்டவர்களால் பெரிதாக்கப்பட்டிருக்கலாம் என்றாலும், பெரிதாக்கப்பட்ட எண்ணிக்கைகூட பன்னாட்டு மருத்துவ இலக்குத் திட்டத்தில் பணிபுரியும் மக்களில் ஒரு சிறிய விழுக்காடுதான்.

இதே கட்டுரை 2010இல் வெனிசுலாவில் பணிபுரிந்த மருத்துவப் பணியாளர்களில் 45,000 கியூபா மக்கள் இருந்தனர் என்று கூறுகிறது. பர்ரியோ அடென்ட்ரோ ஒருங்கில் அது தொடங்கப்பட்ட காலத்திலிருந்து பணிபுரிந்த மொத்த மருத்துவப் பணியாளர்களின் எண்ணிக்கை இதைவிட மேலும் அதிகமாக இருக்கும். ஏனெனில், பெரும்பாலான தன்னார்வத் தொண்டர்கள் சுழற்சி அடிப்படையில் வெனிசுலாவிலும், அதற்கு வெளியிலும் இரண்டு ஆண்டு ஒப்பந்தத்தில் பணிபுரிகிறார்கள்.

கியூப மருத்துவப் பணியாளர்களும், பொதுவாக மக்களும் 'அடிமைத் தொழிலாளர்களாக' 'ஃபிடெல், ரவுல், ஹியூகோ' போன்றவர்களால் பயன்படுத்தப்படுகிறார்கள் என்பது ஒரு நிலையான கருத்தாக காஸ்ட்ரோ-எதிர்ப்பு வலையமைப்புகளாலும் மியாமியின் அமைப்புகளாலும் திட்டமிட்டுப் பரப்பப்படுகிறது. 2010ஆம் ஆண்டு பிப்ருவரி மாதத்தில் ஏழு மருத்துவர்களும் ஒரு செவிலியரும் மியாமியின் கூட்டாட்சி நீதிமன்றத்தில் ஒரு வழக்கைப் போட்டனர். இதில் தாங்கள் வெனிசுலாவில் இருந்தபோது 'விருப்பமில்லா (கட்டாய) அடிமைத்தனத்தாலும்' அபாயகரமான வாழ்க்கைச் சூழல்களாலும் மிகவும் மோசமாகப் பாதிக்கப்பட்டதாகத் தெரிவித்தனர். இவர்கள் ஒவ்வொருவரும் தனக்கு 60 மில்லியன்

டாலர் இழப்பீடாக வெனிசுலா அரசு, கியூபா அரசு, வெனிசுலா அரசால் நடத்தப்படும் எண்ணெய் நிறுவனமான பீடிவிஎஸ்ஏ ஆகியவை கொடுக்க வேண்டும் என்று வேண்டினர்.

கியூபா-அமெரிக்க வழக்குரைஞர்களால் நடத்தப்பட்ட இத்தகைய ஊடக நாடகங்கள் வெற்றி பெற வாய்ப்புகள் இல்லை. மேலும், தம்முடைய இலக்குகளில் தொடர்ந்து பெருமை கொண்டுள்ள பெரும் அளவிலான கியூபத் தன்னார்வத் தொண்டர்களின் மேல் இவை எந்தவிதப் பாதிப்பையும் ஏற்படுத்தப் போவதில்லை. வாஷிங்டனில் உள்ள ஹெமிஸ்ஃபெரிக் அஃபோஸ் குழுவின் இயக்குநரான லாரி பிர்ன்ஸ் சவுத் ஃப்ளோரிடா சன் சென்டினெல் பத்திரிகையிடம் பின்வருமாறு கூறினார்: இதர கியூபா மக்கள் தப்பியோடும் மருத்துவர்களை 'மிகவும் இழிவான காரணங்களுக்காகத் தம்மை விற்றவர்கள்' என்று கருதுகின்றனர். கிராமப்புற வெனிசுலாவில் பணிபுரியும் லியோனார்டோ ஹொனான்டெஸ் என்ற இளம் கியூப மருத்துவரின் கூற்றுப்படி, 'இது தேசிய கடமையிலிருந்து தப்பியோடும் ஒரு செயல்; தங்களுடைய சொந்த நேர்மையை ஒதுக்கி வைக்கும் செயலும்கூட.' சொந்த நாட்டை ஒதுக்கிவிட்டுத் தப்பியோடும் மக்களைப் பற்றி அசோசியேட்டட் பிரஸ் நிருபர் ஒருவரிடம் கேட்டபோது, அவர் பின்வருமாறு பதிலளித்தார்: 'இது ஒருவர் மருத்துவராக, ஒரு மனிதராக, தனக்குத் தானே துரோகம் செய்து கொள்வது போன்றது. நாம் இங்கு காணும் செயல் தடுக்க முடியாத ஒன்று.'

நாட்டைவிட்டு வெளியேறும் பெனி அல்ஃபான்சோ ராட்ரிகூஸ் போன்ற சில தனிப்பட்ட மனிதர்கள் மருத்துவப் பணியையே ஒதுக்குபவர்கள். 23 வயதான இவர் வெனிசுலா நகர் ஒன்றுக்கு வந்து சேர்ந்த கியூப மருத்துவக் குழுவுக்கு உணவு, தங்குமிடம், போக்குவரத்து போன்ற வசதிகளை ஒருங்கிணைப்பவர். இவர் இந்த மருத்துவத் திட்டத்தில் சேர்ந்ததே வெனிசுலாவை அடைந்த வுடனேயே அங்கிருந்து தன்னுடைய வேலையை விட்டுவிட்டுத் தப்பியோடுவதற்குதான் என்று அவர் செய்தியாளர்களிடம் கூறினார். 'நான் புரட்சிக்குள் பிறந்தேன் என்றாலும், நான் அதைத் தேர்ந்தெடுக்கவில்லை' என்று அவர் கூறினார். சாவேஸை எதிர்க்கும் ஒரு வெனிசுலா குடிமகனின் உதவியோடு, ராட்ரிகூஸ் சில துணிகளையும், 600 டாலரையும் எடுத்துக்கொண்டு கொலம்பியா நாட்டு எல்லை நோக்கிச் சென்றுவிட்டார். அவர் போகோட்டாவுக்குச்

சென்று அங்குள்ள அமெரிக்கத் தூதரகத்தில் 'விடுதலைக்காக' விண்ணப்பித்தார். இவருடைய விண்ணப்பம் ஒரு மாதத்திற்குள்ளேயே ஏற்கப்பட்டுவிட்டது. மியாமியை அடைந்தவுடன் வீடுகளுக்குச் சென்று பீட்சா கொடுக்கும் வேலை அவருக்கு வழங்கப்பட்டது.

அமெரிக்க ஊடகமும், கியூபாவைவிட்டு ஓடியவர்களின் வலைப் பூக்களும் (பிளாக்ஸ்) வெனிசுலாவில் பல்வேறு பணிகளில் உள்ள கியூப மக்கள் அதிக எண்ணிக்கையில் தம்முடைய பணிக்கப்பட்ட வேலைகளை உதறிவிட்டு வெளியேறுமாறு ஆசை காட்டப் படுகிறார்கள் என்கின்றனர். எனினும், இந்த 'விடுதலை' திட்டம் மருத்துவப் பணியில் உள்ளவர்களிடம் வேலையை உதறும் செயலை அதிகரித்துள்ளதா என்பது தெளிவாக அறியப்படவில்லை. பல ஆண்டுகளாக கியூப அரசுக்குத் தனது நாடு சில தன்னார்வத் தொண்டர்களை இழந்துவிடும் என்பது தெரியும். இவர்கள் பெரும்பாலும் கியூபாவின் எளிய வாழ்வைவிட, அதிக பணக்கார வாழ்க்கை முறையால் ஈர்க்கப்படுகிறார்கள். அல்லது, வெளிநாடு களில் ஏற்படும் காதல் தொடர்புகளால் ஈர்க்கப்படுகிறார்கள். 2005ஆம் ஆண்டின் ஆவணப்படமான சலூட்[9] கியூபாவின் மருத்துவ இலக்குத் திட்டங்களையும் மருத்துவப் பயிற்சிகளையும் பற்றிய ஒரு நல்ல அறிக்கையைக் கொடுக்கிறது. ஒரு நிலையான இரண்டு விழுக்காடு மருத்துவத் தன்னார்வத் தொண்டர்கள் தம்முடைய சொந்தத் தீவு நாட்டிற்குத் திரும்புவதைத் தேர்ந்தெடுக்கவில்லை என்று இந்த அறிக்கை எடுத்துக்காட்டியுள்ளது. இந்த ஆவணப்படத்தில் இரண்டு மருத்துவர்களின் நேர்காணல்கள் இடம்பெற்றுள்ளன. தாங்கள் தென் அமெரிக்காவில் திருமணம் செய்துகொள்வதற்காகவும், அங்கு வளமான தனியார் மருத்துவ சிகிச்சையைக் கொடுப்பதற் காகவும், அங்கு தொடர்ந்து தங்கியுள்ளதாக இவர்கள் கூறினர். இவர்களில் ஒருவர் தன்னுடைய பெரிய மெர்சிடீஸ்-பென்ஸ் காரில் தன்னுடைய பெரிய, ஆடம்பரமான வீட்டிற்குள் நுழையும்போது பேட்டி எடுக்கப்படுவது இந்த ஆவணப்படத்தில் காட்டப்படுவதன் மூலம் மேற்சொன்ன கருத்து வலியுறுத்தப்படுகிறது.

இந்த வகை மருத்துவர்களின் எண்ணிக்கை, தங்களுக்கு வழங்கப் பட்ட வெளிநாட்டுப் பணியைப் பிடித்த கியூப மருத்துவர்களின் எண்ணிக்கையைவிட மிஞ்சிவிட்டது. இரண்டாவது, மூன்றாவது நான்காவது முறை வெளிநாட்டு மருத்துவ சேவைக்காகத் தங்களைப் பதிவு செய்துகொள்ளும் கியூப மருத்துவர்களின் எண்ணிக்கை

மேன்மேலும் அதிகரித்து வருகிறது. இதைத் தவிர, தங்களுடைய புரட்சிகர இலக்குத் திட்டங்களுக்காகத் தயாராக இருக்கும் புதிய மருத்துவர்களின் எண்ணிக்கையும் தொடர்ந்து அதிகரித்துவருகிறது. இது கியூபாவை அது எதிர்நோக்கும் பிரம்மாண்டமான புதிய பொறுப்புகளைச் சமாளிக்க உதவுகிறது. இது பிற எந்த நாட்டிற்கும் ஏற்படாத, செயல்படுத்த முடியாத பொறுப்பாகும். 2009ஆம் ஆண்டின் இலையுதிர் காலத்தில் பர்ரியோ அடென்ட்ரோ ஒருங்கின் பிரச்சினைகள் தீர்க்கப்பட்டுவிட்டதால், எந்தவொரு பர்ரியோ அடென்ட்ரோ ஆலோசனை மையமும் மருத்துவப் பணியாளர்களால் நிரப்பப்படாமல் இல்லை. இதற்குக் காரணம் 1,000 புதிய கியூப மருத்துவர்கள் உடனடியாக வெனிசுலாவுக்கு அதிக வலிமையூட்டு மருத்துவர்களாகச் செல்வதற்குத் தயாராக இருந்தனர் என்பதுதான். இவர்களில் ஒருவர் மருத்துவர் லிஜானி கலானோ ஆவார். இவர் 2009ஆம் ஆண்டின் அக்டோபர் 8ஆம் தேதியன்று வெனிசுலாவை அடைந்தார். இந்த நாள்தான் சேவின் 42ஆவது ஆண்டு நினைவு நாள் என்று அவர் வெனிசுலா பத்திரிகையாளரிடம் கூறினார்: 'லத்தீன்-அமெரிக்காவின் வளர்ச்சிக்காகத் தன்னுடைய உயிரை சே கொடுத்தது போன்று கியூப மருத்துவர்களான நாங்களும் இதையே செய்யத் தயாராக உள்ளோம். …கியூப மருத்துவர்களான நாங்கள் அன்பிற்காகவும் தோழமைக்காகவும் எல்லாவற்றையும் கொடுக்க இருக்கிறோம். ஏனெனில், பன்னாட்டுவாதத்திற்கு மிகவும் சிறந்த எடுத்துக்காட்டு சே குவேராதான் என்பதை நாங்கள் சிறியவர்களாகப் பள்ளிகளில் இருந்தபோதே கற்றோம்.'

இந்தத் துணிச்சல்மிக்க உணர்வு காதரைன் எடிவேன் என்ற ஆஸ்திரேலியா அறுவை சிகிச்சை மருத்துவரால் சுட்டப்பட்டுள்ளது. இவர் பன்னாட்டு உதவித் திட்டம் ஒன்றில் பணிபுரிந்துள்ளார். இந்த அமைப்பு ஆஸ்திரேலியா அரசால் கிழக்கு தைமோர் என்ற சிறிய தீவில் மேற்கொள்ளப்படுவதற்கு நிதியுதவி பெற்றது. இந்தத் தீவின் சமுதாயம் இந்தோனேசிய அரசுடன் மேற்கொண்ட விடுதலைப் போராட்டத்தில் சிதைந்துவிட்ட ஒரு தீவு. பல ஆண்டுகளாக இவர் பல கியூப மருத்துவர்களைச் சந்தித்துள்ளார். அவர்களுடைய மருத்துவ நிபுணத்துவத்தையும் அர்ப்பணிப்பையும் இவர் பாராட்டுகிறார். அதே நேரத்தில், அவர்களில் சிலர் குறிப்பிடத்தக்க, தனிமையில் பணிகளைச் செய்துகொண்டும் சிரமங்களைப் பொறுத்துக்கொண்டும் இருப்பதைப் பற்றி இவர் குறிப்பிட்டுள்ளார்: '25 வயதான ஜீபீ கடந்த இரண்டு ஆண்டுகளாக ஒரு மலைப்

பிரதேச கிராமத்தின் மருத்துவமனையில் பணிபுரிந்தார். இந்த மருத்துவமனைக்குச் செல்ல 8 மணி நேரம் நடக்க வேண்டியிருந்தது. ...அவர் மருத்துவமனையோடு ஒட்டியிருந்த ஒரு சிறிய அறையில் தங்கியிருந்தார். இதற்கான மின்வசதி மாலையில் நான்கு மணி நேரத்திற்கு மட்டுமே இருந்தது. இதன் காரணமாக, மிகவும் பொறுக்க முடியாத வெப்ப மண்டல இரவு வெப்பத்தைத் தாங்கிக்கொள்ள உதவும் மின்விசிறி அல்லது குளிர்சாதன வசதியை அவரால் பெற முடியவில்லை. படுக்கையைச் சூழ்ந்துள்ள கொசுவலையைத் தவிர வேறு எந்தப் பூச்சி பாதுகாப்புத் திரை வசதியும் தொலைக்காட்சி வசதியும் அவருக்குக் கிடைக்கவில்லை.'[10]

கிழக்கு தைமோருக்கு வந்த கியூப மருத்துவர்களும் வெனிசுலா, லத்தீன் அமெரிக்கா, ஆப்பிரிக்கா போன்ற நாடுகளுக்குத் தங்களுடைய சகாக்கள் செல்வதைத் தூண்டும் அதே உந்துவிசையைத்தான் கொண்டிருந்தனர். அது சிரமப்படும் எவருக்கும் உதவி செய்ய வேண்டும் என்ற ஒரு மனிதாபிமான அர்ப்பணிப்பு. கியூபாவில் ஒருவர் பார்க்கவே முடியாத உடல்நலப் பிரச்சினைகளுக்கு சிகிச்சை செய்வதுதான் அவர்கள் ஒரு சிறந்த மருத்துவராக வளர்வதற்கான ஒரு வாய்ப்பைக் கொடுக்கிறது. முடிவாக, கியூபாவில் மிக அதிக விலைகொண்ட மின்னணு சாதனங்களையும் கேமராக்களையும் வாங்குவதற்குப் பெரும்பாலும் பயன்படுத்தப்படும் கூடுதலான சில நூறு டாலர் பணத்தை ஒவ்வொரு மாதமும் சம்பாதிக்க ஒரு வாய்ப்பை இது கொடுக்கிறது. எனினும், கிழக்கு தைமோரில் தங்களுடைய மருத்துவப் பணி ஒப்பந்தங்கள் முடிவுற்ற போதும் வீட்டுக்குத் திரும்ப விருப்பமில்லாத சில மருத்துவர்களும் இருந்தனர் என்று மருத்துவர் எடிவேன் சுட்டிக்காட்டியுள்ளார்: அவர்கள் 302 மருத்துவர்களில் 9 பேர் மட்டுமே.

எனவே, அமெரிக்க உள்துறையின் 'விடுதலை' திட்டமும் அது தொடர்பான ஊடக முயற்சிகளும் கியூப மருத்துவப் பணியாளர்களை ஊக்கமிழக்க வைக்கவில்லை; பன்னாட்டு மருத்துவ இலக்குத் திட்டத்தைப் பாதிக்கவுமில்லை. இந்தச் செயல்பாடுகள் குறிப்பிடத் தக்கவை; ஏனெனில், கியூபாவின் நல்ல முயற்சிகளை எந்தவொரு தேவையான வழிமுறையைப் பயன்படுத்தியாவது தடுக்க வேண்டும் என்ற அமெரிக்காவின் உறுதியை மட்டுமின்றி, மேற்கத்திய உலகின் முளைத்துவரும் ஜனநாயகப் புரட்சி இயக்கங்களைப் பற்றிய வாஷிங்டனின் கவலையின் ஆழத்தையும் இது எடுத்துக்காட்டுகிறது.

அமெரிக்காவிலிருந்தும், அதன் லத்தீன் அமெரிக்க பாரம்பரிய கூட்டாளிகளிடமிருந்தும் உலகமயமாக்கும் முதலாளித்துவத்தின் உயர்ந்த தன்மை பற்றி வெளிவரும் அனைத்து வகை ஜம்பமான பேச்சுகள் இருந்தாலும், அவை இரகசியக் கவிழ்ப்பு வேலையைப் பின்பற்றுகின்றன என்பது தெளிவு. ஏனெனில், 21ஆம் நூற்றாண்டில் தோன்றிவரும் சமூகவியலுக்கான புதிய அணுகுமுறைகளால் உருவாக்கப்படும் புதிய எண்ணங்களுடனும் செயல்முறைகளுடனும் அவை போட்டியிட முடியாது.

10

கருத்துகளின் போரும் நம்முடைய அமெரிக்காவுக்கான போரும்

நாங்கள் மருத்துவர்களைதான் அனுப்புகிறோம், படைவீரர்களை அல்ல!

- ஃபிடெல் காஸ்ட்ரோ

கருத்துகளுக்கான போரில்தான் முக்கியத்துவம் உள்ளது.

- ஹியூகோ சாவேஸ்

கருத்துகளினாலான பாதுகாப்புக் குழிகள் கல்லாலான குழிகளை விட அதிக மதிப்பு வாய்ந்தவை.

- ஜோஸ் மார்ட்டி

1895இல் ஜோஸ் மார்ட்டி இறந்தபோது, கியூபா ஸ்பெயின் காலனி ஆதிக்கத்தின் நானூறு ஆண்டுகளை முடிவுக்குக் கொண்டுவரும் தன்னுடைய சுதந்திரப் போரில் வெற்றிபெறும் நிலையை அடைந்தது. இதற்குச் சில ஆண்டுகளுக்கு முன்பு மார்ட்டி ஓர் எச்சரிக்கையை விடுத்தார்: 'நம்முடைய அமெரிக்கா' (அதாவது, யூஎஸ்ஸுக்குத் தெற்கே அமைந்துள்ள அமெரிக்கக் கண்டத்தின் அனைத்துப் பகுதிகளும்) மற்றொரு பெரிய ஆபத்தை எதிர் நோக்கியுள்ளது. அவர் எழுதினார்: 'நம்மைப் பற்றி அறியாத நம்முடைய பலமான அண்டை நாட்டின் வெறுப்புதான் நம்முடைய அமெரிக்காவின் மிகப் பெரிய ஆபத்து.' 1898இல் ஸ்பெயின் துரத்தப்பட்ட பிறகு, பிரம்மாண்டமான வட அமெரிக்கா பொருளாதார, அரசியல் அடிப்படைகளில் பிற நாடுகளுக்குள் ஊடுருவத் தயாராக இருந்தது—குறிப்பாக அதன் அருகிலுள்ள நாடுகளுக்குள். அமெரிக்கா கியூபாவை ஆக்ரமித்து, உடனடியாகத் தன்னுடைய பெரிய தொழில்களான சர்க்கரை, புகையிலை போன்றவற்றை அமெரிக்க பெருவணிக நிறுவனங்களுக்கு மாற்றியது. குவாண்டனாமோவில் ஒரு பெரிய கடற்படைத் தளத்தை

நிறுவியது. ஊழலான, கொடிய, அழியும் நிலையிலுள்ள அரசுகளை அடுத்த 60 ஆண்டுகளுக்கு ஆதரித்தது அல்லது பொறுத்துக்கொண்டது. 1959இல் கியூபப் புரட்சி வெற்றிகரமாக அமெரிக்க ஆதிக்கத்தை முடிவுக்குக் கொண்டுவந்த போது, அபாயகரமான அந்தப் பக்கத்து நாட்டின் எதிர்மறை விளைவுகள் குறையவில்லை. அமெரிக்கா ஒரு ஐம்பது ஆண்டு பன்முனைத் தாக்குதலைத் தொடங்கியது: ஊடுருவல்கள், தீவிரவாத குண்டுவெடிப்புகள், உயிரியல்-ஆயுத போர்கள், ஒரு தீவிரமான, கடினமான, தொடர்ச்சியான பொருளாதாரத் தடை, முடிவில்லாத அடைமழை போன்ற பொய்த் தகவல், ஊடக நாசவேலை போன்ற நாசவேலை மூலமாக.

1960, 1970ஆம் ஆண்டுகளில் மேற்கொள்ளப்பட்ட கியூபாவிற்கு எதிரான அமெரிக்க மத்திய உளவுத்துறையின் பயங்கரவாதப் போர் பற்றிய மிகவும் சிறந்த தொகுப்பு அந்தக் காலகட்டத்தின் ஒரு பகுதியில் அமெரிக்க உளவுத்துறையின் உதவி இயக்குநராக இருந்த ரிச்சர்ட் ஹெல்ம்ஸ் என்பவரிடமிருந்து பெறப்பட்டது. 1978இன் படுகொலைகளுக்கான ஹவுஸ் செலக்ட் கமிட்டிக்கு முன்பாக ஃபிடெல் காஸ்ட்ரோவைப் படுகொலை செய்வதற்காக மேற்கொள்ளப் பட்ட முயற்சிகள் பற்றி அவர் சாட்சியம் அளித்தார். அப்போது அவர் கூறினார்: இதற்கான உத்தியில், 'நாம் தொடர்ந்து அரசு சார்பில் நடத்திக்கொண்டு வந்த கியூபாவின் ஆக்ரமிப்புகளும் அடங்கும். கியூபாவைத் தொடர்ந்து தாக்கிவந்த செயலமைப்பை நாம் பெற்றிருந்தோம். நாம் ஆற்றல் உற்பத்தி நிலையங்களைத் தகர்க்க முயன்றோம். சர்க்கரை ஆலைகளைச் சிதைக்க முயன்றோம். இந்தக் காலகட்டத்தில் நாம் அனைத்து வகை அழிவுச் செயல்பாடு களையும் செய்ய முயன்றோம். இது அமெரிக்க அரசின் கொள்கைத் திட்டத்தின் ஒரு பகுதியாகும்.'[1]

அந்தக் காலகட்டத்திலிருந்த மூர்க்கத்தனமான தாக்குதல்களின் அளவு மிகவும் குறைந்தது என்றாலும், அரிதான பயங்கரவாத ஓட்டல் குண்டுவெடிப்புகளும், படுகொலை முயற்சிகளும், கியூப-அமெரிக்க பயங்கரவாதிகளால் மியாமியிலிருந்து தொடர்ந்து மேற்கொள்ளப்பட்டு வந்தன. இவை அனைத்தும் பல்வேறு அமெரிக்க அமைப்புகளால் பொறுத்துக்கொள்ளப்பட்டன அல்லது தூண்டிவிடப்பட்டன. எனினும், இதன் பொருள் அந்த அரைக்கோளத்தில் ஒரு சுதந்திரமான பொதுவுடைமை அரசு செயல்படுவதை வெறுக்கும் அமெரிக்காவின் போக்கு குறைந்தது என்பதல்ல. சோவியத் யூனியன் மற்றும் அதன்

கூட்டாளிகளின் வீழ்ச்சிக்குப் பிறகு கியூபாவைக் குறிவைத்துச் செய்யப்பட்ட பொருளாதாரத் தடை, இராஜதந்திர சதி, ஊடகத் தாக்குதல் போன்றவற்றை அமெரிக்கா தீவிரமாகத் தேர்ந்தெடுத்தது.

புரட்சி அரசின் முதல் பத்து ஆண்டுகள் கியூபாவின் உயிர், சோவியத் யூனியனையும் அதன் சகாக்களையும் சார்ந்திருந்தது. இதன் காரணமாகவே இந்த நாடுகளோடு கியூபா ஒரு பொருளாதார, அரசியல் வலையமைப்பை உருவாக்கிக்கொண்டது. பொதுவாக, கியூப மக்கள் சோஷலிசத்தை நோக்கிய தம்முடைய சொந்த பாதையைத் தொடர்ந்து வளர்த்துக்கொண்டனர். காலம் செல்லச் செல்ல எதிர்காலத்தைப் பற்றிய ஒரு குறிப்பிட்ட, தனித் தன்மையான தொலைநோக்குப் பார்வையைத் தம்முடைய சமுதாயத்தில் நுழைத்தனர். இந்த இலக்கு ஜோஸ் மார்ட்டி மற்றும் இதர தேச பக்தர்களின் வரலாற்று மரபில் ஆழமாகப் பதிந்த ஒன்று.

இந்த மரபு புகழ்பெற்ற கவிஞரும் கத்தோலிக்கருமான சின்டியோ விட்டியர் போன்ற எழுத்தாளர்களைப் புரட்சிக்கு விசுவாசமானவர்களாக இருக்க உதவி செய்தது. கடுமையான காலமாகக் கருதப்படும் 1971-1975க்கும் இடைப்பட்ட 'ஐந்து மந்தமான ஆண்டுகள்' காலத்திலும் இது தொடர்ந்து காணப்பட்டது. அந்த ஐந்து ஆண்டுகளில் சோவியத் யூனியனின் தாக்கம் அறிவுபூர்வமான கலை வெளிப்பாட்டை பண்பாட்டுச் சடங்குமுறைக்கு உள்ளாக்கியது. இந்த ஐந்து ஆண்டு காலத்தில் *'தடை மற்றும் சுதந்திரம்' (ரெசிஸ்டன்ஸ் அண்ட் ஃப்ரீடம்)* என்ற தலைப்பில் எழுதப்பட்ட ஒரு கட்டுரையில் கியூபா ஏன் மிகத் தீவிர முதலாளித்துவ அழுத்தங்களுக்கு அடிபணியவில்லை என்பதை விட்டியர் பின்வருமாறு விளக்கியுள்ளார்.

> கிழக்கு ஐரோப்பிய பகுதியில், சோவியத் ரஷ்யாவையும் சேர்த்து, பொதுவுடைமைக் கொள்கையின் சிதைவு கியூபாவில் பாதிப்பை ஏற்படுத்தவில்லை. நாம் மிகவும் அதிக அளவு பொருளாதாரப் பிரச்சினைகளால் பாதிக்கப்பட்டிருந்தாலும், அமெரிக்காவால் எதிர்பார்க்கப்பட்ட கொள்கைப் பிடிப்பில் வெற்றிடம் ஏற்பட்டிருந்தாலும், கியூபாவின் எதிர்க்கட்சியினர் மீண்டும் அதன் ஆட்சியைக் கைப்பற்ற விரும்பினாலும், மேற்கூறப்பட்ட பாதிப்பு கியூபாவில் ஏற்படவில்லை. இதற்கான காரணம் மிகவும் எளிதானதே: பொதுவுடைமைச் சிந்தனை கொண்ட நாடுகளோடு நம்முடைய உறவு எவ்வளவு முக்கியத்துவம் வாய்ந்த ஒன்றாக இருந்தது: மேம்பட்ட உறவு ஒன்று இருந்தது; எங்கு ஒரு

கருத்தியல் வெற்றிடத்தை அமெரிக்கா எதிர்பார்த்ததோ அங்கு அவர்கள் கார்லோஸ் மானுவேல் டி செஸ்பீடெஸ், அன்டோனியோ மாசியோ, மார்ட்டி போன்றோரைக் கண்டனர். அதாவது, கொள்கைப் பிடிப்பைவிட மேலான ஒன்றைக் கண்டனர்— ஓர் அசைக்க முடியாத நியாயமான, சுதந்திரமான பணியை. மார்க்ஸிய-லெனினிய பொதுவுடைமைக் கொள்கையின் கியூப தேசிய-ஜனரஞ்சகப் பொருள் என்னவெனில், அதை இந்தப் பணிக்காக ஈடுபடுத்துவதுதான். 1920களில் இருந்த கியூப மார்க்சியவாதிகளில் தொடங்கி கியூபாவின் தேசிய மரபு மார்ட்டியில் உயர்கட்டத்தை அடைந்திருந்தது; இவை மார்க்சியத் திற்குத் துணைபுரிவன என்பது தெளிவானதே. மாறாக, தலைகீழ் நிலைமை ஆர்வமூட்டுவதாக, இந்தப் படிநிலைப்படுத்தல்தான் (ஹைரார்க்கிஜேஷன்), நமது வெகுஜன கலாச்சார உலகில், சோஷலிசத்தின் கருத்தியல் மதிப்பீடுகள் ஏன் மேலே குறிப்பிட்ட கூட்டணியின் வீழ்ச்சியால் நம்மிடையே அழிக்கப்படவில்லை என்பதையும் விளக்குகிறது. இதன் காரணமாக, கியூப மக்கள் பிற எவரையும்விட அதிக மார்க்சியக் கொள்கைப்பிடிப்பாளர்கள் என்று கருதக் கூடாது. மாறாக, நமது உள்ளுணர்வு பிரபலமான விளக்கத்தில், மார்க்சியவாதி 'என்றால் என்ன' என்று நாம் கருதும் வழி, வீழ்ச்சியை வெளியில் கொண்டுவரும் அந்த துணைப் பண்புகளைப் பெற்றிருக்க வேண்டும்; அந்தப் பண்புகளை அப்படியே நிலையாக வைத்திருக்க வேண்டும். ஏனெனில், இவை நியாயமான வேலை ஒன்றை அனைவருக்கும் தெரியும் வகையில் சாத்தியமாக்குகிறது: இதைத்தான் நம்முடைய வலுவான வரலாற்றுப் பணியும் எதிர்பார்த்தது.[2]

கருத்துகளின் போர்

1990ஆம் ஆண்டுகளின் சிறப்புக் காலகட்டத்தின் போது ஏற்பட்ட மோசமான பொருளாதார நிலையைக் கியூப அரசு தாங்கி நிலைத்து நின்றது. முதலாளித்துவ சக்திகளுக்கு இடங்கொடுத்தும், சுற்றுலா தொழிலில் அதிகமாக நுழைந்த டாலரால் உருவாக்கப்பட்ட சமத்துவமின்மையைப் பொறுத்துக்கொள்வதன் மூலமும் கியூபா இதைச் செய்தது. எனினும், இந்தப் பத்தாண்டின் முடிவில் தன்னுடைய சமுதாயத்தில் சமத்துவத்திற்கும் தோழமைக்கும் தேவையான புரட்சி அடிப்படையை உணர்ந்து, அதை மீளக் கட்டமைக்க வேண்டியது அவசியம் என்று கியூபா முடிவெடுத்தது.

மேலும், சோஷலிசத்தன்மை மட்டுமின்றி, மனிதாபிமான விழுமியங்களின் முக்கியத்துவங்களை மீண்டும் வலியுறுத்தியது. ஃபிடெல் காஸ்ட்ரோ, 2000ஆம் ஆண்டில், தன்னுடைய மே தின உரையில் கியூப மக்களிடம் பின்வருமாறு கூறினார்: நிலைத்து நிற்கவும், புரட்சிகர சுதந்திரத்தைத் தக்கவைக்கவும் தேவையான நாட்டின் திறன், போராடத் தேவையான விருப்பத்தையும் 'கருத்துகளின் போரில்' வெற்றிபெறுவதையும் சார்ந்துள்ளது. பிற விஷயங்களைவிட 'புரட்சியின் அர்த்தம் மனிதர்களாக இருப்பதும் மற்றவர்களை மனிதர்களாக நடத்துவதும்தான்' என்பதை அவர் அதிகமாக வலியுறுத்தினார்.

மூலதனத்தைவிட மனிதர்களுக்குச் சேவையாற்றும் செயலில் சிலவற்றை நாம் இழக்க வேண்டியிருக்கும். அத்துடன் பொருள், செல்வத்தின் முதல் நிலைகளை அடைவதற்கான கற்பனைப் பட்டியல் முதலிடத்தில் இருந்தது. பத்திரிகையாளர்கள் அலெசான்ட்ரோ மாசியாவுக்கும் ஜூலியோ ஓட்டீரோவுக்கும் 2004இல் கொடுத்த பேட்டிகளில் ஆபெல் பிரீட்டோ என்ற பண்பாட்டுத்துறை அமைச்சர் பணக்கார நுகர்வோர் சமுதாயங்களோடு போட்டி போட்டுக் கொண்டு ஒவ்வொரு கியூபக் குடும்பத்திற்கும் இரண்டு கார்கள், ஒரு நீச்சல் குளம், சொந்த விடுமுறை இல்லம் போன்றவற்றைக் கொடுக்க முயலும் என்று அரசு உறுதியளிக்க முடியாது என்று கூறினார். 'எனினும், ஒரு நிறைவான வாழ்வுக்கான சூழலைக் கொடுக்க முடியும் என்று நாங்கள் உறுதி கூறமுடியும். அதே நேரத்தில் ஆன்மிகம், பண்பாடு அடிப்படையில் ஒரு வளமான வாழ்க்கையைக் கொடுக்க முடியும். வளர்ச்சி மட்டுமின்றி தனிப்பட்ட உணர்வின் ஒரு வகையாக, பண்பாட்டுக் கருத்துரு அமைவதுதான் தரமான வாழ்வோடு தொடர்புடையது. இந்த அடிப்படையில் காணும்போது, பண்பாடு நுகர்வுத் தன்மைக்கு மருந்தாக அமையும் என்பதில் எங்களுக்கு ஐயமில்லை. இந்த உலகத்தில் பொருள்களை வாங்குவது மட்டும்தான் மகிழ்ச்சியை உருவாக்கும் என்று அடிக்கடி கூறப்படும் கருத்துருக்கு எதிரானது பண்பாடு என்பதிலும் எங்களுக்கு ஐயமில்லை.' [3]

நுகர்வையும் பங்குச் சந்தை மதிப்புகளையும் எப்பாடுபட்டாவது பெருமைப்படுத்த நினைக்கும் ஓர் உலகில், கியூபா மனித வளர்ச்சியையும் சமூக வளர்ச்சியையும் வலியுறுத்த முடிவு செய்தது. மரபுரீதியாகக் கருத்தில் எடுத்துக்கொள்ளப்படும் முதலாளித்துவப் பொருளாதார வளர்ச்சி, உடல்நலம், கல்வி போன்றவற்றில் முதலீடு

செய்தல் போன்ற முதலாளித்துவ அளவீடுகளைக் கியூபா கருத்தில் எடுத்துக்கொள்ளவில்லை. அதே நேரத்தில் புதிய வகை சமூக சேவைகளைக் கொடுப்பதிலும் கியூபா கவனம் செலுத்தியது. அதிக ஆசிரியர் பயிற்சிகளும் தொடக்க, உயர்நிலைக் கல்வியின் அனைத்து மட்டங்களிலும் வகுப்பு அளவு குறைப்பை அனுமதித்தது (அதாவது ஒரு வகுப்பில் உள்ள மாணவர்களின் எண்ணிக்கையைக் குறைத்தது). மொத்த பொதுமக்களுக்கும் கல்வியறிவு கொடுக்க அரசாங்கம் புதிய வழிமுறைகளையும் உருவாக்கியது: புதிய தொலைக்காட்சி அலை வரிசைகள் பல்கலைக்கழகத்தின் தொலைக்காட்சி வகுப்புகளை நடத்தின. நாட்டின் அனைத்து நகராட்சிகளிலும் அதிகமான பயிற்சி வகுப்புகள் தொடங்கப்பட்டன. பெரும்பாலான, மிகவும் ஒதுக்குப்புறமான கிராமப் பகுதிகளில், சிறப்புப் பள்ளிகள் தொடங்கப்பட்டன. புதிய கணினி தொழில்நுட்ப வகுப்புகள் ஆரம்பிக்கப்பட்டன; ஏனெனில், சொந்தமான கணினிகள், அலுவலகக் கணினிகள் முதல்முறையாகக் கிடைக்கத் தொடங்கின.[4]

கருத்துகளின் போர் சோசலிஷ விழுமியங்களைக் கட்டமைப்பதில் முதலாளித்துவ ஆக்ரமிப்புகளைத் தடுப்பதிலும் ஈடுபாடு காட்டுகிறது. கியூபப் புரட்சியால் இதுவரை தீர்வுகாண முடியாத, உண்மையான பிரச்சினைகளை எதிர்கொள்ள இது தேவைப்படுகிறது. 2005ஆம் ஆண்டில் கொடுக்கப்பட்ட முக்கியமான உரைகளில் ஃபிடெல் தன்னுடைய நாட்டிற்கான மிக முக்கியமான அபாயங்கள் வெளி யிலிருந்து வரவில்லை என்றும் அவை நாட்டின் உள்ளிருந்தே வருகின்றன என்றும் எச்சரித்தார். அரசால் நடத்தப்படும் பெட்ரோல் வழங்கு நிலையங்களில் ஆங்காங்கே காணப்பட்ட சிறிய அளவிலான லஞ்சங்களையும் சிறு திருட்டுகளையும் எதிர்த்துப் போராட பணிக்கப் பட்ட ஆயிரக்கணக்கான இளைஞர்களை அவர் புகழ்ந்தார். ஒட்டு மொத்த பொருளாதாரம், அது செயல்படக்கூடிய அளவுக்குக்கூட ஏறத்தாழ செயல்படவில்லை என்று 2010இல் ரவுல் காஸ்ட்ரோவும் இதர கியூபா தலைவர்களும் வெளிப்படையாக ஏற்றுக்கொண்டனர். இதன் காரணமாக அவர்கள் மிகப்பெரிய அளவில் பணியை மறு ஒழுங்கமைவு செய்யும் செயலில் இறங்கினர். இந்தப் பணி தனி நபரைப் பொறுத்தவரை அதிக ஈடுபாட்டையும் எந்தப் பணியையும் தன்னுடைய சொந்தப் பணி போல கருதும் பொறுப்பேற்பையும் வலியுறுத்தியது. மேலும், தேவையற்ற பணியாளர்களுக்குப் பணியை உறுதி செய்யும் அரசின் போக்கிற்குக் குறைந்த ஆதரவையே அளித்தது. கியூபாவின் தொழில்சங்க கூட்டமைப்பு அரசுத்துறை தொழிலாளர்கள்

சிறிது சிறிதாக அரை மில்லியன் அளவுக்குக் குறைக்கப்படும் என்று அறிவித்தது. இவ்வாறு குறைக்கப்பட்டவர்கள் சுயவேலை வாய்ப்பைக் கண்டுபிடிக்க வேண்டும் அல்லது கூட்டு வியாபாரங் களிலும் பண்ணை களிலும் வேலை தேட வேண்டும்.

பண்பாட்டு உலகில் கியூபாவின் அறிஞர்கள் தம்முடைய படைப்புகளை நாட்டின் மொத்த மக்களுடனும் பகிர்ந்துகொள்ளு மாறு ஊக்குவிக்கப்படுகின்றனர். புரட்சிக் கொள்கையும் செயல்முறையும் 21ஆம் நூற்றாண்டு உண்மை நிலைகளுக்கு ஏற்ப தகவமைவு செய்துகொள்ளலாம் என்று எடுத்துக்காட்ட வேண்டப்படுகிறார்கள். சில நேரங்களில் இந்த முயற்சி ஒருவிதத் தற்காப்புத் தன்மையை—குறிப்பாக ஏகாதிபத்தியத்திற்கு எதிராகச் செயல்படுமாறு வலி யுறுத்துவதையும் (முக்கியமாக அமெரிக்காவின் ஊடுருவல்களை அமெரிக்கப் பெருங்கண்டத்திலும், உலகின் பிற பகுதிகளிலும் தடுக்கும் வகையில்) 'கியூபாவின் ஐந்து (கியூபன் ஃபைவ் ஹீரோயிசம்) வீரச் செயல்களையும்'—பெற்றுள்ளது. பயங்கரவாதத்திற்கு எதிராகப் போரிட்ட இந்த ஐந்து போராளிகளும் மியாமியிலிருந்து செயல்பட்ட பயங்கரவாத வலையமைப்பின் முகமூடியைக் கிழித்தெறிய முயன்றதற்காக, அமெரிக்காவில் சிறைவைக்கப்பட்டனர். முதலாளித்துவ உலகமயமாக்கத்திற்கு மாற்றாக சோஷலிச அகிலம் (சோஷியலிஸ்ட் இன்டர்நேஷனலிஸம்) என்னும் வடிவத்தைக் கியூபா கொண்டாடியது. மேலும், தன்னை ஒரு பன்னாட்டு சக்தியாக வலியுறுத்தவும் கியூபா தயாராக இருந்தது. இதனை இராணுவ அடிப்படையில் செய்யாமல், தன்னுடைய கருத்துகளை வளரும் உலக நாடுகளுக்குச் செயல் வடிவில், எடுத்துச் செல்லும் வகையில், கியூபா செய்ய நினைத்தது. எந்த வளரும் நாடுகளில் கியூபா வரவேற்கப்படுகிறதோ, அந்த நாட்டு மக்களின் தேவைகளுக்கு ஏற்ப செயல்களை மேற்கொள்ள கியூபா தயாராக இருந்தது, குறிப்பாக லத்தீன் அமெரிக்க நாடுகளில்.

இது தொடர்பாக கியூபா தன்னுடைய மருத்துவ, கல்விப் படைகளை வளர்த்துள்ளது. இவை முறையே நோய்களையும் அறிவின்மை யையும் நீக்க முயன்று வருகின்றன. வளர்ந்த முதலாளித்துவ உலகால் தொடர்ந்து ஆதரிக்கப்பட்டு வரும் இராணுவ இடையூறு, கனிம வளங்களை இரக்கமற்ற முறையில் சுரண்டுவது போன்ற வற்றுக்கு முற்றிலும் மாறாக கியூப முயற்சிகள் அமையும். ஒரு சிறிய நாடான கியூபாவிடம் முதலாளித்துவத்தை எதிர்க்கும் இதர நாடுகளை

ஆதரிக்கத் தேவையான வலுவான இராணுவ பலம் இல்லை. எனினும், கடந்த ஐந்நூறு ஆண்டுகளாக முதலாளித்துவ வளர்ச்சிப் பாங்கால் பயனடையாத, இந்த நாடுகளுக்கு ஒரு முன்மாதிரியாகச் செயல்படுவதற்கான திறன் கியூபாவிடம் காணப்பட்டது. இந்த அடிப்படையில் காணும் போது கியூபாவின் தனித்தன்மை ஒரு வலுவான பன்னாட்டுத்துவக் கூறால் ஆனது. இது ஒரு நூற்றாண்டுக்கு முன்பே ஜோஸ் மார்ட்டியால் கூறப்பட்டது. முழு மனிதாபிமான தந்தை நாடு (ஃபாதர்லாண்ட் இஸ் ஆல் ஹியூமானிடி) என்னும் நூலை எழுதியபோது, அவர் இந்தக் கருத்தைத் தெரிவித்தார். ஆபெல் பீரிட்டோ இந்தப் புதுமைப்படுத்தும் செயல் கியூபாவுக்கு மட்டுமின்றி, உலகிற்கே ஏன் மிகவும் முக்கியமானது என்று பின்வருமாறு விளக்கினார்.

> இன்று உலகம் முழுவதும் தங்களைக் கட்டாயமாகப் பொருத்திக் கொள்ள நினைக்கும் முட்டாள்தனம், காட்டுமிராண்டித்தனம் மற்றும் வலுவானவர்களுக்குதான் சட்டம் என்பதற்கு மாற்றாக, மற்றொரு உலகம் சாத்தியமான ஒன்றுதான் என்று நாங்கள் வாதிடுகிறோம். உலகமயமாக்கப்பட வேண்டியவை வெடிகுண்டுகளோ, வெறுப்புகளோ அல்ல; ஆனால், அமைதி, தோழமை, உடல்நலம், அனைவருக்கும் கல்வி, பண்பாடு போன்றவைதான் என்று நாங்கள் நம்புகிறோம். இதன் காரணமாகவே எங்களுடைய மருத்துவர்கள் இதர நாடுகளுக்கு உதவுவதற்காகச் செல்லும்போது, அவர்களின் இலக்கு மருத்துவ சேவை என்ற போதும், அவர்கள் எங்களுடைய விழுமியங்களையும் தோழமைக் கருத்துகளையும் தாங்கிச் செல்பவர்களாக செயல்படுகிறார்கள். இதுதான் கருத்துப் போரின் சாரம்.[5]

வெனிசுலா ஏன் இந்தப் போரில் சேர்கிறது

1948இல் வெனிசுலாவின் பிரபலமான நாவலாசிரியரான ரோமுலோ கல்லகோஸ் 70 விழுக்காடு வாக்காளர்களின் ஆதரவைப் பெற்றார். இவர்தான் ஜனநாயக முறையில் தேர்ந்தெடுக்கப்பட்ட முதல் அதிபர். அனைத்து எண்ணெய் வருமானங்களிலும் 50 விழுக்காட்டை சேர்ப்பதும், பெரிய பணக்காரர்களின் பயன்படுத்தப்படாத, சில வேளாண் நிலங்களை ஏழைகளுக்கு மீண்டும் பகிர்ந்து அளிப்பது, கல்வியில் திருச்சபையின் அதிகாரத்தை முடிவுக்குக் கொண்டு வருவது போன்ற இவருடைய அரசின் திட்டங்கள் பற்றி மக்கள் மிகவும் ஆர்வமாக இருந்தனர். இந்தத் திட்டங்கள் ராக்ஃபெல்லர்

எண்ணெய் நிறுவனங்கள், கத்தோலிக்கத் திருச்சபை, வெனிசுலா முக்கிய இராணுவ அதிகாரிகள் போன்ற உள்ளூரில் அதிகாரம் பெற்றவர்களால் வரவேற்கப்படவில்லை. எனவே, கல்லகோஸ் ஆட்சி ஏற்ற 8 மாதங்களுக்குள்ளேயே இராணுவ புரட்சியால் நீக்கப்பட்டார். தன்னுடைய வீழ்ச்சியில் நேரடியாகவோ மறைமுகமாகவோ அமெரிக்க அரசு ஈடுபட்டது என்று அதிபர் நம்பினார். இது நிச்சயமாக நிரூபிக்கப்படவில்லை என்றாலும் நிச்சயமாக அமெரிக்கா இந்த நிலைமை குறித்து மகிழ்ச்சியுற்றது. இதே போன்று ஈரானிலும், கௌதமாலாவிலும் இராணுவப் புரட்சிகள் சில ஆண்டுகளுக்குள் ஏற்பட்ட போதும் அமெரிக்கா நிச்சயமாக மகிழ்ச்சியுற்றது. இந்த இரண்டு நாடுகளிலும் இந்த நிகழ்வுகள் அமெரிக்காவால் வழிநடத்தப் பட்டன என்பதற்கான மிகத் தெளிவான வரலாற்றுப் பதிவுகள் அமெரிக்க உளவு மற்றும் உள்துறையின் எழுத்துவடிவ ஆவணங்களில் உள்ளன.

அரை நூற்றாண்டுக்குப் பிறகு வெனிசுலாவின் மற்றொரு அதிபரான ஹியூகோ சாவேஸ் எண்ணெய் வருமானங்களைச் சேர்ப்பது, ஏழைகளுக்கு நிலங்களை மீளப்பங்கீடு செய்து கொடுப்பது, பெரும்பாலான மக்களின் சார்பாக கல்வி, உடல்நலப் பராமரிப்பு அமைப்புகளை மீளக்கட்டமைத்தல் போன்றவற்றைப் பற்றி பேசத் தொடங்கினார். கியூபாவோடு 2000, 2001ஆம் ஆண்டுகளில் மேற்கொள்ளப்பட்ட கூட்டு ஒப்பந்தங்களை வெனிசுலா கையெழுத் திட்டு, தங்களுடைய கல்வி, பொது சுகாதார அமைப்புகளைச் சீர்த்திருத்தம் செய்ய, கியூபாவின் வல்லுநர்களைப் பெறுவதற்கு ஏற்பாடு செய்தது. அப்போது அமெரிக்க அரசு, பன்னாட்டு எண்ணெய் பெரும்வணிகக் குழுமங்கள், வெனிசுலாவின் பணக்கார வர்க்கம், கத்தோலிக்க திருச்சபை ஆகிய அனைத்தும் ஹியூகோ சாவேஸ் மேற்கத்திய நாடுகளுக்கு ஒரு மிகப் பெரிய அபாயம் என்று ஏற்றுக் கொண்டன. எனினும், இந்தச் சமயத்தில், 1948ஐ போலல்லாமல், ஆட்சிக் கவிழ்ப்பில் வெற்றி பெறவில்லை. அமெரிக்க உள்துறை இந்த ஆட்சிக் கவிழ்ப்பில் தான் ஈடுபடவில்லை என்று மறுத்தாலும் அதனுடைய சொந்த இன்ஸ்பெக்டர் ஜெனரல் அலுவலகமே பல மாதங்களுக்குப் பிறகு வேறு விதமாகக் கூறியது: ‘என்இடி (நேஷனல் எண்டவ்மென்ட் ஃபார் டிமாக்கிரஸி—ஜனநாயகத்திற்கான தேசிய அறக்கட்டளை), டிஓடி (டிபார்ட்மெண்ட் ஆஃப் டிஃபென்ஸ்—பாதுகாப்புத்துறை) மற்றும் இதர அமெரிக்க உதவித் திட்டங்கள் சாவேஸ் அரசின் குறுகியகால கவிழ்ப்பில் மிகவும் தீவிரமாக

ஈடுபட்டதாகக் கருதப்படும் தனிப்பட்டவர்களுக்கும் நிறுவனங்களுக்கும் பயிற்சி, நிறுவனக் கட்டமைப்பு உள்பட இதர ஆதரவுகளையும் கொடுத்தன என்பது தெளிவு.'[6]

முளைத்தெழும் பொலிவரியப் புரட்சியைக் கெடுப்பதற்கும், நன்கு நிலைத்துக் காணப்பட்ட கியூபப் புரட்சியைப் புதைப்பதற்கும் முயற்சி செய்தபோது, மிகவும் முற்போக்கான முதலாளித்துவ உலகின் மையத்தை (அதாவது, அமெரிக்காவை) பாதிக்கும் கருத்துப் பற்றாக்குறையைத்தான் பெற்றிருந்தது என்று அமெரிக்கா எடுத்துக் காட்டியது. இதன் அடிப்படையாக இருந்த தத்துவ நம்பிக்கையின்மையை ஹியூகோ சாவேஸ் கவனித்தார். முதலாளித்துவ உலகமயமாக்கலுக்கு எதிரானவர்கள் தம்முடைய தாக்குதல் வழிமுறைகளைக் கடைப்பிடிக்க வேண்டிய தருணம் இதுதான் என்று தனக்கே உரித்தான, தைரியமான முறையில் அறிவித்தார். 2004ஆம் ஆண்டின் இறுதியில் கரகாஸில் நடைபெற்ற மனிதநேய பாதுகாப்புக்கான கலைஞர்கள் மற்றும் அறிவாளிகளின் கூட்டத்தில் அமெரிக்கக் கண்டத்திலிருந்தும், உலகின் இதர பகுதிகளிலிருந்தும் பல்வேறு வகை இடதுசாரி உணர்வுகள் கொண்ட மக்கள் கலந்து கொண்டனர். அந்தக் கூட்டத்தில் சாவோஸ் பேசும் போது, 'மனிதாபிமான விழுமியங்களை வலியுறுத்துபவர்களுக்குக் கருத்தியல் உலகிலும் கற்பனையுலகிலும் பணிபுரிபவர்களுக்கு இது போதாது' என அறிவித்தார். மனிதநேயத்தை மேம்படுத்துவதிலும் 'மற்றொரு உலகம்' உண்மையிலேயே சாத்தியமான ஒன்றுதான் என்று எடுத்துக்காட்டுவதிலும் நாம் வலுவாகச் செயல்படுவது மிகவும் தேவை என்றும் அவர் கூறினார். 2004ஆம் ஆண்டு டிசம்பர் 5ஆம் தேதி நடந்த இந்தக் கூட்டத்தின் முடிவில் சாவேஸ் கூறினார்: 'சோஷலிசக் கொள்கையின் வரலாற்றை மீளாய்வு செய்யவும், பொதுவுடைமைக் கொள்கை பற்றிய கருத்துருவை அழிவிலிருந்து மீட்பதும் தேவையானது.' 2005ஆம் ஆண்டு ஜனவரி 30ஆம் தேதி உலகப் பொதுவுடைமை அமைப்பில் (வேல்ட் சோஷியலிஸ்ட் ஃபாரம்) பேசும்போது மேலும் அவர் கூறினார்: 'நாம் பொதுவுடைமைக் கொள்கையை மீளுருவாக்கம் செய்ய வேண்டும். சோவியத் யூனியனில் நாம் கண்ட பொதுவுடைமைக் கொள்கை வகையினதாக அது இருக்கக் கூடாது.' பிறகு, பிப்ருவரி 25, 2005ஆம் ஆண்டு சமூகக் கடன் கூட்டத்தில் வருங்காலத்தில் எதிர்கொள்ள வேண்டிய செயல்பாடு 'இருபத்து ஒன்றாம் நூற்றாண்டு பொதுவுடைமைக் கொள்கையை உருவாக்குவதுதான்' என்று சாவேஸ் முதல்முறையாக வெளிப்படையாக

அறிவித்தார். இந்தச் சொற்றொடர் முதன் முறையாக, ஐந்து ஆண்டுகளுக்கு முன்பு தாமஸ் மவுளியன் என்ற சிலி நாட்டுப் பொதுவுடைமைவாதியால் பயன்படுத்தப்பட்டது.

லத்தீன் அமெரிக்காவை வட அமெரிக்க ஏகாதிபத்தியம் அச்சுறுத்து கிறது என்ற கருத்து சாவேஸின் மூளைக்குள் தானாகவே தோன்ற வில்லை என்றும், இது தொடர்பாக அவருடைய மூளை கியூபாவால் சலவை செய்யப்பட்டுள்ளது என்றும் சிலர் கருதினர். ஏனெனில், 1982இல் இளம் முற்போக்கு இராணுவ அதிகாரிகளிடையே நிறுவப்பட்ட, அவருடைய பொலிவரியப் புரட்சி இயக்கம் வெனிசுலாவின் தேசிய கதாநாயகனாக கருதப்பட்டவர் சைமன் பொலிவரின் சிந்தனையிலிருந்து நேரடியாகத் தோன்றியதாகும். சைமன் பொலிவர் ஏகாதிபத்திய ஆட்சியிலிருந்து தென் அமெரிக்காவின் பாதி பகுதிக்கு விடுதலை பெற்றுத் தந்தவுடன் பின்வருமாறு எச்சரித்தார்: '(வட) அமெரிக்கா விடுதலை என்ற பெயரில் (நம்முடைய) அமெரிக்காவைத் துன்பத்தில் ஆழ்த்த வேண்டும் என்று கடவுளால் கட்டளையிடப்பட்டிருப்பது போன்று தோன்றுகிறது.' மேலும், சாவேஸ் வெனிசுலாவின் அதிகார வர்க்கத்தை உள்நாட்டு எதிரி என்று அடையாளம் கண்டுகொண்ட போது, பன்னாட்டு முதலாளித்துவத்துடன் அவர்கள் கொண்டுள்ள 21ஆம் நூற்றாண்டு கள்ளத்தனமான கூட்டைப் பற்றியோ, 2002இல் அவரை நீக்க ஆட்சிக் கவிழ்ப்பை அவர்கள் ஆதரிப்பதையோ மட்டும் குறிப்பிடவில்லை. மாறாக, பல நூற்றாண்டுகளாக நாட்டின் ஒதுக்கப்பட்ட பெரும்பான்மையாளர்களிடம் மிகவும் ஆழமாக உள்ளடங்கியுள்ள, மனவுணர்வுகளையே அவர் வெளிப்படுத்தினார். இந்த உணர்வு மற்றொரு வெனிசுலா கதாநாயகனான எசக்குவீல் ஜமோராவால் மிகவும் சிறப்பாக வெளிப்படுத்தப்பட்டது. இவர் 1850, 1860ஆம் ஆண்டுகளில் ஆர்மி ஆஃப் காம்பசினோ (பூர்வ விவசாயிகள் இராணுவம்), ஃபெடரல் வார்ஸ் (கூட்டாட்சி போர்) போன்ற அமைப்பு மூலம் வழிநடத்தினார். அப்போது அவர் 'சுதந்திரமான தேர்தல், இலவச இடம், மனித சுதந்திரம், சுயநலக் குழுக்களுக்குத் திகில்' போன்றவை ஏற்பட வேண்டும் என்று அறைகூவல் விடுத்தார்.

ஆல்பா அமைப்பும் மாற்றத்திற்கான வாய்ப்பும்

லத்தீன் அமெரிக்காவின் இதர நாடுகளில் அதிக அளவு கூட்டு இல்லாமல் கடந்த பத்து ஆண்டுகளாகக் கியூபாவும் வெனிசுலாவும்

தங்களுடைய இலட்சியத் திட்டங்களைத் தொடங்கியிருக்க முடியாது. சில பெரிய நாடுகளான பிரேசில், அர்ஜென்டினா போன்றவையும், சிறிய நாடுகளான சிலி, உருகுவே போன்றவையும் நடுத்தர இடதுசாரி தலைவர்களைக் கொண்டிருந்தன. இவர்கள் தம்முடைய உள்நாட்டுச் செயல்பாடுகளை அதிகமாக இடதுசாரி நோக்கித் திருப்பவில்லை. என்றாலும், தம்முடைய பன்னாட்டு உறவுசார்ந்த ஒருமைப்பாட்டைக் கியூபாவுக்கும் வெனிசுலாவுக்கும் நீட்டித்தனர். அவை இதர நாடுகளுடன் தென் அமெரிக்க நாடுகளின் ஒன்றியம் (ஸ்பானிஷ் சுருக்கக் குறியீடு: யுஎன்ஏஎஸ்யுஆர் அல்லது உனாசூர்), தெற்கத்திய பொதுச் சந்தை (ஸ்பானிஷ் சுருக்கக் குறியீடு: மெர்கோசுர்) மற்றும் இதர அரைக்கோள நிறுவனங்களின் வளரும் வளையத்திற்குள் இணைந்தன; இதன்மூலம் அமெரிக்காவால் மேற்கொள்ளப்பட்ட தாக்குதல்களிலிருந்து அதிக புரட்சிகர சமுதாயங்களைப் பாதுகாத்தன. குறிப்பாக, வெனிசுலாவுக்கும் கியூபாவுக்கும் நன்மைபயத்த பல பெரிய அளவு பொருளாதார, சமூகத் திட்டங்களில் பிரேசில் ஈடுபட ஆர்வம்கொண்டிருந்தது; ஈடுபட்டது.

மேலும், ஓரளவுக்கு அமெரிக்காவின் மோசமான பொருளாதார, அரசியல் உத்திகளிலிருந்து இந்த இரு நாடுகளையும் பாதுகாத்தது. இந்த நாடுகள் ஃபிடெல் காஸ்ட்ரோவையும் ஹியூகோ சாவேஸையும் பாராட்டின; அவர்களுக்கு நன்றிக்கடன் பட்டவர்களாகவும் உணர்ந்தன. ஏனெனில், ஏகாதிபத்திய அழுத்தத்திற்கு எதிராகச் செயல்பட முடியும் என்றும், தொடர்ந்து மேற்கத்திய அரைக் கோளத்தில் நிலைத்துநிற்க முடியும் என்றும் அவை எடுத்துக் காட்டியுள்ளன. இதன் மூலம் அமெரிக்கப் பெருங் கண்டத்தின் இதர நாடுகள், ஓரளவுக்குக் குறைந்த அளவில் இருந்தாலும், தங்களுடைய சொந்த சுதந்திரத்தை வலியுறுத்த முடிந்தது.

மேற்கத்திய அரைக்கோளத்தில் ஆல்பாவை உருவாக்குவது மூலம் பன்னாட்டுக் கூட்டுறவு நோக்கிய மிகவும் குறிப்பிடத்தக்க இயக்கம் தோன்றியது. ஆல்பா என்பது நம்முடைய அமெரிக்க மக்களுக்கான பொலிவரியக் கூட்டமைப்பு என்பதன் சுருக்கக் குறியீடு (2005 முதல் 2009 வரை இது நம்முடைய அமெரிக்க மக்களுக்கான பொலிவரிய மாற்று என்று அழைக்கப்பட்டது). 'இந்த அமைப்பின் பெயரிலுள்ள 'நம்முடைய அமெரிக்கா' என்ற சொற்றொடர் ஜோஸ் மார்ட்டியின் மிகப் பிரபலமான கட்டுரைகளில் ஒன்றின் தலைப்பை எதிரொலிக் கின்றது. இந்தக் கட்டுரையில் அவர் ஒரு அகண்ட அமெரிக்கக்

கருத்துருவை உருவாக்கினார். இந்த அகண்ட அமெரிக்கா (வட) அமெரிக்காவால் கட்டுப்படுத்தப்படாது; அத்துடன் அடிபணியவும் அனுமதிக்காது. ஆல்பா நாடுகள் அனைத்தும் ஒன்று சேர்ந்தாலும் மிகவும் பிரம்மாண்டமான எதிரியான (வட) அமெரிக்காவுக்கு இணையாகாது. ஏனெனில், 2009இல் ஐந்து நாடுகளும் இதர சிறிய நாடுகளும் மட்டுமே இதில் உறுப்பினராக இருந்தன: கியூபா, வெனிசுலா, பொலிவியா, யூக்கடார், ஹோண்டுரோஸ் மற்றும் நிகராகுவா. இவற்றைத் தவிர மிகச் சிறிய தீவு நாடுகளான டொமினிக்கா, ஆண்டிகுவா-பார்புடா, செயிண்ட் வின்சென்ட், கிரினாடைன்ஸ் போன்றவையும் இந்த அமைப்பில் உறுப்பினர்களாக இருந்தன. ஒட்டுமொத்தமாக, இந்த நாடுகளின் வலிமை அமெரிக்காவுடன் ஒப்பிடும் போது சற்று மங்கலானது; ஆல்பா நாடுகளின் மொத்த மக்கள்தொகை 7.5 கோடி—அமெரிக்காவின் மக்கள்தொகையில் கால்பங்கு மட்டுமே. ஆல்பா நாடுகளின் மொத்த உள்நாட்டு உற்பத்தியளவு 65000 கோடி டாலர். இது அமெரிக்காவின் மொத்த உள்நாட்டு உற்பத்தியளவான (ஜிடிபீ) 14,50000 கோடி டாலரில், 5 விழுக்காட்டுக்கும் குறைவாக இருந்தது (ஆல்பா நாடுகளின் எண்ணிக்கை 2010இல் ஓரளவுக்குக் குறைந்தது; அப்போது ஹோண்டுராஸில் ஓர் இராணுவ ஆட்சிக் கவிழ்ப்பு ஏற்பட்டது. இதனால் 80 இலட்சம் மக்களும் 3200 கோடி உள்நாட்டு மொத்த உற்பத்தியளவும் (ஜிடிபீ) இந்தச் சமன்பாட்டிலிருந்து கழிக்கப்பட்டு விட்டன).

ஆல்பா நாடுகள் ஒன்றோடொன்று கூட்டுறவு கொண்டுள்ளன. இவற்றில் ஒவ்வொன்றும் தன்னுடைய நாட்டுச் சூழலுக்குள் தன்னுடைய அரசியலை வரையறுத்துக்கொண்டுள்ளன. இவை ஒவ்வொன்றும் தன்னுடைய சொந்த சமூக, பண்பாட்டு இலக்குகளை 21ஆம் நூற்றாண்டு சோஷலிசக் கொள்கையோடு பிணைத்துள்ளன. இவை மேற்கொள்ளும் சிறப்பான வழிமுறைகள் அனைத்தும் இயற்கை மூலங்களைப் பெறுவதிலும் அவற்றை விற்பதிலும் கட்டுப்பாடுகளை ஏற்பதன் மூலம் ஓரளவுக்கு நிறைவேற்றப் படுகின்றன.

இதன் மூலம் சமூகத்திற்காக அதிகம் செலவு செய்வதையும் சமூகச் சமத்துவத்தையும் மேம்படுத்துகின்றன. ஆல்பா அரசுகளின் இந்த முற்போக்கான செயல்பாடுகள் தொழில், வேளாண் சார்ந்த உற்பத்தியை ஒட்டுமொத்த மக்களுக்கும் பிரித்துக் கொடுக்கும்

சோவியத் வகை பொதுவுடைமையோடு எந்தவித ஒற்றுமையையும் பெற்றிருக்கவில்லை.

மேலும் ஆல்பா நாடுகள் எந்தவித இரகசியக் காவல் கண்காணிப்பையோ, எந்தவித அரசு நிர்பந்தத்தையோ மேற்கொள்வதில்லை. உண்மையில், ஆல்பா நாடுகள் செயல்படுத்தும் சமூக, அரசியல், பொருளாதாரச் செயல் திட்டங்களில் பல, 20ஆம் நூற்றாண்டில் அமெரிக்காவில் புதிய செயல்பாடுகளின் மூலம் மேற்கொள்ளப்பட்டவற்றிலிருந்தும் அதிக வேறுபாடுகளைப் பெற்றிருக்கவில்லை; ஐரோப்பாவின் சமூக ஜனநாயக நாடுகளில் மேற்கொள்ளப்பட்ட செயல்பாடுகளிலிருந்தும் அதிக வேறுபாடுகளைப் பெற்றிருக்கவில்லை. நடைமுறைப்படுத்தப்பட்ட மாற்றங்களில் அனைவருக்கும் இலவசக் கல்வி கொடுத்தல், கல்வியறிவின்மையை நீக்குதல், ஏழ்மையைக் குறைக்க தேசிய மூலதன உற்பத்தியிலிருந்து பெறப்படும் வருமானத்தைப் பயன்படுத்துதல், நவீன நிலச் சீர்திருத்தத்தை மேற்கொள்ளுதல், வரிகளை அதிகத் திறனுடனும் உண்மையாகவும் வசூல் செய்தல், சமூகப் பாதுகாப்பு மற்றும் ஓய்வூதியங்களை விரிவுபடுத்துதல், தொழிலாளர்களுக்குப் பொதுவான ஊதிய உயர்வு அளித்தல், அனைவருக்குமான அதிக உள்ளடக்கமான பொது சுகாதார அமைப்புகளை உருவாக்குதல் போன்றவை அடங்கும்.

ஆல்பா நாடுகளின் நீண்ட கால இலக்குகள் முதலாளித்துவ வீண் செலவுகளை சமூக ஜனநாயக முறையில் திருத்துதல் மட்டுமே என்று எடுத்துக் கொள்ளக்கூடாது. ஏனெனில், பல்வேறு உற்பத்திச் செயல்களை சமூகம் சொந்தமாக்கிக் கொள்வதை நிலைநிறுத்துவது மட்டுமின்றி, பல சமூக நிறுவனங்களை நேரடியாகப் பங்கேற்கச் செய்வதன் மூலமும் ஜனநாயகக் கட்டுப்பாடு செயல்படும் என்பதையும் இந்த இலக்குகள் எடுத்துக் கூறியுள்ளன அல்லது சுட்டிக் காட்டுகின்றன. ஒவ்வொரு நாடும், தன்னுடைய தேசிய பண்பாட்டிற்கு ஏற்ப, தன்னுடைய சொந்த வழிகளில் தேவையான மாற்றங்களைச் செய்யும் என்றும் ஆல்பா கூறியுள்ளது. பொருளாதாரத்தின் கூறுகளைத் தனியாரிடம் ஒப்படைத்தும், சிறிய வியாபாரங்களை ஆதரித்தும், சொத்தைத் தனிப்பட்ட மக்கள் சொந்தமாக வைத்துக் கொள்வதை மதித்தும் ஒவ்வொரு நாடும் செயல்படும் என்றும் அது கூறியுள்ளது; ஆனால் மேற்கூறியவை சமூகநலத்திற்கு அபாயமாக இருக்கக்கூடாது.

2005ஆம் ஆண்டில் கியூபாவும் வெனிசுலாவும் ஆல்பாவின் தொடக்க உறுப்பினர்கள் என்பதால், அவை இதர உறுப்பினர் நாடுகளுக்கு அதிகக் கூட்டு உதவிகளைக் கொடுக்க முடிந்துள்ளது. கியூபா தன்னுடைய பெரும்பாலான மனித மூலதனத்தையும் வல்லுநர்களையும் பொது சுகாதாரம், கல்வி மற்றும் இதர துறைகளில் கொடுத்துள்ளது. வெனிசுலா தன்னுடைய தொழில்நுட்பப் பணியாளர்கள், பொறியாளர்கள் மற்றும் இதர வல்லுநர்களின் முயற்சிகளைப் பல நாடுகளின் கட்டுமானத் திட்டங்களிலும் மருத்துவ நிறுவன முயற்சி களிலும் செய்துள்ளன. மேலும், குறைந்த விலைகளில் பெட்ரோலியம் ஏற்றுமதி செய்வதன் மூலமோ, சமூகப் பயன்பாட்டுத் திட்டங்களுக்கு உடனடி நிதியுதவிகளும் வட்டியில்லாக் கடன்களும் கொடுப்பதன் மூலமோ பெரிய தாக்கங்களை ஏற்படுத்துகின்றன. இந்த வகை உதவிகளால் ஏற்படும் இராஜதந்திர உறவு ஒருவகை 'அரசியல் ஆதரவை விலைக்கு வாங்குதல்' என்று எதிர்ப்பாளர்களால் கூறப்படுகின்றது.

எனினும், இது உண்மையில் பணக்கார முதலாளித்துவ நாடுகளால் கொடுக்கப்படும் உதவிகளுக்குச் சமமானதாகும். ஆனால், இந்த நிதி உதவியில் ஒரு முக்கியமான நிபந்தனை உள்ளது: வெனிசுலா எந்தவித வணிகத் தொடர்பையோ, பதில்- எதிர்பார்ப்புகளையோ இவற்றோடு சேர்ப்பதில்லை. அமெரிக்காவையும் உள்ளடக்கிய பல பணக்கார நாடுகள் திட்டமிட்ட உதவிகளைக் கொண்டுள்ளன. இவை தம்முடைய நாட்டின் பன்னாட்டு உற்பத்தி மற்றும் (இயற்கை வளங்களைப்) பிரித்தெடுத்தல் பெரு வணிக நிறுவனங்களுக்கான உதவிகளை மிகவும் வலிமையாக மேம்படுத்துகின்றன. இந்த முதலாளித்துவ நாடுகளின் அளவுக்கு பணக்கார நாடாக இல்லா விட்டாலும், வெனிசுலா இதர பல வளரும் நாடுகளைவிட அதிக பணக்கார நாடாகும். இயற்கை மூலப்பொருள்களை அதிக அளவில் உற்பத்தி செய்யும் ஒரு நாடான வெனிசுலா, தன்னால் பிரித்தெடுக்கப் பட்ட இயற்கை வளங்களிலிருந்து பெறும் வருமானத்தை எப்படிப் பகிர்ந்துகொள்ள முடியும் என்று எடுத்துக் காட்ட முயற்சி செய்து வருகிறது. அல்லது, இந்த நாட்டைப் பொறுத்தவரை எண்ணெய்கூட பகிர்ந்துகொள்ளப்படுகிறது. இதுபோன்ற வளங்களைப் பெற்றிராத உலகச் சந்தையில் குறிப்பிடத் தக்க அனுகூலமற்ற அந்த நாடுகளுடனும் ஏழைகளுடனும் மிகவும் நல்லமுறையில் பகிர்ந்து கொள்கின்றது. ஆல்பா நாடுகள் தம்முடைய சொந்த நாணயச் செலாவணியைக்கூட உருவாக்கியுள்ளன. இது சூக்ரே என்று அழைக்கப்படுகிறது. இது மின்னணு முறையில் கணக்கிடப்படுகிறது;

பெரிய அளவில் பொருள் பரிமாற்றத்தை உறுப்பு நாடுகளுக்கிடையே நேர்மையான அடிப்படைகளில் ஏற்படுத்துகிறது. அத்துடன் உலகப் பொருள் மற்றும் நாணய சந்தைகளில் (கமாடிடி அண்ட் கரன்சி எக்சேஞ்) ஏற்படும் மாற்றங் களால் பாதிப்படையாத முறையில் பரிமாற்றத்தை ஏற்படுத்திக் கொள்கிறது. ஆல்பா நாடுகள் அமெரிக்காவிலிருந்து பெறப்படும், அதிகமாகிக் கொண்டுவரும், கடினமான அரசியல், பொருளாதாரச் செயல்பாட்டைச் சமாளிக்க முடிந்தால், அவை மேற்கத்திய அரைக் கோளத்திலிருந்து மேலும் அதிக உறுப்பினர் நாடுகளை ஈர்ப்பதற்கான வாய்ப்புகள் உள்ளன.

நிகராகுவாவும் பொலிவியாவும்: நவீன தாராளமயமாக்கத்திலிருந்து விடுபடல்

ஆல்பாவுக்கு நீண்ட நாள்களுக்கு முன்பே கியூபாவின் மருத்துவப் பராமரிப்பு அமைப்புகள் வெனிசுலாவுக்குச் செல்வதற்கு இருபது ஆண்டுகளுக்கு முன்பே கியூபா ஒரு புதிய முதல்நிலை மருத்துவ பராமரிப்பு மற்றும் கல்வி அமைப்பை மற்றொரு லத்தீன் அமெரிக்க நாட்டில் கட்டமைக்க உதவியது. 1979இல் நிகராகுவாவில் சோமோசா சர்வாதிகார ஆட்சியை சாண்டினிஸ்டா புரட்சி நீக்கியவுடனே கியூபா தன் மருத்துவர்களை அந்த நாட்டிற்கு அனுப்பி ஏழைகளுக்குச் சேவையாற்றும் கிராமப்புற, நகர்ப்புற மருத்துவமனைகளை உருவாக்க உதவி செய்தது. 21ஆம் நூற்றாண்டு சோஷலிசக் கொள்கையை உருவாக்குவதில் ஈடுபட்டவர்களுக்கு முன்னோடியாக சாண்டினிஸ்டாக்கள் கருதப்பட்டனர். ஏனெனில், அவர்கள் தங்கள் வரலாறு, பண்பாடு ஆகியவற்றிற்கு ஏற்ற, தனித்துவமிக்க, தர அடையாளமுள்ள புரட்சியை உருவாக்கும் முயற்சியில் ஈடுபட்டனர். அவர்களுடைய கொரில்லா படைத்தலைவர் அகஸ்டோ சாண்டினோ மூன்று கூறுகளை முக்கியமாகக் கருதினார்.

1. ஜனநாயக, மனிதாபிமான இலக்குகளுடன் ஒரு வலுவான தேசிய அடையாளத்தைக் கொள்ளுதல்;
2. அந்தக் காலகட்டத்தில் விடுதலை இறையியல் ஒரு நேர்முக நம்பிக்கையை லத்தீன்-அமெரிக்க திருச்சபைகளில் மாற்றிக் கொண்டிருந்தது (இது அரசாங்கத்தைகூட மாற்றிக் கொண்டிருந்தது; ஏனெனில், சாண்டினிஸ்டா தலைமையின் கீழ் பணியாற்றிய ஏழு பேர்களில் மூன்று பேர் பாதிரியார்கள்);
3. முற்போக்கான, வளர்ந்துவரும் கலவை; பழைய சோவியத்

சோஷலிச முன்மாதிரியிலிருந்து முற்றிலும் வேறுபட்ட மார்க்சியக் கருத்தியல்.

சாண்டினிஸ்டாக்கள் அதிகாரத்தைக் கைப்பற்றிய சிறிது காலத்திற்குப் பிறகு நாட்டில் மருத்துவப் பணி செய்துகொண்டிருந்த 1,300 நிகராகுவா மருத்துவர்களில் ஏறத்தாழ 300 பேர் நாட்டைவிட்டு வெளியேறி விட்டனர் என்று கருதப்பட்டது. ஆனால், இந்த நிலை 850 வெளிநாட்டு மருத்துவர்களின் வருகையால் விரைவிலேயே சரி செய்யப்பட்டது. இவர்களில் சிலர் ஐரோப்பா, கனடா, ஆப்பிரிக்கா போன்ற நாடுகளிலிருந்து வந்த பரிவுமிக்க மருத்துவர்களாவர் என்றாலும் பெரும்பாலோர் கியூபாவிலிருந்து வந்தவர்கள். மருத்துவர்களின் எண்ணிக்கை அதிகரிப்பு சரியான நேரத்தில் நடைபெற்றது. ஏனெனில், இது புதிய அரசை, அதனுடைய முதல்நிலை உடல்நலப் பராமரிப்புத் திட்டத்தை விரைவாக விரிவாக்க அனுமதித்தது. 1977இல் நாடு முழுவதும் 172 உடல்நலப் பராமரிப்பு மையங்கள் இருந்தன; 1982இல் 429 இருந்தன; 1983இல் மற்றொரு 37 கட்டப்பட இருந்தன. மக்கள் உடல்நல சேவைச் செலவுகள் தேசிய நிதியறிக்கையில் 3 விழுக்காட்டிலிருந்து 11 விழுக்காடாக உயர்ந்தன. சுகாதார விளைவுகள் அடிப்படையில் கனடியன் மெடிக்கல் அசோசியேஷன் ஜர்னல் 1978க்கும் 1983க்கும் இடைப்பட்ட காலத்தில் சிசு இறப்பு விகிதம் ஆயிரம் உயிருள்ள பிறப்புக்கு 121இலிருந்து 80. 2ஆகக் குறைந்தது; பிறப்பில் ஆயுள் காலம் 52இல் இருந்து 59 ஆண்டுகளாக உயர்ந்தது.[7]

சாண்டினிஸ்டா அரசின் தொடக்க ஆண்டுகளில் ஏற்பட்ட மற்றொரு சிறப்பான மாற்றம் மருத்துவக் கல்வியில் ஏற்பட்ட விரிவாக்கம்தான். சாண்டினிஸ்டாக்கள் வெற்றிபெற்று ஐந்து ஆண்டுகளுக்குள்ளேயே மருத்துவர்கள் ஆவதற்குப் படித்துக்கொண்டிருந்த மாணவர்களின் எண்ணிக்கை பத்து மடங்கு அதிகமாக இருந்தது (900). இவர்களுடைய படிப்பில் கியூபப் பேராசிரியர்கள் உதவி செய்தனர். செவிலியர் ஆவதற்குப் பயிற்சிபெற்ற மாணவர்களின் எண்ணிக்கை ஆறு மடங்கு அதிகமிருந்தது. உதவிச் செவிலியராவதற்கு படித்துக்கொண்டிருந்த எண்ணிக்கை மூன்று மடங்கு அதிகமாக இருந்தன.

கியூபக் கல்வி வல்லுநர்கள் தொடக்க, உயர்நிலைப் பள்ளிகளிலும் உதவி செய்தனர். நிகராகுவா உயர்நிலைப் பள்ளி, கல்லூரி மாணவர் படைகள் நாடு முழுவதும் பரவி கல்வியறிவற்ற பொதுமக்களுக்கு

எப்படி படிக்க, எழுத வேண்டும் என்று கற்றுக் கொடுத்தனர். பத்து ஆண்டுகளுக்குள் இவர்களின் முயற்சிகளின் விளைவாகக் குறிப்பிடத்தக்க அளவு எழுத்தறிவு அற்றவர்களின் விழுக்காடு 52இலிருந்து 12 விழுக்காடாகக் குறைந்தது.

இவையனைத்தும் வாஷிங்டனின் ரீகன் நிர்வாகத்திற்கு மோசமான செய்தியாக இருந்தது. இவை கியூபப் பயங்கரவாதிகளால் நடத்தப்படுகின்றன என்று அது கூறியது. இந்தப் பயங்கரவாதிகள் சோவியத் யூனியனின் முகவர்கள் என்றும் அது கூறியது. நிகராகுவா மக்கள்தொகையின் பொருளாதார, சமூக உண்மை நிலையை மேம்படுத்தும் சாண்டினிஸ்டாக்களின் முயற்சிகளைச் சிதைப்பதற்கு 1980இன் மொத்த பத்து ஆண்டுகளையும் அமெரிக்கா செலவழித்தது. ஒரு சிதைவுறுத்தும் பொருளாதாரத் தடையையும், புரட்சிக்கு எதிரான ஒரு மோசமான போரையும் அமெரிக்கா மேற்கொண்டது. 1983இல் அமெரிக்க உளவுத்துறையால் (சிஐஏ), உருவாக்கப்பட்ட புரட்சி எதிர்ப்புப் படையான சென்ட்ராஸ் பொது சுகாதார அமைப்புகளையும், பள்ளிகளையும், உடல்நலப் பணியாளர்களையும், ஆசிரியர்களையும் அழிப்பதில் குறிப்பிட்ட மகிழ்ச்சியைப் பெற்றது. அதாவது புரட்சி வெற்றி பெற்று நான்கு ஆண்டுகளுக்குள், 'நாட்டின் வடக்கு எல்லையில் ஒரு பிரான்ஸ், ஒரு ஜெர்மன் நாட்டு மருத்துவர்களையும் உள்ளடக்கிய 16 உடல்நலப் பணியாளர்கள் கொல்லப்பட்டனர். 27 பேர்கள் மிகவும் மோசமாகக் காயமுற்றனர். 30 பேர்கள் கடத்தப்பட்டுக் கொடுமைப்படுத்தப்பட்டனர். இவர்களைத் தவிர, மூன்று மாணவர்களும் குறைந்தபட்சம் 40 மக்கள்நலப் பணியாளர்களும் அமெரிக்க ஆதரவுபெற்ற சென்ட்ராஸ் என்னும் பயங்கரவாத அமைப்பால் கொல்லப்பட்டனர். குறைந்தது இரண்டு மருத்துவ மனைகளும், 19 உடல்நல மையங்களும், அமைப்புகளும் அழிக்கப்பட்டன.'[8] மேலும், பாதிக்கும் மேலான உடல்நல மையங்களின் கட்டடத் திட்டங்கள் கைவிடப்பட்டன. ஏனெனில், ஹோண்டுராஸ், கோஸ்டாரிகா போன்றவற்றோடு உள்ள நாட்டின் எல்லைகள் தாக்கப்பட்டன.

தொடர்ச்சியான இராணுவ, பொருளாதாரத் தாக்குதல்கள் முடிவில் அனைத்து நிகராகுவா மக்களையும் முழுவதும் களைப்படையச் செய்தது. இதனால் எதிர்ப்பு அரசியல் சக்திகள் 1990ஆம் ஆண்டு தேர்தலில் வெற்றி பெற்றது. இவை அமெரிக்காவால் ஆதரிக்கப்பட்டு, நிதியுதவி செய்யப்பட்டன. சாண்டினிஸ்டாக்கள் அமைதியாக

அதிகாரத்தைப் பாரம்பரிய வெற்றியாளர்களுக்கு விட்டுவிட்டனர். இவ்வாறு வெற்றி பெற்றவர்கள் அடுத்த பதினேழு ஆண்டுகளுக்கு அமெரிக்காவின் திறந்த சந்தை வழிமுறைகளையும், அமெரிக்கத் தூதரகத்தின் அறிவுறுத்தல்களையும் அப்படியே பின்பற்றினர். அந்தக் காலகட்டத்தில் அமெரிக்கா தன்னுடைய சொந்த கண்ணியத்தை மேம்படுத்திக்கொள்வதற்காக சமூக மேம்பாட்டுத் திட்டங்களில், தன்னுடைய பணத்தைக் கொஞ்சம் செலவழித்திருக்கலாம் என்று ஒருவர் நினைக்கலாம்; இதன் மூலம் சாதாரண நிகராகுவா மனிதர்கள் மேலும் கொஞ்சம் கண்ணியமாக வாழ்ந்திருக்கலாம்.

ஆனால், அவ்வாறு நடக்கவில்லை. வழக்கமான திறந்த சந்தையின் ஆட்சிக்குத் திரும்புவது சமூக அலட்சியத்தை மிகவும் முக்கியமான பண்பாகக் கொண்டிருந்தது. இது நிச்சயமாக, பெரும்பாலான நிகராகுவா மக்களுக்கு ஒரு பேரிடராக அமைந்தது. 2007இல் அவர்களுடைய நாடு மத்திய அமெரிக்காவிலேயே மிகவும் அதிக விழுக்காடு ஊட்டக்குறையைக் கொண்டிருந்தது. 80 விழுக்காட்டினர் ஏழ்மையில் வாழ்ந்தனர்; 45 விழுக்காடு மக்கள் மிகவும் மோசமான நிலைமைகளில் வாழ்ந்தனர். அமெரிக்க ஆதரவு 15 ஆண்டு ஆட்சியில் கல்வியறிவின்மை ஏறத்தாழ மும்மடங்கானது. இதற்கான முக்கியக் காரணம் அனைத்துக் குழந்தைகளுக்கும் இலவசக் கல்வி கொடுக்க சாண்டினிஸ்டா மேற்கொண்ட பொறுப்பேற்பைத் தொடர போதுமான அளவு நிதியைப் புதிய அரசு பெற்றிருக்கவில்லை. பிரமிக்கத்தக்க அளவுக்கு 8 இலட்சம் குழந்தைகள் (நிகராகுவாவின் மொத்த மக்கள்தொகையே 60 இலட்சம்தான்) 2007இல் பள்ளிக்குச் செல்லவில்லை.

அந்தக் குறிப்பிட்ட ஆண்டில் (அதாவது 2007இல்) சாண்டினிஸ்டாக்கள் மீண்டும் அதிபர் பதவிக்கு வெற்றி பெற்றனர். வடக்கிலிருந்து மிகவும் வலுவான இராஜதந்திர ரீதியாக மட்டுமின்றி, நிதிசார்ந்த எதிர்ப்புகளும் கொடுக்கப்பட்டன, என்றாலும் இது நடந்தது. நிகராகுவாவை ஆக்ரமிக்கப் போவதாக (கியூபாவின் உதவியோடு) அவர்களால் குற்றம் சாட்டப்பட்ட ஹியூகோ சாவேஸின் அபாயத்தை வலியுறுத்திய, அமெரிக்கத் தூதரகத்தால் மேற்பார்வை செய்யப்பட்ட, ஓர் அரசியல் பிரச்சாரம் நடைபெற்றாலும், இந்த வெற்றி பெறப் பட்டது. இந்த இடையூறு காணப்பட்டாலும் வெற்றிபெற்ற சாண்டினிஸ்டாக்கள் கியூபாவின் மனிதாபிமான உதவியை மகிழ்ச்சியுடன் ஏற்றனர். ஏனெனில், இந்த வெற்றியைப்

பெற்றவுடனே அவர்கள் ஓர் எழுத்தறிவுத் திட்டத்தை மீண்டும் தொடங்கினர். ஆனால், இந்த முறை 'வெனிசுலாவிலும், பொலிவியாவிலும் எழுத்தறிவின்மைக்கு எதிரான போராட்டத்தில் ஏற்கனவே மிகவும் வெற்றிகரமாக பயன்படுத்தப்பட்ட கியூபாவின் 'ஆமாம் எங்களால் முடியும்' அமைப்பைப் பயன்படுத்தி இதைத் தொடங்கினர். இரண்டே ஆண்டுகளில், அதாவது 2009இல், யுனெஸ்கோ, அதன் தர மதிப்பீட்டின்படி, நிகராகுவா 'எழுத்தறி வின்மையே இல்லாத' நாடு என அறிவித்தது. இதன் பொருள் என்னவெனில், எழுத்தறிவின்மை விழுக்காடு 4-க்கும் குறைவாக வீழ்ந்தது. அதே சமயத்தில் பல்லாயிரம் நிகராகுவா பள்ளிக் குழந்தைகளின் கல்வி வாய்ப்புகள் விரிவடைந்தன. இவர்கள் இதற்கு முன்பு மிகவும் அதிக ஏழ்மையால் பொதுக்கல்வி பெறுவதிலிருந்து விலக்கப்பட்டிருந்தனர்; தற்போது இவர்கள் பள்ளிகளுக்குத் தடையின்றி சென்றனர். ஏனெனில், அரசு அனைத்துப் பொதுப் பள்ளிகளின் கல்வித்தொகையை நீக்கியது. பிறகு தேவைப்பட்ட அனைத்துக் குழந்தைகளுக்கும் இலவச மதிய உணவு கொடுத்தது. மேலும், சாண்டினிஸ்டாக்கள் மொத்த மக்கள்தொகைக்கும் மீண்டும் இலவச உடல்நலப் பராமரிப்புக் கொடுக்கப்படும் என்று பிரகடனப் படுத்தியது. இதற்காக, கியூபா, வெனிசுலா, ஆல்பா நாடுகள் போன்ற வற்றிலிருந்து 16 புதிய மருத்துவமனைகளையும் உயர் தொழில்நுட்ப மருத்துவமனைகளையும் கட்டமைக்கவும் அவற்றை முழுவதும் தேவையான பொருள்களால் நிரப்பவும் வேண்டப்பட்டனர்.

ஒரு முன்னேற்றப் பாதைக்கு மீண்டும் திரும்ப நிகராகுவாவுக்கு உதவ புதிய உறவும், மேற்கத்திய அரைக்கோளத்தில் சமூக, அரசியல், பொருளாதாரச் சக்திகள் போன்றவற்றில் ஏற்பட்ட மறுவடிவமைப்பும் 2006இல் ஈவோ மோரேல்ஸ் அதிபராகத் தேர்ந்தெடுக்கப்பட்ட பிறகு பொலிவியாவின் அரசியல் எழுச்சியை ஆதரிப்பதிலும் முக்கியத்துவம் பெற்றன. அமெரிக்கா எதிரிடையாகச் செயல்பட்டது. இதற்குக் காரணம் மோரேல்ஸும் பொலிவியாவும் தேர்தலுக்கு சில மாதங்களுக்குப் பிறகு ஆல்பாவில் இணைந்ததால் தான் அமெரிக்கா இந்த எதிரிடை செயல்பாட்டை மேற்கொள்ள வில்லை. கடந்த ஐந்து நூற்றாண்டுகளில் தன்னுடைய நாட்டை ஆண்ட முதல் உள்நாட்டுத் தலைவராக மோரேல்ஸ் ஆவதற்கு நீண்ட காலத்திற்கு முன்பே அமெரிக்கா அவரையும் அவருடைய சமூக, அரசியல் நிறுவனமான எம்ஏஎஸ்ஸையும் (பொதுவுடைமை இயக்கம்)

வாஷிங்டன் ஆதரித்த, புதிய தாராளவாத அதிபர் வேட்பாளருக்கு சவால்விடும் மிகவும் அச்சுறுத்தும் சக்தியாக அடையாளம் கண்டு விட்டது. மானுவல் ரோச்சா என்ற அமெரிக்க தூதரக அதிகாரி மோரேல்ஸுக்கு வாக்களிக்க வேண்டாம் என்ற வெளிப்படையான எச்சரிக்கையை, பொலிவிய மக்களுக்கு விடுக்கும் செயலைத் தீவிரத்துடன் முன்னெடுத்தார். மிகவும் ஏழ்மையான கோக்கோ விவசாயிகளோடு மோரேல்ஸ் தொடர்பு கொண்டுள்ளார் என்பது அவர் பன்னாட்டுப் போதைப்பொருள் கடத்தும் கும்பலுடன் தொடர்பில் இருக்கிறார் என்றும் பொருள்படும். இதன் காரணமாக மோரேல்ஸ் வாக்காளர்களை அச்சுறுத்துவார் என்று அவர் நினைத்தார்: ‘அமெரிக்காவின் ஒரு பிரதிநிதியாக நான் பொலிவிய வாக்காளர் களுக்கு நினைவுபடுத்த விரும்புவது என்னவெனில் பொலிவியாவை ஒரு முக்கிய கோக்கைன் ஏற்றுமதி நாடாக்க மீண்டும் விரும்புவோரை நீங்கள் தேர்ந்தெடுத்தால் அது பொலிவியாவுக்கு அமெரிக்கா வருங்காலத்தில் கொடுக்கும் உதவியைப் பாதிக்கும்.’ மோரேல்ஸ் அந்தத் தேர்தலில் வெற்றி பெறவில்லை என்றாலும், அது அந்தத் தூதரின் தலையீட்டால் ஏற்படவில்லை. பொலிவியாவிலுள்ள பெரும்பாலான அரசியல் நோக்காளர்கள் ஈவோவின் பிரபலத்துவம் இந்த வகை ‘கரடுமுரடான’ தலையீட்டால்தான் மேம்பட்டது என்று கருதுகிறார்கள்.

வெனிசுலா, நிகராகுவா போன்றே பொலிவியாவும் தன்னுடைய தேச வரலாற்றை மனதில்கொண்டு, தன்னுடைய சொந்த சோஷலிசக் கொள்கை என்னும் அடையாளத்தைக் கட்டமைத்தது. ஈவோ மோரேல்ஸும் அவருடைய நிர்வாகமும் ஒரு தனித்தன்மை வாய்ந்த பொலிவிய வகை 21ஆம் நூற்றாண்டு சோஷலிசத்தை நோக்கிச் செல்வதைப் பற்றி மிகுந்த தன்னம்பிக்கையுடன் பேசியது. இந்த ‘சமுதாய சோஷலிசம்’ பண்டைய பாரம்பரிய பகிர்வையும் சமுதாயப் பணி விழுமியத்தையும் சார்ந்து கட்டமைக்கப்பட்டதாகும். இந்தத் தொலைநோக்கில் உள்ளடக்கப் பட்ட ஒன்று, புவியை வெப்பமேற்படுதலிலிருந்தும் இதர சூழல் பாதிப்புகளிலிருந்தும் பஞ்சமாமா அல்லது பூமித் தாயைப் பாதுகாப்பது தொடர்பான ஒரு வலிமையான உணர்வாகும். ‘ஓரளவுக்கு நன்கு வாழ்தலை’விட ‘மிகவும் நன்கு வாழ்தல்’ என்ற கருத்தைப் பொலிவியத் தலைவர் வலியுறுத்தினார். இதன் பொருள் என்னவெனில், குடிமக்கள் எவர் அதிக பொருள்களை வாங்கி சேகரிக்கிறார் என்பதை நோக்கிய போட்டிக்கான முதலாளித்துவ/ நுகர்விய

உணர்வை விலக்க வேண்டும். மாறாக, அனைத்து மக்களும் கௌரவத்துடன் வாழும்படியான ஒரு சமுதாயத்தை அவர்கள் உருவாக்க வேண்டும்; இயற்கையோடு நன்கு இயைந்த, போதுமென்ற உணர்வோடு நல்ல வாழ்க்கையை வாழவேண்டும்.

சமுதாய, சொந்த பாரம்பரியத்தைச் சுற்றி கட்டமைக்கப்பட்ட சோஷலிசம் பற்றிய கருத்து, ஆன்டெஸ் மலைநாடுகளுக்குப் புதிதான ஒன்றல்ல. 20ஆம் நூற்றாண்டின் தொடக்கத்தில் பெரு நாட்டு புரட்சியாளரும் கொள்கைவாதியுமான ஜோஸ் கார்லோஸ் மரியாடேகூய் தென் அமெரிக்காவிற்கு ஐரோப்பிய முன்மாதிரிப் புரட்சி பொருத்தமானதல்ல என்று வலியுறுத்தினார். ஓர் 'இயற்கையான சோஷலிசத்தைக்' கட்டமைக்குமாறு அவர் கருத்து தெரிவித்தார். அது நகரத் தொழிலாளர் வர்க்கத்தையும் தாண்டி மிகவும் ஏழ்மையான கிராமப்புறத் தொழிலாளர் வர்க்கத்தையும் உள்ளடக்கும் வகையில் புரட்சித் திட்டத்தை விரிவாக்கும்:

> 'பெருவில் இவ்வாறான மக்களில் ஐந்தில் நான்கு பங்கினர் பழங்குடியினர். எனவே, நம்முடைய சோஷலிசக் கொள்கை நம்முடைய பூர்வீக மக்களுடன் தொடர்புடைய ஒன்று என்பதைப் பிரகடனப்படுத்த வேண்டும்.[9]
>
> 'நிச்சயமாக (நம்முடைய) அமெரிக்காவில் சோஷலிசக் கொள்கை ஏதோவொன்றின் ஒரு நகலாக இருப்பதை நாங்கள் விரும்பவில்லை. அது ஒரு புரட்சி உருவாக்கமாக இருக்க வேண்டும். நம்முடைய சொந்த உண்மைநிலைக்கு ஏற்ப, நம்முடைய வழிமுறைகளின்படி, இந்தோ அமெரிக்க பொதுவுடைமைக் கொள்கையை உயிர்ப்புக்குக் கொண்டுவரவேண்டும்.[10]

பொலிவியாவைச் சேர்ந்த சமகாலத்திய எழுத்தாளரான மார்செலோ சாவேத்ராவர்காஸ் கூறுவது போல நாட்டைச் சேர்ந்த பழங்குடிகள் 'பொருள்முதல்வாதம் ' (மெட்டீரியலிசம்) பற்றிய ஒரு விளக்கத்தைக் கொண்டுள்ளனர். இது பொருள்முதல்வாதம் என்று அழைக்கப்படும் வட அமெரிக்க நாடுகளால் அதிகம் பின்பற்றப்படும் மீநுகர்விலிருந்து முற்றிலும் மாறுபட்டது. 'அது பொருள்முதல்வாதத்தை ஒதுக்கும் ஒரு முதலாளித்துவ சமுதாயம். அது உலகத்தின் மேல் ஒரு போரைத் தொடங்கி அதனை அழிக்கிறது. மாறாக, நாம் பொருள் முதல்வாத ஓர் உலகத்தைத் தழுவிக் கொள்கிறோம்; நம்மை அதன் ஒரு கூறாகக் கருதிக்கொள்கிறோம், அதைப் போற்றுகிறோம்.'

2006ஆம் ஆண்டு ஈவோ மோரேல்ஸ் பதவியேற்றவுடனேயே பொலிவிய மக்கள் ஏழைகளின் கல்வியை மேம்படுத்த வேண்டும் என்றும் இதன் மூலம்தான் வேறு வகையான ஒரு சமுதாயத்தைக் கட்டமைக்க முடியும் என்று உணர்ந்துகொண்டனர். உடனேயே, அவர்கள் கியூபாவின் 'ஆனால், என்னால் முடியும்' (யோ, சி யூடோ) எழுத்தறிவுத் திட்டத்தைப் பயன்படுத்தினர். இதன் காரணமாக, ஒன்றரை மில்லியன் எழுத்தறிவில்லா மக்கள் அடுத்த இரண்டு ஆண்டுகளில் படிப்பதற்குக் கற்பிக்கப்பட்டனர். 2008ஆம் ஆண்டின் முடிவில் இந்த நாடு எழுத்தறிவின்மையிலிருந்து நீங்கிவிட்டது என்று யுனெஸ்கோ பிரகடனப்படுத்தியது. அதே நேரத்தில், எழுத்தறிவு செயலில் முதல்நிலையை அடைந்து தம்முடைய படிப்பைத் தொடர விரும்பிய மாணவர்களுக்கு உதவ அரசு பல தொடர்புடைய முயற்சிகளைத் தொடங்கியது. 2010இல் புதிய திட்டங்களும் உற்சாகமூட்டல்களும் ஒரு மில்லியன் மக்களை ஐந்தாம் படிநிலை (கிரேட்) கல்வியைப் பெற உதவின.

2006இல் பொலிவியா ஆல்பாவின் மூன்றாவது உறுப்பினர் நாடாக ஆவதற்கு முடிவெடுத்த போது, அது மக்கள் உடல்நலப் பராமரிப்பை மேம்படுத்தும் வாய்ப்பைப் பயன்படுத்தி, ஏழைகளுக்கு இலவச மருத்துவ சேவைகளைக் கொண்டுவந்தது; முதல் ஆண்டில் சேவைக்குறை கொண்ட பகுதிகளில் முதல்நிலை மருத்துவ பராமரிப்பைக் கொடுக்க இரண்டாயிரத்திற்கும் அதிகமான கியூப மருத்துவப் பணியாளர்களை அழைத்து வந்தது. இதைத் தவிர, ஆல்பா ஒப்பந்தங்கள் 5,000 கல்வி உதவித் தொகைகளைப் பொலிவிய மாணவர்களுக்குக் கொடுத்து, கியூபாவில் மருத்துவம் படிக்க ஏற்பாடு செய்தன. வெனிசுலாவின் பொறியியல் குழுக்கள் வந்து சேர்ந்து பல மருத்துவமனைகளையும், பாலிடெக்னிக்குகளையும் கட்டமைக்க உதவின. இவற்றைத் தவிர மிலாக்ரோ மிஷன் அறுவை சிகிச்சை மையங்களை உருவாக்குவதற்கு உதவின. இதன் விளைவாக அடுத்த நான்கு ஆண்டுகளில் ஐந்து இலட்சத்திற்கும் மேலான கண் அறுவை சிகிச்சைகள் நடைபெற்றன. வியக்கத்தக்க வகையில், இவர்களில் ஏறத்தாழ ஒரு இலட்சம் நோயாளிகள் பிரேசில், பெரு, பாரகுவே, அர்ஜென்டினா போன்ற நாடுகளைச் சேர்ந்த ஏழைகள். இவர்கள் பொலிவியாவுடன் உள்ள தங்களுடைய நாடுகளின் எல்லைகளை ஆவலுடன் கடந்து, தமக்கு மிக்வும் அருகிலுள்ள, இலவச அறுவை சிகிச்சையையும் மருத்துவ உதவியையும் கொடுக்கும் கண் மருத்துவமனைகளைக் கண்டறிந்தனர்.

உண்மையில், அமெரிக்கா இந்த வெற்றிகளைப் பற்றி நன்றாகவே அறிந்துகொண்டது. இதன் காரணமாக, அந்தந்தப் பகுதிகளைச் சார்ந்த எதிர்க்கட்சியினரை ஆதரித்து வலுப்படுத்த முயன்றது. கியூப மருத்துவர்கள் பொலிவியாவின் ஏழைப் பெரும்பான்மையினருக்குச் சிகிச்சையைத் தொடங்கியபோது உள்ளூர்ப் பிரமுகர்களிடமிருந்து எதிர்மறைச் செயல்களும், பொலிவிய மருத்துவ சங்கத்திடமிருந்து எதிர்ப்புகளும் தோன்றின. இவை வெனிசுலாவிலும், அமெரிக்காக் களின் இதர பகுதிகளிலும் ஏற்பட்ட அவதூறுப் பரப்புரைகளை ஒத்திருந்தன. இவை கியூப மருத்துவர்களைத் தகுதியற்றவர்கள் என்று இழிவுபடுத்தின. இவர்கள் மக்களுக்குக் கொடுக்கப்படும் உடல்நலச் சேவையைக் கெடுத்துவிடுவார்கள் என்றும், இவர்கள் மிகவும் புத்திசாலித்தனமான அரசியல்/இராணுவ முகவர்கள் என்றும், இவர்கள் கம்யூனிசக் கருத்துகளின் மூலம் மக்களை மூளைச்சலவை செய்துவிடுவார்கள் என்றும் வதந்திகளைப் பரப்பின. சில மாதங்களுக்குள்ளேயே அடிமட்ட சமுதாயங்களுக்குள் மக்கள் நலச் சேவை பற்றிய தரம் பரவியது. இதன் காரணமாக மேற்கூறப்பட்ட வதந்திகளும் எதிர்ப்புகளும் சிதைந்து விட்டன. சில பகுதிகளில்—எடுத்துக்காட்டாக, சாண்டா குரூஸின் பணக்காரப் பகுதிகளில்—இதைத் தொடர்ந்து வலதுசாரி அரசியல் சக்திகளின் நேரடியான செயல்பாடுகள் ஏற்பட்டன. இவையனைத்தும் அமெரிக்க உள்துறை அதிகாரிகளாலும், ஒப்பந்தக்காரர்களாலும் மேற்கொள்ளப் பட்ட அரசுக்கு எதிரான பிரிவினைச் செயல் பாடுகளால் உதவப் பட்டன. இந்த உதவிகளால் உந்தப்பட்ட, வெறித்தனப் போக்கு கொண்ட சிலர் கியூபாவின் மருத்துவப் பணியாளர் களின் மேல் உடல் தாக்குதல்கள் நடத்த முடிவு செய்தனர்.

2008ஆம் ஆண்டு ஆகஸ்டில் தீவிர வலதுசாரி சாண்டா குரூஸ் இளைஞர் கூட்டமைப்பின் உறுப்பினர்கள் கியூப மருத்துவப் பணியாளர்கள் பலரை சாண்டா குரூஸில் அவர்கள் வாழ்ந்த வீடுகளிலிருந்து கடத்தி, அடித்து, உதைத்து, கொல்லப் போவதாக மிரட்டினர். அவர்களை ஒரு லாரியில் ஏற்றிக்கொண்டு 10 கிலோ மீட்டர் தூரத்திலுள்ள கிராமப்புறப் பகுதிக்குக் கொண்டு சென்றனர்; அங்கு அவர்களைச் சாலையோரத்தில் போட்டுவிட்டு, தொடர்ந்து உயிர்வாழ வேண்டுமென்றால் உடனே கியூபாவுக்குத் திரும்பி விடுமாறு எச்சரித்தனர். இந்த வகை நிகழ்வுகளும், நாட்டின் பூர்வீகக் குடிமக்களின் மீது மேற்கொள்ளப்பட்ட பல இனவெறித் தாக்குதல் களும் அவர்களுக்கு, நிகராகுவாவில் 1980ஆம் ஆண்டுகளில்

பெறப்பட்ட வெற்றிகளைக் கொடுக்கவில்லை. மாறாக, இவை அதிபர் ஈவோ மோரேல்ஸை சாண்டாகுரூஸ் மாநிலத்தில் காணப்பட்ட கலக எழுச்சி இயக்கத்தை அடியோடு ஒழிக்கவும், லாபாஸில் இருந்த ஃபிலிப் கோல்டுபெக் என்ற அமெரிக்க தூதுவர் கடின நடவடிக்கை எடுக்கவும் தன்னுடைய அதிகாரத்தைப் பயன்படுத்தவும் தூண்டின. இந்தத் தூதுவர்தான் பிரிவினைவாதிகளை அடிக்கடி சந்தித்து வந்தார். 2008ஆம் ஆண்டு செப்டம்பரில் அவர் பொலிவியா விலிருந்து வெளியேற்றப்பட்டார்.

ஹோண்டுராஸும் ஹைதியும்:
அமெரிக்க தாக்கத்திலிருந்து தப்பிக்க முடியவில்லை

நிகராகுவாவின் புதிய சுதந்திரம் எவ்வளவு வலுவற்றதாக இருந்ததோ அதே அளவுக்கு ஆல்பா நாடுகளின் கதைகளும் மகிழ்ச்சிகரமாக அமையவில்லை. மத்திய அமெரிக்கக் கண்டமும் கரிபிய பகுதியின் ஹோண்டுராஸ், ஹைதி போன்ற இதர நாடுகளும் வட அமெரிக்காவின் தலையீட்டிற்கு மேலும் அதிக அளவுக்குப் பலவீனமாக இருந்தன. 1980ஆம் ஆண்டுகளில் மத்திய அமெரிக்க போர்கள் நடந்ததிலிருந்து ஓர் அமெரிக்கத் தூதரக, இராணுவ ரீதியிலான ஆக்ரமிப்பின் இருப்பில் இருந்த ஹோண்டுராஸ், 2007 முதல் 2009 வரை, ஒரு குறைந்த காலத்திற்காக என்றாலும், ஆல்பாவில் உறுப்பினராகச் சேர முடிந்தது. இது மானுவல் ஜிலாயா அதிபராக இருந்த காலத்தில் நடந்தது. இவர் ஒரு பணக்கார பண்ணையார்; கட்டட மரவியாபாரி ஆவார். லிபரல் கட்சியில் இவருடைய பின்னணி நடுநிலை-இடதுசாரி அரசியல்வாதியாக, ஏன் ஒரு புரட்சியாளராகக்கூட, செயல்படுவதற்கான ஒரு தகுதியை இவருக்குக் கொடுக்கவில்லை என்று தெரிகிறது. ஹோண்டுராஸ் நிச்சயமாக சோஷலிக் கொள்கை மாற்றத்திற்கான ஒரு பொருத்தமான நாடாக இருக்க வாய்ப்பில்லை; ஏனெனில், அது ஒரு பெரிய அமெரிக்க விமானப்படை தளத்தைக் கொண்டிருந்தது. அதன் சொந்த, வலுவான, இராணுவப் படைகள் வலதுசாரிக் கருத்துகளால் நன்கு பயிற்சி பெற்று வடக்குக்கு (அதாவது அமெரிக்காவுக்கு) மிகுந்த விசுவாசமாக இருந்தன. மிகவும் ஏழ்மையான நிலையிலுள்ள பெரும்பாலான மக்களின்மேல் ஆதிக்கம் செலுத்தும் அதிகார வர்க்கம் இங்கு ஓங்கிக் காணப்பட்டது. எனினும், அடிமட்ட அளவில் நடந்த சமூக இயக்கங்களின் ஆதரவால் அதிபர் ஜிலாயா பல நல்ல சீர்திருத்தங் களைப் புகுத்த முடிந்தது. ஆல்பா ஹோண்டுராஸுக்குப் பயிற்சி

உதவிகளைக் கொடுக்க முடிந்ததால்தான் இவை செயல்பட முடிந்தன. மேலும், கருத்துப் போர்களால் கிளர்வடைந்த புரட்சியும், 21ஆம் நூற்றாண்டு சோஷலிசத்தின் பல்வேறு கருத்துருக்களும் சாதாரண மக்களிடம் மாற்றங்கள் ஏற்படுத்துவதை, அவை சிறிது சிறிதாக ஏற்பட்டாலும், சாத்தியமான ஒன்றே என்னும் நம்பிக்கையைக் கொடுத்தன. ஆல்பாவின் நிதி உதவியும், குறைந்த வட்டிக் கடன்களும், கிராமப்புற வளர்ச்சிக்கும் வேளாண் வளர்ச்சிக்கும் நிதியுதவி அளித்தன; இவற்றைத் தவிர, மக்கள் உடல்நலம், கல்வி, தொழில்நுட்பத் திட்டங்கள் போன்றவற்றிற்கும் உதவின. வெனிசுலாவின் பெட்ரோகாரிபே திட்டம் மூலம் வழங்கப்பட்ட பெட்ரோலியத்திற்கான அனுகூலமான விலைகள் ஹோண்டுராஸ் அரசை சமூக செயல்களுக்கான பணத்தைச் செலவிட அனுமதித்தன. இந்தச் செயல்களில் அனைத்துக் குழந்தைகளுக்கும் பொதுக் கல்வியை முற்றிலும் இலவசமாக்கும் முயற்சியும் அடங்கும்.

முதலில், இவற்றில் சில மாற்றங்கள் ஜிலாயாவின் லிபரல் கட்சியாலும் பிரபுத்துவ வர்க்கத்தின் பெரும்பாலானோராலும் வரவேற்கப்பட்டன; அல்லது, பொறுத்துக் கொள்ளப்பட்டன. மேலும் 2008இல் பெட்ரோகரிபே எண்ணெய் ஒப்பந்தத்திற்கும், ஆல்பா உறுப்பினர் பதவிக்கும் ஆதரவளிக்க காங்கிரஸ் விருப்பம் கொண்டிருந்தது. இந்த நூலின் மூன்றாம் இயலில் முன்பு விவாதித்தபடி, ஹோண்டுராஸ் மருத்துவக் கழகம் கியூப மருத்துவர்களுக்கு எதிரான தன்னுடைய நிலையை மாற்றிக்கொள்ளும் அளவுக்குச் சென்றது.

ஹவானாவின் லத்தீன்-அமெரிக்க மருத்துவப் புலத்திலிருந்து பட்டம் பெற்ற மருத்துவர்களால் சேவை செய்யப்பட்ட, காரிஃபுனா என்ற ஒதுக்குப்புறப் பகுதியில் அமைந்த, மருத்துவமனையின் தொடக்கவிழா போன்ற புதிய ஹோண்டுரா மருத்துவத் திட்டங்களில் கியூபாவின் ஒத்துழைப்பைக் கொண்டாடும் விழாக்களில் அதிபர் ஜிலாயாவோடு சேர்ந்துகொண்டனர். காரிஃபுனாவின் முதல் மருத்துவப் பட்டதாரியும், அந்த மருத்துவ மனையை நிறுவியவருமான லூதர் காஸ்டில்லோ 2007ஆம் ஆண்டின் ஹோண்டுராஸின் சிறந்த மருத்துவர் என்று தலைநகர் டெகூசி கல்பாவின் ரோட்டரி சங்கத்தால் தேர்ந்தெடுக்கப்பட்டார்.

எதிர்பாராதவிதமாக, கியூபாவுடனும் வெனிசுலாவுடனும் இருந்த கூட்டுறவின் மதிப்பை இந்த மேல்தட்டு மக்கள் உணர்ந்தது சிறிது காலமே நிலைத்தது; அதாவது, 2009ஆம் ஆண்டின் கோடைக்காலம்

வரையில். அப்போது ஹோண்டுராஸின் அதிகார வர்க்கமும், இராணுவமும் மியாமியிலிருந்த கியூபாவால் நாடு கடத்தப் பட்டவர்களின் உதவியோடும், அமெரிக்க இராணுவம், உள்துறை மற்றும் வாஷிங்டனின் திட்டமிடுவோர்கள் போன்றவர்களால் அதிக அளவு பயனடைந்த வலதுசாரி கூட்டாளிகளின் உதவியோடும் அதிபர் ஜிலாயாவுக்கு எதிரான ஆட்சிக் கவிழ்ப்பை உருவாக்கின. இதைத் தொடர்ந்து படைவீரர்களும் காவலர்களும் ஆட்சிக் கவிழ்ப்புக்கு எதிரான சமுதாயத்தின் போராட்டங்களை மிகுந்த வன்முறையுடன் ஒடுக்க முயன்றனர்; அப்போது, காரிஃபுனா மருத்துவமனையின் மருத்துவப் பணியாளர்களையும் தொல்லைக்கு உட்படுத்தினர், மருத்துவமனையை மூடுமாறும் அச்சுறுத்தினர். அதிபர் ஜிலாயாவின் ஆதரவாளரான மருத்துவர் லூதர் காஸ்டில்லோ, தண்டனையிலிருந்து தப்பிக்க, தலைமறைவாக வேண்டிய சூழல் ஏற்பட்டது; தன்னுடைய நாட்டையும் துறக்க வேண்டியிருந்தது. 2010இல்கூட அவர் தன்னுடைய நாட்டிற்குத் திரும்ப முடியவில்லை. எனவே, அவர் ஹென்றி ரீவ் படையில் சேர்ந்த முதல் பெரிய லத்தீன் அமெரிக்க மருத்துவப் புலப் பட்டதாரிகள் குழுவின் ஒருங்கிணைப்பாளராகச் செயல்பட்டு, ஹைதியில் ஏற்பட்ட நிலநடுக்கத்தால் பாதிக்கப்பட்ட மக்களுக்கு சேவையாற்றும் மருத்துவத் தன்னார்வத் தொண்டர்கள் குழுவுடன் சென்றார்.

ஹோண்டுராஸின் அரசியல் சோதனையின் வெற்றி நடைபெறாது என்ற நிலைமை ஏற்பட்டபோது, இதற்குச் சில ஆண்டுகளுக்கு முன்பு இதை ஹைதியில் அடைவது மேலும் கடினமாக இருந்தது. 1990ஆம் ஆண்டுகளின் தொடக்கத்தில் சாண்டினிஸ்டா புரட்சிகர நிலை அமெரிக்காவால் ஏறத்தாழ அழிக்கப்பட்ட அதே தருணத்தில், மற்றொரு புரட்சிகர நிலை ஹைதியில் வளரத் தொடங்கியது. ஆனால், இங்கு களங்கம் நிறைந்த இராணுவத்தை அழிப்பதற்கு ஓர் எதிர்ப்பு இராணுவம் காணப்படவில்லை. மேலும், மிகச் சிறிய பிரபுத்துவ அதிகார வர்க்கத்தால் பெறப்பட்டிருந்த பொருளாதார அதிகாரத்தை மறுபங்கீடு செய்ய முடியவில்லை.

விடுதலை இறையியலை அடிப்படையாகக்கொண்ட, ஏழ்மை யாக்கப்பட்ட பெரும்பான்மை மக்களால் உருவாக்கப்பட்ட, ஒரு தீவிரமான, பிரபலமான அரசியல் இயக்கத்தைத்தான் நிகராகுவாவுடன் ஹைதி பொதுவாகப் பெற்றிருந்தது. அவர்களுடைய இயக்கமான ஃபன்மி லவாலாஸ் மக்களிடையே வாழ்ந்த ஜீன் பெர்ட்ரண்ட் அரிஸ்டைடு போன்ற பாரிஷ் பாதிரியார்களால்

தலைமையேற்கப்பட்டது. இந்த இயக்கம் ஹைதி மக்கள் பெரும்பாலோரின் ஆதரவைப் பெற்றதாகும்.

1990இல் மூன்றில் இரண்டு பங்கு வாக்காளர்கள் அரிஸ்டைடைத் தம்முடைய தலைவராக (அதிபராக) தேர்ந்தெடுத்தனர். எனினும், எதிர்பாராதவிதமாக, அந்தக் காலகட்டத்தில் உலகத்தின் அந்த அரைக்கோளத்தில் இருந்த எந்தவொரு நாடும் அரிஸ்டைடு போதித்த 'ஏழைகளுக்கான ஒரு தேர்ந்தெடுக்கப்பட்ட வழிமுறையை' நடைமுறைப்படுத்த விரும்பிய ஓர் அரசுக்கு உதவும் நிலையில் இல்லை. கன்சர்வேடிவ் அமெரிக்க நிர்வாகத்தின் முதல் அதிபரான புஷ் தலைமையில் இயங்கிய அரசின் உந்தத்தால் களங்கம் நிறைந்த இராணுவ அதிகாரிகள் 1991இல் எட்டுமாத அதிகாரத்திற்குப் பிறகு அரிஸ்டைடை நீக்குவதில் எந்தவிதச் சிரமத்தையும் எதிர்கொள்ள வில்லை. இந்த இராணுவ ஆட்சியின் கொடுமையும் வன்முறையும் மிகவும் பரவிக் காணப்பட்டது; இதனால் கிளின்டன் நிர்வாகம் 1994இல் அமெரிக்கப் படைவீரர்களுடன் தலையிட்டு அரிஸ்டைடை மீண்டும் அதிபராக்கியது; எனினும் சில தொந்தரவான நிபந்தனை களுடன். அரிஸ்டைடும் அவரைத் தொடர்ந்து வந்தவர்களும் பன்னாட்டு நிதியமைப்பு மற்றும் உலக வங்கியுடன் மேற்கொள்ளப் பட்ட கட்டுப்பாடுகளை ஏற்றுக்கொள்ள வேண்டியிருந்தது. இவை ஏழைகளுக்கு உதவக்கூடிய முற்போக்குச் சட்ட முன்வரைவைத் தடைசெய்வது போன்று தோன்றின.

எனினும், அரிஸ்டைடு 2000ஆம் ஆண்டு 90 விழுக்காட்டுக்கும் அதிகமான வாக்குகளைப் பெற்று மிகப் பெரிய பெரும்பான்மையுடன் அதிபராக மீண்டும் தேர்ந்தெடுக்கப்பட்டபோது, ஹைதி அரசு சமுதாய மாற்றங்கள் தொடர்பாக சில சீரிய பொறுப்பேற்புகளை மேற்கொள்ள முடிந்தது; பன்னாட்டு நிதியுதவி நிறுவனங்கள், அமெரிக்கா, ஃபிரான்ஸ், கனடா போன்றவற்றால் புகுத்தப்பட்ட மிகவும் அதிகமான தடைகள் இருந்தபோதும் இந்த மாற்றங்களை மேற்கொள்ள முடிந்தது.

2001ஆம் ஆண்டு அரிஸ்டைடு நாட்டின் நிதியறிக்கையில் 20 விழுக்காடு கல்விக்காகச் செலவிடப்படும் என்று அறிவித்தார். பிறகு, அந்த ஆண்டு கோடைக் காலத்தில் மிகப் பெரிய எழுத்தறிவு ஊட்டல் பரப்புரையைத் தொடங்கிவைத்தார். 2003ஆம் ஆண்டு பிப்ருவரி மாதத்தில் அரிஸ்டைடு பொருளாதாரச் சீர்த்திருத்தங்கள் மேற் கொண்டார். குறைந்தபட்ச ஊதியத்தை இரண்டு மடங்காக்கினார்.

மூன்று மாதங்களுக்குப் பிறகு அவருடைய அரசு மக்கள் வியாபாரப் பொருள்களாக மாற்றப்படுவதைத் தடைசெய்யும் சட்ட முன்வரைவை ஏற்றுக்கொண்டது; குழந்தைத் தொழிலாளர்களின் வேலையைக் கட்டுப்படுத்தினார்.

இதே நேரத்தில் கியூபாவும் வெனிசுலாவும் தங்களுக்கிடையிலான ஒப்பந்தங்களில் ஒத்துழைக்கத் தொடங்கின. இதன் மூலம் ஒன்றுக் கொன்று உதவி செய்துகொள்ளவும், பொருளாதாரப் பரிமாற்றம் செய்து கொள்ளவும் முடிவு செய்தன. ஆனால், ஆல்பா அப்போது உருவாக்கப்படவில்லை. எனவே, அவை பொலிவியாவுக்கு சில ஆண்டுகளுக்குப் பிறகு கொடுக்க முடிந்த பலவகை உதவிகளை இந்த நேரத்தில் கொடுக்க முடியவில்லை. எனினும், டிசம்பர் 1999இல் ஒருங்கிணைந்த நலவாழ்வுத் திட்டத்தின் கீழ் அதன் மருத்துவப் படை ஹைதிக்கு வந்ததிலிருந்து கியூபா அந்த நாட்டிற்கு மிகுந்த அளவு உடல்நலப் பராமரிப்பு உதவிகளைக் கொடுப்பதற்குப் பொறுப்பேற்றுக்கொண்டது. அந்த நேரத்தில் ஹைதியில் இரண்டாயிரத்திற்கும் குறைவான மருத்துவர்களே பணியில் இருந்தனர். இவர்களில் 90 விழுக்காடு நகரங்களில் பணிபுரிந்தனர். கியூபாவின் இருப்பு முதல் மூன்று ஆண்டுகளில் ஹைதியில் மிகப் பெரிய தாக்கத்தை ஏற்படுத்தியது.

ஜூன் 2002இல் 1,452 மருத்துவக் கூட்டுப் பணியாளர்கள் ஹைதியில் சேவை புரிந்தனர். இதன் காரணமாக கியூப மருத்துவர்கள் பணிபுரிந்த பகுதிகளில் மருத்துவப் புள்ளிவிவரங்கள் வியக்கத்தக்க அளவில் மேம்பட்டன (ஏறத்தாழ நாட்டின் நான்கில் மூன்று பகுதிகளில்). எடுத்துக்காட்டாக, 2000இல் பிறந்த 1,000 குழந்தைகளில் 59 இறந்தன; ஆனால் 2002இல் இறப்பு ஆயிரத்திற்கு 33ஆகக் குறைந்தது.

2003இல் பொது சுகாதாரச் சேவையில் முன்னேற்றங்கள் மேலும் அதிகரித்தன. ஏனெனில், ஹவானாவின் லத்தீன் அமெரிக்க மருத்துவப் புலத்தில் மருத்துவம் படித்துக்கொண்டிருந்த 300 ஹைதி மாணவர்களைத் தவிர, மற்றொரு 200 மருத்துவ மாணவர்கள் போர்ட்-அவ்-பிரின்ஸில் கட்டப்பட்ட புத்தம்புதிய பல்கலைக் கழகத்தில் சேர்ந்திருந்தனர். இந்தப் புதிய பல்கலைக்கழகம் தைவான் அரசின் உதவியால் கட்டப்பட்டது. இதன் பணியாளர்கள் கியூபாவால் கொடுக்கப்பட்ட மருத்துவப் பேராசிரியர்கள் ஆவர். ஆல்பா உருவாக்கப்படாமல் இருந்தாலும் வெனிசுலாவில் பர்ரியோ அடென்ட்ரோக்கள் அப்போதுதான் தோன்றத் தொடங்கியதாலும்,

ஹைதியின் சலுகை பெற்ற மேல்குடிகளும், வாஷிங்டனிலுள்ள அவர்களுடைய பழமைவாதக் கட்சி ஆதரவாளர்களும் பெரிதும் அச்சமுற்றனர். அவர்கள் உடனே 184 குழு, ஜனநாயக முனைப் பியக்கம் (டெமாக்கிரடிக் கன்வெர்ஜென்ஸ்) போன்ற அரசியல் குழுக்களை உருவாக்கினர். இவற்றின் மூலம் அரிஸ்டைடின் வீழ்ச்சிக்குப் போராடினர். 'எதிர்க்கட்சியினருக்கு அமெரிக்க நிதியுதவி வெளிப்படையாகச் செய்யப்பட்டது என்பது எங்களுக்குத் தெரியும்' என்று 2004இல் மருத்துவர் பால் ஃபார்மர் எழுதினார். இவர் தொடர்ந்து பின்வருமாறு எழுதினார்: இந்த அரசியல் செயல்பாடுகள் போர் ஆயுதங்கள்கொண்ட எதிர்ப்பு அலகுகளுடன் சேர்ந்து மேற்கொள்ளப்பட்டதாகத் தெரிகிறது. இந்த எதிர்ப்பாளர்கள் டொமினிக் ரிபப்ளிக் நாட்டின் எல்லையில் பயிற்சிபெற்றார்கள். அத்துடன், அரிஸ்டைடு அரசின்மேல் பல்வேறு ஹைதி நகரங்களில் வெறித்தனமான தாக்குதல்கள் நிகழ்த்துவதற்கு முன்பு அமெரிக்கப் போர்த்தளவாடங்களைப் பெற்றனர்.

2004ஆம் ஆண்டு பிப்ருவரி மாதத்தில் நாடு குழப்பநிலையை எட்டத் தொடங்கியபோது, அமெரிக்கா தன்னுடைய படைகளுடன் தலையிட்டு, ஒரு சுத்தமான ஆட்சிக் கவிழ்ப்பை உருவாக்கியது. அதிபர் அரிஸ்டைடை, அவரை 'மீட்கும்' போர்வையில் நாட்டிலிருந்து வெளியேற்றியது. பிறகு அவரை அட்லாண்டிக் கடலின் அடுத்த கரைப் பகுதியான ஆப்பிரிக்காவுக்கு நாடு கடத்தியது. அமெரிக்கக் கடற்படை அரிஸ்டைடின் புதிய மருத்துவப் புலத்தை ஆக்ரமித்து அங்குள்ள மருத்துவர்களையும் மாணவர்களையும் விரட்டி அடித்தது. பிறகு, அங்கிருந்த வசதிகளைத் தன்னுடைய தலைமை அலுவலகமாக மாற்றிக்கொண்டது. அந்த மருத்துவப் புலம் 2010ஆம் ஆண்டின் வசந்த காலம்வரை மூடிக்கிடந்தது. 2010இல் ஆல்பாவின் உதவியோடும், அது கொடுத்த பணியாளர்களின் உதவியோடும் மீண்டும் மருத்துவப் படிப்புகள் தொடர்ந்தன. அதே சமயத்தில், ஆல்பா நாடுகளுடன் பிரேசில் சேர்ந்துகொண்டு நீண்ட காலமாக ஹைதிக்குத் தேவைப்பட்ட ஓர் ஒருங்கிணைந்த, அனைவருக்குமான, மருத்துவப் பராமரிப்பு அமைப்பை ஹைதி அரசு கட்டமைக்க முன்வந்தது. ஹோண்டுராஸ் மருத்துவரும், லத்தீன் அமெரிக்க மருத்துவப் புலத்தின் பட்டதாரியும் 2009இல் ஏற்பட்ட இராணுவ ஆட்சிக் கவிழ்ப்பால் தன்னுடைய நாட்டைவிட்டே வெளியேற கட்டாயப்படுத்தப்பட்டவருமான லூதர் காஸ்டில்லோ ஜனவரி 2010இல் ஏற்பட்ட நிலநடுக்கப் பேரிடருக்குப் பிறகு வந்த கியூபப்

பயிற்சி பெற்ற மருத்துவக் குழுவின் ஓர் உறுப்பினராக ஹைதிக்கு வந்தார். அவர் பின்வருமாறு கூறினார்: 'இந்த நாட்டிற்குப் பல தேவைகள் உள்ளன. ஆனால், ஹைதியில் ஒரு உடல்நலப் பராமரிப்பு அமைப்பை நிறுவும் சவால் எங்களுக்கு ஒரு தனித்தன்மையான வாய்ப்பைக் கொடுத்தது. ...நாங்கள் மருத்துவ வசதி கொடுக்கிறோம், சிறிய மருத்துவமனைகளைத் திறக்கிறோம். இவற்றின் மூலம் முதல்நிலை உடல்நலப் பராமரிப்புக்கான ஒரு முன்மாதிரியை உருவாக்குவதற்கான அடிப்படையை ஏற்படுத்துகிறோம். முக்கியமாக, உடல்நல மேம்பாட்டையும், உடல்நலக் கேட்டின் தவிர்ப்பையும் மேற்கொள்கிறோம். ...அதே நேரத்தில், நாங்கள் இந்த மக்களின் மொழி, வரலாறு, பழக்க வழக்கங்கள், நெறிசார்ந்த, தத்துவ விழுமியங்கள், மிகப் பெரிய போராட்டங்கள் போன்றவற்றையும் அறிகிறோம்.'

வெனிசுலாவும் ஆல்பாவும் கியூபாவை 'பதுங்கு குழியிலிருந்து வெளிவர உதவுகின்றன'

ஆல்பாவின் உருவாக்கம் கியூபாவை அதனுடைய இராஜதந்திர, பொருளாதாரத் தனிமைப்படுத்தல்களிலிருந்து விலக்கியது. மேலும் அதன் புரட்சிக் கருத்துகளை உலகெங்கும் உருவாகிவரும் புரட்சி சிந்தனையோடு தொடர்புப்படுத்திக்கொள்ளவும், விரிவுபடுத்திக் கொள்ளவும் உதவியது. கியூபா தன்னுடைய சோஷலிசக் கொள்கை களை வரலாற்று அடிப்படைகளிலிருந்து மீண்டு எழுவதற்கும் அது உதவியது. 1992இல் மிகப் புகழ்பெற்ற கவிஞரான சின்டியோ விட்டியர் ' எதிர்ப்பும் சுதந்திரமும்' (ரெசிஸ்டன்ஸ் அண்ட் ஃப்ரீடம்) என்ற தலைப்பில் ஒரு கட்டுரையை எழுதினார்; இவர் பல ஆண்டு களாக ஹவானாவின் மார்ட்டி ஆய்வு மையத்தின் முக்கிய அங்கமாகத் திகழ்ந்தவர். இந்தக் கட்டுரையில் கியூபாவின் சோஷலிசக் கொள்கையையும், ஜனநாயகத்தையும் உருவாக்குவதற்கான ஐந்து முக்கிய நிபந்தனைகளைக் குறிப்பிட்டுள்ளார். இவை ஐந்தும் ஜோஸ் மார்ட்டியின் மிகச் சிறப்பான, அறமதிப்பீடுகளுடன் முழுவதும் ஒத்திருந்தன: 1. ஏகாதிபத்திய எதிர்ப்பு; 2. ஏழைகளுடனும் ஒதுக்கப்பட்டவர்களுடனும் தோழமை; 3. தொழிலாளர்களின் குடியரசை உருவாக்குதல்; 4. தன்னிலையை (செல்ஃப்) பூரணமாக ஒருங்கிணைத்தல்; 5. மற்றவர்களின் ஒருங்கிணைந்த நலவாழ்வுக்கான மரியாதையை, ஒருவித குடும்ப மரியாதையாகக் கொடுத்தல். அவர் மேலும் கூறினார்:

நம்முடைய புரட்சி மேன்மேலும் வலியுறுத்துகின்ற பதுங்கு குழிகளில் கடைசியாகக் கூறப்பட்ட இரண்டையும் (நான்கு, ஐந்தாக மேலே குறிப்பிடப்பட்ட) பழக்கத்திற்குக் கொண்டு வருவது மிகவும் கடினம். பதுங்குகுழி ஒரு விவாத மன்றம் அல்ல. 'கற்களால் கட்டப்பட்ட அரணைவிட கருத்துகளால் கட்டப்பட்ட அரண் அதிக மதிப்பு மிக்கது' என்று மார்ட்டி கூறியுள்ளார். மார்ட்டியே இதை ஏற்றுக்கொண்டுவிட்டார். எதிரிகளை எதிர்கொள்ளும்போது எதிர்ப்பை விரிசல்களின்றி காட்ட கருத்துகள் நல்ல அரணாக அமைக்கப்பட வேண்டும்; ஒன்றுசேர்க்கப்பட வேண்டும்.

நிச்சயமாக, சித்தாந்தங்களின் போர், 1990ஆம் ஆண்டுகளின் முடிவில் தொடங்கப்பட்டபோது, கியூபா மக்களைச் சமூகத்தில் பெருமையுடன் வாழவைப்பதற்காகவும் ஏகாதிபத்தியத்திற்கு எதிரான அவர்களின் தீவிர எதிர்ப்பைக் காட்டுவதற்காகவும் அது தொடங்கப்பட்டது. சிறப்புக் காலகட்டத்தில் மக்கள் அனுபவித்த கொடுமைகளால் சோதிக்கப்பட்ட புரட்சிகர கருத்துருக்களையும் செயல்பாடுகளையும் புதிதாக உயிர்ப்பிக்க இவை தொடங்கப்பட்டன. தோழமையையும் மனிதநேயத்தையும் உள்ளடக்கியுள்ள புதிய சோஷலிசக் கருத்து களையும் திட்டங்களையும் உருவாக்குவது பற்றிய ஆர்வத்தை எழுப்பவும் இந்தக் கருத்துப்போர் தொடங்கப்பட்டது. விட்டியர் பின்வருமாறு எழுதினார்: 'அகழி (அரண்) ஒரு விவாத மன்றமல்ல.' ஏனெனில், கருத்துகளாலான ஓர் அரண் விழிப்புணர்வையும் எதிர்ப்பையும் எதிர்பார்க்கும் என்று அவருக்குத் தெரியும். மேலும், அனைத்துக் கருத்துகளையும் முற்றிலும் வெளிப்படையான ஒரு விவாதத்தின் மூலம் (கருத்துகளின் 'விவாத மன்றம்') மட்டுமே கியூபா சோதனை செய்ய முடியாது. ஏனெனில், அரணைத் தாண்டி வெளியேற முடியாமல் ஏகாதிபத்தியத்தின் தாக்கங்களுக்கு அதிக அளவு பாதிக்கக்கூடிய பலவீனத்தைக் கொண்டிருக்கிறது. எனினும், எப்படி வருங்காலத்தில் கியூபா தன்னை விடுவித்துக் கொள்ள முடியும் என்றும், அந்த அகழியிலிருந்து தன்னை வெளியேற்றிக் கொள்ள முடியும் என்றும் அவர் எடுத்துக் காட்டியுள்ளார்.

1990ஆம் ஆண்டுகளின் சவால்களைப் பற்றி மிகவும் ஆழமாக ஆராயும் போது, நாம் எடுத்து வைக்கும் ஒவ்வொரு அடியும், அது எவ்வளவு சிறியதாக இருந்தாலும், ஓர் எதிரிக்கு எதிரான தாகவும், நம்முடைய எதிர்ப்பைக் காட்டுவதற்கு ஆதரவானதாகவும் இருக்க வேண்டும். ...முரண்பாடாக, ஏகாதிபத்தியத்தை எதிர்க்கும் வழக்கமும் நமக்கு எதிராக அமைந்துள்ளது; இந்த

ஏகாதிபத்திய எதிர்ப்பு நம்முடைய நம்பிக்கைகளில் உறுதியாக இருக்க உதவுவது மட்டுமின்றி, வசியத்தால் உறக்கநிலைக்குத் தள்ளப்பட்ட ஒருவர் போன்று நம்மைச் செயலற்றுப் போகவும் உதவுகிறது. எதிர்ப்பை ஒரு புதிய சுதந்திரத்தின் தாயாக மாற்றுவது தொடர்பான சவால் நமக்குக் கொடுக்கப்பட்டுள்ளது. இந்த சவாலை எதிர்கொள்ள மார்ட்டியின் விடுதலை உணர்வைத் தவிர வேறு ஒரு சிறப்பான உந்துதல் நமக்கு இல்லை.

21ஆம் நூற்றாண்டின் முதல் 10 ஆண்டுகளில் கியூபா இந்த அகழியிலிருந்து மேலெழும்பத் தொடங்கிவிட்டது. இது அடி பணிவதற்காக அல்ல; கருத்துகளின் போருக்குள் நுழைவதற்கும், அதற்கு உதவியாக மற்றவர்களும் இருக்க வேண்டும் என்பதற்கும். ஆல்பா நாடுகளும், கியூபாவின் ஏகாதிபத்திய எதிர்ப்பால் உந்தப்பட்ட இதர நாடுகளின் மக்களும் இந்தப் போராட்டத்திற்குப் புதிய ஆற்றலைப் பங்களிப்பது மட்டுமின்றி, சோஷலிசக் கொள்கை எப்படி இருக்க வேண்டும் என்பது பற்றிய தம்முடைய கருத்து களையும் அளிக்கிறார்கள். ஹியூகோ சாவேஸ், ஈவோ மோரேல்ஸ், ரஃபேல் கொர்ரியா, டேனியல் ஓர்டேகா மட்டுமின்றி அவர்களுடைய நாட்டின் பெண்களும் ஆண்களும் புதிய கருத்துகளை உருவாக்கு கிறார்கள். ஆனால், ஒரே மாதிரியான கருத்துகளையும், திட்டங் களையும் கொண்டிருக்க வேண்டும் என்ற அவசியமில்லை. அவர் களுடைய ஒரு சில கருத்துகள், நிச்சயமாக முழுவதுமாக முதிர்ச்சி யடையவில்லை. எனினும், அவர்களின் கருத்துகளில் ஏறத்தாழ அனைத்தும் அவர்களுடைய மக்களின் உணர்வில் நிச்சயம் ஒரு நம்பிக்கையைப் பகிர்ந்துகொள்கின்றன. இந்தக் காரணத்திற்காக, புதிய புரட்சிகர கருத்துருக்களையும் செயல்பாடுகளையும் சோதித்துப் பார்க்க அவர்கள் பயப்படுவதில்லை.

அமெரிக்காவில் புகுத்தப்பட்ட திறந்த சந்தைகளைக்கொண்ட நவீன தாராளமய உலகமயமாக்கம் தங்களுடைய நாடுகளுக்குத் தீமை விளைவிக்கக்கூடியது மட்டுமல்ல தவிர்க்க வேண்டியதுகூட என்றும், 'இன்னொரு உலகம் சாத்தியமானதுதான்' என்றும் (தென்) அமெரிக்கக் கண்டத்தின் முற்போக்கு இயக்கங்கள் முப்பது ஆண்டுகளாகக் கருதி வந்தன. ஆல்பா (நம்முடைய அமெரிக்க மக்களுக்கான பொலிவிய மாற்று என்று பொருள்படும் கூற்றின் ஆங்கிலச் சுருக்கம்) ஸ்பானிஷ் மொழியில் 'விடியல்' என்றும் பொருள்படும்; அதாவது, ஒரு மாற்று உலகம் தோன்றுவதற்கான விடியல் தொடங்கிவிட்டது என்று பொருள்படும்.

மனிதாபிமான உடல்நலத் திட்டங்களை மட்டுமின்றி கல்வித் திட்டங்களையும் ஒரு வகையில் நேரடி இராஜதந்திரம் அல்லது 'பொது இராஜதந்திரம்' என்றுகூட கருதலாம்; ஏனெனில், இதர நாடுகளுடன் நட்பார்ந்த தொடர்புகளையும் நம்பிக்கைகளையும் வளர்த்துக் கொள்வதுதான் கியூபாவின் நோக்கங்களில் ஒன்றாகும். அமெரிக்காவும் இதர பழமைவாத (கன்சர்வேடிவ்) சக்திகளும் கியூபாவை ஒரு பயங்கரவாத நாடாக எடுத்துக்காட்டும்வேளையில் இந்தச் செயல்பாடு மிக முக்கியமானது. கியூபா, வெனிசுலா முயற்சிகளை மியாமியில் உள்ள கியூபாவால் நாடுகடத்தப்பட்டவர்களும், கரகாஸில் உள்ள அரசியல் எதிரிகளும் 'பிரச்சார' முயற்சிகளாக திசை திருப்பி வலதுசாரிகள் ஏளனம் செய்தனர்; எனினும், இந்த இரண்டு நாடுகளும் அவற்றுடைய திட்டங்களின் மூலம் பெற்ற உண்மையான முன்னேற்றங்களின் காரணமாகவும், அந்த நாடுகளின் மருத்துவர்கள், செவிலியர்கள், ஆசிரியர்கள், தொழில்நுட்ப வல்லுநர்கள் போன்றோரின் பெருந்தன்மை, அர்ப்பணிப்பு, திறன்கள் போன்றவையாலும் இதர நாடுகளிலிருந்தும், பன்னாட்டு அமைப்புகளிடமிருந்தும் மிகவும் மரியாதையைப் பெற்றன. உலகிற்கு அவை பின்வருமாறு கூறுகின்றன: 'நாடுகளும், மக்களும் ஒருவரையொருவர் எப்படி நடத்தவேண்டும் என்பது பற்றி எங்களுக்கென்று சொந்தமான கருத்துகள் உள்ளன.' பிறகு இதற்கான ஒரு செயல்முறை ரீதியிலான எடுத்துக்காட்டைக் கொடுக்கும்.

பொதுவாக, கியூபாவும் வெனிசுலாவும் அவற்றுடைய நல்லெண்ணத்தை விளம்பரப்படுத்தும் உதவியை மற்றொரு ஆழமான இலக்குத் திட்டத்துடன் (மிஷன்) வெற்றிகரமாக இணைக் கின்றன; இது நேரடியான பொது இராஜதந்திரம். இந்த இலக்குத் திட்டம் பின்வருமாறு: தங்களுடைய நடத்தையும் அறமும் தாங்கள் ஆதரிக்கும் சோஷலிச வளர்ச்சியின் சமூக, பண்பாட்டு, அரசியல் கருத்துருக்களோடு பொருந்தியுள்ளன என்பதை அடித்தட்டு மக்களின் ஈடுபாட்டு மூலம் எடுத்துக்காட்டுதல். கியூபா, வெனிசுலா ஆகியவற்றின் எதிரியான வட அமெரிக்காவின் கூற்றுப்படி, இந்த நாடுகள் எதையோ 'விற்கின்றன', அல்லது 'கருத்துச் சந்தையின்' மூலம் ஒரு 'வியாபாரக்குறியைப்' புகுத்துகின்றன என்று எடுத்துக் கொண்டால், அப்போது அவற்றின் உற்பத்திப் பொருள் மனிதாபிமான தோழமையாகும். என்ரிக் உபீட்டா கோமெஸ் *வெனிசுலா ரிபெல்டா: சாலிடேரிடாட் வெர்சஸ் டைனீரோ*வில் என்னும் நூலில் பின்வருமாறு எழுதினார்.

வெனிசுலாவில் முதல்முறையாக வாழ்க்கைக்கான மற்றொரு கருத்துரு தோன்றியது. இந்தக் கருத்துரு (பொருள்களைப்) பெற்றிருப்பதை மையமாகக் கொள்ளாமல், வாழ்வதை மையமாகக் கொண்டது. கியூபாவின் பன்னாட்டுவாதம் கொண்ட மருத்துவர்கள் இந்தப் புதிய கருத்துருவின் அடையாளங்களாகத் திகழ்கின்றனர். புரட்சிகர அரசு சமூக இலக்குத் திட்டங்களைப் புகுத்தி மிகவும் ஏழைகளின் வாழ்க்கைத் தரத்தை உயர்த்தி, அவர்களுக்கு உடல்நலம், கல்வி, பண்பாடு, தொழிலிலும் சமூக வாழ்விலும் தம்மை ஈடுபடுத்திக் கொள்ளும் புதிய வாய்ப்புகள் போன்றவற்றைக் கொடுத்தது. ஆனால், அப்போது எதிர்ப்புப் பத்திரிகைகளும் தொலைக்காட்சியும் தனியுடைமைக்கான ஆசை, எளிதில் பணக்காரராகும் நம்பிக்கை, பணத்தைச் சேர்ப்பது, நுகர்வது, அமெரிக்க வாழ்க்கை முறையை ஆராதிப்பது போன்றவை மூலம் மட்டுமே வாழ்க்கையின் தரம் நிலைநிறுத்தப்படும் என்ற கருத்தைத் தூண்டிவிட்டுக்கொண்டிருந்தன.[11]

ஆல்பா நாடுகள் செய்த குற்றம் என்ன? ஏழ்மைக்கு எதிராக அவை போராடின. அமெரிக்காவுடன் நீண்டகாலம் நெருங்கிய உறவும் வணிகத் தொடர்பு வைத்திருக்கும் மேட்டுக்குடிகளுக்கு எதிராகப் போராடின. நிராகரிக்கப்பட்ட 'புதிய தாராளவாதம்' என்னும் மந்திரத்தை அமெரிக்காவும் பிரிட்டனும் தூக்கிப்பிடித்தன. இந்த மந்திரம் பன்னாட்டு நிறுவனம் மட்டுமின்றி, உலக வங்கியாலும் எதிர்பார்க்கப்பட்டது. டிஐஎன்ஏ (There is no alternative) என்று சுருக்கமாகச் சுட்டப்படும் மாற்று ஏதும் இல்லை என்ற திட்டத்தை மார்கரெட் தாட்சர் 1970ஆம் ஆண்டுகளின் பிற்பகுதியில் அறிவித்ததிலிருந்து, திறந்த சந்தைகளைப் பெருமைப்படுத்துவதை மட்டுமே அடிப்படையாகக்கொண்ட ஒரு பொருளாதாரத் தத்துவம் வளர்ந்து வரும் உலக நாடுகளின் மீது கட்டாயமாகத் திணிக்கப் பட்டது. இதன் நோக்கம் மேற்கத்திய தொழில் மற்றும் நிதி சார்ந்த பெருவணிகக் குழுமங்கள் வளர்ந்துவரும் நாடுகளில் மேலும் தீவிரமாக ஊடுருவதும் அங்கு ஓங்கியிருப்பதும்தான். இந்த நாடுகளில் இவை குறிப்பிடத்தக்க ஈடுபாட்டை இயற்கை வளங் களிலும் வேளாண்பொருள் உற்பத்திகளிலும் கொண்டிருந்தன; நாடுகளுக்கிடையேயான உற்பத்திச் செயலிலும் இவை அதிக ஈடுபாட்டைக் கொண்டிருந்தன. 1980, 1990ஆம் ஆண்டுகளின் போது ஏறத்தாழ அனைத்து லத்தீன் அமெரிக்க நாடுகளுக்கும், மூன்றாம் உலகத்தின் பிற பகுதிகளுக்கும் இந்தச் செயல்திட்டங்கள் மோசமானதாக

இருந்தன; எனினும், முப்பது ஆண்டுகளுக்குப் பிறகு உலக முதலீடுகளின் உரிமையாளர்கள் அனைத்துப் பன்னாட்டு பெருவணிகக் குழுமங்களுக்கும் வங்கிகளுக்குமான திறந்த சந்தைகளின் ஒரு அமைப்பு வளர்ந்துவரும் நாடுகளுக்கு மிகவும் நல்லது என்று தொடர்ந்து வலியுறுத்தி வந்தனர்.

ஆனால், இப்போது முதலெழுத்து A-ஐ கொண்ட அமெரிக்கா (America) என்று ஒரு சமயம் குறிப்பிட்ட சே குவேரா உலகின் அந்தப் பகுதிக்கு ஓர் உண்மையான மாற்றாக இருந்து கொண்டிருக்கிறது: உண்மையிலேயே, ஒரு 'கொட்டையெழுத்து A'-ஐக் கொண்டாலும், —அதாவது ஆல்பாவை (ALBA)—ஆல்பா தேசிய அளவிலும் பிராந்திய (ரீஜனல்) அளவிலும் மனித ஆற்றல், மனித மூலதனம், இயற்கை வளங்கள் ஆகியவற்றைப் பயன்படுத்தி, சமூக நியாயத்தை வலியுறுத்துவது மட்டுமின்றி, உள்ளூர்ப் பண்பாட்டையும் பெருமையையும் புத்துயிர்க்கச் செய்கிறது. பொலிவரியர்களும் இதர புதிய சோஷலிசவாதிகளும் 'இப்போதே கட்டுமானம் செய்யுங்கள்' (பில்ட் இட் நவ்) என்பதைத் தேர்ந்தெடுக்கிறார்கள் (இதே தலைப்பில் 21ஆம் நூற்றாண்டு சோஷலிசக் கொள்கையின் தோற்றம் பற்றிய மைக்கேல் லிபோவிட்ஸின் நூல் ஒன்றும் உள்ளது). எனவே, முதலாளிகளுக்கும் சாதாரண மனிதர்களுக்கும் தேவைப்படுகின்ற வற்றுக்கு இடையே கருத்தியல்சார் முரண்பாடுகள் இருப்பது தவிர்க்க முடியாத ஒன்று. வெனிசுலா, கியூபா அல்லது இதர ஆல்பா நாடுகள் மேற்கொண்ட ஒவ்வொரு சோதனையும் வெற்றி அடையாது.

எனினும், அவற்றின் பல கருத்துகள் மேல்நிலை அடைந்த முதலாளித்துவம் கொடுக்கும் உலகமயமாக்கப்பட்ட, ஒரே சீரான தன்மையுடைய, நுகர்வோர் கலாச்சாரத்தைவிட உயர்ந்தவை. இதன் காரணமாக, ஆல்பா மற்றவர்களை உற்சாகப்படுத்தி, தம்முடைய மக்களுக்கு அதிக உடல்நலம்கொண்ட அதிக மரியாதையைக் கொடுக்கும் வாழ்க்கையை மேம்படுத்தும் சமூக, பொருளாதார மாற்றங் களைப் பற்றி கனவுகாண வைக்கிறது. முதல்-உலக முதலாளித்துவ அரசியல் பொருளாதாரத்தின் முக்கிய அங்கங்களாகத் திகழ்ந்த நாடுகள்கூட 'கருத்துகளின் போரில்' வெற்றியடையக்கூடிய உத்திகளைக் கவனிக்கலாம் என்பதற்கான அடையாளங்கள் தென்படு கின்றன. மேலும், அசாதாரண வழிகளில் கூட்டுறவு கொள்ள தேர்ந்தெடுக்கும் வாய்ப்புகளும் உள்ளன.

2010ஆம் ஆண்டு ஜூன் மாதத்தில் நடந்த ஒரு பத்திரிகை பேட்டியில் கியூபாவின் வெளியுறவு அமைச்சரான புரோனோ ராட்ரிகூஸும், ஆஸ்திரேலியாவின் வெளியுறவு அமைச்சரான ஸ்டீஃபன் ஸ்மித்தும் கிழக்கு தைமோரிலும், ஹைதியிலும் கூட்டுச்செயல் திட்டங்களில் ஒன்றுசேர்ந்து செயல்படுவதற்கான தம்முடைய ஆசையைக் கூட்டாக அறிவித்தனர். ஸ்மித் பின்வருமாறு கூறினார்: 'பசிபிக் பகுதியிலும் கரிபிய பகுதியிலும் சிறிய தீவு நாடுகளும், குறைந்த வருவாய் உள்ளவையும், வசதிகளைக் கட்டமைக்க வேண்டிய தேவையில் உள்ளன. எனவே, மருத்துவப் பயிற்சித் துறையில் கியூபா உலகத் தரமான சிறப்புத்தன்மையைப் பெற்றிருப்பதாலும், தாய்-சேய் உடல்நலப் பராமரிப்பில் நாங்கள் உலகத்தரம் கொண்ட திறனைப் பெற்றிருப்பதாலும் எங்களிடம் ஒன்றுசேர்ந்து செயல் படக்கூடிய திறன் உள்ளது என்று நாங்கள் நம்புகிறோம். இதைப் பற்றிதான் நாங்கள் தற்போது ஆய்வு செய்கிறோம்.'[12]

புதிய கருத்துகளைப் பற்றிய இந்த வகை ஆய்வுகளைத்தான் அமெரிக்கா தடுக்க முயன்று வருகிறது.

11

கருத்துகள் மீதான போர்: அமெரிக்காவின் எதிர்-கிளர்ச்சிப் பிரச்சாரம்

கருத்துகளுக்கான போரில், நம்முடைய உருவாக்குதலைவிட அவர்களின் அடையாளக் குறியை அழிப்பது பெரும்பாலும் மிகவும் பயனுள்ளதாக இருக்கும்.

- ஜேம்ஸ் கே. கிளாஸ்மான்,
அமெரிக்க உள்துறையின் பொது உறவுக்கான துணைச் செயலாளர்.

சாவோஸ், வெனிசுலா ஆகியவை லத்தீன் அமெரிக்காவின் நிலைக்கு சவால் விடுவதற்கும் ஒரு 'சூப்பர் கிளர்ச்சியை' உருவாக்குவதற்கும் கருத்தியலையும் உடல் திறனையும் வளர்த்து வருகின்றனர்.

- கர்னல் மேக்ஸ் மான்வேரிங்,
உத்தி ஆய்வு நிறுவனம், அமெரிக்க இராணுவப் போர்க் கல்லூரி.

சமூகத் தேவை, மக்கள் உடல்நலப் பராமரிப்புகள், எழுத்தறிவு போன்றவற்றைக் கொடுத்தல் தொடர்பான கியூபா, வெனிசுலா, ஆல்பா நாடுகள் போன்றவற்றின் முயற்சிகள் மேம்பட்டு வருகின்றன. இந்தச் செயல்பாடுகளில் தவறுகளும் தவறான கணிப்புகளும் இருந்தாலும், அவை பெற்ற முடிவுகள் அவற்றால் ஆதரிக்கப்படும் சோஷலிச சமூக சமத்துவத்துடனும் மனிதாபிமான தோழமையுடனும் நன்கு பொருந்தியுள்ளன. தென்அமெரிக்காவில் வளர்ந்துவரும் பிரச்சினைக்குரிய கருத்துகளை வடஅமெரிக்கா கவனித்து வருகிறது. எனினும், உலகமயமாக்கப்பட்ட முதலாளித்துவத்தின் அடிப்படைக் கருத்துகளுக்கு சவால்விடும் மக்களின் கருத்தியல், விழுமியம் தொடர்பான ஒரு 'கருத்துகளுக்கான போரிலோ' புத்திசாலித் தனமான விவாதத்திலோ ஈடுபடுவதில் அதற்கு ஆர்வமில்லை. மாறாக, 'கருத்துகளின் மீதான போர்' என்று சிறப்பாக விவரிக்கப்படும்

ஓர் உத்தியை அது பயன்படுத்துகிறது. மேற்கத்திய அரைக்கோளத்தில் வளர்ந்துவரும் முதலாளித்துவ மதிப்புகளுக்கு மாற்றான ஒன்று உள்ளது என்று பெரும்பாலான மக்கள், அமெரிக்காவில் மட்டுமின்றி உலகம் முழுவதும், இதுவரை உணர முடியாதபடி நிச்சயப்படுத்தும் பொய்த் தகவல்களாலான மிகவும் வலுவான ஒரு தாக்குதல்தான் இந்த உத்தியாகும்.

2002ஆம் ஆண்டிலும், மீண்டும் 2004ஆம் ஆண்டின் வசந்த காலத்திலும், வெனிசுலாவின் பர்ரியோ அடென்ட்ரோக்களில் பத்தாயிரத்திற்கும் மேற்பட்ட கியூப மருத்துவர்கள் பணிபுரிய தொடங்கிய போது, வாஷிங்டன் மறைமுகமாக இந்தச் செயல்களால் மகிழ்ச்சியடையவில்லை என்று குறிப்பாகச் சுட்டிக்காட்டியது. புஷ் நிர்வாகத்தின் அமெரிக்க உள்துறை துணைச் செயலாளரான ஜான் போல்ட்டன் பின்வருமாறு கூறினார்: 'கியூபா ஒரு குறைந்த அளவு உயிரி ஆயுத உற்பத்தி முயற்சியை வளர்த்து வருகிறது என்பதில் நாங்கள் கவலையுற்றுள்ளோம்.' அவர் மேலும் கூறினார்: 'கியூபாவின் சிறப்பு வசதிகொண்ட மருத்துவ ஆய்வுக்கூடங்கள் மிக விரைவில் டபுல்யூஎம்டி (WMD) என்று சுருக்கமாக அழைக்கப்படும் பேரழிவை உண்டாக்கும் ஆயுதங்களை உருவாக்கும். வெளியுறவுக் கொள்கை வல்லுநர்களால் அவருடைய குற்றச்சாட்டு அபத்தமானது என்று ஒதுக்கப்பட்டாலும், அவருடைய சொற்களுக்கு ஒரு தெளிவான நோக்கம் நிச்சயமாக இருந்தது; அமெரிக்க அரசு கியூபாவுக்கு எதிரான தன்னுடைய நீண்டகால எதிர்ப்பை மேலும் தீவிரமாக்கி வந்தது. ஏனெனில், அந்தத் தீவு நாட்டைத் தனிமைப்படுத்த, மிரட்ட, ஏழ்மையாக்க மேற்கொள்ளப்பட்ட ஏறத்தாழ அரை நூற்றாண்டு முயற்சிகள் தோல்வியடையத் தொடங்கின. போல்ட்டன் கியூபாவுக்கு மட்டுமின்றி, 'இந்த அரைக்கோளத்தின் அனைத்து முற்போக்கு விசைகளுக்கும் ஓர் எதிர்மறையான அடையாளத்தை' கொடுப்பதில் ஈடுபட்டுள்ளார். இந்தச் செயல்பாடு அதிக வீரியத்துடன் அடுத்த பல ஆண்டுகளில் அமெரிக்காவால் ஊக்குவிக்கப்படும்.

2008ஆம் ஆண்டு புஷ் நிர்வாகத்தில் பொது இராஜதந்திரத்திற்கான துணைச் செயலாளராக இருந்த ஜேம்ஸ். கே. கிளாஸ்மான் இந்த அணுகுமுறையை மிகவும் சிறப்பாக விவரித்துள்ளார். தன்னை 'கருத்துகளின் போரின் பிராந்தியத் தலைவர்' என்று கூறிக்கொண்ட கிளாஸ்மான், ஸ்பென்சர் ஆக்கர்மான் என்ற செய்தியாளரிடம் பின்வருமாறு கூறினார்: 'கருத்துகளுக்கான போரில், நம்முடைய

உருவாக்குதலைவிட அவர்களின் அடையாளக் குறியை அழிப்பது பெரும்பாலும் மிகவும் பயனுள்ளதாக இருக்கும்.' அவருடைய கூற்றுப்படி முதன்மைச் செயல்பாடு 'அமெரிக்காவின் எதிரிகளின் அடையாளக்குறியை (ப்ராண்ட்) தாக்குவதுதான்.'[1] கடந்த முப்பது ஆண்டுகளில் அமெரிக்க உள்துறை, பாதுகாப்புத்துறை, சிஐஏ (அமெரிக்க மத்திய உளவுத்துறை), ஆகிய மூன்று அமைப்புகளாலும் பணியில் அமர்த்தப்பட்ட பெருவணிக ஒப்பந்தக்காரர்கள் (கார்போரேட் காண்ட்ராக்டர்ஸ்) 'தகவல் போர், தகவல் உத்தி, கருத்து மேலாண்மை' போன்றவற்றின் மூலம் கருத்தியல் ரீதியாக எதிரியைத் தாக்கியுள்ளனர். இதற்கான சொற்களும், பேச்சுநடையும் முக்கியமாக இரண்டு மூலங்களிலிருந்து பெறப்பட்டவை: அமெரிக்காவின் அரசியல் பரப்புரையின் எதிர்மறை விளம்பர உத்திகள் மற்றும் பீஎஸ்ஓய்ஓபீ எனப்படும் உளவியல் ரீதியான நடவடிக்கைகளின் மூலம் இராணுவ வல்லுநர்களால் மேற்கொள்ளப் பட்ட சிறப்புத் தாக்குதல்கள்.

கியூபாவும் வெனிசுலாவும் மருத்துவத்திலும் இதர துறைகளிலும் தங்களுடைய இலட்சியமிக்க கூட்டுத் திட்டங்களில் செயல்படத் தொடங்கியபோது, அமெரிக்கா இந்த இரண்டு நாடுகளையும் மதிப்பிழக்கவும் செயலிழக்கவும் வைக்க தன்னுடைய முயற்சிகளை அதிகரித்தது. மருத்துவத் திறனையும் மனிதாபிமான முயற்சிகளையும் செய்வதிலிருந்து கியூபாவின் கவனத்தைத் திசை திருப்ப அமெரிக்க இராணுவமும் முக்கியத் தலைவர்களும் கண்ணியமற்ற தகவல்களைப் பரப்பினர். இந்தத் தகவல்களும் போல்ட்டனின் 'பேரழிவு ஆயுதங்கள்' குற்றச்சாட்டு போன்றே குறிப்பிடத் தக்கதாகவும் இல்லை; எளிதில் மறுக்கப்படக்கூடியதாகவும் இல்லை. கியூபாவும் வெனிசுலாவும் ஜனநாயகத்திற்கு அச்சுறுத்தலாக உள்ளன என்றும், உலகளாவிய பயங்கரவாதத்துடன் எந்த வகையிலோ தொடர்புகொண்டவை என்றும் அவர்கள் கூறினர். 2004ஆம் ஆண்டில் சவுத்காம் எனப்படும் அமெரிக்க இராணுவத்தின் தெற்குப் படையின் ஜெனரலான ஜேம்ஸ் ஹில் காங்கிரஸுக்குப் பின்வருமாறு அறிவித்தார்: மேற்கத்திய அரைக்கோளத்தில் 'தேசிய பாதுகாப்பிற்கு எழுந்துவரும் அச்சுறுத்தல்' ஹியூகோ சாவேஸின் 'அதிகாரத் தன்மையால்'தான் ஏற்பட்டது. 'ஜனநாயக நிகழ்வை அழிக்கும் தீவிர ஜனரஞ்சக வாதத்தை (பாபுலிசம்) தூண்டுவதாக சாவேஸ் குற்றம் சாட்டப்பட்டார். சவுத்காமின் தலைவராக ஜெனரல் ஹில்லைத் தொடர்ந்து பதவியேற்ற ஜெனரல் கிரிட்டோக் அமெரிக்க

செனட்டில் அமெரிக்க இராணுவம் தன்னுடைய பங்களிப்பை விரிவாக்க வேண்டிய அவசியத்தைப் பெற்றுள்ளது என்று கூறினார். இதன்மூலம் 'பயங்கரவாதப் போரின் மேல் தகுந்த நடவடிக்கை எடுக்க முடியும்' என்று கூறினார். மேலும், 'உலக நாடுகளுக்கிடையே உள்ள அச்சுறுத்தல்களைச் சமாளிக்க பிராந்திய பாதுகாப்புக் கூட்டுறவை மேம்படுத்தவும், நன்கு செயல்படும் ஜனநாயகங்களை நிலைநிறுத்துவதில் தாங்கள் எதிர்கொள்ளும் அச்சுறுத்தல்களை நீக்க கூட்டாளி நாடுகள் எடுக்கும் முயற்சிகளில் உதவ, மிகவும் நெருக்கமாக ஒருங்கிணைந்து செயல்படவும் முடியும்' என்றும் அவர் கூறினார். அடுத்த ஆண்டு உள்துறைச் செயலரான காண்டோலிசா ரைஸ் மேற்கூறப்பட்ட ஜெனரல்களின் கூற்றுகளை ஏற்றுக்கொண்டு, சாவேஸ் அரசு 'மொத்த பிராந்தியத்திற்கும் ஒரு பெரிய அச்சுறுத்தல் தான்' என்று எச்சரிக்கை விடுத்தார். மேலும், 'வெனிசுலா தன்னுடைய எல்லைகளுக்கு வெளியே செயல்படுவதைக் கண்டு கவலைப்படாமல் இருக்க முடியாது' என்றும் எச்சரித்தார். சவுத்காம் வலையமைப்பிற்குள் பணிபுரியும் இராணுவக் கோட்பாட்டாளர்களின் கூற்றுப்படி 'வெனிசுலாவின் அதிபர் சாவேஸ், கியூபாவின் உதவியாலும் தூண்டுதலாலும் ஒரு புதிய வகை பெரும் எதிரியாகத் திகழ்கிறார்; மேலும், அவர், சமச்சீரற்ற, நான்காவது சந்ததி போர் ஆயுதங்களில் ஒரு வல்லுநர் என்றும், அந்த மொத்த அரைக்கோளத்தில் நிலை நிறுத்தப்பட்டுள்ள அமைப்பைச் சீர்குலைக்கக்கூடிய ஒரு மிகப் பெரிய ஊடுருவல் பரப்புரையைச் செய்கிறார்.' இந்தப் பகுப்பாய்வுப் படி, இதற்கு எதிராக, அமெரிக்காவின் பாதுகாப்புத்துறை அதன் வெளியுறவு மற்றும் உளவுப் படையின் உதவியுடன் புதிய வகை சிறப்பு எதிர்-ஊடுருவுப் படைகளை ஒன்றுதிரட்டி இந்த அச்சுறுத்தலை அழிக்க நடவடிக்கை எடுத்து வருகிறது.[2]

இராணுவத் தொழில்துறை, இராஜதந்திரக் கல்வி வளாகம்

அரைக்கோளம் முழுவதிலுமுள்ள பல மக்களை வெனிசுலா மிகவும் அதிகமாகப் பாதித்து வருகிறது என்பது உண்மை. ஆனால், இது சமாதான அமைதி வழிகளில் நடைபெறுவதால், இதை உலக பயங்கரவாதத்தோடு தொடர்புடைய நாடுகளுக்கிடையேயான அபாயங்களாக எடுத்துக்கொள்ளக்கூடாது. 2005ஆம் ஆண்டின் தொடக்கத்தில் சாவேஸ் பிரேசிலில் நடைபெற்ற உலக சோஷலிசக் கூட்டத்தில் அறிமுகப்படுத்திய 'இருபத்து ஒன்றாம் நூற்றாண்டு பொதுவுடைமைக் கொள்கைக்கு' ஜனநாயக முறையில் மாற

வேண்டும் என்ற கருத்தை அறிவித்தார். மருத்துவப் பணியாளர்களையும், தொழில்நுட்ப ஆலோசகர்களையும் பல வளரும் நாடுகளுக்குக் கியூபா தொடர்ந்து அனுப்பி வந்தது. வெனிசுலா பெரிய அளவு பங்களிப்புகளை மனிதாபிமான பொருளாதார உதவித் திட்டங்களை உருவாக்கி வந்தது; ஏனெனில், உலக எண்ணெய் விலைகள் மிகவும் அதிகமாக இருந்தன. 2007ஆம் ஆண்டில் 8.87 பில்லியன் டாலரை அதே அரைக்கோளத்தில் உள்ள இதர நாடுகளுக்குப் பொறுப்பேற்றுக் கொண்டதற்கான உதவியென வெனிசுலா அறிவித்தது. இவற்றில் எந்த நாடும் இந்த உதவியை இராணுவப் பயன்பாட்டிற்காகப் பயன்படுத்தவில்லை. இதற்கு விதிவிலக்காக, பொலிவியாவில் நன்றாகக் கட்டப்படாத இராணுவ வீரர்கள் தங்குமிடங்களை மராமத்துச் செய்வதற்காக ஒதுக்கப்பட்ட 10 மில்லியன் டாலர்களைக் குறிப்பிடலாம். மாறாக, லத்தீன் அமெரிக்காவுக்கு 2007இல் அமெரிக்காவால் கொடுக்கப்பட்ட 2.07 பில்லியன் டாலர்களில் 45 விழுக்காடு கொலம்பியாவுக்கு இராணுவ உதவியாகக் கொடுக்கப்பட்டது என்பது குறிப்பிடத்தக்கது.

மேற்கு அரைக்கோளத்தில் உள்ள சுதந்திரமான, இடதுசாரி நோக்கில் செயல்படும் அரசுகளுக்கு எதிரான அமெரிக்காவின் செயல்பாடு புதிதான ஒன்றல்ல. 1950ஆம் ஆண்டுகளிலிருந்து 1970ஆம் ஆண்டுகளின் தொடக்கம்வரை வெளியுறவுச் செயல்களை மேற்கொள்ளும் அமெரிக்க அரசின் கிளைகளான உள்துறை, பாதுகாப்புத்துறை, உளவுத்துறை போன்றவையும் தங்களுடைய சக்திகளை ஒன்றிணைத்துக் கௌதமாலா, பிரேசில், டொமினிக்கன் குடியரசு, சிலி போன்ற நாடுகளின் ஜனநாயக முறையில் தேர்ந்தெடுக்கப்பட்ட முற்போக்கு அரசுகளை ஆட்டங்கொள்ளவும் அழிக்கவும் செய்துள்ளன. தற்போது போன்றே அப்போதும் அமெரிக்கா, தான் மட்டும்தான் ஜனநாயகத்தை ஆதரிப்பதாகக் கூறிக்கொண்டது. ஆனால், உண்மையில் அது அடக்குமுறை அல்லது சர்வாதிகார அரசுகளை உருவாக்கி வந்தது. 1964இல் பிரேசிலில் அமெரிக்கத் தூதராக இருந்த லிங்கன் கோர்டோன் வாஷிங்டனுக்குப் பின்வருமாறு தொலைநகல் செய்தி ஒன்றை அனுப்பி பெருமைப் பட்டுக்கொண்டார்: நான் 'ஜனநாயகத்தை ஆதரிக்கும் தெருக் கூட்டங்களுக்கு மறைமுகமான ஆதரவு' கொடுக்கிறேன். இது நாடுகளை ஆட்டங்காண வைக்கும் செயல்முறையாகும். இது அதிபர் ஜோ கேல்லார்டுக்கு எதிரான வெற்றிகரமான இராணுவ ஆட்சிக் கவிழ்ப்புக்கும், அதனைத் தொடர்ந்து வந்த சர்வாதிகார ஆட்சியின்

கவிழ்ப்புக்கும் நேரடியாக உதவி செய்தது. 1980ஆம் ஆண்டுகளில் அமெரிக்கா வெற்றிகரமாக சாண்டினிஸ்டாக்களுக்கு எதிரான செயலைத் தூண்டியது. அதே நேரத்தில் என்இடி (நேஷனல் எண்டவ் மென்ட் ஃபார் டெமாக்கிரஸி) எனப்படும் ஜனநாயகத்திற்கான தேசிய அறக்கட்டளை என்ற அமைப்பின் மூலம் 'ஜனநாயகத்தை ஆதரித்தது.' இந்த அமைப்பு முதலில் நிகராகுவாவில் அரசியல் எதிர்ப்பாளர்களுக்கு நிதியுதவி செய்ய பயன்படுத்தப்பட்டது.

இன்று எப்போதையும்விட 'ஜனநாயகக் கட்டமைப்பு' என்பது 'மென் அதிகாரம்' (சாஃப்ட் பவர்) அல்லது 'சாமர்த்திய அதிகாரம்' (ஸ்மார்ட் பவர்) என்ற செயல்பாட்டைக் குறிக்கும் சொற்றொடர்கள். இந்தச் சொற்றொடர்கள் அமெரிக்க உள்துறை, பாதுகாப்புத்துறை மற்றும் இவற்றிற்காகச் செயல்படும் தனியார் பெருவணிக நிறுவனங்களாலும் பயன்படுத்தப்படுகின்றன. உள்துறையால் பெறப்படும் பட்ஜெட்டைவிட பத்து மடங்கு அதிக ஒதுக்கீட்டைக்கொண்ட பாதுகாப்புத் துறை ஜனநாயகத்தின் விதிகளை வரையறுக்கும் முக்கிய அமைப்பாக மாறியுள்ளது. ஏனெனில், இது நூற்றுக்கணக்கான பில்லியன் டாலரைச் செலவழித்து, இராக்கிலும் ஆப்கானிஸ்தானிலும் தனக்கு ஆதரவளிக்கும் அரசுகளை நிறுவியது. அமெரிக்க இராணுவம் மத்திய கிழக்குப் பகுதியில் உள்ள தன்னுடைய மையப் படையால் நடத்தப்படும் 'தகவல் நடவடிக்கைகள்' மூலம் தனக்குக் கீழ்ப்படியும் தன்மை கொண்ட போலி ஜனநாயக செயல்பாட்டைத் தூண்டலாம் என்று நம்புகிறது. ஆக்ரமித்த பகுதியை அடக்குவதற்குத் தேவையான அனைத்து வகைப் பரப்புரைப் பொருள்களுக்கும் அது நிதியுதவி செய்கிறது: கட்டுரைகள், விளம்பரப் பலகைகள், ரேடியோ-தொலைக்காட்சி நிரல்கள், தேர்தல்கள், கணிப்புக் குழுக்கள் போன்றவை இவற்றில் அடங்கும். இதற்கான நிதியின் அளவு 2000இல் 110 மில்லியன் டாலரிலிருந்து 2010இல் 244 மில்லியன் டாலராக உயர்ந்துள்ளது.[3]

அமெரிக்க அரசு பெருமளவு பணத்தை 'உளவுச் செயல்', 'பொது இராஜிய உறவு', 'உத்திசார் தகவல்', 'பன்னாட்டு வளர்ச்சி' போன்றவற்றிற்காக தனியார் ஒப்பந்தக்காரர்களிடம் பிரித்துக் கொடுக்கிறது. 'மென் அதிகார' (சாஃப்ட் பவர்) உற்பத்திப் பொருள்கள் போர்க்கருவிகள், கூலிப்படை போன்ற 'வன் அதிகார' (ஹார்டு பவர்) உற்பத்திப் பொருள்களின் அளவுக்கே லாபம் அளிக்கக்கூடியவை என்று அமெரிக்கா கண்டறிந்துள்ளது. இதனை டைன்கார்ப் என்ற

அமைப்பின் செயல்பாடுகள் மூலம் சுருக்கமாக எடுத்துக்காட்டலாம். இந்த அமைப்பு 1950ஆம் ஆண்டுகளில் அமெரிக்க விமானப்படைக்கு உதவும் ஒரு விமானப் பராமரிப்பு நிறுவனமாகத் தொடங்கப்பட்டது. அடுத்த நாற்பது ஆண்டுகளில் பல்வேறு இராணுவ ஆதரிப்புத் துறைகளில் அது விரிவடைந்தது. இவற்றில் துணை இராணுவத் திற்கும் காவல் படைகளுக்கும் ஆசியா, ஆப்பிரிக்கா, லத்தீன் அமெரிக்கா போன்ற பகுதிகளில் பயிற்சி கொடுத்தலும் அடங்கும். 2010இல் இந்த நிறுவனம் தன்னுடைய 3.2 பில்லியன் டாலர்கள் ஆண்டு விற்பனையில் 'தகவல் மேலாண்மை', 'பன்னாட்டு வளர்ச்சி' சேவைகளைச் சேர்க்க விரும்பியது. எனவே, இது மிகச் சிறிய, ஆனால் அதிக அனுபவம்கொண்ட, காசல்ஸ் அண்ட் அசோசியேட்ஸ் நிறுவனத்தைத் தன்னுடன் இணைத்துக்கொண்டது. பியாட்ரிஸ் கசால்ஸ் என்ற கியூபாவால் நாடு கடத்தப்பட்ட மனிதரால் தலைமை ஏற்கப்பட்ட இந்த நிறுவனம், யுஎஸ்எய்டு அமைப்பிற்கும், அமெரிக்க பாதுகாப்புத் துறைக்கும் பல ஆண்டுகளாக, பல பணிகளையும் மேற்கொண்டுள்ளது. இவற்றில் கியூபாவுக்கு எதிரான பரப்புரை அமைப்புகள், ரேடியோ, டீவி மார்ட்டி போன்றவற்றோடு மேற்கொண்ட ஒப்பந்தங்களும் அடங்கும். காசல்ஸ் அண்ட் அசோசியேட்ஸ்ஸின் மிகப்புதிய ஒப்பந்தங்களில் ஒன்று காம் டிரான்ஸ்பேரன்ஷியா நிறுவனத்துடன் கூட்டாகச் செயல்படுவது. இந்த நிறுவனம் 'வெளிப்படைத் தன்மை, லஞ்சத்திற்கு எதிரான செயல்பாடு, மத்திய அமெரிக்காவிலும் மெக்சிகோவிலும் பொறுப்பேற்பு' போன்றவற்றை ஊக்குவிப்பதாகக் கருதப்பட்டது. இதற்குக் கொடுக்கப்பட்ட பணியின் ஒரு பகுதி ஓரளவுக்கு நிகராகுவாவின் புத்துயிர்பெற்ற சாண்டினிஸ்டா அரசின் அரசியல் எதிரிகளை ஆதரிப்பதாகும்.

சில ஆண்டுகளுக்கு முன்பு காசல்ஸ் நிறுவனம் இதே போன்ற பணியைப் பொலிவியாவில் மேற்கொண்டது. அவ்வப்போது ஈவோ மோரேல்ஸின் அரசை அழித்து, அரசியல் எதிரிகளுக்கு உதவும் ஒரு முயற்சியை இந்த நிறுவனம் மேற்கொண்டது. இந்த நிறுவனம் 18.8 மில்லியன் டாலரை யுஎஸ்எய்டு (பன்னாட்டு வளர்ச்சிக்கான அமெரிக்க முகவாண்மை) டாலராக 450க்கும் அதிகமான நிறுவனங்களுக்கு பிரித்துக் கொடுத்தது.[4] காசல்ஸுடன் தான் மேற்கொண்ட இணைப்பு 'இரண்டினுடைய திறன்கள், அனுபவம், ஆற்றல் போன்றவற்றை ஒன்றுதிரட்டுகிறது என்று டைன்கார்ப் இன்டர்நேஷனல் அறிவித்தது. ...அமெரிக்க பாதுகாப்பு, இராஜிய உறவு,

பன்னாட்டு வளர்ச்சித் திட்டங்கள் மற்றும் இலக்குகளை ஆதரிக்கும் சேவை போன்றவற்றைக் கொடுப்பதற்கான மிக உயர்ந்த வகை திறன்களின் இணைப்பை இவை அளிக்கின்றன.' இந்த வகை பொருளாதார நடவடிக்கைகளில் ஒரு வலுவான எதிர்காலம் உள்ளதாகத் தெரிகிறது. டைன்கார்ப் இந்த நிறுவனத்தை வாங்கிய ஒரு வாரத்திற்குப் பிறகு விரிவாக்கம் செய்வதற்கு செர்பிரஸ் கேப்பிடல் என்னும் மிகப் பெரிய தனியார் முதலீட்டு நிறுவனம் டைன்கார்ப்பை வாங்க முயன்றது. உலகம் முழுவதும் மிகவும் அதிகத் திறன்வாய்ந்த இராணுவப் பாதுகாப்புப் பெருவணிகக் குழுமங்களை அது தேடிக் கொண்டிருந்தது (இதை விலைக்கு வாங்கிய போது முன்னாள் அமெரிக்க துணை அதிபரான டான் குயேல் செர்பிரஸின் பன்னாட்டுச் செயல்பாடுகளுக்கு பொறுப்பு வகித்தார்).[5]

மற்றொரு எடுத்துக்காட்டு மியாமியில் அமைந்துள்ள அமெரிக்க தெற்குப் படையில் காணப்படுவது: பொது இராஜிய உறவைக் கட்டுப்படுத்துவதற்கும் இதர பண்பாட்டு உத்திகளைக் கையாளுவதற்கும் இராணுவம் மேற்கொள்ளும் நடவடிக்கைகள். இந்த அமெரிக்கப் படை தன்னுடைய செயல் எல்லையை லத்தீன் அமெரிக்காவுக்கும் நீட்டித்தது. இதற்காக இது தன்னுடைய நான்காவது போர்க் கப்பல் ஃபோர்த் ஃபிளீட்டை செயல்பட வைத்தது. கொலம்பியாவில் விமானத் தளங்களில் கூடுதலாக ஏழு தளங்களையும் ஏற்படுத்தியது. சவுத்காம் உத்திசார் தகவல் தொடர்புகளுக்கான தன்னுடைய முதல் இயக்குநர் பெயரையும் அறிவித்தது; மேலும், 'உத்திசார் பண்பாட்டு முயற்சி' என்ற கல்வித்துறையையும் உருவாக்கியது. மானிடவியல் அறிஞரான ஆட்ரியன் பைன் பின்வருமாறு அறிவித்தார்: ஒரு 'இலாபம் ஈட்டாத இராணுவ, தொழில், கல்வி சார்ந்த கூட்டமைப்பு' மியாமியில் அமெரிக்கத் தெற்குப் படைத்தளத்தின் தலைமையகத்தைச் சுற்றி வளர்ந்துவிட்டது. அங்கு 'உத்திசார் பண்பாட்டுச் செயல்பாட்டை' ஃபுளோரிடா பன்னாட்டு பல்கலைக்கழகத்துடன் இணைத்துச் செயல்படுத்துகிறது. இங்கு சமூக அறிவியல் அறிஞர்களும், இராணுவ உத்தியாளர்களும் தம்முடைய திறமைகளை ஒன்றிணைத்து லத்தீன் அமெரிக்கா மட்டுமின்றி, கரிபிய நாடுகள் ஒவ்வொன்றிலும் பண்பாட்டின் சிறப்புக் கூறுகளைப் பற்றிய அறிக்கைகளை உருவாக்குகிறார்கள். ஹோண்டுராஸ் பற்றிய அவர்களுடைய அறிக்கையை ஆய்வு செய்த பைனின் கூற்றுப்படி, அவர்களுடைய அறிக்கைகளில் கல்விசார்ந்த தீவிரம் அதிகமாகக் காணப்படவில்லை: 'இந்தக்

கூட்டமைப்பிற்கு மிகுந்த தரம்வாய்ந்த ஆய்வு முக்கியத்துவம் வாய்ந்ததாகத் தென்படவில்லை. அதிகத் தரம்வாய்ந்த, ஜனநாயக எதிர்ப்புப் பிரச்சாரத்தை உருவாக்குவதற்கு முக்கியத்துவம் கொடுக்கப் பட்டுள்ளது. இதன் மூலம் ஆட்சிக் கவிழ்ப்புக்கும் அதிகப்படியான அமெரிக்க இராணுவ இருப்புக்கும் உதவிக்கும் கொடுக்கப்பட்ட ஆதரவு, நியாயப்படுத்தப்பட்டுள்ளது.'[6]

கொடுக்கப்பட்ட உதவி உதவியே அல்ல

பன்னாட்டு வளர்ச்சிக்கான அமெரிக்க முகவாண்மை (யுஎஸ்எய்டு) அரை நூற்றாண்டாக உலகம் முழுவதுமுள்ள நாடுகளுக்கு உதவிகளை அளித்துள்ளது. எனினும், இந்தத் திட்டத்தின் மிகப் பெரிய விழுக்காடு நேரடியாக அமெரிக்காவின் வன்-அதிகார எதிர்க் கிளர்ச்சி சக்திக்காக சென்றுள்ளது. அதன் தொடக்கத்தின் போது யுஎஸ்எய்டு முக்கியமாக வியட்நாமில் காவல்படைப் பயிற்சி, கிராமப்புற சமாதான முயற்சிகள், உத்திசார் குக்கிராம அமைப்புக்கான ஒட்டுமொத்த ஆதரவு போன்றவற்றில் ஈடுபட்டது. மிகவும் அண்மைக் காலத்தில் யுஎஸ்எய்டு புதிய வகை மென்-அதிகாரத் திட்டங்களை உருவாக்கியுள்ளது. இவற்றில் ஜனநாயக ஆதரிப்பும், இராணுவ எதிர்க் கிளர்ச்சி நடவடிக்கைகளுக்கு ஆதரவாக இருப்பதும் அடங்கும். இராக், ஆப்கானிஸ்தானில் சமாதான முயற்சிகளின் அனைத்து விஷயங்களிலும் யுஎஸ்எய்டு பங்கேற்றுள்ளது. இத்தகைய வழிமுறைகள் சிலவற்றைத் தன்னுடைய ஓடீஐ எனப்படும் ஆஃபீஸ் ஆஃப் டிரான்சிஷன் இனிஷியேட்டிவ்ஸ் (நிலைமாற்றச் செயல்பாடுகளுக்கான அலுவலகம்) என்னும் நிறுவனத்தின் அலுவலகத்திலும் பயன்படுத்துகிறது. இதன் மூலம் அரசுகளை ஆட்டங்காண வைத்து, எங்கு போர்கள் நடைபெறவில்லையோ அந்த நாடுகளில் ஆட்சி மாற்றம் நடைபெறத் தூண்டுகிறது. இது பொதுவாக என்இடி அமைப்புடன் சேர்ந்து செயல்படுகிறது. அமெரிக்க அரசால் ஒப்புதல் அளிக்கப்படாத அரசுகளைச் சிதைத்து, ஆட்டங்கொள்ள வைக்கும் வேலையை ஓடீஐ அமைப்பு செய்கிறது. இந்த ஆட்டங்கொள்ள வைத்தல் 'ஜனநாயக நிலைமாற்றம்' என்று அதனால் அழைக்கப்படுகிறது.

2001-2002இல் கியூபாவும் வெனிசுலாவும் தம்முடைய முதல் பொருளாதார, சமூக, மருத்துவக் கூட்டுறவு ஒப்பந்தத்தைக் கையெழுத்திட்டவுடன், அமெரிக்க உள்துறை 1980ஆம் ஆண்டுகளில்

பொது இராஜிய உறவு அலுவலகத்திற்கு முதல் தலைவராக இருந்த ஓட்டோ ரெய்ச் என்பவரை வெனிசுலாவிற்கு அனுப்பியது; அங்கு அவர் அந்நாட்டின் அரசியல் எதிரிகளுடனும், என்இடி உளவாளிகளுடனும் சேர்ந்து செயல்பட்டு அதிபர் சாவேஸின் ஜனநாயக முறையில் தேர்ந்தெடுக்கப்பட்ட அரசைக் கவிழ்க்கும் முயற்சிகளில் ஈடுபட வைத்தார். இதற்கான அடிப்படை வேலையைச் செய்ய என்இடி தன்னைத் தயார்படுத்திக் கொண்டது. அரசு எதிர்ப்புச் செயல்பாட்டுக்கான இதன் நிதியுதவியை 2000இல் இருந்த 50,000 டாலரிலிருந்து 2001இல் 340,000 டாலருக்கும், 2002இன் தொடக்கத்தில் மீண்டும் 1 மில்லியன் டாலருக்கும் உயர்த்தியது.[7] ஓட்டோ ரெய்ச்சும் என்இடியும் இருபது ஆண்டுகளுக்கு முன்பு நிகராகுவாவில் உருவாக்கிய சாண்டினிஸ்டா எதிர்ப்பு அமைப்பிற்குப் பயன்படுத்திய அதே பெயரை அமெரிக்கத் தலையீட்டாளர்களுக்கும் அவர்களுடைய வெனிசுலா கூட்டாளிகளுக்கும் சாவேஸ் எதிர்ப்புக் கூட்டமைப்புக்கும் சுய அறிவின்றி கொடுத்தனர்: ஜனநாயக ஒருங்கிணைப்பு அமைப்பு. இராணுவத்தை ஈடுபடுத்தாத இந்த ஆட்சிக் கவிழ்ப்பு முயற்சி ஏப்ரல் 2002இல் சாவேஸுக்கு எதிரான, தோல்வி கண்ட, இராணுவ / அதிகார வர்க்க ஆட்சிக் கவிழ்ப்பு, பொதுமக்கள் ஆதரவால் உடனடியாக முறியடிக்கப்பட்டது. எனினும், அமெரிக்கா தன்னுடைய முயற்சியைக் கைவிடவில்லை. அதே ஆண்டின் பிற்பகுதியில் யுஎஸ்எய்டு, என்இடி அமைப்புக்கு உதவி செய்ய இறங்கியது; இதற்காக ஓர் ஓடீஐ அமைப்பை உருவாக்கியது. அமெரிக்காவால் விரும்பப்பட்ட 'ஜனநாயக மாற்றம்' பொலிவிய அரசு வீழ்ச்சியில் காணப்பட்டது. பொலிவியா, மிகவும் அதிக அளவு குடிமக்களின் பங்கேற்பாலும், தன்னுடைய வெளிப்படையான தன்மையாலும் ஜனநாயகத் தேர்தல்களில் அதுவரை வெற்றி பெற்று வந்தது என்பது குறிப்பிடத் தக்கது.

அடுத்த எட்டு ஆண்டுகளில் யுஎஸ்எய்டு அமெரிக்க தனியார் ஆலோசனை நிறுவனங்களோடு ஏற்படுத்திக்கொண்ட ஒப்பந்தங்களுக்காக 50 மில்லியன் டாலருக்கும் அதிகமாக செலவழிக்கும். இந்த நிறுவனங்களில் முக்கியமானது டிஏஐ எனப்படும் டெவலெப்மெண்ட் ஆல்டர்னேட்டிவ் இன்ஸ்டிடியூட் ஆகும். இந்த நிறுவனம் அறுநூற்றுக்கும் மேற்பட்ட எதிர்ப்பு அரசியல் குழுக்களுக்கு நிதியுதவி செய்து, பயிற்சி அளித்துள்ளது.[8] நிகராகுவா, லத்தீன் அமெரிக்கா மற்றும் இதர வளரும் நாடுகளில் பல ஆண்டுகளாகப் பயன்படுத்திய அதே திசை திருப்பு வேலையை அமெரிக்கா பின்பற்றியதாக,

2005இல் முன்னாள் அமெரிக்க உளவுத்துறை முகவராக இருந்த ஃபிலிப் ஆகீ எழுதினார்:

> பிறகு கரகாஸில் ஓர் அலுவலகத்தை டிஏஐ அமைப்பு நிறுவியது. அமெரிக்க மத்திய உளவுத்துறைக்காகவும் அதன் பணியாளர்களுக்கும் ஒரு முன்னலுவலகமாக இது செயல்பட்டதாகக் கருதப் பட்டது. வெளித்தோற்றத்தில் ஒரு சாதாரண அமெரிக்கப் பன்னாட்டு நிறுவனத்தின் கிளை போன்று இது செயல்பட்டது. ஆனால், தனியார் நிறுவனம் போன்று செயல்பட்ட இது உண்மையில் அமெரிக்கத் தூதரகத்தின் ஒரு முக்கியமான அலுவலகம்.

அமெரிக்க மத்திய உளவுத்துறைப் பணியாளர்களின் நேரடி முன்னலுவலகம் போன்று டிஏஐ அமைப்பு செயல்படவில்லை என்று வைத்துக்கொண்டாலும், அமெரிக்க உளவுத்துறை தன்னுடைய வரலாற்றுச் சிறப்புமிக்க வழக்கமான 'இரகசிய நிதியுதவியையும் மறைமுக ஆதரவையும் கொடுக்கும் வேலையை'[9] சாவேஸ் அரசை நீக்க விரும்பும் விசைகளுக்குச் செய்து வந்தது.

யுஎஸ்எய்டுக்கும் பாதுகாப்புத்துறைக்கும் உலகம் முழுவதும் ஒப்பந்தங்களை டிஏஐ அமைப்பு ஏற்பாடு செய்துவந்துள்ளது. இவற்றில் இராக்கிலும் ஆப்கானிஸ்தானிலும் 'சமாதானம்' தொடர்பான விரிவான வேலையும் அடங்கும். 2008இல் அது கியூபாவில் 'ஜனநாயக மாற்றத்திற்காக' ஒரு பெரிய யுஎஸ்எய்டு ஒப்பந்தங்களை ஏற்றுக்கொண்டது. ஏனெனில், நிதியுதவியை முன்னால் பெற்றுவந்த மியாமியிலுள்ள கியூபா-அமெரிக்க நிறுவனங்கள் மிகப் பரவலான மோசடியையும் ஊழலையும் செய்ததாகக் கண்டுபிடிக்கப்பட்டன. அடுத்த ஆண்டு டிஏஐ அமைப்பின் உளவாளியான ஆலன் கிரோஸ் ஹவானாவில் கைது செய்யப்பட்டார். கியூபா குடிமக்களுக்கு மிகவும் சிறப்பான தகவல் தொழில்நுட்பக் கருவிகளை விநியோகித்தார் என்பதற்காக இந்தக் கைது நடந்தது. வாஷிங்டனில் வாழும் கியூபப் (அரசியல்) பகுப்பாய்வாளர் ஆன்யா லாண்டாவ் ஃபிரெஞ்சு மற்றொரு அரசு ஒப்பந்தக்காரர் தன்னிடம் பின்வருமாறு கூறியதாகத் தெரிவித்தார்: 'தீவிலுள்ள அதிருப்தி ஆர்வலர்களுக்கு யுஎஸ்எய்டு நிதியுதவி பெற்ற ஒரு நிறுவனம், மாதந்தோறும் ஏறத்தாழ ஐம்பது பேரைத் தொழில்நுட்ப மற்றும் நிதிசார்ந்த உதவியை வழங்குவதற்காகக் கியூபாவுக்கு அனுப்பி வருகிறது.'[10]

உண்மையில், 1959இல் புரட்சிக்குப் பிறகு கியூபாதான் அமெரிக்காவின் தொல்லைகளுக்கு முதல் இலக்கு. ஆனால், 2002இல்

வெனிசுலாவில் அமெரிக்காவின் மறைமுகத் தலையீடு அதிகமாகிக் கொண்டுவரும் அதே நேரத்தில் ஜேம்ஸ் கேசன் ஹவானாவின் அமெரிக்க ஆதரவுப் பிரிவின் தலைவராக, ஒரு புதிய வேலைக்காக —உள்நாட்டு ஆட்சியை ஆட்டம் காணவைத்தலை நேரடியாகத் தூண்டுவதற்கும் ஆதரிப்பதற்கும்—அனுப்பப்பட்டார். கேசன், அரசியல் அதிருப்தியாளர்களில் ஒரு சிறிய குழுவைத் தேர்ந்தெடுத்தார்; அதற்கு நிதியுதவி செய்தார்; தகவல் தொழில்நுட்பக் கருவிகளைக் கொடுத்தார்; மேலும், நாடு முழுவதும் பயணம் செய்து புதிய அதிருப்தியாளர்களைத் தேர்ந்தெடுக்க முயற்சி செய்தார். புஷ் நிர்வாகத்தின் மேற்கு அரைக்கோள விவகாரங்களுக்கான துறையின் துணைச் செயலாளரான ரோஜர் நோரீகா பின்வருமாறு கூறினார்: தாமும் வாஷிங்டனில் உள்ள தம்முடைய சகாக்களும் எவ்வளவு மோசமான பிளவுபடுத்தும் கொடுமையான நடத்தைகளில் ஈடுபட முடியுமோ அவ்வளவு மோசமாக நடந்துகொள்ளுமாறு காசனுக்கு அறிவுறுத்தியதாக. அவர் மிகவும் அதிக அளவு 'குழப்பத்தை' உண்டாக்குவார் என்று அவர் நம்பினார். இதன் மூலம் கியூபா அரசு அவரை நாடுகடத்தும் என்றும், இது நிலைமையை மேலும் தீவிரமாக்கி அமெரிக்காவுடன் உள்ள இராஜிய உறவுகளை முழுவதும் துண்டிக்கும் என்றும் மேலும் நம்பினார். காசனை நாட்டைவிட்டு வெளியேற்ற வேண்டும் என்று கியூபா முடிவு செய்தது. எனினும், காசனுடன் ஒத்துழைத்த அதிருப்தியாளர்களுக்கு எதிரான அதன் செயல்பாடு அமெரிக்காவால் பயன்படுத்தப்பட்டு, மிகவும் பெரியதாக மாற்றிய, ஒரு 'ஊடகப் போரை' தூண்டியது. இந்தப் போர் நிற்கவே இல்லை. அரசுக்கு எதிரான செயல்களில் ஈடுபடுத்துவதற்காக வெளிநாட்டு அரசுகளிடமிருந்து உதவிகளைப் பெற்றுக்கொண்டதற்காக ஏறத்தாழ 75 நபர்களைக் கியூபா கைதுசெய்த போது, அமெரிக்க உள்துறையும் உலகப் பெருவணிகக் குழும ஊடகங்களும் பின்வருமாறு உரத்த குரலில் கண்டித்தன: 'இந்தக் கைது ஜனநாயகம், மனித உரிமைகள், கருத்துச் சுதந்திரம் போன்றவற்றின் மேல் ஏற்பட்ட ஒரு மிகப்பெரிய தாக்குதல்' என.

மேற்கத்திய அரைக்கோளத்துறையில் கியூப எதிர்ப்பு வல்லுநர்களை நன்கு நிரப்பி வைத்திருக்கும் புஷ் நிர்வாகம், மேலே கூறிய தூண்டல் களுக்கான கியூபாவின் எதிர்வினையை நிலைத்தன்மைக்கும், 'ஆட்சி மாற்றத்திற்கும்' தேவையான, கூடுதல் நிதிக்கான ஓர் அடிப்படைக் காரணியாகப் பயன்படுத்தியது. 2004இல் புஷ் நிர்வாகம் ஆத்திரமூட்டல்களுக்கென, சுதந்திர கியூபாவுக்கான உதவிக் குழு

ஒன்றை உருவாக்கியது. இந்தக் குழுவின் மூலம் 'கியூபாவில் ஜனநாயக மாற்றத்தை விரைவாகவும் எளிதாகவும் கொண்டுவர எந்த வழிகளில் அமெரிக்கா உதவ முடியும் என்பதை ஆய்வு செய்ய இயலும்.' அடுத்த ஆண்டு, இதற்காகக் கியூபாவில் மக்களின் வாழ்க்கையை மேலும் கடினமாக்கக்கூடிய பல நடவடிக்கைகளை நடைமுறைப் படுத்தியது. இந்தச் செயல்பாடுகளில் பின்வருபவையும் அடங்கும்: பயணம் மேற்கொள்வதில் கட்டுப்பாடுகளைப் புகுத்துதல், கியூபா-அமெரிக்கர்கள் தங்களுடைய சொந்தங்களுக்குப் பணமாற்றம் செய்வதைத் தடுத்தல், பிளவுறுத்தும் 'தகவல் போர்' பிரச்சாரங் களுக்குப் புதிய நிதியை ஒதுக்குவது போன்றவை.

கியூபாவின் மேல் பன்னாட்டு அழுத்தத்தை அதிகரிக்க அமெரிக்கா அதிக அளவு நிதி ஒதுக்கீட்டை வெளிநாடுகளுக்குச் செய்தது. எடுத்துக் காட்டாக, 2005இல் என்இடி போலந்து, ருமேனியா, செக் குடியரசு போன்ற நாடுகளுக்கு அந்த நாடுகளின் கியூபா-எதிர்ப்பு அமைப்பு களுக்கு 2.4 மில்லியன் டாலரை மானியமாகக் கொடுத்தது.[11] 2006இல் ஆட்சிக் கவிழ்ப்புத் திட்டம் 'ஒரு ஜனநாயக எதிர் காலத்திற்கான கியூப நிதி' திட்டத்தால் விரிவாக்கப்பட்டது. இது மற்றொரு 80 மில்லியன் டாலரைக் கியூபா-எதிர்ப்புப் பிரச்சாரத் திற்காகவும் அந்த நாட்டின் உள்ளே எதிர்ப்பு சக்திகளைக் கட்டமைக்கவும் ஒதுக்கியது. இந்த முயற்சியை நீட்டிக்க ஆகஸ்ட் 2006ஆம் ஆண்டில் புஷ் நிர்வாகம் கியூபாவின் மருத்துவ சேவை முயற்சிகளைக் கெடுக்க முயற்சி செய்தது. இதற்காக அந்த நாட்டின் மனிதாபிமான உதவித் திட்டத்தின் மீது இதுவரை காணப்படாத அளவுக்குத் தாக்குதல் தொடுத்தது. கியூப மருத்துவர்கள், செவிலியர்கள், தொழில்நுட்ப அறிஞர்கள் தங்களுடைய வெளி நாட்டுப் பணிகளிலிருந்து விலகுதலை ஈர்க்க சிறப்பாக உருவாக்கப்பட்டது தான் கியூப மருத்துவப் பணியாளர் விடுதலைத் திட்டம் (கியூபன் மெடிக்கல் புரொஃபஷனல் பரோல் புரோக்ராம்). இதற்காகக் கியூப மருத்துவப் பணியாளர்களுக்கு அமெரிக்காவில் நுழைவதற்கான ஒரு சிறப்புக் குடியுரிமை கொடுக்கப்பட்டது. இந்த விடுதலை திட்டம் கியூபாவின் உடல்நலப் பராமரிப்புப் பணிகளின் செயல்திறனைக் குறைக்கவோ விலகல் அதிகாரத்தை அதிகரிக்கவோ கொஞ்சமும் செய்யவில்லை எனத் தோன்றினாலும் வாஷிங்டன் அதிகாரத்துவத்தின் மனதில் தோன்றிய பகைமையை இது நிரூபிக்கிறது. அமெரிக்க அரசின் இணையதளம் ஒன்று இந்தக் குற்றம் வாய்ந்த மனிதாபிமான-எதிர்ப்புச் செயல் அனுமதிக்கப்பட்டுள்ளது என்று கூறியுள்ளது.

இதற்குக் காரணம் 'மிகவும் அவசரமான மனிதாபிமான காரணங் களுக்காக அல்லது குறிப்பிடத் தக்க பொதுமக்கள் நலனுக்காக அமெரிக்காவுக்குள் ஒரு வெளி நாட்டவரின் விடுதலை அனுமதிக்கப் பட்டுள்ளது' என்பதுதான்.

கியூபாவுக்கு எதிராக எடுக்கப்பட்ட நாசவேலை வெனிசுலாவுக் காக, முறையே 2004, 2010இல் அங்கு பணிபுரிந்த அமெரிக்கத் தூதர்களான வில்லியம் பிரௌன்ஃபீல்டு, பாட்ரிக் டட்டி ஆகிய இருவரின் செயல்பாடுகளால் நேரடியாக ஆதரிக்கப்பட்டது. கரகாஸில் உள்ள தூதரகம், தொடர்ந்து அந்த நாட்டின் உள்நாட்டு அரசியலில் தலையிட்டு வந்தது. கியூப மருத்துவப் பணியாளர்கள் பணிகளைத் துறந்துவிடும் செயலை ஊக்குவிக்கும் வெனிசுலா எதிர்ப்புக் குழுக்களுடன் ஒத்துழைத்தது. மியாமிக்கு வெளியேற சிலர் விரும்பிய போது அவர்களுடைய வெளியேற்று விசாவை விரைவுபடுத்தியது. வெனிசுலாவிலிருந்து கொடுக்கப்பட்ட அமெரிக்கத் தூதரகத் தந்திகள் (எம்பேசி கேபில்ஸ்) பர்ரியோ அடென்ட்ரோ அமைப்புகள் தான் அமெரிக்க போலி பிரச்சாரங்களின் முக்கிய தாக்குதல் இலக்குகளாகத் திகழ்ந்தன. இந்தத் தந்தி அறிக்கைகள் மிகவும் பரவலான, நன்கு பதிவு செய்யப்பட்ட உடல்நலப் பராமரிப்பு மேம்பாடுகளைப் புறக்கணித்து ஒதுக்கின. எதிர்ப்புப் பத்திரிகைகளில் (இவை சில சமயம் தூதரகத்தால் அல்லது என்இடி அமைப்பால் நிதியுதவி செய்யப்பட்டன) கூறப்பட்ட, பதிவு செய்யப்படாத, பொய்யான கூற்றுக்களை மீண்டும் மீண்டும் கூறிவந்தன. இந்தக் கூற்றுகள் பின்வருமாறு: 'வெனிசுலாவில் பொது சுகாதார அமைப்பின் தரம் குறைந்துவிட்டது.'

2008இல் டட்டி அமெரிக்கத் தூதரகம் வெனிசுலாவின் பொதுக் கருத்தைத் தாக்கத் திட்டமிட்டார். 'உத்திசார்ந்த தொடர்புகளின்' மூலம் இந்தத் தாக்குதலை எப்படி நடத்துவது என அமெரிக்க இராணுவ வல்லுநர்களிடமிருந்து ஆலோசனை கேட்டார். அவருடைய தூதரகத் தந்திகளில் ஒன்று விக்கி லீக்ஸால் வெளியிடப்பட்டது. அது பின்வருமாறு கூறியது: 'கரகாஸ் தூதரகம் தன்னுடைய உத்திசார்ந்த தகவல் தொடர்புத் திட்டத்தை மேற்கொள்வதற்காக பாதுகாப்புத் துறையின் (டிஓடி) ஆதரவைக் கேட்கிறது. இந்தத் திட்டத்தின் இலக்கு வெனிசுலாவிலுள்ள 'தகவல் சூழலை' கட்டுப்படுத்துவது தான்... பாதுகாப்புத்துறையின் ஆதரவு ஏற்கனவே உள்ள தூதரக பொது இராஜிய உறவையும் ஜனநாயக ஆதரவுச் செயல்பாடுகளையும்

மிகவும் அதிகமாக மேம்படுத்தும்.' ஆட்சிக் கலைப்புச் செயல் பாடுகளில் தூதர்களின் மிக தீவிரமான ஈடுபாடு, அவர்களுடைய வலுவான இராணுவத்துடன் மட்டுமின்றி, அவர்களின் தேசிய பாதுகாப்புத் தகவமைவுடன் தொடர்புகொண்டிருந்தது. முன்பு, தெற்கு இராணுவப் படையின் தலைவருக்கு பனாமாவின் படையெடுப்பு மற்றும் ஆக்ரமிப்பில் பிரௌன்ஃபீல்டு அரசியல் ஆலோசகராக இருந்தார். மேலும், இவரும் டட்டியும் தேசிய பாதுகாப்புப் பல்கலைக்கழகத்திலிருந்து தேசிய பாதுகாப்பு உத்தியில் பட்டம் பெற்றவர்கள். மத்திய அமெரிக்க போர்களோடு தொடர்புடைய உள்துறை அமைப்பினரில் இவர்களும் அடங்குவர். லத்தீன் அமெரிக்கா முழுவதுமுள்ள அமெரிக்கத் தூதரகங்களில் மிகவும் முக்கிய பணிகளுக்கு உயர்ந்தவர்கள், மிகுந்த அனுபவசாலிகள். இவர்களில் பெரும்பாலோர் வாஷிங்டனிலுள்ள கியூபா பிரிவிலும் ஹவானாவில் அமெரிக்க ஆர்வப் பிரிவிலும் பணிபுரிந்தவர்கள். இவர்களில் ஏறத்தாழ அனைவரும் பாதுகாப்புத்துறை, அமெரிக்க மத்திய உளவுத்துறை, கியூபாவால் நாடுகடத்தப்பட்டு மியாமியில் இருக்கும் மிகவும் வலுவான காஸ்ட்ரோ-எதிர்ப்பாளர்கள், பழமைவாத கொள்கையாளர் குழாமான ஹெரிடேஜ் பவுண்டேஷன் போன்றோருடன் மிகவும் நெருக்கமாக தங்கள் பணியின் வரலாற்றைப் பகிர்ந்துகொண்டவர்கள்.

ஊடகப் போர்

அமெரிக்க பெருவணிக நிறுவன ஊடகங்களிலும், பிற நாடுகளில் உள்ள அவற்றின் சக ஊடகங்களிலும் வெனிசுலா, கியூபா, ஆல்பா நாடுகள் போன்றவற்றைப் பற்றி வெளிவந்த புதிய கட்டுரைகள் பெரும்பாலும் எதிர்மறையானவை என்பது நன்கு தெரிந்த ஒரு விசயம். 2006ஆம் ஆண்டில், அதாவது 'கியூப மருத்துவப் பணியாளர் விடுதலைத் திட்டம்' செயல்படத் தொடங்குவதற்கு சற்று முன்பு, ஹவானாவிலுள்ள அமெரிக்க ஆர்வப் பிரிவின் தலைவரான மைக்கேல் பாம்லி இதர லத்தீன் அமெரிக்க நாடுகளின் அமெரிக்க தூதரகங்களுக்கு ஒரு தந்தியை (கேபில்) அனுப்பினார். அதில் அவர் மற்றவர்களுக்குப் பின்வருமாறு நினைவுபடுத்தினார்: அவர்கள் 'எப்போதுமே மனிதர்கள் தொடர்பான கட்டுரைகளையும் கியூபாவின் மருத்துவத்திறன் பற்றிய மாயையை உடைப்பது தொடர்பான இதர செய்திகளையும் எதிர்பார்க்கிறார்கள். இதுதான் அமெரிக்க அரசின் வெளியுறவுக் கொள்கை. அதன் 'தற்புகழ்ச்சி' பிரச்சாரத்தின்

முக்கியப் பண்புகூட.'[12] பொதுவாக இராஜிய உறவுகள் தொடர்பான அறிக்கைகளை அடிப்படையாகக் கொண்ட கட்டுரைகள் தூதரக, இராணுவப் பணியாளர்களுடன் நன்கு பழகும் பெரிய ஊடகச் செய்தியாளர்களுக்குக் கொடுக்கப்படும். செய்திக் குறிப்புகள் எவ்விதச் சரிபார்ப்புமின்றி அப்படியே வெளியிடப்படும். ஊடகங்களுக்கு ஹெரிடேஜ் ஃபவுண்டேஷன் போன்ற கன்சர்வேடிவ் கொள்கையாளர் குழாமுக்கு அடிக்கடி செய்திகளைக் கொடுக்கிறார்கள். இவை அமெரிக்க பாதுகாப்புத் துறையுடனும், உள்துறையுடனும் நெருங்கிய தொடர்புகள் கொண்டவை. மேற்கத்திய அரைக்கோளத்தில் பெருகிவரும் அபாயங்கள் பற்றிய தொடர் பரப்புரைகளை இவை வெளியிடுகின்றன. இதன்மூலம் வெனிசுலா, பொலிவியா நாடுகளின் தேர்ந்தெடுக்கப் பட்ட அதிபர்களை அடிக்கடி சர்வாதிகாரிகள் என்று இவை குறிப்பிடுகின்றன; மேலும், 'பயங்கரவாதத்திற்கான அரச ஆதரவாளர்கள்: இந்தப் பட்டியலில் வெனிசுலா சேர்க்கப்பட வேண்டிய தருணம் இது', 'பொலிவியாவின் முறையற்ற தேர்தலை அமெரிக்கா நிராகரிக்க வேண்டும்' போன்ற தலைப்புகள் கொண்ட செய்திகளில் தீவிர நடவடிக்கைகளுக்குப் பரிந்துரைக்கின்றன.[13]

இந்த அரைக்கோளத்தில் உள்ள முற்போக்கு அரசுகள்தாம் ஊடகப் போருக்கும் ஊடக பயங்கரவாதத்திற்கும் பலியாடுகள் என்று கருதுகின்றன. ஏனெனில், உலக ஊடகங்கள் இந்தப் பொய்யான குற்றச்சாட்டுகளை எதிர்ப்பதற்கு வாய்ப்புகளைப் பெறுவதில்லை. பெருவணிக குழுமச் செய்தி சேவைகள் அமெரிக்க அரசு எதைக் கூற வேண்டும் என்று விரும்புகின்றனவோ அந்தச் செய்திகளை மட்டுமே கூறுகின்றன. கியூபா, வெனிசுலா, ஆல்பா நாடுகள் போன்றவற்றின் மதிப்பையும் மரியாதையையும் கெடுக்கும் மிகவும் பெரிய முயற்சிகளை இவை மேற்கொள்கின்றன. இந்தப் பகுதியில் காணப்பட்ட கியூபா/வெனிசுலா கூட்டுறவு மற்றும் மருத்துவப் பன்னாட்டுத்துவத்தைப் பொருத்தவரை இவை இந்தச் செய்தியைப் பற்றி பிரசுரிக்கவே இல்லை. அதாவது, மக்கள் உடல்நலப் பராமரிப்பு பணியிலும் கல்வியிலும் பெற்ற மிகச் சிறப்பான சாதனைகளைப் பற்றிய நல்ல செய்திகளை வெளியிடுவதிலோ, பிரசுரிப்பதிலோ எப்போதுமே இவை ஈடுபடுவதில்லை. நல்ல செய்திகள்/ கட்டுரை களின் அரிதான நிலைமையை அமெரிக்காவின் 2010 ஹைதி நிலநடுக்கம் பற்றிய செய்தித் தொகுப்பில் காணலாம். நிலநடுக்கம் ஏற்பட்டு ஒரு வாரத்திற்குள் ஒரு ஆதரவான கட்டுரை வெயிடப்பட்டது. இது ஸ்டீவ் காஸ்டன் பாம் என்ற செய்தியாளர் கியூப மருத்துவர்கள்

பற்றி தயாரித்த ஒரு சிஎன்என் தொலைக்காட்சி செய்தியாகும்:

> நகரத்தின் மையப் பகுதியில் அவர்களுக்கு அவசர மருத்துவ சிகிச்சை தேவைப்பட்டால், சாதாரண ஹைதி மக்கள் செல்லக் கூடிய சில இடங்கள் இருந்தன. நாங்கள் அப்படியொரு இடத்தை எதிர்கொண்டோம். அது லா பாஸ் மருத்துவமனை. இது தற்போது கியூப மருத்துவப் பணியாளர்களால் ஹைதியில் நிர்வாகம் செய்யப்பட்டு வருகிறது. இவர்களுடன் ஸ்பெயின், லத்தீன் அமெரிக்க மருத்துவப் பணியாளர்களும் இங்கு உள்ளனர். இதைக் காண்பது மிகவும் வியப்பாக உள்ளது. இவர்கள் அதிகக் காயமடைந்த மக்களுக்கு மருத்துவம் செய்துவருகிறார்கள்— இந்த மருத்துவம், மிகுந்த தரம்வாய்ந்ததாக உள்ளது. ஒவ்வொரு நாளும் 6 முதல் 700 நோயாளிகளுக்கு சிகிச்சையும், பல டஜன்கள் அறுவை சிகிச்சையும் செய்யப்பட்டு வருகின்றன. இந்த மருத்துவமனையில் மூன்று அறுவை சிகிச்சை அறைகள் உள்ளன; இவை நாள் முழுவதும் 24×7 அடிப்படையில் பயன் படுத்தப் படுகின்றன. ஹைதி மக்கள் சென்று, சிகிச்சை பெற்று, உயிர் வாழலாம் என்ற ஓரளவு நம்பிக்கையை ஊட்டும் மருத்துவமனை நகரத்தில் இது ஒன்றுமட்டும்தான்.

இதைத் தொடர்ந்த மாதங்களில் சிஎன்என்னின் மிகச் சிறந்த செய்தியாளர்களான ஆண்டர்சன் கூப்பரும் சஞ்சய் குப்தாவும் பல வாரங்களை ஹைதியில் தங்கியிருந்து, எண்ணிக்கையில்லா மணி நேரங்களைத் தொலைக்காட்சிப் பணியில் செலவழித்தனர். ஆனால், அவர்கள் மேற்கூறப்பட்ட செய்தியை ஒருமுறைகூட பின்தொடர வில்லை; தங்களைச் சுற்றியிருந்த கியூப மருத்துவ நிறுவனங்களைச் சென்று பார்த்து செய்தி தயாரிக்கவுமில்லை. நில நடுக்கத்திற்குப் பிறகு வெளியான இரண்டரை மாதகால தங்களுடைய செய்தித் தொகுப்பில் அமெரிக்காவின் முக்கிய செய்தித்தாள்கள் சிஎன்என் அளவுக்கே மோசமானதாக இருந்தன அல்லது அதைவிட அதிக மோசமானதாக இருந்தன என்று எமிலி மற்றும் ஜான் கிர்க்கின் ஆய்வு எடுத்துக் காட்டுகிறது: 'நிலநடுக்க உதவி முயற்சிகள் பற்றி 750 செய்திகளை நியூயார்க் டைம்ஸ் பத்திரிகையும், வாஷிங்டன் போஸ்ட் பத்திரிகையும் போட்டி போட்டுகொண்டு எழுதியுள்ளன. எனினும், இவற்றில் ஒன்றுகூட கியூபாவின் ஆதரவு பற்றியோ, அதன் விவரங்கள் பற்றியோ கூறவில்லை.'[14] நல்ல செய்திகள் ஒதுக்கப்பட்டதற்கான அதே நிலைமை பல மாதங்களுக்கு நீடித்தது; இது கிர்க்கின் ஆய்வை உறுதிப்படுத்தியது. பெரு வணிகக் குழும ஊடகங்களில் முக்கியமான

ஊடகங்களால் புறக்கணிக்கப்பட்ட அந்த ஆண்டிற்கான சிறந்த கட்டுரைகளை புரோஜெக்ட் சென்சார்டு பட்டியலிட்டபோது அவற்றில் ஒன்று 'நிலநடுக்கத்திற்குப் பிறகு கியூபா மிகப் பெரிய மருத்துவ உதவியை ஹைதிக்கு கொடுத்தது' என்ற தலைப்பில் வெளிவந்த கட்டுரையாகும்.

ஆயினும் ஏறத்தாழ அதே நேரத்தில், அதாவது 2010ஆம் ஆண்டு டிசம்பரில், கியூப மருத்துவத்திறன் பற்றி சில கட்டுரைகளும் பெரிய ஊடகங்களில் வெளிவந்தன. ராய்டர்ஸ் செய்திச் சேவை கட்டுரை ஒன்று அமெரிக்காவின் பல செய்தித்தாள்களிலும் வலைத்தளங்களிலும் வந்தது. இது ஹைதியில் காலரா தொற்றுநோய்க்கு எதிரான போராட்டத்தில் தலைமை தாங்கிய கியூப உடல்நலக் குழுக்களின் மிகத் தீவிர முயற்சிகளுக்கு நல்ல கவனத்தைக் கொடுத்தது.[15] நீனா லகாமி இண்டிபென்டென்ட் என்ற பத்திரிகையில் ஆங்கிலத்தில் எழுதிய கட்டுரையான 'கியூபாவின் மருத்துவர்கள்தான் ஹைதியில் காலராவுக்கு எதிரான போராட்டத்தின் முதுகெலும்பு'(கியூபாஸ் டாக்டர்ஸ் ஆர் த பேக்போன் ஆஃப் த ஃபைட் அகைனிஸ்ட் காலரா) என்றும் கட்டுரை மூலம் இந்தப் போக்கு பிரிட்டனுக்கு பரவியது. இது பிறகு பல செய்தித்தாள்களிலும் பிரசுரமானது.[16] இதற்கு சிறிது காலத்திற்கு பிறகு, பீபிஎஸ் நியூஸ்ஹவர் பத்திரிகையின் ரே சுவாரெஜ் இரண்டு, நீண்ட, பெருமளவு ஆதரவான அறிக்கைகளைத் தயாரித்து வெளியிட்டார்.[17] கியூபாவின் உலகளாவிய மருத்துவப் பராமரிப்பு அமைப்பு பற்றியும் லத்தீன் அமெரிக்க மருத்துவப் புலத்தில் கொடுக்கப்படும் கல்வி பற்றியும் இவை விவரித்தன. ஊடகச் செய்தியில் இவை எந்தவித முக்கியமான தாக்கங்களையும் ஏற்படுத்தவில்லை. இந்தக் கட்டுரைகளில் பிழைகள் இருந்தாலும் அவை மாறும் என்று கியூபாவும் வெனிசுலாவும் தொடர்ந்து நம்பலாம். உண்மையான கதைகள் வெளிவருவதைத் தடுக்கும் தடுப்புகள் பல உள்ளன. அவற்றை முறியடிக்க எல்லாவிதமான மீறல்களையும் மேற்கொள்ள வேண்டும். இதனால் மட்டுமே தங்களுடைய சமூகங்களை இழிவுபடுத்துவதற்காக அவர்களுக்கு எதிராக நடத்தப்படும் 'குவேரா மீடியாடிகா' (ஊடகப் போர்) வெற்றிகரமாக முடியும்.

ஊடக உலகைத் துல்லியமான தகவல்கள் ஊடுருவினாலேயொழிய அமெரிக்காவின் கிளர்ச்சி-எதிர்ப்பு முயற்சிகளால் வெளியிடப்படும் பொய்த் தகவல்கள் மிக விரைவாகவும் எளிதாகவும் விலகாது, மறையாது.

12

மருத்துவம் பார், புரட்சி செய்

அனைத்திற்கும் மேலாக, உலகத்தின் எந்தப் பகுதியிலும் எந்தவொரு மனிதனுக்கும் எதிராகச் செய்யப்பட்ட, எந்தவொரு அநீதியையும் பற்றி மிகவும் ஆழமாக உணர எப்போதுமே முயற்சி செய்யுங்கள்.

- சே குவேரா

தன்னுடைய குழந்தைகளுக்கு எழுதிய கடிதம், 1965

காணப்படும் அனைத்து வகை சமத்துவமின்மைகளிலும் உடல்நலப் பராமரிப்பில் காட்டப்படும் அநீதிதான் மிகவும் அதிர்ச்சியானது, மனிதாபிமானமற்றது.

- மார்ட்டின் லூதர் கிங், ஜுனியர்

கியூபா, வெனிசுலா, அமெரிக்காக்களின் இதர பகுதிகளையும் சேர்ந்த புரட்சிகர மருத்துவர்கள், மருத்துவ மாணவர்கள், அவர்களோடு பணிபுரியும் செவிலியர்கள், உடற்பயிற்சி மருத்துவர்கள், விளையாட்டுப் பயிற்சியாளர்கள், இதர திறன்வாய்ந்த தொழில் நுட்ப வல்லுநர்கள் போன்றோர் உலகத்திலுள்ள மற்றவர்களுக்கு ஒரு பெரிய சவாலைக் கொடுக்கின்றனர். தங்களுடைய அன்றாடச் செயல்களாலும், சமூக ஒருமைப்பாட்டிற்கான ஈடுபாட்டாலும் அனைவருக்கும் மருத்துவ சேவையை—இதனை வருங்காலத்தில் எப்போதோ அல்ல, இப்போதே—கொடுக்க முடியும் என்பதை அவர்கள் எடுத்துக்காட்டியுள்ளனர். உலகின் பெரும்பாலான பகுதிகளில் ஓங்கிக் காணப்படும் முதலாளித்துவ வளர்ச்சியின் தாக்கத்திற்கு நேரடியாக சவால்விடும் அதே நேரத்தில், இதை அவர்கள் செய்துவருகிறார்கள். கியூபாவும் வெனிசுலாவும் ஒருங்கிணைந்த நலவாழ்வுத் திட்டத்திற்கான ஒரு 'முன்மாதிரி'யைச் செயல்படுத்திக் காட்டியுள்ளன. இந்த முன்மாதிரி அரை நூற்றாண்டுக்கும் மேலாக கியூபாவிலும் அயல்நாடுகளிலும் மேற்கொள்ளப்பட்ட வெற்றிகரமான சோதனைகளின் அடிப்படையில் உருவாக்கப்பட்டது. இதை இதர

நாடுகளின் தேவைக்காக ஏற்றுக் கொள்ளலாம். இது ஓர் எளிய விஷயம் அல்ல; ஒரே நேரத்தில் முதல்நிலை உடல்நலப் பராமரிப்பையும் ஓர் உலகலாவிய பொது அமைப்பையும் சிறப்பு மருத்துவத்தையும் தடுப்பு மருத்துவத்தையும் கட்டமைக்கிறார்கள். அத்துடன் அந்த அமைப்பு நீண்ட காலத்திற்கு நிலைத்து நிற்க மருத்துவப் பணியாளர் களுக்குப் பயிற்சியும் கொடுத்து வருகிறார்கள்.

பர்ரியோ அடென்ட்ரோ அமைப்பில், தற்போது நடந்து கொண்டிருக்கும் வளர்ச்சியில் வெனிசுலா மக்களின் மிகத் தீவிரமான அடித்தட்டு ஜனநாயகப் பங்கேற்பு கியூபா கூட்டாளிகளின் வெற்றிக்கு மிகவும் முக்கியமாக அமைகிறது. பொலிவரியப் புரட்சிகர செயல் பாட்டின் பரிணாமத்திற்கும் ஆழமான வளர்ச்சிக்கும் இது மிகவும் தவிர்க்க முடியாத ஒன்று. இந்தக் காரணத்திற்காக, வெனிசுலாவின் பரிசோதனை 21ஆம் நூற்றாண்டு சோஷலிசக் கொள்கையின் தங்களுடைய சொந்த வகையை உருவாக்க முயற்சி செய்யும் இதர சமுதாயங்களுக்கும் ஓர் உந்துதலாகச் செயல்படுகிறது. குடிமக்கள் தங்களுடைய சமூகத் தேவைகளில் மிகவும் முக்கியமான ஒன்றை எதிர்கொள்ள கற்றுவருகிறார்கள். இதற்காக அவர்கள் உடல்நலப் பராமரிப்பு, கல்வி போன்றவற்றில் ஒரு புதிய தர்க்கத்தை உருவாக்கி வருகிறார்கள்.

என்னுடைய அண்டைப் பகுதியான மாண்டே கார்மெலோவில் இளம் கிராமப்புற மக்களைப் பொருத்தவரையில் அவர்கள் தங்களுடைய இலக்குகளை, பிற சூழல்களில் ஏறத்தாழ செய்யவே முடியாதவை எனக் கருதப்படும் செயல்களை, மேற்கொள்வதன் மூலம் அடைகிறார்கள். இந்தக் கிராமத்தின் மூன்று அறை உயர் பள்ளியின் மூலம் தேர்ச்சி பெற்றவர்களும், தங்களுடைய உயர்நிலைப் பள்ளிப் படிப்பை மாலை நேர வகுப்புகள் மூலம் கல்வித் திட்டங்களில் முடித்தவர்களும், தற்போது ஒரு கடினமான ஆறு ஆண்டு மருத்துவக் கல்வித் திட்டத்தை முடிக்க மிக ஆர்வமாகப் படித்து வருகிறார்கள். இதை நடைமுறை சாத்தியமாக்கிய மிக முக்கியக்கூறு சே குவேராவால் ஐம்பது ஆண்டுகளுக்கு முன்பு சரியாக நிர்ணயிக்கப்பட்ட ஒன்று. 'ஒருவர் ஒரு புரட்சிகர மருத்துவராக இருப்பதற்கோ புரட்சிவாதியாக இருப்பதற்கோ முதலில் ஒரு புரட்சி ஏற்பட வேண்டும்' என்றார் அவர்.[1]

மருத்துவர்களும் அவர்களுடைய மாணவர்களும் தீவிர சமூக மாற்ற சூழலினுள் செயல்படுவதால், ஒரு தனித் தன்மைமிக்க மருத்துவப் பாடத் திட்டத்தை வளர்ப்பதும், அறிவியல் அறிவைப்

புதுவழிகளில் மற்றவர்களுக்குப் பரப்புவதும் சாத்தியமாகியுள்ளன. புதிய புரட்சிகர மருத்துவர்கள் உலகம் முழுவதும் கற்பிக்கப்படும் அதே மருத்துவ அறிவியலைக் கற்கிறார்கள். ஆனால், இந்தக் கற்றல் பல்வேறு மரபுசார் மருத்துவ அறிவியல்களுக்கும் இடையே யுள்ள தொடர்புகளை வலியுறுத்தும் வகைகளில் மேற்கொள்ளப் படுகிறது. மேலும், உருவ உடற்செயலியல் (மார்ஃபோஃபிசியாலஜி) உருவ நோய்க்குறியியல் (மார்ஃபோபேதாலஜி) விரிவாக ஒருங்கிணைக் கின்றன. அவர்களுடைய முறையான படிப்பின் போது நோயாளி களுடனும் அவர்களுடைய சிகிச்சை தொடர்பாகவும் அன்றாடம் நோய்க் குறியீடுகளை அறிதல் மட்டுமின்றி, அவற்றை சிகிச்சையுடன் ஒருங்கிணைக்க பழக்கப்படுத்தப்படுகின்றனர்.

ஒவ்வொரு பாடத்திற்கும் தொடர்புடைய முறையான, மிகவும் விரிவான பாடங்கள் டிவிடி மூலம் அவர்களுக்கு, தினமும் கிடைக் கின்றன. இவை இதர மாணவர்களுடன் அடிக்கடி படிப்பின் போது விவாதிக்கப்படுகின்றன. இதன் காரணமாக அறிவியல் கருத்துருக்களின் பொருள் பற்றியும் அவற்றின் சமூக/மருத்துவ பயன்பாடுகள் பற்றியும் நன்கு புரிந்துகொள்ள பல வாய்ப்புகள் மாணவர்களுக்குக் கிடைக்கின்றன. அவர்களுடைய படிப்பின் முதலாண்டில் தொடங்கும் பணி சுழற்சிகளின் போது, அவர்கள் விரிவான அனுபவங்களைப் பல்வேறு வகை மருத்துவர்கள், பேராசிரியர்கள், பயிற்சி ஆசிரியர்கள் போன்றவர்களிடமிருந்து பெறுகிறார்கள். இது ஆறு ஆண்டு பயிற்சிக் காலம் முழுவதும் அவர் களுக்குக் கிடைக்கிறது. கல்விசார்ந்த பொருள்கள் பற்றியும், நோய்க்குறிக்கான மூலங்களைப் பற்றியும் மிகவும் ஆழமாகவும், விரிவாகவும் புரிந்துகொள்ள வழிவகை செய்கிறது. இவை நிச்சயமாக சிறப்புச் சலுகை பெற்ற முதல் உலக மருத்துவ மாணவர்களின் கல்விசார்ந்த அனுபவங்களில் கிடைக்கப் பெறுவதில்லை.

கியூபா-வெனிசுலாவின் புதிய மருத்துவக் கல்வி அமைப்பான, ஒருங்கிணைந்த சமுதாய மருத்துவம் பயிற்சி உதவியாளர் (அப்ரென்டிஸ்ஷிப்) என்ற கருத்துருவை நன்கு ஏற்றுக்கொண்டு, அந்தப் பயிற்சியை மறுசீரமைப்புச் செய்துள்ளது. ஓர் ஆசிரியர்/ பயிற்சியாளருடன் கூடவே அரைநாள் வேலை செய்வதன் மூலம் மருத்துவ மாணவர்கள் தொழிலைக் கற்றுக்கொள்கிறார்கள்; தேவைப்படும் அறிவையும் தொழில்நுட்பத்தையும் பெறுகிறார்கள்; சமூகச் சூழலைப் புரிந்துகொள்கிறார்கள்; இந்தக் கலையைச்

சமுதாயத்திற்கு எப்படியெல்லாம் பயன்படுத்தலாம் என்பதையும் அறிந்துகொள்கிறார்கள். கியூப மருத்துவ வல்லுநர்கள் தங்களுடைய கலை பயன்பாட்டுக்காக விரிவடைவதில் உணர்வுபூர்வமாகத் தம்மை ஈடுபடுத்திக்கொண்ட ஆசிரியர்கள் என்பதால், பல நூற்றாண்டுகளாக இருந்துவந்த ஆசிரியர்கள் போன்றே இவர்களிடமும் மிகவும் தனித்துவம்மிக்க ஓர் உந்துவிசை உள்ளது. கடந்த காலத்தில் கைவினைப் பொருள்களையும் தொழில்சார்ந்த கூட்டமைப்புகளையும் உருவாக்கிய கலைஞர்கள், இன்று உலகின் பல பகுதிகளில் மருத்துவக் கலையைக் கட்டுப்படுத்தும் பணக்கார மருத்துவ சங்கங்கள் போன்றல்லாமல் கியூபாவின் மருத்துவர்கள் மருத்துவ சேவை கொடுக்கப்படுவர்களின் எண்ணிக்கைக்கு ஒரு 'வரம்பை' நிர்ணயிப்பதில்லை. இவர்கள் தங்களுடைய வருமானத்தைக் குறைக்கும் பொருளாதாரப் போட்டி இருப்பதன் சாத்தியக்கூறைப் பற்றிக் கவலைப்படுவதில்லை. நோயுற்ற எவருக்கும் ஊதியத்தைப் பற்றிக் கவலைப்படாமல் சிகிச்சை அளிப்பதை இவர்களுடைய கலையின் நெறிசார்ந்த விழுமியங்கள் இவர்களிடம் எதிர்பார்க்கின்றன. இந்தக் காரணங்களால் புரட்சிக் கட்டமைப்பின் உறுப்பினர்களான இவர்கள், தங்களைப் போன்ற மருத்துவர்களின் எண்ணிக்கையைப் பெருக்குவதில் ஈடுபாட்டுடன் செயல்படுகின்றனர். இந்த எண்ணிக்கைப் பெருக்கம் அவர்களுடைய சேவையையும் ஆதரவையும் தேடும் அனைத்து மக்களுக்கும் சேவை கிடைக்கும் வரை நடைபெற வேண்டும் என்று இவர்கள் விரும்புகிறார்கள்.

இவை அனைத்துமே சாத்தியமானவை. ஏனெனில், மருத்துவரின் தன்மானம் அதிக வருவாய்களிலிருந்தும் குறிப்பிடத்தக்க அதிக நுகர்வியத்திலிருந்தும் பெறப்படுவதில்லை. அவர்கள் சேவை புரியும் சமுதாயங்களிலிருந்து அவர்கள் பெறும் உயர்ந்தளவு மரியாதை யிலிருந்து பெறப்படுகிறது. இந்த மரியாதை பின்வரும் காரணங ்களால் ஏற்படுகிறது: மருத்துவர்களின் தன்னலமற்ற சேவைக்கான தனிப்பட்ட எடுத்துக்காட்டுகள் அவர்கள் 'சிகிச்சையளிக்கும் மக்களிடையே வாழ்வதற்கு அவர்கள் விருப்பம் கொண்டிருப்பது;' அவர்களுடைய நோயாளிகளிடம் சமூக சமத்துவ அணுகுமுறையைக் கடைப்பிடிப்பது; சமுதாய நலத்தையும் 'நலவாழ்வையும்' (வெல்னெஸ்) மேம்படுத்துவதில் உணர்வெழுச்சியையும் பங்கேற்பையும் அதிகப்படுத்துவதில் அவர்கள் அதிக ஆர்வம் காட்டுவது. மேற்கூறிய வகை சேவைக்கு ஆர்வமாக வரும் மிகப் பெரும்பான்மையான கியூப மக்கள் முதலாளித்துவ மருத்துவத்தால் ஆசை காட்டப்படும் பணம் சார்ந்த பெருமைகளால் ஈர்க்கப்

படுவதில்லை. இது அவர்கள் சிகிச்சையளிக்கும் மக்களிடமும் அவர்கள் பயிற்சியளிப்போரிடமும் ஒரு நீங்கா மதிப்பை அவர் களுக்குப் பெற்றுத் தருகிறது. மருத்துவர்கள் கொடுக்கும் ஆழமான உணர்வு அவர்களைப் பிறிதொரு நாள் மாற்றீடு செய்யக்கூடியவர் களிடமும் ஒரு பெரிய விளைவை ஏற்படுத்துகிறது.

ஏனெனில், அவர்களுக்குத் தேவையான அறிவியல் அறிவையும், நோயாளிகளிடம் மருத்துவர்கள் எப்படி நடந்துகொள்ள வேண்டும், சமுதாயத்துடன் எப்படி இடைவினையாற்ற வேண்டும், ஓர் ஒருங்கிணைந்த விசையாக எப்படி நடந்துகொள்ள வேண்டும் என்பவை பற்றிய அறிவுக்கும் பயிற்சிக்கும் இந்த மருத்துவர்கள் உத்வேகம் கொடுக்கிறார்கள். இந்த மருத்துவ அமைப்பின் புதிய உறுப்பினர்கள் 'மிகவும் அதிக அளவு தனிப்பட்ட ஆர்வங்களையும் தனிப்பட்ட தகவமைவுகளையும்' கடினமான உள்ளூர்ச் சூழல்களை எதிர்கொள்ளும் போதும் எடுத்துக்காட்ட வேண்டும். அதே நேரத்தில் எப்படிக் கூட்டாக ஒத்துழைக்க வேண்டும் என்பதையும் அறிந்து கொள்ள வேண்டும். 'புரட்சிகர மருத்துவம்' என்ற தலைப்பில் நிகழ்த்தப்பட்ட தன்னுடைய உரையில் சே கொடுத்த பரிந்துரையின் படி, ஆக்கபூர்வமான தனித்துவமும் சமூகத் தோழமையும் கலந்த இந்தக் கலவை மிகவும் அவசியம்.

> அனைத்துப் புரட்சி செயல்கள் போன்றே இந்த அமைப்புச் செயலுக்கும் அடிப்படையில் தனிப்பட்டவர்தான் தேவைப் படுகிறார். சிலர் கூறுவது போல், ஒன்றுதிரட்டப்பட்ட மன உறுதியாலோ, ஒன்று திரட்டப்பட்ட செயல்பாடுகளாலோ புரட்சி தரப்படுத்தப்படுவதில்லை. மாறாக, அது மனிதனின் தனிப்பட்ட திறன்களை வெளிக்கொணர்கிறது. இந்தத் திறனைத் தான் புரட்சி, தகுந்த திசையில் திருப்புகிறது. எனவே, தற்போது நம்முடைய இலக்கு அனைத்து மருத்துவப் பணியாளர்களின் உருவாக்கத் திறன்களை, சமூக மருத்துவத்தின் செயல்பாடுகள் நோக்கித் திசை திருப்புவதுதான்.[2]

மருத்துவம் பார்த்தல், புரட்சிகர தத்துவச் சிந்தனை

புரட்சிகர மருத்துவர்களும், உடல்நலப் பணியாளர்களும் தங்களுடைய எண்ணிக்கையைப் பெருக்கிக்கொள்வதும், தம்மை வளர்த்துக்கொள்வதும் உடல்நலப் பராமரிப்புத் துறையையும் மீறிய ஒரு பாதையையும், ஓர் அன்றாட செயல்பாட்டு முன்

மாதிரியையும் கல்வியையும் சுட்டுகின்றன. உடல்நலப் பராமரிப்புச் சேவையில் புரட்சிகர மருத்துவர்கள் மருத்துவம் செய்கிறார்கள். அவர்கள் புரட்சிகரமாக இருப்பதால், ஒரு புரட்சி சமுதாய உருவாக்கத்தையும் செய்கிறார்கள். அதாவது, அவர்கள் சமுதாயத்தைக் கட்டமைக்கும் போதே புதிய திறன்கள், உணர்வுகள், சமூக நடத்தைகள் போன்றவற்றையும் வளர்த்துக்கொள்கிறார்கள்; அவர்கள் தத்துவச் சிந்தனைகளில் (பிராக்சிஸ்) ஈடுபடுகிறார்கள். பிராக்சிஸ் என்பது, அரிஸ்டாட்டிலின் கூற்றுப்படி, தத்துவச் சிந்தனைகளை மனித செயல்பாட்டில் ஈடுபடுத்துவது. புரட்சிக் கொள்கை யாளர்களுக்கு, குறிப்பாக மார்க்ஸுக்கு பிராக்சிஸ் என்பது உலகை மாற்றத் தேவையான 'புரட்சிகர, மிகவும் முக்கியமான நடைமுறைச் செயல்பாடாகும்.' மார்க்ஸும், அவரைத் தொடர்ந்துவந்த கிராம்சி, ஃபிரெய்ரி போன்றவர்களும் புரட்சிகர நடத்தை, சமூகப் பொறுப்புணர்வு, மனிதாபிமான நெறிகள் போன்றவற்றைத் தங்களுடைய அன்றாட வாழ்க்கையிலும் வேலையிலும் செயல் படுத்தி, தங்களையும் ஒரேநேரத்தில் மாற்றிக்கொள்ளாவிட்டால், மனிதர்களால் சமுதாயங் களை மாற்ற முடியாது என்று புரிந்து கொண்டனர்.

எனினும், சோஷலிசவாதிகள் அதிகாரத்தை ஏற்றுக்கொண்டு அரசியல் மட்டுமின்றி, பொருளாதார அமைப்புகளுக்கான பண்புக் கூறுகளை ஏற்படுத்தியபோது, அடிக்கடி புதிய வகை மனித இடைவினைகளை உருவாக்கத் தேவையான அன்றாட தத்துவச் சிந்தனைக்கான (பிராக்சிஸ்) சில நடைமுறை முன்மாதிரிகளை மட்டுமே உருவாக்கினார்கள். சோவியத் யூனியனிலும் கிழக்கு ஐரோப்பாவிலும் தோல்வியுற்ற அதிகாரத்துவ அரசுகளால், இருபதாம் நூற்றாண்டின் 'உண்மையான பொதுவுடைமைவாதிகளின்' உலகம் சக குடிமக்களுடன் இலவச மற்றும் சமத்துவ அமைப்புகளில் அர்த்தமுள்ள உற்பத்திப் பணிகளில் ஈடுபாடுள்ள சில முன்மாதிரிகளை வழங்கியது. கம்யூனிஸ்ட் கட்சி அறிக்கையின் ஆசிரியர்கள் புரட்சியின் இலக்காக எடுத்துக்கூறிய பின்வரும் இலக்கு இந்த நாடுகளில் காணப்படவில்லை: 'ஒவ்வொன்றின் சுதந்திரமான வளர்ச்சிக் காரணிகளும் அனைத்துக்குமான சுதந்திரமான வளர்ச்சிக்கானதாக இருக்கும் ஒரு கூட்டிணைவைப்' பெற்றிருப்பதுதான்.

20ஆம் நூற்றாண்டு புரட்சிகளின் முக்கியக் குறைகளை அறிந்திருந்த காரணத்தால், உருவாகிய 21ஆம் நூற்றாண்டின் சமூகப் புரட்சிகளின் முக்கிய சவால்களில் ஒன்று சமூக பொருளாதார வழிகளில் செயல்படும்

அன்றாடப் பணிகளையும் செயல்பாடுகளையும் கொடுப்பதுதான். அதேசமயத்தில் இந்தச் செயல்பாடு மக்களை அதிக முழு மனிதர்களாக வளர அனுமதிக்க வேண்டும். தங்களுடைய சமுதாயங்களின் முழுமையான, புரட்சிகரமான வளர்ச்சிக்குத் தங்களை ஈடுபடுத்திக் கொள்ளும் போதுதான் மக்கள் தங்களை அதிக முழுமையாக சுதந்திரமாக்கிக்கொள்ள முடியும், வளர்த்துக்கொள்ள முடியும் என்று சே விவரித்த இந்தக் கருத்துதான் ஒருங்கிணைந்த மருத்துவத்தின் அடிப்படை. இந்த நூலின் பெரும்பகுதிகளில் இன்டெக்ரல் என்ற ஆங்கிலச் சொல் 'ஒருங்கிணைந்த' என்று (தமிழில்) மொழி பெயர்க்கப்பட்டுள்ளது; ஏனெனில், மிகவும் பரவலாக மட்டுமின்றி, முழுமையான ஒரு சேவை அல்லது திட்டம் என்பதைச் சுட்டும் மிகவும் சிறப்பான ஆங்கிலச் சொல் காம்பிரெஹென்சிவ் என்பதுதான். எனினும், இன்டெக்ரல் என்ற சொல் 'முழுமையான' 'மொத்தமான' என்பதைச் சுட்டுகின்றது. எடுத்துக்காட்டாக, பான் இன்டெக்ரல் (ஹோல்-கிரெய்ன் பிரெட்) முழுதானிய ரொட்டி என்பதாகப் பொருள்படுவதைக் குறிப்பிடலாம். ஒரு பொதுவான திட்டத்திற்குள் எப்படித் தனிப்பட்டவர்கள் நடத்தப்பட வேண்டும் என்பதை 'முழுமை' என்ற சொல் சுட்டுகிறது. மருத்துவர்கள், செவிலியர்கள், உடல்நலப் பணியாளர்கள், குடும்ப உறுப்பினர்கள் ஆகிய அனைவரும் ஒவ்வொரு மனிதனுடைய நல்ல உடல்நலமும் சமூகத்தின் முழுமையான உடல்நலத்தைச் சுட்டுகிறது என்று கற்பிக்கப்படுகிறார்கள்.

முழுமையான உடல்நலம் என்பது புறவுடல் நலம் மட்டுமல்ல, உணர்வெழுச்சி, சமூக, ஆன்மிக ரீதியிலான நலன்களையும் சுட்டு கின்றது. மற்றொரு கோணத்தில் அது ஒருங்கிணைந்த மருத்துவத்தின் வளர்ச்சியைத் தனிநபர் சார்ந்ததாக அக்கறை கொள்கிறது; அதாவது முழுமையான, மொத்தமான மருத்துவராதல். குறிப்பாக, மிகவும் கடினமான சூழல்களில் இவர் பரவலான திறன்களையும் அறிவியல் உணர்வுகளையும் கடைப்பிடிக்க வேண்டும் என்று எதிர் பார்க்கப் படுகிறார்கள்.

மேலும், மிகவும் வலுவான பரிவையும் தோழமையையும் காட்ட வேண்டும் என்றும் எதிர்பார்க்கப்படுகிறார்கள். இது தொடர்பாகக் குறிப்பிடப்பட வேண்டியது கியூப மருத்துவர்களும், அவர்களால் பயிற்சியளிக்கப்படுபவர்களும் 'ஐந்து நட்சத்திர மருத்துவரின்' தரங்களை அடைய வேண்டும் என்பதுதான்: சேவை கொடுப்பவராக, முடிவெடுப்பவராக, நல்ல தகவல் தொடர்பாளராக, நல்ல மேலாண்மை

செய்பவராக, சமுதாயத் தலைவராக.³ இந்த ஐந்து பண்புகளும் பன்னாட்டு சேவையாலும், இதர பண்பாட்டுத் தேவைகளாலும் மேலும் அதிகமாக்கப்பட்டு பேராசிரியர்கள்/பயிற்சி ஆசிரியர்கள் பணியில் முழு வளர்ச்சி அடைந்து ஒரு ஆறாவது நட்சத்திரத்தால், அதாவது 'ஆசிரியர்' என்பதால் முழுமை பெறுகிறது.

எனவே, கியூபா-வெனிசுலா மருத்துவ ஒத்துழைப்பு மேலும் நல்ல உடல்நலப் பராமரிப்பைக் கொடுப்பதை மட்டும் சுட்டவில்லை; உலகை மீள்கட்டமைப்பு செய்வதற்கு மனிதர்களைத் தயார் செய்வதையும் அது உள்ளடக்கியுள்ளது. 2004இல் ஹியூகோ சாவேஸ் பிரகடனப்படுத்தியது போன்று 'மனிதாபிமானத்தைப் பாதுகாப்பது' மட்டுமின்றி, 'ஒரு போராட்ட உணர்வோடு சென்று' 'சோஷலிசக் கருத்துருவைக் காப்பாற்ற வேண்டிய' நேரம் வந்துவிட்டது. அடுத்த பல ஆண்டுகளில் அவர் இந்தக் கருத்து பற்றி அடிக்கடி விவரித்தார். சோஷலிசக் கொள்கை விடுதலையளிக்கும் கருவியாக இருக்க வேண்டும் என்று விளக்கினார். இந்தச் செயலில் ஏழைகளும் தொழிலாளர்களும்தான் ஒரு புதிய சமூகத்தைக் கட்டமைக்கும் பங்கேற்பாளர்களாக இருக்க வேண்டும்.

2009இல் தேசத்திற்கு விடுத்த ஓர் உரையில், மிகவும் புகழ்பெற்ற ரஷ்ய புரட்சியவாதியான பீட்டர் குரோபோட்கின் லெனினுக்கு எழுதிய ஒரு கடிதத்தை மேற்கோள் காட்டினார்: 'வட்டார விசைகளின் பங்கேற்பு இல்லாமலும், அடிமட்ட தொழிலாளர்கள் விவசாயிகள் பங்கேற்கும் ஒரு அமைப்பு இல்லாமலும் ஒரு புதிய வாழ்க்கையைக் கட்டமைப்பது முடியாத ஒன்றாகும்.' கடந்த பத்து ஆண்டுகளாக வெனிசுலாவில் வாழ்ந்துகொண்டு பொலிவரியச் செயல் முறையை ஆதரித்துவந்த மைக்கேல் லிபோவிட்ஸ் என்ற சமூகக் கொள்கையாளரைப் பொருத்தவரை இது சோஷலிசப் புரட்சியின் அடிப்படையாக அமையக்கூடிய பரந்துபட்ட மனிதாபிமான தொலை நோக்குப் பார்வையைச் சுட்டுகிறது: 'மனித வளர்ச்சியை சோஷலிசக் கருத்துருவின் ஒரு மையமாக மாற்றுவதற்கும் இந்த வளர்ச்சி நடைமுறை மூலம் நிகழ்கிறது என்பதை வலியுறுத்துவதற்கும் மார்க்சின் விமர்சன நுண்ணறிவுகளுக்குத் திரும்ப வேண்டும்.'

வடக்கை பயமுறுத்தும் சுய வளர்ச்சியின் புதிய முன்மாதிரிகள்

அமெரிக்க அரசு, இராணுவம், அரசியல் பகுப்பாய்வாளர்கள்

போன்றோரின் புரட்டுத்தனமான கருத்துப்படி, அமெரிக்காக்களில் காணப்படும் புதிய சோஷலிசச் செயல்பாடு ஒரு 'பெரிய கலகம்' என்னும் நோக்கில் திசை திருப்பப்பட்டது. கியூபாவுடனும் காஸ்ட்ரோ சகோதரர்களுடனும் இணைக்கப்பட்ட எல்லாவற்றுக்கும் எதிரான அமெரிக்க விரோதம் ஐம்பது ஆண்டுகளாக இருந்து வருகிறது. ஆனால், கடந்த பத்து ஆண்டுகளாக வாஷிங்டன் இந்த சித்தப் பிரமை பிடித்த கவனத்தை ஹியூகோ சாவேஸ் மீதும் நீட்டித்து வைத்திருக்கிறது. அவர்களைப் பொருத்தவரை சாவேஸ் வெனிசுலா பொதுமக்களைத் தன்னுடைய வசீகரத்தால் மயக்கியவர்; தன்னுடைய சர்வாதிகாரச் செயல்களால் அவர்களைப் பிணைக் கைதிகள் போன்று மாற்றியவர். மேலும், இதர தலைவர்களான ஈவோ மோரேல்ஸ், ரஃபேல் கொர்ரியா போன்றவர்களையும் இதே வகை கலகத் தலைவர்களாக மாற்ற முயல்கிறார் என்றும் அவர்கள் நம்பினர். வெனிசுலா அல்லது பொலிவியாவிலுள்ள குடிமக்களிடையே சில வாரங்கள் அல்லது மாதங்கள் செலவழித்தால், எது எளிதில் தெரியவருமோ அதை வாஷிங்டனில் உள்ள கிளர்ச்சி எதிர்ப்பு படைவீரர்கள் புரிந்துகொள்ள தவறிவிடுகிறார்கள்: சமத்துவமின்மை, ஏழ்மை போன்றவற்றிற்கு எதிரான ஒரு வெகுமக்கள் எழுச்சிப் போராட்டத்தில் இந்த மக்கள்தான் பங்குபெறுகிறார்கள்; கிளர்ச்சி என்று அழைக்கப்படும் அவர்களுடைய இந்த எழுச்சி உண்மையில் மில்லியன் கணக்கிலான மக்களின் அடிமட்ட இயக்கமாகும். இந்த மக்கள் தம்மையும், தம்முடைய தேசத்தையும் மாற்றுவதற்கு ஜனநாயக வழிமுறைகளைப் பயன்படுத்துகிறார்கள்.

தவறான பகுப்பாய்வு மட்டுமின்றி, தீய நோக்கங்களின் பின்புலத்தில் மற்றொரு காரணி பயமுறுத்திக் கொண்டிருக்கிறது: ஹியூகோ சாவேஸ், ஈவோ மோரேல்ஸ், காஸ்ட்ரோ சகோதரர்கள் போன்ற அனைவரும் பொருளாதார சுதந்திரத்தை மட்டுமின்றி அரசியல் சுதந்திரத்தையும் பயமில்லாமல் எடுத்துக்காட்டும் சிறிய நாடுகளின் தலைவர்கள். வெனிசுலாவின் பெட்ரோலியத்திலிருந்து பெறப்படும் வருமானம் வெனிசுலா மட்டுமின்றி, அமெரிக்காக்களின் மக்களின் தேவைகளுக்காகத் திருப்பிவிடப்படுகிறது—அமெரிக்கா, பிரிட்டன், ஸ்பெயின் மற்றும் இதர முதலாளித்துவ நாடுகளின் வங்கிகளை நோக்கி அல்ல. பொலிவியாவில் புதிதாகக் கண்டுபிடிக்கப்பட்ட லித்தியம் படிமங்களிலிருந்து பெறப்படும் இலாபங்கள், ஈவோ மோரேல்ஸின் கூற்றுப்படி, அரசால் கட்டுப்படுத்தப்படும், பெரிய பன்னாட்டு முதலாளித்துவ முதலீட்டாளர்களால் உருவானது

அல்ல; கியூபாவின் பெரிய சொத்து அதன் மனித முதலீடுதான். இது அதனுடைய சிறப்பான கல்வி அமைப்பால் உருவாக்கப்படுகிறது; இது இடர்காப்பு நிதி மூலமாகவோ (ஹெட்ஜ் ஃபண்ட்), வங்கி நடவடிக்கைகளிலோ முதலீடு செய்துகொள்வதில்லை, பிற நாடுகளுடன் தன்னைப் பகிர்ந்துகொள்கிறது.

21ஆம் நூற்றாண்டின் சோஷலிசம் பல நாடுகளுக்குச் செயலூக்கமான கருத்தாகும் என்பதே முதலாளித்துவ உலகின் மையத்தில் உள்ள பீதி. எடுத்துக்காட்டாக, வெனிசுலாவுக்கு இணையான கனிம வளத்தையும் ஏற்றுமதி வருமானத்தையும் கொண்டுள்ள தென்னாப்பிரிக்கா, தன்னுடைய பொருளாதார, சமூக விதிகளைக் கட்டுப்படுத்த முடிவு மேற்கொண்டால் என்ன நடக்கும்? உலகின் 'நடுத்தர வருவாய்' கொண்ட நாடுகளை ஒத்த அதே வகையில் தென்னாப்பிரிக்கா சேர்ந்திருந்தாலும், தென்னாப்பிரிக்காவின் பெரும்பான்மையான மக்கள், ஒரு பத்தாண்டுகளுக்கு முன்பு வெனிசுலாவின் மக்கள் வாழ்ந்ததைவிட மோசமான நிலையில் வாழ்ந்துவருகின்றனர் (நடுத்தர வருவாய் நாடுகளின் தனிநபர் சராசரி வருமானம் 10,000 முதல் 14,000 டாலராகும்). வெனிசுலாவின் தனிநபர் வருமானம் இந்த வரம்பின் உச்சியில் (இதர பணக்கார தென் அமெரிக்க நாடுகளான அர்ஜெண்டினா, உருகுவே, வட அமெரிக்கா, சிலி போன்றவற்றையும் சேர்த்து) இருந்தாலும், அவை முன்னேறிய தொழில்துறை நாடுகளான ஐரோப்பா, வட அமெரிக்கா, ஆசியா போன்றவற்றிலுள்ள உயர் வருமான நிலைக்கு அருகில்கூட இல்லை—அவை தனிநபர் வருமானத்தில் ஏறக்குறைய மூன்று மடங்கு அதிகம்.

எனினும், இந்த அளவு பணவசதி, உலக அளவில் ஓரளவுக்குக் குறைவானதாக இருந்தாலும், உள்நாட்டிலும் அயல்நாட்டிலும் சமூக, பொருளாதார நிலைமைகளில் பெரும் மாற்றங்களை ஏற்படுத்தப் போதுமானது என்பது தெளிவாகிறது. வெனிசுலாவில் இந்தச் செயலின் முதல்படி அரசியல் ரீதியாகக் கடினமாக இருந்தது. ஆனால், இது கருத்துருவில் எளிமையான ஒன்று: இயற்கை வளங்களைப் பிரித்தெடுப்பதிலிருந்து கிடைக்கும் இலாபங்களை நாட்டிற்குள்ளேயே வைத்திருக்க வேண்டும்; பணக்கார நாடுகளின் பெரும்வணிகக் குழுமத்திற்கும் நிதி மையங்களுக்கும் அனுப்பக் கூடாது.

இந்த வகையில் உலக அரசியல் பொருளாதார விதிகளை மறு ஒழுங்கமைவு செய்தால், கியூப மருத்துவக் கூட்டுறவோடு நடைபெறும்

உடல்நலப் பராமரிப்புச் சேவையில் காணப்படுவது போல, சமூக உற்பத்திக்கான புதிய முன்மாதிரிகளை இரட்டிப்பாக்கத் தேவையான நிதியுதவிகளை உருவாக்க முடியும். இது சமூக சமத்துவத்தை உலகளவில் உருவாக்குவதைப் பயமுறுத்தும் ஒரு சமூகக் கண்டுபிடிப்பு. இது கிடைக்கக்கூடிய உபரி மதிப்பை உலக அளவில் பகிர்ந்து கொள்வதை பயமுறுத்தும் இயற்கை வளம் சார்ந்த தொழில்களை தேசியமயமாக்குவதைப் போன்றது. அதிக முன்னேறிய சமூகங்களில் காணப்படும் மருத்துவ சேவை அமைப்பை இதுவரை காப்பியடித்த வளரும் நாடுகளின் வர்க்க அடிப்படையிலான மருத்துவத்தின் தன்மைகளை இது நீக்குகிறது. கியூப உதவியைப் பெறும் நாடுகளில் சமத்துவ மருத்துவர்கள் இருப்பது ஏன் மேட்டுக்குடிகளின் இதயங்களில் அச்சத்தைத் தூண்டுகிறது என்பதை ஜார்ஜ் டவுன் பல்கலைக்கழக பேராசிரியர் ஜூலி ஃபெயின் சில்வா பின்வருமாறு விளக்கினார்.

> கியூபாவின் மருத்துவ ரீதியிலான இராஜதந்திரம் அதைப் பெறும் நாடுகளுக்கு அதிக நன்மையைக் கொடுப்பது மட்டுமின்றி, அது ஒரு பயமுறுத்தலாகவும் இருக்கிறது. இந்த பயமுறுத்தலுக்குக் காரணம் உள்ளூர் மக்கள் எவரும் பணி செய்யாத பகுதிகளிலும் கியூப மருத்துவர்கள் ஏழைகளுக்கு சேவையாற்றுகிறார்கள் என்பதுதான். மேலும், தங்களுடைய மருத்துவ சேவையின் ஓர் எளிய கூறாக நோயாளிகளின் வீடுகளுக்கே வருகிறார்கள்; 24×7 முழுவதும் இலவசமாக மருத்துவ சேவை செய்கிறார்கள்; சமுதாயத்தில் நோயறிதலையும் செய்கிறார்கள்; அதே சமுதாய சூழலில் வாழ்ந்து, பணிபுரியும் ஒரு முழுமையான மனிதராக நோயாளிகளுக்கு மருத்துவம் பார்க்கிறார்கள்; தங்களுடைய நோயாளிகளைப் பற்றி நன்கு அறிந்துகொள்ளும் வாய்ப்பைப் பெறுகிறார்கள்; நோயாளிகளை நோயாளிகளாக மட்டும் கருதி மருத்துவம் அளிக்காமல், அல்லது ஒரு தனிப்பட்ட நோய்ப் பிரச்சினையாக மட்டும் கருதாமல், இந்த மருத்துவர்கள் ஒரு சமுதாய உணர்வோடு செயல்படுகிறார்கள். விருந்தோம்பும் நாடுகளில் இந்த அதிக நெருக்கமான அணுகுமுறை மருத்துவர்-நோயாளி தொடர்புகளின் எதிர்பார்ப்புகளையும் தன்மைகளையும் மாற்றி வருகிறது. இதன் காரணமாக கியூபாவின் மருத்துவ இராஜதந்திரம் எந்த நாடுகளுக்கு அவர்கள் அனுப்பப் பட்டுள்ளதோ, எங்கு கியூப மருத்துவர்கள் தொடர்ந்து பணிகள் செய்து வருகின்றனரோ அந்த நாடுகளுக்குள் சமூக விழுமியங் களையும், பொது சுகாதார அமைப்புகளையும், மருத்துவப்

பணியின் அமைப்பையும் செயல்பாட்டையும் மீளாய்வு செய்ய வலியுறுத்துகிறது. பொலிவியா, வெனிசுலா போன்ற சில நாடுகளில் இந்த அச்சுறுத்தல்கள் உள்நாட்டு மருத்துவ சங்கங்களால் வேலை நிறுத்தங்களிலும் இதர போராட்டங்களிலும் முடிவடைந் துள்ளன. ஏனெனில், இந்த மாற்றங்களாலும், தங்களுடைய வேலைகளுக்குப் போட்டியானவை என்று அவர்கள் எதை உணர்கிறார்களோ அதனாலும், அவர்கள் அச்சமடைந்துள்ளனர். கியூபாவின் உதவி தங்களுடைய சொந்த மருத்துவ சேவை முன்மாதிரியை நடைமுறைப்படுத்துவதில் மிகவும் கவனம் செலுத்துவதால், இந்த அச்சுறுத்தல் மேலும் அதிகமாகப் பரவும்.[4]

இந்த அச்சுறுத்தல் ஏற்கனவே மேட்டுக்குடிகளுக்கு சேவையாற்றும் சுகாதார அமைப்பில் உள்பொதிந்துள்ள மருத்துவர்களை லேசாகப் பாதிக்கலாம்; கியூபா-வெனிசுலா முன்மாதிரியிலிருந்து பெறப்படும் பெரிய, அதிகப் பொதுவான அச்சுறுத்தலை ஒப்பிடும்போது மங்கிவிடுகிறது. நிதியைக் கட்டுப்படுத்தும் ஏகாதிபத்திய மையங்களால், உலக அளவில் இலாபங்கள் பறிக்கப்படுவது, கடந்த ஐந்நூறு ஆண்டுகளாக நடைமுறையில் இருக்கிறது. இது ஏகாதிபத்திய நாடுகளாலோ, தரகு வணிகத்தாலோ, அவர்களுக்கு சேவை செய்யும் உள்ளூர் இராணுவத்தாலோ மேற்கொள்ளப்பட்ட வெளிப்படையான அல்லது புலப்படாத வன்முறையின் பயன்பாட்டை எப்போதுமே நம்பியிருந்தது. ஐம்பது, அறுபது ஆண்டுகளுக்கு முன்பு கியூபாவில் வெற்றி பெற்றது போன்ற தேசிய விடுதலை இயக்கங்களும் கொரில்லா படைகளும் முதலாளித்துவத்தின் உலகளாவியப் பரவலுக்கு முக்கியத் தடைகளாக இருந்தன.

ஏகாதிபத்திய நாடுகள் இதற்கான எதிர்-கிளர்ச்சிக் கொள்கைகளை வளர்த்தன. தற்போது 'கிளர்ச்சியாளர்கள்' வெண்மேலங்கிப் படையை உருவாக்குவதால், வாஷிங்டன் உத்தியாளர்கள் முழுவதும் தயார் நிலையில் இல்லை. இதற்கு எதிரான செயல்களில் மனத்தளவில் சரியாகத் தயாராகவில்லை. கியூப மருத்துவப் பராமரிப்புத் திட்டம் லத்தீன் அமெரிக்க மருத்துவப் புலத்தின் பட்டதாரிகள், ஹென்றி ரீவ் படை, பயிற்சி மேற்கொள்ளும் இதர மாணவர்கள் போன்றோர் ஓர் இராணுவ அச்சுறுத்தலை சுட்டவில்லை; ஏனெனில், இவர்கள் மருத்துவத்துடன் தங்களை 'சமாதானத்தின் இராணுவமாக' கருதிக் கொள்கிறார்கள். இதை மருத்துவர் யோனெஸ் 2004இல் கரகாஸில் என்னிடம் கூறினார். அதேநேரத்தில் இவர்கள் தங்களை ஓர் அறம்

சார்ந்த ஆயுதமாக முன்வைத்தனர். இந்த ஆயுதம் விழுமியம் இல்லாத முதலாளித்துவ மையத்தில் வேலைநிறுத்தம் செய்கிறது.

முதலாவதாக, கிளர்ச்சியாளர்கள் அரசியல் பொருளாதாரத்தின் ஒரு குறிப்பிட்ட வகை தத்துவத்திற்கு அணி சேர்க்கிறார்கள். இது தெற்கில் அடிப்படை மனிதத் தேவைகளைப் பூர்த்தி செய்வதற்காக, வடக்கில் அதிக நுகர்வுக்கு (ஓவர் கன்சம்சன்) ஆதரவளிக்கும் இலாபங்கள் திசை திருப்பப்பட வேண்டும் என அழைப்பு விடுக்கிறது.

இரண்டாவதாக, வடக்கு நாடுகள் தற்போது காணப்படும் இந்த வகை மனிதாபிமானத்தின் உண்மைத் தன்மையை, குறைந்தபட்சம் அதன் செயல்பாட்டை, சந்தேகிக்கின்றன. பூமியின் ஏழை நாடுகளை சமூகப் பிரச்சினைகளையும் சுகாதாரத் தேவையையும் தீர்ப்பதற்கு, என்ஜிஓ என்று சுருக்கமாக அழைக்கப்படும் அரசுசாராஅமைப்புகள்/ தன்னார்வ அமைப்புகள் உலகிலுள்ள பணக்கார பிராந்தியங் களிலுள்ள நூற்றுக்கணக்கானோரால் உருவாக்கப்படுபவை; இவை பலவீனமான தீர்வாகவும், சில சமயங்களில் தீங்கு விளைவிப்ப தாகவும் அம்பலப்படுகின்றன. உன்னி கருணாகரா எல்லைகளற்ற மருத்துவம் (மெடிசின்ஸ் சான் ஃப்ராண்டியர்ஸ்) என்ற அரசுசாரா அமைப்பின் உறுப்பினர். (இந்த அமைப்பு ஹைதியிலும் உலகின் பல பகுதிகளிலும் எந்தவிதப் பயனுள்ள பணிகளையும் மேற்கொள்ள வில்லை). இவர் 2010இல் ஏற்பட்ட நிலநடுக்கத்திற்குப் பிறகு ஓர் ஆண்டு முழுவதும் ஹைதியில் செயல்பட்ட அனைத்து அரசு சாரா அமைப்புகளுக்கும் ஒரு புண்படுத்துகின்ற கண்டனத்தை வெளியிட்டார். ஹைதி மக்களுக்கு ஒரு பாதுகாப்பான, சுத்தமான குடிநீர்கூட வழங்க அவற்றால் ஏன் முடியவில்லை என்று அவர் அறிந்துகொள்ள விரும்பினார்: 'நாட்டில் ஏறத்தாழ பன்னிரண்டாயிரம் அரசுசாரா அமைப்புகள் இருக்கும் போது ஏன் குறைந்தபட்சம் 2,500 மக்கள் காலராவால் உயிரிழந்தனர்?'

உலகம் முழுவதும் அரசுசாரா அமைப்புகள் தாங்கள் ஏழைகளுக்கு உதவ விரும்புவதாகக் கூறுகின்றன. எனினும், இவற்றில் சிலவே கியூப மருத்துவப் படை போன்ற தகுதி பெற்ற பொது சுகாதாரப் பணியாளர் களை அனுப்புகின்றன. இந்த மருத்துவப் படையில் உள்ளவர்கள் அறிவியல் ரீதியாகவும், உளவியல் முறைப்படியும் திறமையானவர்கள்; ஏழைகளிடையே வாழ்ந்து பணியாற்ற தங்களை அர்ப்பணித்துக் கொண்டவர்கள்; சமுதாய மக்களுடைய மிகவும் அவசர உடல்நலத் தேவைகளை அறிந்துகொள்பவர்கள். கொலம்பியா பல்கலைக்

கழகத்தில் பன்னாட்டு உதவி பற்றிய வல்லுநரான டேனியல் எஸ்ஸர் என்பவரின் கூற்றுப்படி, பெரும்பாலான வெளிநாட்டு நன்கொடை அளிப்போர் இந்த வகை அணுகுமுறையை ஏற்பதில்லை: 'நிதி கொடுப்பது என்று பொறுப்பேற்றுக் கொண்டவுடன் பன்முகப்பு முகவர்களோ நிதி கொடுக்கும் நிறுவனமோ ஆப்பிரிக்கா, லத்தீன் அமெரிக்கா, ஆசியா போன்றவற்றின் ஏழ்மைப் பகுதிகளிலுள்ள நிதியுதவி பெறுவோர்களின் உடல்நலக் குறைவின் மிகவும் தீவிர காரணி பற்றி கவலைப்படுவதில்லை.'[6]

நியூயார்க் பல்கலைக்கழகத்தின் அறிஞரும், த வைட் மேன்ஸ் பார்டன் (வெள்ளையர்களின் சுமை) என்னும் நூலின் ஆசிரியருமான வில்லியம் ஈஸ்டர்லி பெரிய நாடுகளின் உதவித் திட்டங்கள் தங்களுக்கு விருப்பமான செயல்பாடுகளை, பொதுவாக ஏழைகளின் மேல் திணிக்கின்றன என்று சாடுகின்றார். இவற்றில் குறிப்பாக உலக வங்கி போன்ற நிறுவனங்களை அவர் சாடுகின்றார். இந்த வங்கியின் அணுகுமுறைக்கே உரித்தான ஒன்று மாலாவியின் ஹெச்ஐவி/எய்ட்ஸுக்கான அதிகமான நிதியுதவியை, இந்தத் தேவையை ஏற்கனவே இதர நன்கொடையாளர்கள் செய்துவரும் போது, வலியுறுத்தியதுதான். இதற்குப் பதிலாக ஊட்டச்சத்து, பொது சுகாதாரம் போன்றவற்றைக் கொடுப்பதற்கான நிதியுதவியை இந்த வங்கி குறைத்துவிட்டது.[7]

பெரிய உலக நாடுகள் பொது சுகாதாரத் திட்டங்களை ஒதுக்கிவிட்டு, எய்ட்ஸ்க்கான நிதியுதவியைத் தாராளமாக கொடுப்பதாலும் ஹெச்ஐவி தொற்றுக்கு எதிரான போராட்டத்தில் அவர்கள் பெற்ற முன்னேற்றங்கள் சில நேரங்களில் மறைந்துவிடுகின்றன. கடந்த காலத்தில் தங்களுடைய எய்ட்ஸ் தடுப்புத் திட்டங்களில் மிகுந்த முன்னேற்றங்களைப் பெற்றதற்காகப் பெருமிதம் கொண்டாலும், உலக நாடுகள் சபையின் அண்மைக்கால தரவுகளின்படி, உகண்டாவில் சிகிச்சை பெறும் ஒவ்வொரு 100 நோயாளிகளுக்கும், 250 இதர மக்கள் புதிதாக எய்ட்ஸ் தொற்றுக்கு ஆளாகிறார்கள்.[8]

கடந்த முப்பது ஆண்டுகளில் நவீன தாராளமயமாக்கமும், ஒவ்வொரு மனித தேவைக்கும் சந்தைத் தீர்வுகளின் மேல் மிகத் தீவிர வலியுறுத்தல் கொடுத்தலும் அதிகமாகிக் கொண்டுதான் வந்துள்ளன. இவை பொது சுகாதாரத்திற்கான பன்னாட்டு அணுகு முறைகளை மிக அதிகமாக மாற்றியுள்ளன. முன்னேற்றமடைந்த முதலாளித்துவ நாடுகளின் பெரிய பணக்கார முதலீட்டாளர்களிடம்

அதிக அளவு கூடுதல் நிதி சேரும் போது, மக்கள் நலவாழ்வு நிறுவனங்களும் தனியார் அரசுசாரா அமைப்புகளும் உலகளாவிய பொது சுகாதாரப் பிரச்சினைகளிலும் இதர மனிதாபிமான செயல்பாடுகளிலும் தங்களுடைய ஈடுபாட்டை அதிகரித்துள்ளனர். ஸ்விட்சர்லாந்தின் டாவோஸின் 'ஆக்கப்பூர்வமான முதலாளித்துவத்திற்கும்' (கிரியேடிவ் கேபிடலிசம்) 'சமூகத் தொழில் முனைவுக்கும்' ஆதரவளிப்பதற்காக நடக்கும் உலகப் பொருளாதாரக் கூட்டத்தில் ஒவ்வொரு ஆண்டும் 'இளம் உலகத் தலைவர்கள்' குழு ஒன்றைத் தேர்வு செய்வார்கள். 2010இல் இவ்வாறு தேர்ந்தெடுக்கப்பட்ட அறுபது பேர்களும் தாங்கள் போதுமான எண்ணிக்கையில் உள்ளோம் என்று முடிவு செய்து, தங்களுடைய 'மக்களுக்கான செயல்திட்டம்' ஒன்றை அறிவித்தனர். இந்தத் திட்டம் 'உலகம் முழுவதுமுள்ள ஏழ்மை எதிர்கொள்ளும் முக்கியப் பிரச்சினைகளை எதிர்க்கும்.' உலகப் பொருளாதாரக் கூட்டமைப்பு (வேல்ட் எகானமிக் ஃபாரம்) வலைத்தளத்தில் இளம் உலகத் தலைவர்கள் என்று அழைக்கப் படுவோரின் பட்டியலில் மிகவும் குறிப்பிடத்தக்கவர் நிக்கி நியூட்டன் கிங். இவர் ஜோகான்னஸ்பர்க் பங்குச்சந்தையின் துணை முதன்மைச் செயல்பாட்டு அதிகாரிகூட.[9]

இந்த 'வகையிலான' பணக்கார தனியார் பொருளாதார அமைப்புகளின் மிகத் தீவிரமான ஈடுபாடு, முதல்நிலை மருத்துவப் பராமரிப்புக்கும் நோய்த்தடுப்புக்கும் முக்கியத்துவம் கொடுக்கும் 'கிடைமட்ட' ஒருங்கிணைந்த நலவாழ்வுத் திட்டங்களிலிருந்து மருத்துவ உதவியின் கவனத்தை திசை திருப்பிவிட்டது (இந்தத் திட்டங்கள் வழக்கமாக உலக சுகாதார அமைப்பாலும், அனைத்து அமெரிக்க நலவாழ்வு அமைப்பாலும் நிதியுதவி செய்யப்பட்டவை). இதன் காரணமாக பொது சுகாதாரத் திட்டம் என்பது 'கிடைமட்ட' நிலையிலிருந்து 'மேல்-கீழ்' (டாப்-டவுன்) என மிக 'விரைவாகத் தாக்கும்' பிரச்சாரங்களாக மாறிவிட்டன. அத்துடன் விரைவாகத் தாக்கும் 'விளம்பரத்தில் கவனம் செலுத்தும்' மேல்-கீழ், செங்குத்துப் பிரச்சாரங்களை நோக்கி தனிப்பட்ட நோய்களுக்கு எதிரான பிரச்சாரங்களை உருவாக்குகின்றன. சில நேரங்களில் சில திட்டங்கள் செயல்படக் கூடியவையாக இருந்தபோதும், இவை முதல்நிலை உடல்நலப் பராமரிப்பை வழங்கலைப் பெரும்பாலும் திசை திருப்புகின்றன; குறிப்பாக, பொது சுகாதார அமைப்பில் பணிபுரிய இருக்கும் சில உடல்நலப் பராமரிப்பு வழங்குநர்களை மாற்றி மருத்துவம் சாரா பணியாளர்களைப் பணியமர்த்துவதன் மூலமாக,

பொது சுகாதாரம் தொடர்பாக மிகவும் ஏழ்மையான வளரும் நாடுகளால் எதிர்கொள்ளப்படும் மிகப்பெரிய குறைபாட்டை இந்த மோசமான, உருவாக்கப்பட்ட தலையீடு கூடுதல் சிக்கலாக்கி இருக்கிறது. கூடவே மருத்துவர், செவிலியர், உடல்நலப் பணியாளர்கள் போன்றோரின் பற்றாக்குறையும் சேர்ந்திருக்கிறது. பெரும் பணக்கார நாடுகள், சராசரியாக, 10,000 மக்களுக்கு ஏறத்தாழ 28 மருத்துவர் களைக் கொண்டுள்ளன.

ஆனால், எத்தியோப்பியா, கென்யா, ருவாண்டா, சீராலியோன், சோமாலியா போன்ற மிகக் குறைந்த வளர்ச்சி கொண்ட நாடுகள் ஒவ்வொரு 10,000 மக்களுக்கும் ஒன்றுக்கும் குறைவான மருத்துவர் களை மட்டுமே கொண்டுள்ளன. பொருளாதார வளங்களும் கல்வி வசதிகளும் இல்லாமை ஒரு முக்கியமான காரணமாக இருந்தாலும், தெற்கிலிருந்து வடக்கு நோக்கி காலியாக்கப்படும் மக்களின் நிபுணத்துவம் அல்லது மூளை வடிகால் சக்தி (பவர் ஆஃப் பிரைன் ட்ரைன்) அதே அளவுக்குத் தீமை விளைவிக்கிறது. கென்யாவில் பிறந்த பாதிக்கும் மேற்பட்ட உடல்நலப் பணியாளர்கள் தற்போது வெளிநாடுகளில் பணிபுரி கின்றனர் என்று பிரிட்டனின் மக்கள் உடல்நலச் சேவை முன்னேற்றக் குழு (பிரிட்டீஸ் ஹெல்த்கேர் அட்வகேசி குரூப்) கூறியுள்ளது. கானா கென்யாவைவிட ஓரளவுக்கு அதிகப் பொருளாதார முன்னேற்றத்தைப் பெற்றிருந்தாலும் 1998 முதல் 2002 வரை 52.5 மில்லியன் டாலரை இங்கிலாந்தில் பணியாற்றும் உடல்நலப் வல்லுநர்களுக்குப் பயிற்சி கொடுப்பதில் வீணாக்கி யுள்ளது. இது இங்கிலாந்துக்கான ஒரு பேரமாகும்; ஏனெனில், அந்த நாட்டிற்குத் தேவையான அதே அளவு வல்லுநர்களைப் பயிற்றுவிக்க அதிக அளவு பணத்தைச் செலவு செய்திருக்க வேண்டும்.[10]

இந்த நிறமாலையின் (ஸ்பெக்ட்ரம்) மற்றொரு முனையில், அதாவது வேறு எந்த நாட்டையும்விட அதிக தனிமனித வருமானத்தை உடல்நலப் பராமரிப்புக்காகச் செலவிடும் ஒரு நாட்டில் முதல் நிலை உடல்நலப் பராமரிப்பு, உண்மையான மருத்துவக் கவனம் ஆகியவற்றின் எதிர்காலம் வியக்கத்தக்க அளவுக்கு வெறுமையாக உள்ளது. 2008இல் அமெரிக்காவிலுள்ள அனைத்து மருத்துவ மாணவர்களில் முதல்நிலை மருத்துவப் பராமரிப்புக்கான உள்ளக (உள்நோய்) மருத்துவத்தில் (இன்டர்னல் மெடிசின்) 2 விழுக்காட்டினர் மட்டுமே பணியாற்ற திட்டமிட்டார்கள். இது 1990இல் இருந்த 9 விழுக்காட்டைவிட குறைவானதே.'[11] இதன் தொடர்விளைவாக

குடும்ப மருத்துவத்திற்காக ஒதுக்கப்பட்டுள்ள இடங்களில் 42 விழுக்காட்டு இடங்களை மட்டுமே அமெரிக்க மருத்துவப் புலங்களிலிருந்து வெளிவரும் பட்டதாரிகளால் நிரப்ப முடிந்தது; மீதமுள்ள இடங்களை வெளிநாட்டுப் பட்டாதாரிகளே பிடித்துக் கொண்டனர். இது உலகளாவிய மூளை வடிகட்டல் பங்களிப்புக்கான காரணமாகவும் இருக்கிறது.

முதல்நிலை மருத்துவப் பராமரிப்பு ஆர்வத்தில் ஏற்பட்டுள்ள வீழ்ச்சியின் பெரும்பகுதி அமெரிக்க மருத்துவ அமைப்பின் மீது அதிக செல்வாக்கைச் செலுத்தும் அழிவுகரமான சந்தைமுறையால் ஏற்பட்ட ஒன்றாகும். அமெரிக்க மருத்துவக் கல்லூரிச் சங்கத்தின் கூற்றுப்படி, 2009இல் மருத்துவம் படிப்பதற்காக மாணவர்கள் பெரும்பாலும் பெற்ற சராசரி கடனின் அளவு மிகவும் அதிகம், அதாவது 156, 456 டாலராகும். ஆகவே, மாணவர்கள் எலும்பியல், தோல்நோயியல், பிளாஸ்டிக் அறுவை சிகிச்சை போன்ற துறைகளில் வாழ்வாதாரப் பணிகளை நோக்கி விரைந்தோடுவதில் வியப்பில்லை. இவை ஆண்டுக்கு சராசரியாக 4 இலட்சம் அமெரிக்க டாலரை ஊதியமாக வழங்கக்கூடியவை. இதுவே அவர்கள் குடும்ப மருத்துவத்தையும், உள்மருந்து மருத்துவத்தையும் ஒதுக்குவதற்கான காரணம். இவற்றில் மேற்கூறப்பட்ட ஊதியத்தில் பாதியைக்கூட பெறக்கூடியது அல்ல.

கியூபாவும் வெனிசுலாவும் ஒன்றுசேர்ந்து 3.9 கோடி மக்கள் தொகையைக் கொண்டுள்ளன. இவை இரண்டும் தற்போது 73,000 மாணவர்களை மருத்துவப் புலங்களில் பெற்றுள்ளன. இது 30 கோடிக்கும் அதிகமான மக்கள்தொகையைக் கொண்ட அமெரிக்காவில் படிக்கும் மருத்துவ மாணவர்களின் எண்ணிக்கையைவிட அதிகமானது. கியூபாவிலும் வெனிசுலாவிலும் உள்ள அனைத்து மருத்துவர்களும் இலவசமாக மருத்துவப் படிப்பு படித்தவர்கள். இவர்களில் சிலர் தங்களுடைய வாழ்க்கைச் செலவுகளுக்காக கல்வி உதவித் தொகைகளைப் பெற்றவர்கள். இவர்களில் ஏறத்தாழ அனைவரும் பட்டப்படிப்பிற்குப் பிறகு ஒரு மூன்றாண்டு சிறப்புக் குடும்ப மருத்துவப் படிப்பை மேற்கொள்வார்கள். இதற்குப் பிறகு அவர்கள் இரண்டாவது சிறப்பு மருத்துவப் படிப்பை மேற்கொள்வார்கள். அமெரிக்கா பொதுவாக 68,000 முதல் 70,000 மாணவர்கள்வரை அனைத்து மருத்துவப் புலங்களிலும் எந்தவொரு நேரத்திலும் கொண்டிருக்கும். இவர்களில் ஒவ்வொரு

ஆண்டும் ஏறத்தாழ 16,000 பேர் மருத்துவப் பட்டதாரிகள் ஆகின்றனர். இவர்களில் 2 விழுக்காடு குடும்ப மருத்துவத்தில் சிறப்புப் படிப்பு மேற்கொண்டாலும், 320 குடும்ப மருத்துவர்கள் மட்டுமே உருவாக்கப்படுவார்கள்.

நல்லவேளை, அமெரிக்காவில் திறன்மிக்க மாணவர்கள் பலர் நெறிசார்ந்த மனிதாபிமான காரணங்களுக்காக மருத்துவத் துறையில் அதிக அளவு நுழைவதற்கும், தங்களுடைய சொந்தப் பகுதி சமுதாயங்களில் சேவை புரியவும் விருப்பமாக உள்ளனர்; ஆனால், அவர்களுக்கு ஏறத்தாழ 2 இலட்சம் டாலரை ஆண்டு ஊதியமாகக் கொடுத்தால். குடும்பநல மருத்துவர்களை உருவாக்க அவர்களுடைய சேர்க்கையை அதிகரிக்க, மருத்துவப் புலங்கள் முடிவு செய்தால், அவர்களைப் பணிபுரிய வைப்பது மிகவும் எளிது. முன்னேற்றமடைந்த முதலாளித்துவ நாடுகள் நிச்சயமாக ஏற்கக்கூடிய சில நிபந்தனைகள் மட்டுமே இதற்குத் தேவை. இலவச மருத்துவப் புலப் படிப்பு, நகரங்களின் மிகவும் ஏழ்மையான பகுதிகளிலும் கிராமப் பகுதிகளிலும் போதுமான மருத்துவ வசதிகள் போன்றவையே அவை. தங்களுடைய சொந்த மக்களுக்கு சுகாதாரச் சேவையைத் திறம்பட வழங்கக்கூடிய இந்தப் பணக்கார நாடே இந்த வாய்ப்புகளை மறுப்பதற்குத் தயாராக உள்ளன; அதேநேரத்தில் புதிய வகையான முதல்நிலை மருத்துவம் செய்யும் அமைப்பை உருவாக்கும் ஏழை நாடுகளின் முயற்சிகளை நாசப்படுத்துகிறது. இது 21ஆம் நூற்றாண்டு முதலாளித்துவத்தின் மிகப் பெரிய ஊழல்களில் ஒன்றாகும்.

நாம் சேவை போல இருப்போம்

நல்வாய்ப்பாக, கியூபா, வெனிசுலா நாடுகளின் திடமான சிந்தனை, அனுபவம், ஒத்துழைப்பு போன்றவற்றின் விளைவாக 21ஆம் நூற்றாண்டு பொதுவுடைமைக் கொள்கை ஓர் ஒருங்கிணைந்த சமுதாய மருத்துவத்திற்கான போராட்டத்தைத் தொடர்கிறது. வெனிசுலாவிடமிருந்து உதவியை அல்லது கியூபா பன்னாட்டு வாதிகளின் அறிவுரைகளை ஏற்கனவே பெற்றுவரும் பல நாடுகள் தங்களுடைய சொந்த, அர்ப்பணிக்கப்பட்ட சமுதாய மருத்துவர்களின் படைகளை உருவாக்க விருப்பப்படுகிறார்கள். கியூபா-வெனிசுலா ஒத்துழைப்பும், பிற நாடுகளில் கியூபா தொடங்க இருக்கும் மருத்துவக் கல்வியின் சிறிய சோதனைகளும் கொண்டுள்ள, சிறப்பான பண்பு என்னவெனில், மருத்துவ மாணவர்கள் தங்களுடைய

வீடுகளிலிருந்தும் சமுதாயங்களிலிருந்தும் பிரிக்கப்படுவதில்லை. எனவே இந்த மருத்துவப் பட்டதாரிகள் தங்களுடைய சமுதாயங்கள், தங்களுடைய நாட்டின் நீண்டகால உடல்நலப் பராமரிப்புத் திட்டங்களுக்குள் நன்கு பொருந்துவார்கள். ரூய் அராவ்ஜோ என்ற கிழக்கு தைமோரின் முன்னாள் சுகாதார அமைச்சர், தம்முடைய நாட்டில் கியூப மருத்துவர்களால் நிரூபிக்கப்பட்ட மருத்துவ சேவையின் நெறிமுறைகள் 'மூளைவடிகட்டலை' எதிர்த்துப் போராடவும் கியூப மருத்துவர்களால் பயிற்சிபெற்ற புதிய மருத்துவர்களைக் கிராமப் பகுதிகளில் தொடர்ந்து பணியாற்றவும் ஊக்குவிக்கும் என நம்புகிறார்.[12]

எனினும், இதை அடைவது மிகவும் கடினமானது: இந்த வறிய, போரால் பாதிக்கப்பட்ட நாடு, ஓர் உலகளாவிய முதல்நிலை உடல் நலப் பராமரிப்பு அமைப்பையும், அதன் உடல்நலப் பணியாளர்களுக்கு நல்ல வேலைவாய்ப்பு நிலைமைகளுக்கேற்ற நிதி ஆதரவையும் காணாவிட்டால், இதை அடைய முடியாது. புதிய பொது சுகாதார அமைப்புகளுக்கும் மருத்துவர்களுக்கான ஊதியங்களுக்கும் தேவையான நிதியுதவியை, ஆஸ்திரேலியா போன்ற அயல் நாடுகளிலிருந்து பெறமுடியும்; ஆஸ்திரேலியா கிழக்கு தைமோருக்கு உதவி செய்ய கியூபாவுடன் கூட்டு முயற்சிகளில் ஈடுபடுவதற்காக விவாதித்துள்ளது.

ஹைதியில் ஒரு புதிய தேசிய உடல்நலப் பராமரிப்புத் திட்டத்தை வடிவமைத்து உருவாக்க பிரேசில் கியூபாவுடன் சேர்ந்து பணிபுரிய ஏற்கனவே தொடர்ச்சியான, திடமான பல பொறுப்பேற்புகளைச் செய்துள்ளது. இந்த அமைப்பு இறுதியில் ஹைதி வல்லுநர்களால் நிர்வகிக்கப்படும். மருத்துவர் ஜோஸ் ரேமோன் 2010இல் ஹைதியின் கிராய்க்ஸ்டு பொக்கெட்ஸில், இத்தகைய ஒப்பந்தங்களைப் பாராட்ட மேற்கொள்ளப்பட்ட நிகழ்ச்சி ஒன்றில் பேசினார். இந்தப் பேச்சின் போது, இவ்வகை ஒத்துழைப்பில் உள்ள நன்மைகள் பற்றிப் பெரிதும் புகழ்ந்தார்: 'ஹென்றி ரீவ் மருத்துவப் படையைச் சேர்ந்தவர்களைப் போன்று அனைத்து ஆண்களும் பெண்களும் தங்களுடைய திறன்களையும் தோழமையையும் கொடுத்தால், உலகம் எப்படி இருக்கும்? அந்த உலகத்தில் அமைதி நிறைந்திருக்கும், அன்பு நிறைந்திருக்கும்—அது ஒரு வித்தியாசமான உலகமாக இருக்கும்.'[13]

பூகோளத்தின் மறுபுறத்தில், ஒரு கிறித்துவ உடலநலப் பணியாளரும் கிழக்கு தைமோரில் கியூப மருத்துவப் படையைப் பற்றி இது போன்ற உணர்வை வெளிப்படுத்தினார்: 'இது ஏழைகளின் நட்பு—

பணக்காரர்களின் நட்பு அல்ல. பலமானது, வலிமை யானது அல்ல. கிறித்துவ நடத்தைக்கும் நல்ல செயல்களுக்குமான ஒரு மிகச் சிறந்த எடுத்துக்காட்டு மதச்சார்பற்ற ஒரு நாட்டிலிருந்து வருகிறது என்பதே ஒரு வியப்புக்குரிய செயல். இது ஒரு புதிர்மிக்க மர்மம்; கிறிஸ்துவர் களைக் காக்க இருப்பதாகக் கூறும் நாம், சிந்திக்க வேண்டியது அவசியம்.'[14] ஒருவருக்கு இரண்டு விஷயங்கள் தெரிந்திருந்தால், இது உண்மையில் மர்மமானது அல்ல. முதலாவதாக, ஒருமுறை சே எழுதினார்:

> கேலிக்குரியதாகத் தோன்றும் அபாயத்தில், உண்மையான புரட்சியாளர் அன்பின் சிறந்த உணர்வால் வழிநடத்தப்படுகிறார் என்று சொல்கிறேன்... இந்தச் சூழல்களில் மிகவும் அதிக அளவிலான மனிதாபிமானம், பெருமளவிலான நியாய உணர்வு, உண்மை ஆகியவற்றைக் கொண்டிருக்க வேண்டும். அவ்வாறு இருந்தால்தான் பிடிவாதமான தீவிரத்தையும் மங்கலான தத்துவார்த்த நுட்பத்தையும் (ஸ்கோலாஸ் டிசிஸம்) அல்லது மக்களிடமிருந்து தனிமைப்படுத்தப்படுதலையும் தவிர்க்க முடியும். மனித குலத்தின் இந்த அன்பு உண்மையான செயல் களாகவும் எடுத்துக்காட்டுகளாகச் செயல்படும் செயல்களாகவும் நகரும் ஆற்றலாகவும் ஒவ்வொரு நாளும் பாடுபட வேண்டும்.[15]

இரண்டாவதாக, அறிய வேண்டியது: பல ஆண்டுகளாக கியூபப் பள்ளிக் குழந்தைகள் ஒவ்வொரு நாளையும் பின்வருமாறு கூறி தொடங்குகின்றன: 'நாம் சேவை போல இருப்போம்.' இன்று இந்தப் பள்ளிக் குழந்தைகள் நன்கு வளர்ந்துவிட்டன; மற்றும், உலகின் மிகவும் மோசமான பகுதிகள் சிலவற்றில் நல்ல இலக்குகளுக்காக, தம்மை அர்ப்பணித்துக்கொண்டுள்ளனர். வெனிசுலாவின் மருத்துவ மாணவர்களும், லத்தீன் அமெரிக்கப் பள்ளியிலிருந்து வந்துள்ள பன்னாட்டுத் தன்னார்வத் தொண்டர்களும் இவற்றைப் பின்பற்றுகின்றனர், தலைசிறந்த மருத்துவ வல்லுநர்களாக மாறுகின்றனர், தங்களுடைய வெண்மேலங்கிகளை ஒரு புதிய வகைப் படையில், அதாவது வெண்மேலங்கி படையில், அணிந்து கொள்கிறார்கள். பொலிவியாவில் சே குவேரா கொலை செய்யப்பட்ட அக்டோபர் 8ஆம் தேதி, 'கியூபாவின் வீரக் கொரில்லா நாள்' (எல் டியா டெல் கூரெல்லிரோ ஹீராய்கோ) எனக் கொண்டாடப் படுகிறது. 2009ஆம் ஆண்டு முதல் இதே நாள் வெனிசுலாவிலும் கொண்டாடப்படுகிறது; ஆனால் இங்கு இந்த நாள் ஒருங்கிணைந்த சமுதாய மருத்துவ நாள் (எல்டியா டெல் மெடிகோ இன்டெக்ரல்

கம்யூனிட்டேரியா) என்று அழைக்கப்படுகிறது. இந்த விஷயத்தில், புதிய 'ஒருங்கிணைந்த சமுதாய மருத்துவர்கள்' சேவின் மரபில் வந்தவர்கள் என்று பாராட்டப்படுகிறார்கள். சே 'முன்மாதிரி தீர மருத்துவர்' என்று அனைவராலும் பாராட்டப்படுகிறார்.

கியூபாவிலும் வெனிசுலாவிலும் மனிதாபிமானத்திற்காகப் போராடி வரும் உணர்வுபூர்வ பன்னாட்டியலாளருக்கு சே ஒரு முன்மாதிரியாகச் செயல்படுகிறார். இந்த வகை மருத்துவர் தம்மைப் புரட்சிகர செயலுக்கு அர்ப்பணித்துக்கொள்கிறார்; இந்தச் செயலின் போது தன்னை மாற்றிக்கொள்கிறார். ஆனால், தம்முடைய தனித்தன்மையையோ, தனிப்பட்ட அடையாளத்தையோ எப்போதுமே இழப்பதில்லை. இந்தக் குறிக்கோளின் பின்னால் ஆயிரக்கணக்கான, தம்மை அர்ப்பணித்துக்கொண்ட மருத்துவர்களும் உடல்நலப் பணியாளர்களும் இருக்கின்றனர். இவர்கள் தைரியமானவர்கள், திறமைமிக்கவர்கள், பரிவுள்ளவர்கள், சிந்தனைத் திறனும் கற்பனையும் மிக்கவர்கள், விடாமுயற்சியுள்ள தனிநபர்கள். இவர்கள் கடந்த ஐம்பது ஆண்டுகளாக உண்மையில் புரட்சிகர உடல்நலப் பராமரிப்புப் பாதையை உருவாக்கியவர்கள். பயிற்சியில் புதிய கருத்துருக்களையும் புதுமையாக்கங்களையும் வளர்த்தவர்கள். தேவைப் பட்டால் மிகவும் மோசமான பொருளாதாரத் தடைகளுக்கும் தங்களைத் தகவமைத்துக்கொண்டவர்கள்; புதிய வகை பொது சுகாதார அமைப்பை உருவாக்க முயன்றவர்கள்.

புரட்சிகர மருத்துவர்களும் அவர்களுடைய பன்னாட்டு சக பணியாளர்களும் பெற்ற சாதனைகளின் முக்கியத்துவம் உடல்நலப் பராமரிப்பைக் கொடுப்பது, துன்பங்களை நீக்குவது போன்ற வற்றையும் தாண்டியதாகும். வெனிசுலாவில் மருத்துவ சேவை, மருத்துவக் கல்வி ஆகியவற்றின் கலவையானது கியூபா மற்றும் பொலிவரியப் புரட்சிகளின் இணைவு எதை அடைய முடியும் என்பதற்கான ஓர் எடுத்துக்காட்டு. அத்துடன் உலகளாவிய, சோஷலிச வழிகாட்டுதல்களின் அடிப்படையில் மிகவும் கடினமான, சவாலான பணி வகைகளை ஒழுங்கமைக்க முடியும் என்பதையும் நிரூபிக்கிறது. 21ஆம் நூற்றாண்டின் சோஷலிசவாதிகளுக்கும், 20ஆம் நூற்றாண்டில் சோஷலிசவாதிகளாக இருந்த எங்களைப் போன்ற சிலருக்கும் 'செயலால் சொல்லுதல்' என்னும் புரட்சிகர தத்துவச் சிந்தனை தேவைப்படுகிறது என்பதை நீண்ட காலமாகவே அறிந்திருந்தோம்.

புத்திசாலிகளும் அரசியல் தலைவர்களும் செயலூக்கமுள்ள கூட்டுறவுப் பணியிடங்களை நன்கு உருவாக்க வேண்டும் என்று கிராமப்புற மக்களிடமும் நகரப்புற பணியாளர்களிடமும் சொல்வது எளிது. ஆற்றலை ஒன்றுதிரட்டுவது, தேவையான திறனிலும் மனிதர்களிடையே உறவிலும் நிபுணத்துவம் பெறுவது, அதற்குப்பிறகு, இந்தப் புதிய சமூக பொருளாதார அமைப்புகளை உருவாக்க அனுமதிக்கும் புரட்சிகர சூழ்நிலையைக் கண்டுபிடிப்பது போன்றவை நம்மில் ஒவ்வொருவருக்குமே கடினமானதே.

இன்று, மருத்துவத்துறையில் கற்ற பாடங்களை இதர வகை பணிகளுக்கும் சமூக சேவைகளுக்கும் பயன்படுத்தலாம். இது ஆசிரியர்-பயிற்சியாளர் (அப்ரென்டீஸ்) முன்மாதிரியிலிருந்து தேவைப்படும் பகுதிகளை ஏற்றுக்கொள்வதையோ, கோட்பாட்டுக்கும் நடைமுறைக்கும் இடையிலான தடைகளை உடைப்பதையோ குறிக்கலாம். உடல் சார்ந்த, புத்திசார்ந்த பணியைப் பிரிக்கும் தேவையற்ற சுவர்கள் உடைந்து விடும். எடுத்துக்காட்டாக, வேளாண்மை, கட்டுமானம், உற்பத்தி செய்தல் போன்றவற்றில் தொழில்நுட்ப வல்லுநர்களுக்கும் உற்பத்திப் பணியாளர்களுக்கும் இடையே உள்ள சுவரைக் குறிப்பிடலாம். எங்கு 'தனியொருவரின் சுதந்திரமான வளர்ச்சி, ஒட்டுமொத்த சுதந்திரமான வளர்ச்சிக்கு நிபந்தனை' யாக இருக்கிறதோ அங்கு இணக்கமான, சமூக சமத்துவமுள்ள சூழலில், உடலுழைப்பு செய்யும் பணியாளர் பணி செய்யும் போது மேற்கூறிய தடைகள் நீங்கும்.

மருத்துவத் திட்டங்களின் மூலம் தெளிவாக்கப்பட்ட வெனிசுலா-கியூபா கூட்டு முயற்சிகள், மனிதாபிமான தொடர்புக்கும் தெற்கத்திய நாடுகளுக்கிடையே உள்ள நல்ல பொருளாதாரப் பரிமாற்றத்திற்கும் முன்மாதிரிகளாகச் செயல்படுகின்றன. புரட்சிகர மருத்துவர்களும், உடல்நலப் பணியாளர்களும் தங்களுடைய எடுத்துக்காட்டுகளின் மூலமும், புதிய நூற்றாண்டில் ஒரு புதிய வகை பொதுவுடைமைக் கொள்கையைக் கட்டமைப்பதற்கு மேற்கொண்ட தங்களுடைய உறுதியாலும் மற்றொரு உலகம், மிகவும் நல்ல உலகம் சாத்திய மானதே என்பதற்கு நல்ல சான்றைத் தருகிறது.

குறிப்புகள்

இயல் 1: புரட்சிகர மருத்துவர்கள் எங்கிருந்து வருகிறார்கள்?
1. http://www.almamater.cu.2007
2. Emily J. Krik and John M. Krik, 'Cuban Medical Aid to Haiti,' Counterpunch.com, April 1, 2010.

இயல் 2: ஒருமைப்பாடும் பன்னாடுவாதமும்
1. 'Haitian Fact Sheet,' issued by *MEDICC Review*, www.medicc.org. January 15, 2010. இந்த வலைத்தளம் ஹைதியில் தற்போது கிடைக்கும் தகவல்களைக் கூறுகிறது.
2. Leticia Martinez Hernandez, 'Haiti: U.S. Doctors Working un Cuban Hospitals,' *Granma,* February 5, 2010.
3. Leticia Martinez Hernandez, 'Vaccination Campaign in Haiti,' *Granma*, February 17, 2010.
4. Leticia Martinez Hernandez, 'Cuban Doctors in Haiti: 'The worst tragedy is not being able to do more,'' *Granma,* January 18, 2010.
5. Tom Jawthrop. 'Cuba's Aid Ignored by Media?,' Al Jazeera, February 19, 2010.
6. Paul Farmer, 'Further Interview Excerpts from *Salud!,*' www.salud.org, February 2006.
7. Emily J. Krik and John M. Krik, 'Cuban Medical Aid to Haiti,' Counterpunch.com, April, 2010.
8. Gail A. Reed, 'Where No Doctors: First MDs Graduate from Latin American Medical School,' *MEDICC Review,* August-September 2005, www.medicc.org.
9. 'Haiti's Health Crisis Worse with Political Turmoil,' Paul Jeffrey, ACT International, *Dateline ACT* (Action by Churches Together), May 26, 2004, act-intl.org/news/dt_nr_2004/dthaiti204.html.
10. 'Cuban health professionals are 'absolutely' important for Haiti: WHO official,' United Nations Radio, February 17, 2010.

11. Conner Gorry, 'Interview with Dr. Patrick Dely: Part I,' and 'Part II,' *Field Notes from MEDICC,* www.mediccglobal.wordpress.com, April 5 and April 20, 2010.
12. W.T. Whtiney Jr., 'First There Is God and Then the Cuban Doctors,' *People's World* May 3, 2010. peoplesworld.org.
13. W.T. Whitney Je., 'Cuba, ALBA Send Aid Directly to Haiti,' *People's World,* May 3, 2010 peoplesworld.org.

இயல் 3: இரண்டு, மூன்று... ஒரு நூறாயிரம் சே குவேராக்களை உருவாக்குதல்

1. 'Ernesto Guevara. 'Create two, three... many Vietnams, that is the watch word,' *The Tricontinental,* magazine of Organization of Solitarity with the Peoples of Asia, Africa, and Latin America, April 1967.
2. Enrique Milanes Leon, 'Fidel, Chief Inspiration for Cuban Medical Cooperation,' *Granma International,* November 5, 2008.
3. Jean Fridman-Rudovsky and Brain Ross, 'Peace Corps, Fulbright Scholar Asked to 'Spy' on Cubans, Venezuelans: U.S. Policy,' ABC News, February 8, 2008.
4. Kevin Hall, 'In Bolivia, Push for Che Tourism Follows Lacals' Reverence,' Knight-Ridder, August 17, 2004.
5. Nick Buxton, 'Searching for Che,' *Red Pepper,* October 25, 2007.
6. Argiris Malapanis and Roman Kane, 'Madela: 'Cuba Shared the Trenches with us,' *The Militant,* 59/39, October 23, 1995.
7. Margaret Blunden, 'South-South Developement Cooperation,' *International Fournal of Cuban Studies* (June 2008).
8. Luis Jesus Gonzalez, 'Concluye VII Encuentro Hemisferico de Lucha contra los TLC,' *Trabajadores,* April 11, 2008; Gail Reed, 'Cuban Doctors around the Globe, More Doctors for the World,' *MEDICC Review,* April 14, 2008.
9. 'Cuban Doctors Serving Poor to Be Expelled from Honduras,' NotiGen: Central American & Garibbean Affairs, allbusiness.com, September 1, 2005.
10. Diane Appelbaum and Hope Bastian Honduras, 'Cuban-Trained

Garifuna Doctor Story of American Honduran Cuban Cooperation in Honduras,' *Cuba Health Reports, MEDICC Review,* September 2008.

11. 'Guetemala Plans to Send More Medical Students To Cuba,' *Granma,* January 31, 2008.

இயல் 4: புரட்சிக் கியூபாவில் மருத்துவம்

1. 'Salud en Tiempo. 1970-2009,' Ministerio de Salud Publica, Cuba, 2010, files.sld.cu/dne/files/2010/11/salud-en-el-tiempo-2010. pdf. Figures for United States and Europe derived from OECD rations of Practicing doctors per 1000 citizens. Nearly 25 percent of Cuba's physicians were working abroad.

2. Ileana del Rosario Morals Suarez. MD, MS, Jose A. Fernandez Sacasas, MD, MS, and Francisco Duran Garcia, MD, 'Cuban Medical Educations: Aiming for the Six-Star Doctor,' *MEDICC Review,* 10/4 (Fall 2008).

3. மேலது

4. மேலது

5. World Health Organization and the United Nations Children's Fund, 'Report of the International Conference on Primary Health Care, Alma Ata, USSR, 6-12 September 1978,' WHO Health for All series, no.1, Geneva, 1978.

6. 'Primary Health Care Comes Full Circle. An Interview with Dr. Halfdan Mahler,' *Bulletin of the World Health Organization,* October 2008.

7. Howard Waitzkin, MD, PhD, Karen Wald, Romina Kee, MD, Ross Danielson, PhD, Lisa Robinson, RN, ARNP, 'Primary Care in Cuba: Low and High-Technology Developments Pertinent to Family Medicine,' Division of Community Medicine, University of New Mexico, Family Practice Center, 1997.

8. Morales Suarez et al., 'Cuban Medical Education.

9. 'Louis A.Perez Jr., *Cuba: Between Reform & Revolution,* New York: Oxford University Press, 1988.

10. 'UNDP Publishes Report on Human Development and Equity in Cuba,' *MEDICC Review,* 3/2 (2000).

11. Glarivel Presno Labrador, MD, MPH, and Felix Sanso Soberat, MD, '20 years of Family Medicine in Cuba,' *MEDICC Review,* 6/2 (2004).

12. Andre-Jacques Neusy, MD, and Bjorg Palsdottir, MPA, 'A

Roundable of Innovative Leaders in Medical Education,' *MEDICC Review,* 10/4 (Fall 2008).

13. Gail Reed, 'Cuba's Primary Health Care Revolution: 30 years on,' *Bulletin of the World Health Organization* 86 (May 2008).
14. Indira A.R. Lakshmanan, 'As Cuba Loans Doctors Abroad, Some Patients Object at Home,' *Boston Globe,* August 25, 2005.
15. Patricia Grogg, 'CUBA: World Class Pharma that Puts People First,' *International Press Service,* December 1, 2009.
16. Figures for the year 2008, from World Health Organization, http://www.who.int (accessed 2010).
17. Gail Reed, 'Generating Appropriate Technologies for Health Equity,' *MEDICC Review* 11/1 (Winter 2009).

இயல் 5: பர்ரியோ அடென்ட்ரோ

1. Quoted in Agiris Malapanis and Camilo Catalan, 'Cuban Doctors in Venezuela Operate Free Neighborhood Clinics,' *The Militant,* October 23, 2003.
2. Eugenio Radames Borroto Cruz, MD, Ramon Syr Sales Perea, MD, 'National Training Program for Comprehensive Community Physicians, Venezuela,' *MEDICC Review* 10/4 (Fall 2008).
3. மேலது
4. Claudia Jardim, 'Prevention and Solidarity: Remedies for Democratizing Health in Venezuela,' Voltaire.net, October 13, 2004.
5. Moses Naim, 'The Venezuela Story: Revisiting the Conventional Wisdom,' Carnegie Endowment for International Peace, April 2001.
6. Mike Whiteney, 'Interview with Eva Golinger,' Counterpunch.org, December 18-20, 2009.
7. Mark Weisbrot, Rebecca Ray, and Luis Sandoval, 'The Chavez Administration at 10 Years: The Economy and Social Indicators,' Center for Economic and Policy Research, February 2009.
8. Bernardo Alvarez, 'Revolutionary Road,' *Foreign Affairs,* July-August 2008.
9. Weisbrot, 'The Chavez Administration at 10 Years.'
10. Mark Weisbrot and Luis Sandoval, 'Update: The Venezuelan Economy in the Chavez Years,' Center for Economic and Policy Research, February 2008.
11. Peter Maybarduk, 'A People's Health System in Venezuela,'

Multinational Monitor, December 1, 2004.

12. Argiris Malapanis and Camilo Catalan, 'Cuban Doctors in Venezuela Operate Free Neighborhood Clinics,' *The Militant,* October 23, 2003.
13. மேலது
14. Associated Press, 'Cuba and Venezuela Deepan Ties with Medical-Oil Swap,' Wednesday, July 13, 2005.
15. Kiraz Janicke, 'Venezuelan Health Spending among Highest in the Americas,' Venezuelanalysis.com, February 20, 2008.
16. Tamara Pearson, '82% of Venezuelans Use Public Health System,' Venezuelanalysis.com, June 8, 2009.
17. Charles Briggs and ClaraMantini-Briggs, 'Confronting Health Disparities: Latin American Social Medicine in Venezuela,' *American Journal of Public Health* 99/3 (March 2009).

இயல் 6: பார்ரியோ அடென்ட்ரோ செயல்படுவதைக் காணுதல்

1. Peter Maybarduk, 'A People's Health System in Venezuela,' *Multinational Monitor,* December 1, 2004.
2. Enrique Ubieta Gomez, *Venezuela Redbelde,* 114-15.
3. Robin Nieto, 'Inside the Barrio: Venezuelan Health Care Takes Off,' Venezuelanalysis.com, August 5, 2004.
4. Ubieta Gomez, *Venezuela Redbelde,* 215-18.

இயல் 7: வெனிசுலாவிற்கான புதிய மருத்துவர்கள்

1. Peter Maybarduk, 'Cultural Change and Community Care,' *Mutinational Monitor,* December 1, 2004.
2. Enrique Ubieta Gomez, *Venezuela Redbelde,* 201-4.
3. Argiris Malapanis and Camilo Catalan, 'Cuban Doctors in Venezuela Operate Free Neighborhood Clinics,' *The Militant,* October 23, 2003.
4. Eugenio Radames Borroto Cruz, MD, and Ramon Syr Sales Perea, MD, 'National Training Program for Comprehensive Community Physicians, Venezuela,' *MEDICC Review* 10/4 (Fall 2008).
5. Andre-Jacques Neusy, MD, and Bjorg Palsdottir, MPA, 'A Roundtable of Innovative Leaders in Medical Education,' *MEDICC Review* 10/4 (Fall 2008).
6. Ubieta Gomez, *Venezuela Redelde,* 206.

7. மேலது, 205
8. Ubieta Gomez, *Venezuela Redbelde,* 211.
9. Dr. Charles Boelen, *The Five-Star Doctor: An Asset to Health Care Reform?* Monograph on the Internet (Geneva: World Health Organization, 1993), available at www.who.int.
10. Ubieta Gomez, 202.
11. Aday del Sol Reyes, 'Creo en los caballeros andantes de la solidaridad,' an interview with Enrique Ubieta Gomez, my translation, *Cubasi,* February 7, 2007; availabel at www.rebelion.

இயல் 9: கடந்த காலத்துடன் முரண்படும் புரட்சிகர மருத்துவம்

1. Paco Ignacio Taibo II, *Ernesto Guevara: Also Known as Che* (New York: St.Martin's, 1997), 307.
2. Grace Livingston, 'Venezuela tries to put Chavez to the test: Opposition raises petition for the mid-term referendum on the president's revolution,' *The Guardian,* August 16, 2003.
3. Argiris Malapanis, *The Militant,* May 5, 2004.
4. Ubieta Gomez, *Venezuela Redbelde,* 225.
5. Jeroem Kuiper, 'Barrio Adentro II: Victim of Its Own Success,' Venezuelanalysis.com, July 28, 2005.
6. Radio Nacional de Venezuela, December 9, 2008.
7. Julie M.Feinsilver, 'Cuban Medical Diplomacy,' in Mauricio A.Font, ed., *Changing Cuba, changing World* (New York: CUNY Bildner Center for Western Hemisphere Studies, 2008), 283.
8. Maria C. Werlau, 'Cuba's Cash-for-Doctors Program: Thousands of Its Health-Care Missionaries Flee Mistreatment,' *Wall Street Journal,* August 16, 2010.
9. *Salud!,* directes by Connie Field, www.saludthefilm.net/ns/cuba-and-global-health.html. 2006.
10. Katherine Edyvane, 'Timor, Cuba, and the Making of a Medica Super power,' *The New Internationalist,* October 2008.

இயல் 10: கருத்துகளின் போரும் நம்முடைய அமெரிக்காவுக்கான போரும்

1. *Report of the Select Commitee on Assasinations of the U.S. House of Representatives* (Washington, DC: United States Government Printing Office, 1979)

2. Cintio Vitier, 'Resistance and Freedom,' 1992, trans. in *Boundary 2* 29/3 (Durham, NC: Duke University Press, Fall 2002).
3. Interview with Abel Prieto by Alejandro Massia and Julio Otero for *Timpo de Cuba,* November 7, 2004.
4. Mauricio A. Font, 'Cuba and Castro: Beyond the Battle of Ideas, ' in Mauricio A. Font, ed., *Changing Cuba, Changing World* (New York: CUNY Bildner Center for Western Hemisphere Studies, 2009).
5. மேலது
6. U.S. State Dept., 'A Review of U.S. Policy toward Venezuela: November 2001-April 2002,' Report Number 02-OIG-003, July 2002, oig.state.gov/documents/organization/13682.pdf.
7. Douglas Lefton, 'Nicaragua: Health Care under the Sandinistas,' *Canadian Medical Association Journal* (March 15, 1984).
8. Eugenio Taboada and Richard M. Garfield, 'Health Services Reforms in Revolutionary Nicaragua,' *American Journal of Public Health* 74 (1984), 1138-44.
9. Mike Gonzalez, 'Latin America's Forgotten Marxist,' *International Socialism,* July 2, 2007.
10. Jose Mariategui, 'Aniversario y balance,' *Amauta,* no. 26 (September 17, 1928).
11. Enrique Ubieta Gomez, *Venezuela Redbelde: Solidaridad vs. Dinero* (La Habana: Editorial Abril, 2006), 306.
12. 'Australia and Cuba Look to Aid Cooperation,' www.cuba headlines.com, June 10, 2010.

இயல் 11: கருத்துகள் மீதான போர்: அமெரிக்காவின் எதிர்-கிளர்ச்சிப் பிரச்சாரம்

1. Spencer Ackerman, 'Future of Public Diplomacy Unsettled at State,' *Washington Independent,* February 17, 2009.
2. Colonel Max G.Manwaring, 'Venezuela's Hugo Chavez, Bolivarian Socialism, and Asymmetric Warfare,' October 2005, Strategic Stidies Institute, U.S. Army War College. Many of his ideas were shared by military and neoconservative participants at the conference 'Changing New Approaches to Defense and Security Challanges in the Western Hemisphere,' co-sponsored by the Latin American and Caribbean Center of Florida International University and the Strategic Studies Institute of the U.S. Army War

College in coral Gables, Florida, March 9-11, 2005.
3. Walter Pincus, 'Pentagon Reviewing Strategic Information Options,' *Washington Post,* December 27, 2009.
4. Nestor Garcia Iturbe, 'Hitting Cuba through Bolivia, USAID Objective: Bolivia,' *Global Research,* www.globalresearch.ca, May 29, 2008.
5. Juan O. Tamayo, 'Colombia: Private Firms Take On U.S. Military Role in Drug War,' *Miami Herald,* May 22, 2001.
6. Adrienne Pine, 'Coup University: SOUTHCOM and FIU Team Up on Conuterinsurgency,' upsidedownworld.org, November 10, 2010.
7. Eva Golinger, 'Washington Increases Clandestine Ops Against Venezuela,' *Postcards from the Revolution,* chavezcode.com, November 11, 2010.
8. Eva Golinger, 'Agent Captured in Cuba,' *Postcards from the Revolution,* chavezcode.com, December 13, 2009.
9. Philip Agee, 'Use of a Private U.S. Corporate Structure to Desguise a Government Program,' Venezuelanalysis.com, September 8, 2005.
10. Anya Landau French, 'Hillary Clinton Got It Wrong: We're Sabotaging Ourselves with USAID Program in Cuba,' *Havana Notes,* April 13, 2010, havananote.com.
11. Hernando Calvo Ospona, 'The CIA's Successors and Collaborators,' *Znet,* August 10, 2007, quoting Laura Wides-Munoz, Associated Press, December 29, 2006.
12. Wikileaks, Michael Parmly cable from Havana U.S. Interests Section, June 6, 2006.
13. Ray Walser, 'State Sponsors of Terrorism: Time to Add Venezuela to the List,' Heritage Foundation January, 20, 2010; James M. Roberts and Gonzalo Schwarz, 'U.S. ShouldReject Illegitimate Election Process in Bolivia,' Heritage Foundation, December 4, 2009.
14. Emily J. Krik and John M. Krik, 'One of the World's Best Kept Secrets,' *Counterpunch,* April 1, 2010. Stories unreported in 2010: 'Cuba Provided the Greatest Medical Aid to Haiti after the Earth quake,' *Project Censored,* www.projectcensored.org, December 2010.
15. Pascal Fletcher, 'Cuban Medics a Big Force on Haiti Cholera Front Line,' Reuters, December 3, 2010.
16. Nina Lakshmi, 'Cuba's Doctors Are the backbone of the Fight against Cholera in Haiti,' *The Independent,* December 27, 2010.
17. Ray Suarez, 'Debt-Free Doctors Part of Cuba's Foriegn Policy Strategy,' PBS *NewsHour,* December, 22, 2010.

12. மருத்துவம் பார், புரட்சி செய்

1. Che Guevara, 'On Revolutionary Medicine,' address to the Cuban Millitia, August 19, 196
2. மேலது
3. உலக சுகாதார அமைப்பின் மருத்துவர் சார்லஸ் போலென் விவரித்தபடி. காண்க இயல் 7.
4. Julie M. Feinsilver, 'Cuba'sMedical Diplomacy,' in Mauricio A. Font, ed., *Changing Cuba, Changing World* (New York: CUNY Bildner Center forWestern Hemisphere Studies, 2008), 284.
5. Unni Karunakara, 'Haiti: Where Aid Failed,' *The Guardian*, December 28, 2010.
6. Daniel E. Esser, 'More Money, Less Cure: Why Global Health Assistanace Needs Restructuring,' *Ethics & International Affairs* 23/3 (Fall 2009).
7. William Easterly, 'Worls Bank AIDS Drive Crowds Out Other Health Programs-but Fails to Make Progress on AIDS,' www.aidwatchers.com, May 1, 2009. Although Easterly puts too much emphasis on free market econmic activity as a solution, his criticisms of the ineffectiveness of paternalistic and programs are often on the mark.
8. Donald G. McNeil Jr., 'At Front Lines, AIDS War Is Falling Apart,' *New York Times,* May 9, 2010.
9. From 'Young Global Leaders,' World Economic Forum www. wefor.org.
10. 'Health Workers and the MDGs,' Health Poverty Action, undated, www.healthunlimited.org.
11. Carla K. Johnson, 'U.S. Medical Students Shunning Primary Care,' *Associated Press,* September 9, 2008.
12. Tim Anderson, 'Solidarity Aid: The Cuba-Timor Leste Health Programme,' *International Journal of Cuban Studies,* December 2008.
13. Conner Gorry, 'Trilateral Accord Signed to Rebuild Haitian Public Health System,' *MEDICC Review,* medicglobal. word press.com, March 30, 2010.
14. Anderson, 'Solidarity Aid.'
15. Che Guevara, 'From Algiers, for *Marcha,*' *Marcha,* March 12, 1995, repr. as 'Socialism and Man in Cuba'; this version is from the *Che Guevara Reader* (New York: Ocean Press, 2005).